Joyful Life

11

Joyful Life

# 11

# 浴火重生
# 癌症康復全書

逾15位醫師的治癌、防癌關鍵報告，
30位成功抗癌鬥士逆轉17種常見癌症的真實見證！

陳明豐、彭遠／著

Joyful Life
11

# 浴火重生・癌症康復全書

逾15位醫師的治癌、防癌關鍵報告，
30位成功抗癌鬥士逆轉17種常見癌症的真實見證！

作　　者　陳明豐、彭遠
封面設計　林淑慧
特約美編　李緹瀅
主　　編　高煜婷
總 編 輯　林許文二

出　　版　柿子文化事業有限公司
地　　址　11677臺北市羅斯福路五段158號2樓
業務專線　（02）89314903#15
讀者專線　（02）89314903#9
傳　　真　（02）29319207
郵撥帳號　19822651柿子文化事業有限公司
投稿信箱　editor@persimmonbooks.com.tw
服務信箱　service@persimmonbooks.com.tw

業務行政　鄭淑娟、陳顯中

初版一刷　2020年12月
定　　價　新臺幣450元
I S B N　978-986-99409-7-9



歡迎走進柿子文化網　http://www.persimmonbooks.com.tw
～柿子在秋天火紅 文化在書中成熟～

國家圖書館出版品預行編目(CIP)資料

浴火重生・癌症康復全書：逾15位醫師的治癌、防癌關鍵報告，30位成功抗癌鬥士逆轉17種常見癌症的真實見證！ ／ 陳明豐、彭遠作. -- 初版. -- 臺北市：柿子文化事業有限公司, 2020.12
　面；　公分. --（Joyful Life；11）
ISBN 978-986-99409-7-9（平裝）

1.癌症 2.認知治療法

417.8　　109017989

# 推薦序一 醫者仁心，病友之慰

——李福登校長

約二十年前，在一個偶然的場合中看到由高雄市抗癌服務協會精心製作的《會訊》，其內容有會務報導、醫學專題演講報導、抗癌鬥士表揚，以及急難慰助等，細讀後，對這個協會留下深刻印象。

好奇心驅使下，進一步了解協會的背景。原來它是由曾罹患兩次癌症的蘇蔡彩秋女士所創辦（今年88歲），結合一群也曾深受癌症之苦，業已康復的人士，以本身抗癌成功的經驗，提供癌症患者與家屬正確的抗癌觀念與處置，期能鼓舞他們抗癌的信心與力量；並以「心靈重建」、「生命重建」、「自度度人」為目標，締造發展出此嘉惠萬千癌友的公益團體。

由於認同協會的理念，又看到許多志工默默的付出，感動之餘，開始陸陸續續的小額捐款；並基於「福田大家種」的心情，介紹諸多親友加入協會，期望這個公益組織日益茁壯、裨益更多病患。

協會的宗旨與目標務實感人，吸引許多醫界人士參加，益增協會的專業性與可信度。最難能可貴的是，協會成立了抗癌諮詢醫師專線，由吳景崇、陳昌平、陳明豐、莊維周、盧榮福，以及施昇良等名醫擔綱，提供諮詢服務，幫助癌友們獲得正確的資訊及建議，減輕精神上的壓力，大大有助病體的康復。這些平日看診治療已足夠忙碌的醫師們，仍一本大愛分施寶貴的時間，醫者仁心，著實令人敬佩！

其中義大醫院輔助暨整合醫學中心主任陳明豐醫師，是留日醫學博士、肝膽腸胃科權威，經常發表抗癌專業文章，頗受讀者歡迎。適值協會成立二十六週年慶，乃彙集陳醫師發表過的文章，再加修訂補新集結成冊，內容益加詳實。協會彭執行祕書成良文思細密、文字流暢，除專訪抗癌鬥士心路歷程、各科醫師專題演講特別報導，亦負責全書編輯出版，功不可沒。

健康是一個人最大的財富。生病了就要接受適當的治療，希望透過本書能提升大家的健康意識、增進正確的保健治療常識，而長保身心安康。罹癌的病友，心情之驚慌、恐懼可以想見，若能得到所需的陪伴和指引，必能安定心神，於醫療上產生相乘之效。個人深感協助眾人維護健康功德無量，而高雄市抗癌服務協會正在做這樣的事，感念之餘，謹為之序。

**李福登**

學歷：美國金州大學教育行政博士

現任：兩岸現代職業教育協會最高顧問、高雄市抗癌服務協會顧問

曾任：臺南家專（今臺南應用科技大學）校長、高雄餐旅大學創校校長、東方設計大學董事長、總統府學術類國策顧問

# 推薦序二 增強自身防護能力，把握治癌黃金時機

——葉金川教授

癌症發生率越來越高，但民眾不用太擔心，因為診斷及篩檢的技術也越來越進步。人的一生中，平均男性有50%、女性有33%的機率罹癌，雖然無需恐懼，但要好好面對。根據2018年的統計，該年臺灣有12萬人罹癌，有5萬人因癌症而死亡，罹癌的終生致死率為42%；這比率太高了，應可降到約20%，產生此差距的一個很重要的原因，就是未及時就醫；藝人豬哥亮就是一個典型的例子，從大腸癌二期拖到四期末才就醫，錯過了治療的好時機。這樣的病人相當多，知道罹癌後，如果能及時治療，死亡率就會降低許多，因為新藥——特別是標靶藥——不斷地被研發出來，很多過去難以治療的癌症，現在都有機會得到較好的控制。

此外，癌症是可以預防的。以我罹患皮膚癌來說，顯然就是曬太陽來的，我爬山時，手腳有包起來，唯獨遺漏了上胸口；類似這樣清楚知道致癌因素，並加以預防，是可以降低罹癌機率的；包括化學物質的接觸，例如農藥、化學添加物、PM2.5等等，或是日曬、放射線等等，這些都可以在日常生活中盡量去避免；除此之外，增加自身的免疫力（多吃蔬果就是增加防護力的絕佳方法之一），加上戒菸、酒、檳榔、運動、減重，便可把癌症罹患率降低五成左右。

確實做好癌症篩檢，並落實防癌準則，再加上罹病立即就醫治療，死亡率就有機會從42%降到20%；要是罹癌率能降低50%，癌症死亡就能降到10%，換句話說，九成的癌症是能預防和治療的。

長遠來看，癌症未來將會成為像腎臟病、高血壓、糖尿病等慢性病一樣，是可以被控制的，而不再是可怕的疾病。因此，增加自身防護能力、做好預防、把握治療時機，如本書所提供的寶貴經驗和資訊，相信可以讓民眾更了解如何防癌、面對癌症，讀者務必細細體會。


**葉金川** ●●●

- 國立臺灣大學公共衛生研究所碩士、哈佛大學流行病學碩士
- 曾歷任總統府副祕書長、行政院衛生署長，中央健康保險局總經理、臺北市副市長等政務要職
- 現為中華捐血運動協會理事長、慈濟大學榮譽教授
- 曾罹患過淋巴癌、皮膚癌，退休之後筆耕為文，深受老中青讀者廣泛喜愛

## 推薦序三 整合式療法，助病友安度抗癌之路

——王照元教授

「你得了癌症！」一旦被醫師這樣宣判時，患者及家屬頓時陷入絕望。第幾期了？可以治療嗎？怎麼會這樣？還有多久可以活？這些都是罹癌者當下的普遍反應。癌症一直是國人十大疾病死因之首，雖然治療方法一直在進步，且有更多選擇，但是，癌症到底是什麼、怎麼選擇治療才適合，仍一直不斷被探討。

作者在撰寫本書時先選擇國人前十名的癌症來探討（還包括發生率及死亡率經常聽到的其他癌症），從癌症發生到治療、如何配合飲食及運動等生活習慣來降低復發的機率、未來如何追蹤等等，並對許多癌症化療、放療或藥物治療不盡理想的患者提出輔助療法及現代醫學的結合，希望能透過結合中西醫的經驗及技術，讓患者在治療上有更多選擇。作者在書中鉅細靡遺地敘述了許多癌症患者的治療心路歷程，從醫學和社會的角度探討癌症，幫助讀者從不同的面向探討抗癌過程，讓大眾對癌症有更多的認識。

陳明豐醫師是位很優秀且臨床經驗豐富的醫師，亦是中西醫結合專家，對於他在輔助整合醫學領域為許多患者提供的「全人照護」，我尤其欣賞。在陳明豐醫師的行醫歷程中，觀察到患者在治療的過程中所產生的各種不適及副作用，且了解心理狀態會影響到病情的發展，因此，他協助患者改善他們整體的健康狀態及心理壓力，種種的不適得到緩解，為患者提供更理想的治療模式。

某次，與陳醫師參與研討會，聊起面對罹癌的患者及家屬，該如何陪伴他們度過漫長的療程。我們共同分享行醫過程中的經歷，陳醫師說起他的某位患者，多年前被宣判罹患乳癌時，經歷手術、化療、放療，身心非常辛苦，也不知道有哪些資源可以求助。幾年後，她癌症復發，其他病友將陳醫師推薦給她，她前去求診後，調整身心狀態，把握治療的關鍵時刻，採取新穎的抗癌方式，也就是整合式癌症療法——結合傳統療法（直接攻擊癌細胞）及輔助療法（提供身體細胞營養及促進修復），減輕她治療過程中的身體負擔，並且順利抗癌成功。

行醫多年，治療過無數癌症患者，自然不免見到我的患者時常深陷對癌症的恐懼，及化、放療時所帶來的身心靈壓力當中，致使病人本身及其家屬的生活苦不堪言，治療過程中帶來的無力感更讓他們逐漸失去對抗疾病的信心。面對病患與家屬不知所措的茫然，醫護人員的角色顯得更加重要，要如何配合心理及生理上的治療，讓患者度過漫長的治療煎熬，除了以藥物減輕其不適，本書可以從其他病友的經歷分享中協助患者舒緩心理壓力，讓患者家屬也能從不同的角度給予支持，也建議搭配其他輔助療法來達到整體調理，提

供以患者為中心的醫療服務，陪伴癌友們一同面對未來的挑戰。

最後，非常榮幸受陳明豐醫師，及社團法人高雄市抗癌服務協會執祕兼主編彭成良（彭遠）邀約為本書作序，期待這本收錄各類癌症患者切身經驗及治療趨勢的實用書籍能夠廣為人知，讓患者在黑暗的治療過程中彷彿得到一盞明燈，亦希望本書除了能帶給每一位罹癌者，及其家屬正面之鼓勵，同時也提供更清晰及正確的醫療資訊給大眾。

**王照元** ●●●

**學歷：** 高雄醫學院醫學系、高雄醫學大學醫學研究所博士

**現任：** 高雄醫學大學附設中和紀念醫院副院長、高雄醫學大學教授、高醫大腸直腸外科主治醫師

**經歷：** 高雄醫學大學臨床醫學研究所所長、中山大學臨床醫學研究所兼職教授、臺北醫學大學藥學院兼職教授

# 推薦序四 一個生氣蓬勃的公益社團——高雄市抗癌服務協會

——吳景崇理事長

高雄市抗癌服務協會是由今年高齡88歲的創辦人蘇蔡彩秋女士（大家都暱稱她蘇媽媽）於1994年所發起，蘇媽媽1991年因罹患胃癌，深深體會癌症病人的痛苦與需求，遂以自身抗癌的經驗，結合一群抗癌人、社會公益人士及醫界朋友，彼此關懷、互相打氣，並交換最新抗癌訊息，至1995年5月正式登記立案成立本會，希望結合更多人的力量共同抗癌。

回想1999年，本人在高雄市立中醫院服務時，在時任理事長楊東琳邀請下加入高雄市抗癌服務協會，之後我被高醫網羅，在高醫成立中醫團隊，幾年後又被高雄榮民總醫院網羅前往接掌傳統醫學中心，直至三年前任務告一階段，已屆齡退休，因此成立榮景中醫診所，一路走來擔任理監事、理事長，與本會淵源殊深，也看到本會的創業、成長。今日本會對公益活動的堅持以赴，雖歷經困難、跌宕，總不改初衷，歷經四分之一世紀，長期在抗癌、防癌的崗位上竭盡心力，為抗癌人提供支持的平臺，鼓舞許多癌症病友，本人都身歷其境也深感榮幸。

二十六年來在歷屆理事長及理監事的領導、會務顧問對會務睿智的建言、愛心顧問對經費資金的贊助、志工伙伴們的不懈努力和服務，以及所有會員的熱心支持下，一路走來，排除萬難舉辦各項活動，不斷改進與創新，對癌症病友提供有價值的醫療資訊，發揮自助助人的精神，鼓舞病友的生命鬥志；至於病友住院的探訪、低收清寒癌友急難慰助金的發放，在在顯示本會對病友關懷的落實與強化，讓本會的服務效能日漸受到各界重視。

自2014年世界衛生組織（WHO）發表一份驚人的報告預測，未來二十年癌症將在全球大爆發，癌症病例將激增57%，一年恐怕會有2500萬人罹癌，比現在多出七成，著實令人吃驚。面對這項預測及警告，在在顯示針對預防癌症、治療癌症等一系列有效對策的訊息，將比以往熱切渴求。本會長期結合大高雄地區的長庚醫院、高雄榮總、高雄醫學大學附屬醫院、義大醫院等醫師合作，不論是邀請演講或邀稿（刊登於《會訊》與《年度特刊》中），甚至與之合辦演講活動，都是本會提供專業醫療訊息、發揮抗癌公益平臺的前瞻做法。

本人加入協會，至今已屆二十一年了（2014～2020年接任第八、九屆理事長），最大的感受就是，本會聚集了非常多的人才和富有愛心的朋友，當中人才濟濟，囊括了學界、醫界、政界、商界與地方賢達人士、愛心人士等，這樣的一個組合，彙集了非常多的心力和愛心，內容豐富有料，包括很多醫學資訊、營養訊息、抗癌成功的分享，還有旅遊、健行的活動等等，多彩多姿，令人欽佩。

近十年來，陳明豐醫師成為理監事成員，對輔助暨整合醫療的抗癌、防癌資訊特別重視，受到會員們的肯定與歡迎。陳醫師畢業於高雄醫學院，之後負笈日本留學獲得醫學博士，回國後曾在彰化秀傳醫院服務，近年轉至義大醫院擔任輔助暨整合醫學中心主任，長期在抗癌臨床治療實務工作投注心力。透過特殊的中藥成分，加上靜脈注射高劑量維生素C、甘草甜素複方、黃耆多醣、低能量雷射等等，減少病人體內發炎指數並清除自由基，使細胞裡面的粒線體恢復免疫系統的正常功能，尤其讓病人得以免於化療副作用的煎熬，更有助於預防癌症的復發及轉移。

陳醫師的輔助暨整合療法，已在臨床上受到各界的肯定，尤其是受到幫助的病人。本書的特殊之處之一，便是不吝於介紹用中西醫合併方法來為病人治療，這標準叫CAM（互補療法，Complimentary and Alternative Medicine），是目前國內最先進的做法，而且沒有特別的副作用；美國、德國、俄羅斯、以色列等先進國家早就在運用了，臺灣算是較慢的。經由西醫的正規療法及CAM的相輔相成，造福癌症病人不遺餘力，陳醫師在癌症治療領域，算是國內最先進的了，也對高雄市抗癌服務協會增添不少光彩。

另一作者彭成良（彭遠），畢業於國立中山大學碩士班，為本會執行祕書兼刊物主編，是整個協會運作的樞紐之一，協助理監事、顧問團、志工伙伴與會員之間的聯繫互動，以及協會與社會各界的推廣聯繫，讓本會會務活動及公共事務角色更積極，成為公益社團中一個值得肯定的社福團體。此外，本會任何會務活動及醫學健康講座訊息，都能及時刊載於雙月刊《會訊》及《年度特刊》中，對於被邀請到本會來演講的醫師，經由彭主編報導整理出來，公諸於社會，算是美事一樁——尤其將各類癌症病友的抗癌成功故事；報導分享給讀者，更是傳為佳話。

本書的問世，是本會十年來的嘔心瀝血之作。本人相信可以提供醫療團體、社會人士，尤其是抗癌人及家屬，非常寶貴的借鑑，值得眾多讀者細細咀嚼。

**吳景崇**

學歷：中國醫藥大學中醫研究所、美國YUIN大學東方醫學博士，具中醫師及西醫師雙重專業執照

曾任：高雄榮民總醫院傳統醫學中心主任、高雄醫學大學附設醫院中醫部內科主任、中華民國中醫內科醫學會常務理事

現任：榮景中醫診所院長、臺北榮民總醫院傳統醫學科特約醫師、高雄市抗癌服務協會諮詢理事長、社團法人高雄市健康協會理事長

# Contents 目錄

## Part 4 精準醫療與癌症免疫療法新進展

# 作者序一 願發揮所長，幫助癌友生命重建

陳明豐醫師

自從十年前我由彰化秀傳紀念醫院，轉職至高雄義大醫院擔任輔助及整合醫學中心主任後，我就與高雄市抗癌服務協會結緣。這十年來承蒙協會的邀稿，我陸續寫出一些與癌症及健康相關的文章，是供許多會員及眾多讀者們參考。

如今回首細讀，不禁點滴在心頭，因為這些文章也代表我個人在癌症防治觀念上的成長。我深深覺得，對抗癌症是一條漫長的生命歷程，如果我們是獨自走上這條征途的，自然會感覺心裡非常茫然、孤單、無助及害怕，但當我們加入抗癌服務協會這個大家庭中，有很多成功的抗癌鬥士走在前頭，有很多熱情的志工在旁鼓舞，有不少專業人士在身邊指引，我們就會更有方向、更有勇氣，也更有智慧去戰勝那可怕的癌症！

回讀過去撰寫的文章，除了些微的修正，我覺得有一點是必須加以補充的，那就是對抗癌症之心理壓力的層面。

事實上，有很多癌症患者在癌症發生前都曾經歷長時間的心理壓力，而這些心理壓力所引起壓力荷爾蒙的變化，就會抑制人體內抗癌的免疫力（如：自然殺手細胞及毒殺性T-淋巴球細胞），進而讓惡性腫瘤有成長及擴散的機會。最近幾年的研究更顯示：慢性壓力會導致交感神經的過度緊張，不但會直接促進其所支配腫瘤的成長，而且會使組織內巨噬細胞從抗癌型態（M1）轉變為促癌型態（M2），進而促進腫瘤的轉移。

實驗顯示，給予承受慢性壓力之老鼠交感神經抑制劑，可以降低其體內癌細胞的轉移。因此，如何降低癌症患者心理上的壓力以減少腫瘤的復發及轉移，是癌症病友在抗癌路上必修的功課。除了藥物治療，學習如何紓壓、放寬心胸亦是抗癌的不二法門。此外，加入一個活躍的抗癌團隊，大家彼此支持、彼此鼓勵，共同成長，更是對抗癌症心理壓力絕佳捷徑！

至於癌症之輔助整合醫療，乃本人近三十年來服務病友的專業範疇，對於這些年來從各個地方到我門診看病的許多朋友，如果能幫助他（她）們減輕身心的病痛、進而使癌症身體康復，就是我最大的喜悅和專業上的肯定。願繼續精益求精，為癌症防治事業盡最大心力。

# 作者序二　積極防癌、治癌，迎向生命的春天

彭遠

國際癌症研究機構（IARC）於2018年報告指出，雖然治療方法持續改善，但全球罹癌數字卻跟隨人口增長和老化不斷上升！

而國內衛福部統計報告指出：許多癌症治癒率雖有顯著提升，但每年罹患癌症的人數卻不斷上升且日益年輕化。

## 每一個癌症患者心中的迷惘和擔憂

眾所皆知，一旦罹患癌症，個人，甚至整個家庭都將面對漫長的抗癌之路，很多癌症患者在醫生宣告罹癌的那一刻起，心中就會充滿著焦慮、迷惘和惶恐：

▶該選擇什麼樣適當的治療（包括正規治療、輔助療法……）？
▶是否可以不必接受手術、化療或放療？
▶如何減輕放、化療的痛苦和副作用？
▶放療、化療期間該吃些什麼來提升免疫力抗癌？
▶如何面對癌症的不可測，以及死亡的巨大壓力？
▶如何擺脫癌症復發、轉移的恐懼陰影？
▶日後的工作還得以繼續？（擔心職場謀生能力從此受打壓……）
▶家庭經濟得以承受長期的治療負擔？
▶是否拖累家人必須經常請假照顧？

本書共分為四大部分，可謂解答了大多數癌症病人和家屬以上的問題和困惑。

尤其第一部的文章，針對國內發生率和死亡率前幾名的大腸直腸癌、肺癌、乳癌、肝癌、胰臟癌、胃癌和食道癌……，特別增加抗癌成功故事案例的見證，也針對多數癌症的治療趨勢邀請醫師演講（或邀稿）闡明釋疑，內容相當豐富，是本書一大特色（包括第四部〈精準醫療與癌症免疫療法新進展〉皆是）。

第二部〈癌症——輔助暨整合醫學療法〉，則全部由陳明豐醫師撰稿，是陳醫師治療癌症多年臨床經驗的心血結晶，目前市面上難見癌症輔助暨整合療法如此完整的文章，此為本書第二大特色。

## 抗癌成功——一半靠醫師；一半靠自己

第三部〈癌症飲食與生活抗癌〉，則收錄了抗癌、防癌另一個治療課題，也是本書的第三大特色。誠如陳明豐醫師曾在演講中所言：「抗癌要成功，50%靠良好的醫療成效，50%也要靠病人自己的努力。」前者必須藉助正規治療和輔助療法等多管齊下的醫療行為，後者包括病人

自己積極正面的求生意志、堅毅開朗的個性特質、懂得吸收正確的抗癌資訊，以及面對艱苦漫長的治療隨時可能出現情緒低落的自我內在調整能力，也包括親人、摯友或抗癌支持團體的適時協助……；事實上，這本書的問世，恰恰為陳醫師上述這段話做了最佳的詮釋和見證！

## 抗癌鬥士的努力，永遠鼓舞人心

癌症讓我們面對死亡，而死亡的恐懼卻幫我們打開另一扇生命之窗！本書第四大特色就是第一部的文章，收錄了各類癌症病友們的抗癌成功範例，不只有名人的抗癌經驗，更多是基層庶民的抗癌故事，深具啟發激勵。這正是高雄市抗癌服務協會每年舉辦抗癌鬥士表揚大會的初衷，藉由成功抗癌人的見證與現身說法，鼓舞更多癌症病友勇敢戰勝癌症的痛擊。

總之，罹患癌症並不可怕，抗癌觀念錯誤和無法釋懷的心情才真的令人憂慮。因此，當每位抗癌鬥士願意挺身而出，將自己戰勝病魔的寶貴經驗分享出來，正是給癌友們及家屬最好的信心支持。為什麼呢？因為疾病不是最可怕的，心理的崩潰才可怕，一旦心理崩潰了，就沒有辦法對抗病魔的打擊，甚至對家人帶來很多無情的傷害！

誠如書中專訪抗癌鬥士的標題：〈切莫因罹癌孤立自己，自助而後人助〉、〈肝癌末期也能奪回人生發球權〉、〈失婚、罹癌，激發生命的潛能〉、〈積勞成疾後，珍惜簡單、充實的生活〉、〈五年內二度淋巴癌，敵人就是自己〉、〈喜樂、感恩的心，就是最好的抗癌良藥〉、〈走過卵巢癌，找回健康的生活方式〉……，每篇文章都賦予很多的生命啟發與心靈能量提升，值得讀者細細品味。

本書從去年開始籌劃、蒐整，全書內容皆為高雄市抗癌服務協會這十年來（2010～2020）刊登在《會訊》雙月刊以及《年度特刊》之文章，囿於文字限制（逾28萬字，內容相當豐富），特精挑細選代表性文稿收錄其內，並加入最新修正資訊。感謝會務顧問李樑堅教授（義守大學副校長）三、四年前的建言，鼓勵這本書問世，讓分散各期刊物的好文章彙整成專書，裨益更多人方便閱讀，亦是本會多年來服務會員及癌友的心血結晶。

## 治癌新契機：輔助暨整合療法

本人跟陳明豐醫師撰寫的文章都孕育於高雄市抗癌服務協會這個平臺，與陳醫師認識，是十年前為了撰寫《抗癌・女人・二十年》（編按：2011年出版，與鄭梨華女士為共同作者）專訪他而結下深緣，此後利用協會舉辦演講座談或《年度特刊》邀稿等方式，請其每年撰稿一至二篇文章，刊出後深受許多會員和讀者認同。

這十年來，各種新興治療癌症方式推陳出新，這本書的付梓，剛好跟整個時代潮流若合符節（各種正規治療、輔助治療）。茲舉陳醫師於今年7月治療一位大腸直腸癌末期病患為例，由於已轉移至肝臟及肺部，在成大醫院主治醫師化療及標靶藥物初期治療之下，癌症指數雖有緩慢降低，但是病患身體發炎指數（編按：中性白血球與淋巴球數量的比值，簡稱NLR）卻相當高，導致病患疲憊嚴重而身體相當虛弱，經親友介紹至義大醫院尋求陳醫師診治。

在陳醫師的解說下，該病患接受同時①靜脈注射黃耆多醣及②甘草甜素複方，一段時日後，身體發炎指數大大降低，在成大醫院的化療效果也跟著提升（癌指數降低），因為病患免疫力的提升，使得身體疲憊狀況改善很多，身體更有抵抗力與癌細胞對抗，在往後的抗癌之路更有希望戰勝末期腫瘤。

陳醫師表示，如果要預防腫瘤的復發及轉移，最好的方法便是監控我們體內是否處在慢性發炎及免疫功能低下的狀況。因此，長期監測身體發炎指數是非常有必要的。

由以上可知，除了西醫的正規醫療，再透過適合的輔助治療，並結合運動、飲食、生活習慣的改變……，去逆轉身體內部適合腫瘤成長的不良微環境，正是當今癌症整合療法的精髓。

## 感謝認購贊助之顧問先進、愛心會員

本書不僅僅是寫給癌症患者借鑑，也是分享給癌友家屬、照顧者，以及對於抗癌、防癌重視的讀者一起來共同勉勵。這本專書的內容無論是針對治癌、防癌都是非常難得的經驗指南，無論是針對輕度、中重度或末期轉移的癌友，皆有成功治療好的案例借鏡，而每位不同病友的抗癌故事，都彌足珍貴，可以給不同需求的病友汲取經驗和養分，非常值得讀者細細咀嚼其中奧妙。

這本書是高雄市抗癌服務協會對抗癌事業的一份獻禮，也是本人這十年來對癌症防治事業的親身見證與成長。過去忝為大眾傳播事業從業人員一分子，如今有機會再發揮文字撰稿專長，貢獻餘力，深感榮幸。

新書能夠順利出版要感謝的人很多，除了邀稿者、演講者、抗癌鬥士接受專訪，也要向此次訂購出版社一千本之贊助者致敬：包括本會額外贊助之會務顧問（蔡吉雄、許釗涓）及愛心顧問（李金旆、李明吉、古明珠、楊淮焜、陳國明、白宇森、楊東陽、涂志興、劉清標、康薰庭），創辦人蘇媽媽、楊東琳諮詢理事長、鄭梨華理事長、吳景崇諮詢理事長、劉興樹理事、會員莊月貴、張宜琴女士等，還有一些小額熱心助印之愛心會員們，在此致上十二萬分謝意。

本書編寫已盡最大心力，然疏漏之處在所難免，期各先進批評指正。最後彙整過程中，特別感謝志工陳秀玉老師校對和康高瑜執行長的總校訂。

# PART 1

# 各類癌症治療趨勢、抗癌鬥士現身說法

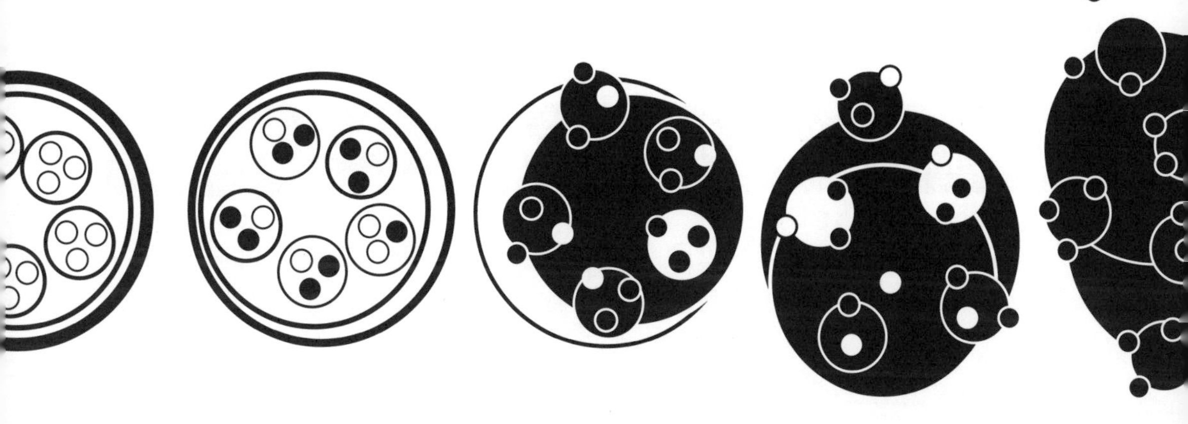

CHAPTER

1

# 大腸直腸癌

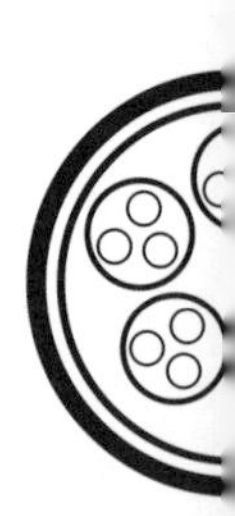

## 前言

衛福部國健署2020年6月公布癌症登記統計報告顯示：結腸及直腸惡性腫瘤（以下統稱大腸直腸癌或大腸癌）2017年發生率的排名於男性為第一位，女性第二位；當年總計有16,408人罹患此癌，平均每天約有45人，令人驚愕！

自2007年大腸直腸癌發生率首度超過肝癌，成為國人發生人數最多的癌症以來，連續十二年來，大腸直腸癌一直都是十大癌症之首，為國人頭號殺手！

根據國健署2019年6月21日公布，2018年十大癌症死亡率排行，大腸直腸癌位居第三位，主因大腸癌幾乎是無聲殺手，發現得早治癒率較高，像是前總統李登輝和藝人楊烈就抗癌成功，但是秀場天王豬哥亮和劇場名人李國修等人，都發現太晚，沒能挺過兩年！

本章節收錄兩篇醫師專題演講文章，以及四位大腸直腸癌患者抗癌成功故事，並藉由陳明豐醫師撰寫〈從豬哥亮案例談癌症治療的祕訣〉、〈面對轉移性大腸癌，勇敢迎接挑戰〉二文，讓讀者借鑑綜藝天王豬哥亮錯誤的抗癌事例，進而深入探究轉移性大腸癌的防治之道。

## 大腸直腸癌防治新趨勢

撰文/彭遠

【編按】本會於2015年8月2日舉辦「2015抗癌、防癌養生系列研習」活動，第一天課程，首先邀請高雄榮民總醫院大腸直腸外科許詔文主治醫師主講「大腸直腸癌防治最新趨勢」，以下是當天演講內容的重點報導，以饗讀者。

2014年世界衛生組織發表一份驚悚的預測報告，未來二十年癌症將在全球大爆發，癌症病例將激增57%，一年恐怕會有2500萬人罹癌，比現在多出七成，令人吃驚。針對這項警告，國內媒體陸續舉辦大型癌症防治研討會，受到民眾熱烈歡迎，在在顯示國內對預防癌症、治療癌症等一系列有效對策的熱切渴求。

有鑑於抗癌、防癌的知識日益受到全民的重視，本會基於提升病友增強抗癌復健的信心與技巧，並且增進一般社會大眾正確的防癌與保健之道，故特別舉辦此研習活動。

許詔文醫師首先指出，根據行政院前衛生署統計資料，民國九十五年大腸直腸癌新增病例正式超過10,000例，更「首度」超越肝癌，成為國人發生人數最多的癌症！因為連續多年蟬聯國人癌症發生率第一名，後來還有了「新國民病」這樣的稱號！

研究發現，越開發的國家，大腸癌、乳癌患者增加越快，因為這兩種癌症和飲食有極大相關。警覺到問題源頭的政府，在這幾年不斷地宣導健康飲食以及早期篩檢，然而，只要國人不改變錯誤的飲食、生活習慣，大腸直腸癌的發生率恐怕只會繼續往上飆。

基於此，許醫師提出遠離癌症的五大法寶：正確的飲食、運動、遠離不良嗜好與致癌物、定期檢查、良好睡眠。

## 吃得健康，吃得適量

「大腸直腸癌的發生，和高熱量、高脂低纖的飲食以及缺乏運動、肥胖等都有關係。」許醫師進一步表示，吃太多紅肉以及高油脂食物易增加罹癌風險，尤其高蛋白食物（肉類）經過高溫燒烤、油炸、煙燻之後，容易產生異環胺致癌物質。此外，食物中的致癌相關因子也必須遠離，包括總脂肪量過高、動物性蛋白質過高、膳食纖維缺乏、過量或不當的食品添加物、過度烹調、不新鮮的食物……等等，都應極力避免食用。

## 運動能減低大腸直腸癌的發生

預防大腸直腸癌的發生，要從日常生活做起，許醫師提醒，平時要減少動物性脂肪的攝取（包括豬油、牛油）而盡量選用植物油，少喝酒與吸菸，減少攝食高溫煙燻、燒烤之食品，多攝取蔬菜水果，使大腸蠕動正常，並養成每日排便習慣，避免便祕，以及保持規律的運動。

許醫師特別指出，**運動會減少食物通過大腸的時間，因此可減少致癌物質在身體的暴露、累積。**提醒國人規律運動的建議量：成人每天三十分鐘（可分段累積），每週達一百五十分鐘以上。

## 防癌大絕招：定期癌症篩檢

癌症是經過長期的多個步驟而發生，

是由漸進的特殊基因變化累積，不是一天造成的。許醫師表示，從臨床經驗得知，癌症的形成約需經過十到二十年。

因此，預防大腸直腸癌的發生，定期癌症篩檢與正確飲食生活習慣，兩者都不可或缺。建議50至69歲的民眾每兩年至少應有一次糞便潛血檢驗以早期發現病變，盡早診治。許醫師接著指出，糞便潛血檢查無侵入性，適用於無症狀之大量篩檢，假使檢體呈現陽性，就必須進一步做大腸直腸鏡檢查確認。總之，定期癌症篩檢，是降低大腸直腸癌死亡率的必備要件。

### 發現早期惡性腫瘤怎麼辦？

大腸直腸癌主要發生部位以直腸、乙狀結腸及降結腸最多，臨床表現是糞便出血、排便頻率改變、糞便形狀變細或有腸阻塞等。

大腸直腸癌當前的治療方法，包括開刀、化療與放療，加上目前進步的標靶藥物治療，已經大大提升病患的存活率，即使是轉移性的大腸直腸癌晚期患者，也有不錯的治癒機會。許醫師表示，和其他所有癌症患者一樣，在一系列的治療過程中，病人必須有充分的營養與體力才夠能承受化療的副作用，尤其是手術開完刀後或做完放射治療的大腸直腸癌患者，因為腸胃道黏膜容易破損，致使患者容易拉肚子，甚至出血，顯得疲憊衰弱，最好攝取容易消化的食物。

## 面對轉移性大腸癌，勇敢迎接挑戰

撰文/陳明豐醫師

李女士56歲，在一年半前因解血便而被發現有乙狀結腸癌（第三期）。經過開刀後她接受了六次的化療，但是在化療期間出現噁心、嘔吐、食慾不振及全身疲憊等嚴重症狀，讓她感覺力不從心。三個月後，她因咳嗽到醫院拍胸部X光，被發現肺部有數顆腫瘤，而且腫瘤指標CEA（編按：癌胚胎抗原）有上升現象，醫師認為是大腸癌轉移至肺部，建議先做化療合併標靶療法，讓腫瘤縮小後再看看是否可以開刀拿掉。由於有了上次化療痛苦的經驗，李女士拒絕接受化療，轉而至臺中某診所接受自然療法，除了食物調整及服用一些保健食品，她也勤練甩手功。

經過三到四個月的努力後，胸部X光檢查顯示，肺部腫瘤有增加及變大趨勢，而且腫瘤指標CEA比上次檢查飆升了三倍左右。於是，她在家人陪同下至本院整合醫學門診就醫，詢問該怎麼辦才好。我評估病人體力還好，鼓勵她至血液腫瘤科接受化療，但是在化療期間同時接受輔助療法，以減輕化療副作用，如此才有打敗癌症的勝算。

張先生約50歲，他在一年半前被發現

有大腸癌，於是接受大腸手術。手術中卻被發現肝臟內有多顆腫瘤，腫瘤非常靠近血管，醫師不敢動刀，恐怕有出血的危險。最後，醫師建議他先接受化療合併標靶療法，讓肝臟內腫瘤減少及縮小後，再看看有沒有開刀拿掉的機會。

在接受第一次化療後，他出現嚴重拉肚子及疲憊乏力的副作用，擔心自己能否承受得了化療，而在朋友的介紹下至本院整合醫學門診就醫。我鼓勵他繼續接受化療，但在下次化療前就開始接受輔助療法（包括：靜脈內低能量雷射，以及口服雲芝多醣）。

張先生自從接受輔助療法後，對化療就不再那麼害怕了，不但化療副作用沒以前明顯，體力也很快就恢復正常。他順利的完成六次化療，由於肝臟內腫瘤顆數明顯減少且已縮小，在外科醫師的努力下，終於拿掉所有腫瘤，腫瘤指標CEA也完全恢復到正常。手術後，他再度接受六次化療，同時接受輔助療法，至今已經超過一年沒有復發。

## 化療合併標靶，存活期延長

轉移性大腸癌在過去被認為難以根治，而且平均存活期小於六個月，但由於化學療法的進步及標靶療法的出現，使治療成果有很大的進步。**化學療法合併標靶療法使轉移性大腸癌患者的平均存活期延長到兩年。不僅如此，有些患者接受了化學療法合併標靶療法後，腫瘤數目減少而且縮小，增加了開刀痊癒的機會。**

問題是化學療法會產生嚴重的副作用，包括：噁心、嘔吐、食慾不振、全身疲憊、掉髮及白血球低下等，嚴重影響患者生活品質，以至於很多患者一談到化療就望之卻步，轉而尋求其他偏方或自然療法（包括：飲食、運動、中草藥、營養品及氣功等）。可惜的是，至今並沒有任何研究報告顯示，單獨依靠這些自然療法就能控制惡性腫瘤。相反的，我們在整合醫學門診中常碰到一些癌症患者接受了自然療法，病情仍繼續惡化，延誤了治療的黃金時機。這並不是說自然療法不好，而是說使用的角色有問題。自然療法並無法取代手術、化療或放療等去治療癌症，只適合用來作輔助。

## 輔助療法可補化療合併標靶之不足

那麼，癌症患者面對化療副作用該怎麼辦呢？目前的研究顯示，有些輔助療法（包括：營養補充、中藥方劑、雲芝多醣及靜脈內低能量雷射等）都可以減輕化療的副作用，甚至可以提升化療的抗癌效果，以增加末期大腸癌患者成功抗癌的機會。我們從臨床經驗中發現，**最常引起患者無法承受化療副作用的原因是——患者對營養的錯誤觀念。**

很多患者一知道自己罹患癌症後，就自動轉為素食，不敢吃肉。他們誤以為吃了肉以後，會讓癌細胞獲得更多營養，長得更快速。由於不敢吃肉，所以他們僅仰賴豆類（尤其是黃豆）來獲得蛋白質。但在化療期間，患者的消化機能受到影響，吃太多豆類食品容易引起脹氣，導致他們很容易因為吃不下而蛋白質攝取不足。化療除了會殺害癌細胞，也會傷害很多正常細胞，這些受傷的正常細胞需要足夠的營養素（尤其是蛋白質）才能修復，患者若攝取蛋白質食物不足，體內正常細胞的修復會很慢，當然就很難承受化療的副作用。因此，化療中的患者不必有太多的飲食禁忌，只要遵守少油炸、易消化及均衡的原則，盡量攝取營養豐富的食物，才能面對化療的挑戰。

除了營養的補充，有些輔助療法（包括中藥、**雲芝多醣**及**靜脈內低能量雷射**）都可以減輕化療副作用，而不影響其抗癌效果。

許多中藥方劑被報告可以減輕化療引起的各種副作用，其中以**香砂六君子湯**最常用，具有止嘔、促進腸胃蠕動及保護腸胃黏膜的作用，可以減輕化療引起的腸胃症狀。

雲芝多醣是由雲芝（靈芝的一種）萃取出的多醣，可以提升人體內自然殺手細胞的抗癌能力，加強化療效果，同時也可以減輕化療引起的疲憊乏力及食慾不振等副作用。根據過去的臨床研究，雲芝多醣合併化療可以增加晚期大腸癌患者的五年存活率。

靜脈內低能量雷射則可以提升人體生物能量，保護正常組織減少化療傷害，而且可以促進化療後正常組織細胞的修復。

我們過去的臨床經驗顯示，**結合營養補充、中藥方劑、雲芝多醣及靜脈內低能量雷射等輔助療法，可以顯著減輕化療副作用，協助癌症患者順利完成化療，不但可以延長患者生命，也可增加抗癌成功的機會。**

如果您不幸得了轉移性大腸癌，不要馬上放棄希望。最好接受腫瘤科醫師的評估，看看是否還合適進行化療。如果醫師認為你的體力仍可以接受化療，千萬不要輕易放棄機會，尋求有實證醫學的輔助療法的幫助，勇敢的接受化療的挑戰。你將會發現，化療並不如想像中的可怕，而戰勝癌症的機會也不再那麼渺茫！

# 從豬哥亮案例談癌症治療的祕訣

撰文/陳明豐醫師

【編按】本土綜藝天王豬哥亮於2017年5月15日因大腸癌末期併發肝衰竭逝世，震驚全臺，讓許多人覺得相當遺憾和不捨。在豬哥亮病逝過後的第三天，他的主治醫師臺大醫院大腸直腸外科主任梁金銅醫師在接受媒體專訪時表示，豬哥亮在去年（2016）9月接受手術、化療後，癌症有三個月沒有惡化，但因為之後未按時化療、為拚事業太過操勞、沒有充足的營養，是其加速癌細胞惡化的三個主因素。

猶記6月20日當天舉辦告別式，前往弔唁民眾多達千餘人，場面可謂空前。由於他的人生起起落落相當富傳奇性，加上過去主持的綜藝節目老少咸宜，全臺灣街頭巷尾無人不知，豈奈他罹癌、病逝的過程，亦如他曲折的人生充滿許多爭議，「為何拖這麼晚才就醫？」之聲音此起彼落！緣此，特別邀請陳明豐醫學博士撰寫一篇文章〈從豬哥亮案例談癌症治療的祕訣〉，以茲借鑑，為之紀念。

秀場大哥豬哥亮在2014年罹患早期大腸癌，卻在2017年5月因癌細胞轉移成第四期末，無法進一步治療而去世，其過程令不少民眾惋惜，不勝唏嘘！

豬哥亮剛被發現大腸癌時其實只是第二期，即腫瘤尚在大腸壁上，尚未轉移至淋巴結或其他器官。此時若趕快開刀，五年存活率高達八成。大多數患者接受開刀後經飲食及生活習慣的改變，可痊癒不再復發。可惜豬哥亮誤信謠言，認為開刀可能導致癌症轉移，反而求神問卦、尋求祕方草藥，延誤開刀治療的時機。直到2016年9月（發現腫瘤兩年四個月後），由於腹水及大便不通才不得已回臺大醫院就醫，那時大腸癌已轉移至肝臟及肺臟，除了出現腹水，腫瘤甚至阻塞了大腸，使他無法大便，已經進入癌症第四期，喪失開刀根治的機會。至此，只能接受緩解式手術，解決大腸阻塞的問題而已。

其實，癌症如果沒有轉移並不可怕，就算再大的腫瘤，只要能夠開刀，就有痊癒的機會，問題是小至0.2公分的腫瘤就有轉移的可能性。大多數患者被發現有腫瘤時都已經有淋巴結或遠處轉移，其中有很多都無法開刀。因此，**癌症患者若被醫師告知必須開刀時，應該慶幸自己還能夠開刀，而應趕緊接受開刀，以減少腫瘤轉移的機會**。有些人像豬哥亮一樣，期待先調整飲食習慣及生活作息，想透過自己的免疫力讓腫瘤自動消失，如果腫瘤沒有消失，再決定是否接受開刀，但這樣做只會耽擱手術治療的時間，而增加癌症轉移的機率。目前尚無明確的證據顯示，某種飲食療法或特殊中草藥可以根治癌症；良好的飲食習慣及生活作息對預防癌症復發相當重要，卻沒有證據顯示可以取代開刀或當成先期嘗試的方法。**雖然開刀並無法保證腫瘤絕對不會復發，但至今，早期手術開刀仍是根治癌症最可靠的方法。**

豬哥亮在罹癌過程中一直求助於神明，希望透過祈禱奇蹟似的讓腫瘤消失，這也是影響他延誤接受開刀治療的一個重要的因素。我們並不反對癌症患者接受宗教信仰，**宗教信仰可以安定患者的心靈以面對壓力與挑戰，但好的宗教信仰不會鼓勵患者放棄正統的醫療，而是勇敢接受早期手術的挑戰。**

豬哥亮在接受緩解式手術後，接受了三個月的化學療法，病情獲得穩定發展。只可惜他忙於事業，未能定期施打化療，再加上過度勞累及營養不良，使其病情快速惡化。他在2017年3月住院時已開始出現癌症惡病體質，除了無法進食外，體重也明顯下降，也由於免疫力低下而無法接受化療，只能靠打營養針維生，因此，很快就結束了生命。

其實，轉移性大腸癌患者若能接受二合一化療（5-FU及Lucovorin），其平均存活期可以達到十二個月；若接受三合一化療（5-FU/Lucovorin合併oxaliplatin或irrinotecan），其平均存活期可以達到十五至十九個月。根據最近幾年的研究，轉移性大腸癌患者若接受三合一化療合併血管新生抑制劑癌思停（avastin），其平均存活率可長達二十五個月。

另一方面，假使基因檢測符合標靶療法，轉移性大腸癌患者接受三合一化療合併標靶藥物爾必得舒（Erbitux）治療，其平均存活率可長達二十八・七個月。更進一步的研究顯示，經過上述的治療方法都出現抗藥性的患者，若單獨口服多靶點標靶藥癌瑞格（Stivarga），其平均存活期仍可達六・四個月。也就是說，**即使是第四期的大腸癌，只要好好接受治療，其平均存活率仍可超過一年，甚至達兩年以上。**問題的關鍵是，病患是否能順利完成化療的療程。

化療是一個艱辛的過程，化療藥物不但會殺死癌細胞，也會破壞正常細胞。在化療過程中，患者常承受噁心、嘔吐、食慾不振、下痢及嚴重疲憊等症狀，除了需充分的休息，也要有充足的營養（尤其是蛋白質食物），以利身體修復。有很多患者常因營養不良而無法承受化療的副作用，以至於延誤或放棄治療。**除了充分的營養，有些輔助療法（如：雲芝多醣或靜脈注射高劑量維生素C）已被證實可以減輕化療副作用，幫助患者順利完成化療。**豬哥亮在治療過程中也接受了一些中草藥療法，可惜他選錯了方法。他被誤導認為癌症就是體內有毒，必須將毒素排出，因此一直服用具瀉下作用的中草藥。這不但無助於癌症的控制，反而使他的營養及體力狀況下降，導致無法如期接受化療。傳統中醫講究「辨證論治」，對早期的癌症，病患體力尚佳，以清熱解毒或攻下的藥物為主：但對於晚期的癌症，由於病患體力已經衰退，因此，多採用「扶正祛邪」的補藥為主。因此，**我們建議癌症患者若要服用中草藥，最好找有經驗的合格中醫師為宜。**

總之，對患者及家屬而言，面臨癌症是人生中重大的挑戰。在抗癌過程中充滿很多的疑惑及未知，常讓患者及家屬不知所措，也常因錯誤的資訊而延誤了治療黃金時間。這時候需要有經驗的過來人協助指導，才能走上正確的抗癌之路。一開始選擇了錯誤的方向，往往導致最後無法回頭的後悔。我個人認為：**「參加一個好的病友團體，對癌症的患者而言相當重要。」**因為不僅在團體演講活動中可以獲得正確的抗癌知識，而且透過病友們彼此的鼓勵支持，往往可以順利經過死蔭幽谷，踏上抗癌成功的旅途！

【補充報導】由藝人轉進政壇的民進黨立委余天二女兒余苑綺，在2019年10月生下兒子後，發現大腸直腸癌復發，且癌細胞已從淋巴擴散到肝臟和肺部，所幸她求生意志強烈，加上全家人都投入照顧，尤其主治醫師治療得宜，余天在2020年6月接受媒體訪問的時候，振奮地說：「之前苑綺癌指數曾升高到40.5，現在已降到6點多，病情漸有好轉……」讓余家人得以稍稍放心了一些！

可見即便是癌症末期，也不要輕言放棄。畢竟醫藥科技發展1日千里，過去無法治癒的癌症末期，未來充滿無限可能。

# 切莫因罹癌孤立自己，自助而後人助

撰文/彭遠，2013年

專訪華信國際醫藥股份有限公司 鄭梨華董事長（本會諮詢理事長）

自從2011年底《抗癌・女人・二十年》這本書出版之後，這一、二年來不斷接受電視、電臺訪談、受邀巡迴演講，一路上接到甚多癌友和家屬提出的許多疑問與困惑，也收到很多的回饋與感謝，讓我感觸良多。

驀然回首，二十多年前（1991年），怎會想到正值青春風華的34歲，癌症（直腸癌三期末、四期初）竟然悄悄找上了門，然而，當年接近癌症末期的我，最後竟然能夠捱過死神的招手，至今午夜夢迴時，依然感到太多的滄桑和驚歎！

民國80至82年，在鬼門關走了幾回，那是我人生最慘澹、最傷痛的一段時期。二十年後能藉著《抗癌・女人・二十年》的出版，將過去塵封的往事一一道出，跟大家分享那段曲折又艱辛的抗癌心路歷程，也為自己過往的人生留下見證。

回首前塵，直到現在，有整整大半年的時間，我的身體仍不是完全健康的，每年從背部到脊椎尾端屁股的「尾冬骨」（尾椎骨）這一大範圍，只要比較勞累或免疫力下降的時候，就會長出紅紅一片的疱疹，而後演變成水泡，一直痛到神經，十分難以忍受！這種痛苦，別人是無法從我的外表看出來的——這樣不斷的反覆疼痛，二十多年下來，真是寒天飲冰水，冷暖自知啊。

直到多年以後，我依然深深體悟，生這一場大病，雖然「死而復生」，然而許多的後遺症，對一個女人所造成的傷害，是一輩子的痛，永難抹滅！「人工肛門」

導致終身每天要灌腸；因為化療和放療的侵襲性治療（子宮和卵巢皆割掉），以致35歲以後就提早停經；婚姻又挫敗，始終都得面對先生感情出軌的心理掙扎和人性衝擊！

誠如我在書上說的：在臺灣，很多女性都害怕得到乳癌、子宮頸癌、卵巢癌等這一類象徵女性器官或影響女性心理變化的癌症，一旦發生了，心理上深怕另一半會嫌棄（手術後割除），對於另一半的感覺可能就會變得比較自卑（尤其是年紀較輕的女性），在夫妻之間的性關係上因而產生微妙的變化，甚至蒙上陰影。

因為這本書，讓更多人知道，一個女性罹患癌症之後的心情轉折、變化，是非常劇烈、起伏不定的！尤其是因為生病而導致婚姻受挫，潛藏在心靈深處的問題更是難以言喻；每每在接到這類型的電話，除了以同理心幫她們解惑、祛除一些心理壓力之後，愈發覺得這個社會真的很需要有個可以讓罹癌女性抒發心情的窗口！

為什麼？因為接觸更多的癌友之後，我發現許多女性一旦罹癌，就常常不由自主地變得自卑、負面，對未來充斥著悲觀念頭。尤其當知道病情嚴重到不好治療或無法控制時，求生意志更是顯得脆弱，而這其中卻又常常夾雜著被先生感情背叛、或不想再拖累親人的複雜情緒時，那種「創傷症候群」現象的背後，愈需要有抒解的管道和撫慰的窗口。

也因為出這本書，讓我更深刻地認知到甚多病友心裡走不出去的問題嚴重性，以及隨之而來如何輔導他們走出心裡的陰影，確實是相當迫切的問題。然而，許多癌症病人卻又因為外面環境的壓力而鎖住心房，而變得不想開口；還有一類病人在生病時變得非常任性，讓照顧的家人承受很大的壓力……。諸如此類的問題，讓我深切感受到照顧者與被照顧者都很辛苦，如何適當釋放壓力，是抗癌能否成功的一大關鍵，因此，我強烈建議：

①多出去跟人群接觸，別因為生病把自己孤立起來。例如加入支持性的抗癌團體，或參加一些有益身心的活動……。

②放開心胸接受自己是病人的事實，也不必太刻意生怕別人知道你生病的事，當妳身體漸漸康復，越來越有自信，別人便會對你刮目相看。然而，在這過程中，碰到任何困難，一定要先學會主動開口、請求協助。我一直都有一個強烈的信念：唯有自己先當自己的貴人，才能遇到生命中助你一臂之力的貴人——誠所謂：「自助人助。」

高雄市抗癌服務協會的服務價值，就是透過一群曾受癌症之苦而目前已康復良好者，以本身抗癌成功經驗，提供後來患者與家屬正確的抗癌觀念與處置，並提供醫師豐富的臨床經驗諮詢，鼓勵癌友積極接受治療，只要勇敢面對它、接受它、了解它，就能進而打敗它。

因此本會每年舉辦的抗癌鬥士表揚、分享活動，其意義就是要藉病友抗癌成功願意出來現身說法，讓其他病患多多借鏡康復者的成功抗癌心得，進而學習並得到鼓勵。抗癌二十多年來，我一直有很深的感受：癌症病友最希望看到、聽到的就是抗癌成功的榜樣，看到別人可以活過來，他（她）也可以信心倍增的活過來！

因此，本會非常希望，在會員及其周遭的親友當中，若有勇敢走過並抗癌成功的案例，鼓勵他（她）們加入協會的抗癌服務陣容，並分享成功的抗癌心路歷程。這是我個人的一大祝願，也是協會在未來能更深入服務會員的目的與宗旨。

特別收錄

## 鄭梨華理事長分享養心與轉念

（2019年歲末聯歡會特別報導：二十五週年紀念——感謝、回顧與分享）

撰文/彭遠

【編按】今年（2019）適逢本會成立25週年，「25週年紀念——感謝、回顧與分享暨歲末聯歡會」於2019年12月14日假國立高雄師範大學文學大樓小型劇場舉行，活動內容精心安排，包括邀請創辦人蘇蔡彩秋女士、鄭梨華諮詢理事長、許鈴華諮詢理事長、康高瑜執行長等——分享各自的多年抗癌曲折故事；並表揚歷屆理事長……；聯歡會節目則安排罕見疾病基金會南區天籟合唱團、悅舞集社敦煌舞蹈團、星光合唱團等盛情演出。

參與的來賓多達200餘人，為本會的25週年慶留下溫馨、動人的回憶。

接續由鄭梨華諮詢理事長上臺分享：「……在我的印象中，本會今年雖然慶祝的是二十五週年，但從籌劃到成立也大概花了兩年時間，所以抗癌協會的誕生迄今足足應該有二十七年了，為什麼我會記得這麼清楚？因為我罹患癌症至今已經屆滿二十八年有餘了，而在罹癌一年多時，就有朋友向我推薦抗癌協會，為了了解協會到底可以提供我什麼樣的扶助，我於是成了創會會員中的一員，沒想到二十七年過去了，抗癌也走過二十八年歲月，如果以重生來講，我應該是『二八姑娘一朵花』對吧！」

「看過《抗癌・女人・二十年》的朋友都會好奇問我，妳得到直腸癌雖抗癌成功，但如何克服做『造口』之後生活上的不便與心理障礙？」鄭理事長慷慨陳詞：「記得在高雄長庚醫院第一次手術時，因為直腸腫瘤長得太靠近肛門，所以必須做大範圍整個直腸跟肛門切除手術，然後再做一個永久性的『腸造口』（俗稱「人工肛門」）來為身體的排泄物尋找另一條通道（此造口可以透過每天定時的灌腸來維持定期排便習慣），從生病到現在，這些年來每天早上起來都要灌腸一個小時（用溫水沖洗造口，再把水灌進去，讓它排泄出來）。灌腸是一件很麻煩的事，因為手術後不能再從肛門解便，都是從『造口』這個洞洞出來，所以每天都要帶一個袋子在身邊。之所以要灌腸，是為了做腸子訓練，訓練腸子能夠適應以後的排便方式，使之如同正常人每天要排便一樣的自然。」

「我必須承認，在重新適應造口生涯的過程中，日常作息變得很不方便，主要是貼造口跟灌腸，還包括臭味及腹脹，都是很困擾的事，原因大多出在不當的飲食或袋子清洗方法不對，加上我又患有大腸急躁症，是容易拉肚子類型的人，所以，這個麻煩的處理過程，難免會令人心裡夾雜著一些較為負面的情緒或心態。初期前幾年，心裡有時候會很懊惱及自卑，之後慢慢才能習慣和釋懷。直到現在，它不再是那麼難以啟齒和討人厭的『心理傷口』了。」

「總之，就是給自己一個很堅定的信念，要讓自己心情怡悅，就得不斷調適自己的心態。由於每天早上都要灌腸一個小時，但我又有安排國內工作或國外出差、旅遊……等那麼多的事務，只好每天都要撥快鬧鐘一個小時提前準備，就這樣，一過就是二十一年。某天發現偶而懶惰一下，不提早一個小時起床也無妨，為什麼？因為它已經習慣了，已經可以很有時間性地自動排泄，這就是我這幾年來最大的收穫。」

「剛剛看完創辦人蘇媽媽的影片分享，我看到有句話非常令我感動，那就是——把每一個人當貴人。在此特別要鼓勵每位癌症病友，在抗癌的過程中不要吝於開口，你要懂得請求協助。得到協助，這條路就可以走下去，就有機會抗癌成功——你必須先成為自己的貴人，才有機會碰到生命中的貴人，若你無法把心敞開、無法調整自己的心態，怎麼有辦法找到貴人相助？所謂天助自助者、自助人助，這一點很重要！」

「是呀！心態調整很重要，但究竟要怎樣調整心態？我已經很難過、鬱卒了！」針對病友的疑問，鄭理事長也簡單告知：「眼淚擦一擦，再往前走，總不能一直沉溺在悲傷又負面的情緒中！『養生』貴在養心，心沒養好，身體怎會健康？生活怎會愉快？」很多朋友又問：「理事長您是怎樣養心的？」「簡單啊！就是今天的煩惱，睡一覺就把它淡忘！不是有一句話說：『能解決的事，不必去擔心；不能解決的事，擔心也沒用。』我希望我們這些抗癌成功者的故事都能給各位癌友更多的啟示。」

「二十八年前我被醫師宣告癌症末期活不過半年，但二十八年後我依然站在這裡，所以我常常抱著感恩的心。也很感謝創辦人蘇媽媽可以讓我們有緣聚集在這裡，我更希望日後可以像蘇媽媽，在87歲這樣年紀的時候仍然精力充沛，依然可以做自己想做的事情。更希望二十五年之後，抗癌協會五十週年時，鄭梨華還可以站在這裡跟大家分享！謝謝大家。」

# 克服病魔，追求無憾的人生

撰文/彭遠，2014年

**專訪國立成功大學前總務長 張志強教授**

2003年8月初，59歲剛接任成功大學總務長重任的張志強教授，卻於隔年底11月被診斷出大腸癌第二期2B，讓一向愛好運動、注重健康的他，體重竟然於手術及化療後陡降十二公斤。回首當年突如其來的癌症襲擊，驚覺抗癌已度過整整十個年頭了。他的抗癌經驗分享寓意深長，頗富人生哲理。

談到創校八十餘年的成功大學，「北臺大，南成大」的聲名無人不曉——尤其成大畢業生，多年來幾乎蟬聯《天下雜誌》、《遠見雜誌》等媒體評選為「企業界最愛」的殊榮。這種聲譽是建立在成大八十多年優良的教學及研究傳統校風上，才得以訓練出富有專業素養與敬業精神的「成大人」。

張志強教授從德國留學回國後，即受聘成大，教授德語課程，歷任成功大學語文中心主任、外文系主任、研究所所長、藝術中心主任、總務長；他於國畫造詣頗深，尤其擅長水墨山水，開過多次畫展。橫跨學術界與藝術界，才華洋溢。

## 大腸鏡做二次才檢查出大腸癌

「人不可以死於無知。」張教授如此表示。十年前的某日，他如廁時感到下腹悶痛，隔天一早竟然血便，驚覺不對勁，立即到成大醫院掛急診，由於那天是週日，急診多半是由資淺的年輕醫師看診，先安排他照X光，發現大腸有許多黑影，醫生判斷是宿便，隨即開了一些瀉藥。然而回家以後，張教授就不停的血便，於是再住院做進一步檢查，但做了90公分大腸鏡檢查，仍然沒檢查出什麼狀況，醫院住了四天，就先出院回學校開主管會報。

由於張教授是成大的一級主管（總務長），銷假必須經過校長批閱，但診斷單上註明的是不明出血，當時的高強校長特別指示回醫院再重新做徹底檢查。這一次特別成立一個小組幫他進一步詳細檢查，大腸鏡檢查深入到大腸盡頭，終於在132公分之處，檢查出來確定是大腸的惡性腫瘤，隨即安排手術及後續的醫療。

值得一提的是，十年前臺灣的大腸癌發生率還不像現在這麼高，一般例行性的健康檢查大腸鏡都只做60公分，但張教授的大腸癌細胞卻是長在132公分處，所以沒能早期發現（編按：大腸位於腹部，全長約100～150公分，整個呈環疊的樣子。隨著醫學的進步，目前糞便的潛血反應是檢查大腸是否有問題最簡便的方式，一旦發現異樣，就要進一步做徹底的大腸鏡檢查）。

## 義無反顧與癌症搏鬥

「人生有很多突如其來的事，有時會讓你措手不及。」張教授表示，當時學校的工作正是雜務纏身之際，總務長負責的事務包羅萬象，當檢查結果驗出是大腸癌，又被告知須盡快進行手術，當下心情頗為沮喪，「怎麼會是我？」

經過兩個鐘頭之後，內心的糾結頃刻化於無形，張教授深刻的回憶著：「既然明白臺灣平均每四個人就會有一個得到癌症，我們家就只有四個人（我、太太、兒子、女兒），當中若真有人要被『選中』，到底該選擇誰呢？太太我捨不得，兩個小孩還年輕更捨不得，所以，我這個家長就代表扛起來了！」就是因為這個意念的轉變，讓他從一種很沮喪的心情迅速轉為勇敢面對。

張教授進一步指出，當一個人面對生命中的死亡威脅，瞬間轉換成義無反顧正面對決的心態時，面對接下來的治療和漫長復健，就不至於這麼害怕和恐懼了。為了家人，一股「戰勝癌症」的鬥志反而被被激發出來（張教授慶幸自己做了十二次化療，完全沒有掉髮、也少有嘔吐反胃症狀，身體康復的速度比預期的快）。

「退一步來講，你終究得找一個理由來解脫，讓心情平靜下來，總不能一直以低潮的情緒去面對生病這個事實，這樣對疾病絕對只有害而沒有利！」張教授抗癌多年後，體會到心理的確會影響生理，藉著積極的想法和行動，是可以提高免疫力和存活機率的。深知心理的撫平作用對治病很重要，張教授後來只要遇到深陷在負面思緒無法走出來的癌症病患，一有機會就會現身說法，鼓勵病友：唯有勇敢面對，才能讓「癌細胞」退怯。

在罹患癌症到康復的過程中，張教授看了很多書，深感抗癌知識的吸取對疾病的痊癒有很大的幫助，並分析導致癌症的因素，當中最主要的有四個：

第一是工作壓力，這是日積月累下來的，年輕時候應付繁重的工作壓力，也許體力尚可負荷（張教授曾兼任過教育部顧問、全國大專院校評鑑委員、國科會研究委員等職務），慢慢年歲漸長、經驗豐富了，壓力就變成習慣性壓力，令人反倒缺乏警覺了；時間久了，對健康的損害是一點一滴的侵蝕。

第二是飲食習慣，包括主觀和客觀因素，主觀因素是你對食物的選擇，比如是否太油膩、太鹹等；客觀因素包括蔬菜水果有無農藥殘存問題、肉類是否有抗生素，其他食物是否有重金屬污染等問題，而最近的廢食用油問題更是毒害大家的身體，令人防不勝防。

第三是睡眠問題，睡眠品質不好或睡眠時間不足，都容易讓免疫力下降、抵抗力變弱，進而影響個人情緒，甚至對自己的信心都存疑。

第四是工作的環境，這一點也很重要，人生三分之一的時間都在工作，因此空氣、衛生條件和工作氣氛都會影響身心靈的健康。

此外，針對自己的抗癌經驗，張教授特別提出兩點建言。首先，生病時會有很多親人、朋友給你頗多資訊和意見，甚至多到讓你無所適從，到底要聽誰的，這需要很謹慎的去面對，尤其什麼草藥、神醫之類，切莫信太多，應該還是以主治醫師的意見為主，做一個合作的病人，先把該做的治療流程做完再說。

## 宗教信仰讓精神心靈有所寄託

此外，張教授也認為最好有一個宗教信仰，天主教、基督教、佛教……等等都可以。這不是迷信，而是讓精神有所寄託。他因為自己家裡有祭拜祖先的傳統，較接近佛教，所以每天睡前念一下《藥師佛經》，讓心靈得到安慰。「念佛經可以忘掉外在世界的干擾、束縛，達到無我、忘我的境界。」張教授說：「假如一天到晚老想著自己『是一個病人』，那就真的很難痊癒了！」事物都有正反兩面，正向思考自己是一個健康、活潑的人，轉念把不好的想成好的，藉以產生正面能量，是一個很重要的課題。臨床經驗顯示，情緒的好壞會影響身體血液的成分，正面意識賦予我們健康的意念和情緒，也許便是信仰宗教的另一益處。

「我信佛，但沒有吃素。」張教授特別表示，因為人需要各種營養素來增強免疫系統的抵抗力，所以他並不主張吃全素，其實吃素只是要教人長慈悲，佛教並未要求人一定要吃素，看個人的因緣。此外，他認為佛教就是教人走正確的路，修佛主要是在修自己的心性，不一定要把人偶像化，所以沒有拜任何神明——他的宗教哲學信奉「道在人心，貴在行善，心存善念，只要自己做正、做對、做好，佛就在你心中」。

抗癌過程中張教授想要感謝的貴人很多，包括主治醫師、親朋好友，尤其是另一半的陪伴和照顧。張夫人（王萱老師，輔大國文系畢業）也特別分享了她的照顧者經驗談：

「記得大學時讀《易經》，講『順天應人』，多半都只是停留在知識的層次上，真正到先生罹癌的時候，才有很深入的體會。所謂『應人』就是指人際關係方面，記得先生在開刀的那一天，整個醫院陪伴室，我們的朋友來了大概二十多個，都在幫我先生祈福，心裡有莫大的感動，這些都是一個善念，都是好朋友的善舉，不管有沒有達到效果，但對我們家屬而言都有很大的安慰。」

## 太太的照顧分享值得細細咀嚼

「『順天』，就是宇宙大自然間不要故意逆著它行事，碰到生病這件事，你會發現這都不是突然發生的，一定是長久累積的，等到一個引爆點出來，才證實了它的存在。以我跟先生而言，我們其實都是非常忙碌的人，加上兩個人性子都比較急、求好心切，事情都希望很快就做好，不要拖、更不想留到明天，無形中就有很大的壓力。所以，在整個的手術、化療、康復的過程中，對我們夫妻倆都是一個很大的學習。什麼學習？

①學到比較客觀的思考，而不是都只想到自己。應該站在對方的立場同理心思考，我們要怎樣做才是最好的呢？

②學習到珍惜眼前的幸福。**因為這個疾病，讓我們的家庭變得更為緊密，孩子們也變得更貼心。**我們家是小家庭，大人只有兩個，一個生病，兩個是小孩，這個時候如果我也失去了方寸、六神無主，那麼這個家庭恐怕就會面臨危機！一個家庭有一個人生病，另外一半應該是他的精神支柱，不應該是一個增加憂鬱的來源，一定要很鎮定、很正向的面對，而且我對先生很有信心，因為他的個性很堅強、樂觀。

③學會比較寬容。因為以前過於嚴謹了，自己的小孩或教課的學生，過去如果犯了過錯或不順己意，就會很急，想要糾正。現在認為只要大方向沒什問題，就覺得沒什麼太大的關係，所以就比較寬容；夫妻之間相處亦然。

④學到學無止境。因為這個病的關係，我們也看了很多的書，一直到現在我們也去學中醫（已經一年多了，需要上六年的課），感到獲益良多。例如去年農曆過年前，他的肺部檢查出有一個很小的黑點，就做了一些處理。我們學了中醫之後才發現，原來大腸經跟肺經是互為表裡相關聯的。」

## 豐富人生經驗，深獲學生喜愛

值得一提的是，在張教授生病期間，很多來探望的朋友都鼓勵他早一點退休，好好養病，什麼事都不要做，可是太太王老師並不鼓勵他全然退休，只希望他好好養病，先過了這一階段再看看怎麼做。她很了解張教授的個性，他是一個有能力的人，要是沒有適當發揮的地方，對一個人的內心其實也是一個很大的失落。王老師對張教授的病是有信心的，深信他會慢慢康復，人生還有很長的路要走，而服務貢獻社會也是一種生命價值的體現。果真當他屆滿60歲在成大辦退休以後，又繼續服務於南臺科技大學。如今在成大及南臺科技大學兩校都有兼職課程，作育英才，過得很快樂。打算到明年70歲才要正式告別教書生涯。

「我愛學生，學生也都很愛我，什麼話都跟我聊，包括感情、課業、生涯規劃，也包括對下一代教育的探討……。」擁有豐富人生經驗的張教授表示，他在這兩個學校教的都是國畫賞析與習作，以及德文課程，除了教授德語，也包括德國文化，特別從跨文化的角度探討很多時事問題，這樣的上課方式其實更具啟發性。現在有的課堂多達八十幾個學生，其中十二個是旁聽的，包括成大的老師，年紀最大的是72歲。

甚至生死學的問題偶而也會談一下，「能夠做到生死了無憾，是人生最高的境界。」每個人早走晚走，最後還是都要面對死亡，之所以會有未知的恐懼，是因為他還沒有準備好。若能把自己的後事先規劃好，就不會有什麼遺憾或心願未了。張教授表示，其實抗癌最難修的一門課就是「了生死」，很多人就是放不下。何苦呢？縱使真的放不下，人生到最後還是得放下！放下了，人生才會重頭開始。

特別收錄

## 抗癌鬥士的故事，深具激勵啟發

（抗癌鬥士表揚暨二十週年慶特別報導）

【編按】103年度第十三屆抗癌鬥士表揚暨二十週年慶歲末聯歡會，於2014年12月14日假國立高雄師範大學文學大樓小型劇場舉辦，今年適逢本會成立滿二十週年，活動內容精心安排，除了「抗癌鬥士」的表揚、分享，邀請的致詞貴賓亦是另一焦點，並特別表彰楊東琳諮詢理事長等三位服務協會二十年特別貢獻獎，

**以及聯歡會節目表演，十分活潑生動，獲得二百多位所有與會來賓的共鳴與感動。**

……緊接著進行年度大會的重頭戲「抗癌鬥士」的表揚，希望藉由成功抗癌鬥士的見證與現身說法，鼓舞更多抗癌人勇敢戰勝癌症的打擊。

「在座的各位有人可能比我經歷的風更強、經歷的浪更大，」張志強教授表示，「今天僅就個人的抗癌經驗跟各位分享三點看法：一、當醫生宣布我得到這樣的病，心情應該做怎樣的安排；二、在接受治療的過程當中，應該注意到什麼事情；三、治療後應該注意的復健，應該怎樣做很好的後續自我療養。」

「首先，當醫生宣布不幸得到癌症的當下，很多人第一個想法是：『怎麼那麼倒楣？竟然會是我？』這種想法很平常，我自己被宣告罹癌的第一時間，也是很鬱卒，『怎麼會輪到我？』但兩個鐘頭之後，意識的轉念帶給我另一片天空。我查了一下臺灣的癌症罹患率，非常可怕，平均每四個人中就有一人得到癌症。我在想，我們家一家四口，如果是我太太得病，我不甘心，如果是我兒子或女兒得病，我更不甘心，我是一家之主，我得病我很高興，因為我代表就算了（臺下報以熱烈掌聲），但講是容易做是難，就如同剛剛李樑堅教授所言，意念或心理的障礙遠勝疾病本身好幾倍，這是事實！意識主導了我們的思想、行為與心理，心理又影響我們的生理，生理又再影響我們的生活情緒，唯有勇於面對、樂於接受，匡正我們的想法，才能走向一條較有陽光的路，要生活得意氣飛揚而非陷在一種垂頭喪氣的氛圍中；你快快樂樂過是一天，灰頭土臉也是過一天，都取決於你的選擇。意識或意念的轉變非常重要，不管是自我安慰、自我肯定或自我抒發都可以。

第二，在接受治療的過程當中，我們應該注意到什麼事情？一定要按照醫師的指示，不管是開刀、化療或放療都要做完療程，相信醫師就是建立自信心！接下來就是如何去調養、復健。

第三、在最後的康復過程中，我個人認為最重要的是：

①**營養問題：**有些人在發病前沒吃素過，發病後卻道聽塗說去吃素，這是很危險的，充足且均衡的營養對癌友病體的恢復相當重要，即便是佛陀釋迦牟尼都沒有吃素。

②**適當的睡眠休息：**有充分的睡眠，才能讓身體組織的細胞慢慢活化起來，很多的疾病都是由睡眠不足所引起的。如何幫助睡眠？適當的運動不僅有助於入眠，也有益於消除疲勞，恢復體力。

③要有一個宗教信仰：有信仰精神就有寄託，不管念《金剛經》或《聖經》，若可以達到忘我的境界就容易入眠。

④情緒的管理很重要：所謂『生氣傷肝』，心情好時，細胞的養分是充足的，當情緒低落或憂憤時，細胞的養分就會欠缺。」

張教授最後以德國哲學家康德講過的一句話共勉：「『所有偉大的人物，必定生過一場病，因為在病裡面才會死裡逃生，死裡逃生才能洞視生命的奧祕！』所以恭喜在座有生過病的朋友，你們都是重要人物。絕不要放棄對生命的期許，讓我們共同攜手走出一片藍天白雲。」

# 生命充滿能量，直腸癌退避

撰文/彭遠，2015年

專訪恆春鎮「懷恩幼兒園」園長 廖中文先生

【編按】今年屆滿60歲（民國44年次），來自「國境之南」恆春鎮的幼兒園園長廖中文，是少校軍官退伍，十三年的軍旅生涯、二十八年的學前教育園丁，貫穿其一生的「教育」與「學習」旅程。民國90年的一場大病，讓他的工作和生活頓時大亂，雖然癌症的侵襲猶如一陣風般狂掃而去，但是留下的卻不是傷痕與恐懼，而是家人更緊密的親情流露、工作團隊的凝聚向心，以及永不間斷的學習與求知樂趣……。

藉著本篇抗癌鬥士的專訪，我們得以一睹廖中文園長一生熱愛教育工作和鄉土，以及工作之餘的家庭、生活點滴，這一篇精彩的人生故事令人如沐春風、發人省思。

位在屏東縣恆春鎮的墾丁國家公園，從小就是高雄人遠足或畢業旅行的必經去處，印象深刻的國家公園美景、鵝鑾鼻燈塔、佳洛水的奇岩異石，以及東臨太平洋，西臨臺灣海峽，南臨巴士海峽的壯麗海岸線……；年歲漸長，進而變成渡假休閒的必選景點，恆春古城、落山風、墾丁大街、南灣風情的悠閒浪漫風，總是令人不停駐足；及至電影《海角七號》的推波助瀾，位處「國境之南」恆春半島最南端的恆春鎮，其特殊的人文、風情、天然景觀，更是受到國內外旅客的青睞。

「我是道地的恆春人，當兵前住恆

春，退伍後又回到恆春老家從事這二十八年的學前教育工作（幼兒園）。」廖中文園長表示，「恆春」四季如春，故鄉的景致、風土民情是這麼的迷人，這輩子直到退休都會老死在恆春吧！

1975年進軍校，1987年從國防部統一通信部隊的少校營輔導長退伍（編制在陸軍通信營）。十三年的軍旅生涯全臺灣跑透透，工作都是帶兵為主，大部分時間多跟年輕阿兵哥在一起，早期當兵都是兩、三年，在軍中的十三年大致過得很安心，將自己份內的工作盡責做好，也很欣慰帶過的軍中弟兄出社會後都沒出過什麼大狀況，對國家社會算是有個交代。

## 熱愛教育工作，樂在學習進修

「過去帶的是阿兵哥，是年輕人，現在帶的是幼童，但都是照顧人的工作。」廖中文表示，自從懂事以來就對教育工作懷有濃厚的興趣，求學階段以迄軍中十三年，想的還是從事教育工作的志向，其實在軍中的職務本質上也是教育輔導工作的一環，帶的是年輕人。退伍後無緣當小學或中學老師，唯一能做的教育工作就是自己辦幼兒園，之後這二十八年的點點滴滴，冥冥之中安排他耕耘這最基層的教育工作……。

1987年退伍，隔年就在家鄉恆春辦了「懷恩幼兒園」。這是他從很早就規劃的教育志業，然而，從事教育工作必須經由教育部認可，這也造就了廖中文一段漫長而深富人生意義的求知旅程。

國內早期最基層的教育分成兩個體系，一個是托兒所，屬於內政部管轄，另一個是幼稚園，屬於教育部的幼教體制，2012年以後全臺統一稱「幼兒園」，現在通通屬於教育部管理。

幼兒園招收的小朋友，從2足歲開始到5足歲其四個年齡層，分為幼幼班、小班、中班、大班。總共招收九十位學生，從成立到現在都收九十位，因為縣政府核准就是九十人，要開單位面積、戶內外面積，以及自己所報的資料為核准依據。

至於聘幾位老師，現在是一比十五標準，一位老師只能照顧十五位小朋友，所以有六位老師，加上一位行政老師、一位園長（廖園長本人），總共八位老師授課。再加上五位行政人員，總共十三位工作同仁。每個月的人事成本很重，若可以平衡，就算是很穩定的了。其中五位行政人員，包括兩位駕駛與餐點勤務等工作，他們都是部分工時，負擔輕一點，其他八位才是專任。

## 少子化年代，基層教育弱化

很多人都說，當前臺灣的各個層級教育體制都出現盲點，從最基層的教育扎根工作也早就出現問題了。

現在的孩子有兩個最大的問題：第一個，體格普遍欠佳，雖身體發展比父母輩長得還高，但明顯體力變差、視力不好、手腳協調能力也欠佳。再來就是孩子的生活自理能力都偏向較弱，總是茶來伸手、飯來張口，即便是鄉下家庭的小孩，也有這樣的傾向——因為父母親生的少，對小孩幾乎都是有求必應，而在家裡有求必應習慣了，在學校對老師有所求時當然也是比照辦理，因而導致老師帶小孩子帶得十分辛苦。

老師們的辛苦，一方面來自孩子，一方面來自家長，導致現在的幼教老師很難找，至少在恆春這個區塊是這樣。新聞報導很多恐龍家長，這已經很可怕了，父母的意見多，也會影響老師的工作情緒，加上待遇偏低、壓力大、工作時間長——雖然規定工作時間八小時，實際情況往往無法八小時正常下班，這是全臺灣都差不多的現象，真的很辛苦！

長時期投入幼教工作，廖園長感觸深長。這二十八年來，每一位小朋友他都記在腦海裡，「我可以記住一千多名的畢業生，就算你畢業了二、三十年，經過這麼多年的變化，也許不一定記得住面貌，但是只要你說住在哪裡，我就叫得出名字，從這孩子離開幼兒園，我至少每個學期會回去看一趟，你畢業一年我至少會看你兩趟，你畢業十年我至少會看你二十趟，就算這二十趟看不到你，但可以從父母親那裡得知你的訊息，我大概都有概念。這倒不是說我有什麼能力，只是深耕、生根。所以，我們很多學生都是來自歷屆畢業生的校友子弟，留在恆春的大部分都會回來母校。這就是扎根，扎根扎得越深，就越穩定！這幾年少子化很明顯，各級學校都在減班，我的校園則是九十位、六個班，一直都沒減少過。」

## 透過不斷進修，取得園長、幼教師資格

個性篤實認真的廖中文園長，每天最早到校，晚上七、八點才回家，在幼兒園的時間每天長達十二、十三小時。工作如此投入，課餘之暇的進修充電精神更令人讚歎。由於沒有教育專業學歷的背景，所以從軍中退伍便開始長期進修的另一個生活重心，先從高職幼保科進修起，半年結業取得助理保育員資格，便可以帶孩子。接著，民國八十年就讀美和專校夜二專幼保科三年，休息了一年，再報考屏東科大幼保系夜四技，因為生病的關係中間休學兩年，總共讀了七年（編按：2003年暑假幼保系畢業，2001年發病，2002年開刀）。他幾乎都是利用夜間部時間，而且要多讀一年，每天回到家都晚上十二點了！週六、日還得在職進修，後來又為了最後一張幼教師證去進修，於2003年屏科大畢業後，再攻讀輔英科大的幼教學程兩年半，亦即十餘年來為了考取教師證，花了很多的時間才一路過關斬將取得了教保員資格、園長資格、幼教師資格。

忙碌的幼兒園工作和長時間的進修課程，家裡又有父母、三個小孩需要照顧，廖中文如何照顧好自己的身體，夫妻又如何分工、和諧相處，在在令人好奇。

可能是一直太忙碌了，根本無暇在意身體的異狀，唯一有感覺到的問題就是排便，一開始先有便祕現象，之後排便的量變很少，常常衣服整理好的時候又想排便，然後偶有幾滴血、黏膜的情況！後來

警覺到情況似乎不對勁了，才利用一次進修的時間到東港輔英醫院檢查，醫生先做肛門指診，斷定說可能是直腸腫瘤，後來向學校請假，經過一些朋友的建議，接著去長庚再進一步做詳細檢查，確認是直腸癌第二期，必須儘快手術，因為距離肛門還有10公分距離，所以不用做人工肛門，2002年1月開刀住院二十一天，之後再服用三個月的抗癌藥，就沒有任何治療了。然後每半年進行追蹤，前十年是每一年做一次大腸鏡和腹部超音波檢查，第十一年開始是每兩年做一次。

## 長期睡眠不足和飲食不定，累出病來

「事實上我的抗癌過程還算順利，並非崎嶇坎坷。」廖中文謙稱自己的抗癌故事很平淡，沒有什麼大風大浪，反倒是自己發病的因素，更值得探討跟分享。「壓力吧！不只工作、還有生活上的，當時三個小孩都還在國、高中就學階段、還有兩位老人家要照顧，任何事都要靠我們夫妻倆料理，都是壓力啦！而且我下了班還要趕車去上課，下了課回到家都已經十二點了，梳洗完也差不多凌晨一、二點，不是偶而這樣，而是每天、長期好幾年的事，導致長期睡眠不足。還有一點，那就是三餐飲食的問題——吃飯時間不定時，當時下了班為了趕去進修，經常晚吃（十二點以後）或沒吃，隔天早上六點又要去學校報到了，這種情況也是維持好幾年。這其實很不健康，我還長達好幾年都這樣生活，不生病才怪。再來，就是個性的特質啦，工作要做到好，照顧小孩視如己出，因為求好心切，壓力就大，被一點點批評就檢討自己、檢討老師、檢討校園如何改進，壓力簡直如影隨形。」

## 術後無法控制排便，異常難熬

「雖然抗癌過程沒有發生太多波折，內心不免還是會有壓力，例如，一、二天沒上廁所就會有壓力，只要感覺不太一樣就異常敏感；第一年尤其辛苦——倒不是身體有什麼辛苦，而是拿掉直腸後產生的自然生理反應帶來的辛苦。因為排便無法控制，並不是我想在什麼時間、什麼地點排便就行（①大部分是細便；②非常難控制），所以變得非常難出門。我幾乎是不敢出門，不要說搭車出門，就算是搭太太的車都很擔心，因為一有便意就得排便，我很怕給別人帶來困擾。要說生病後復健最辛苦的部分，就是這件事，例如偶而缺人手需要幫忙開一下娃娃車接送孩子，明知道孩子已經在等我了，可是當下卻不得不找加油站的洗手間先處理一下，怪難受的！後來，碰到非出門不可的行程，一定得先準備免洗褲之類的，以免給別人帶來不便。

其實醫生早已提醒過這方面的問題，因為直腸切除，所以肛門的距離變近了，消化、吸收、排便各方面都會縮減時間，再加上剛手術後生理反應器官比較敏感、明顯，所以那一年自己不能控制排便，痛苦異常，幸好一年後就穩定了！」

## 太太扛起重責，三子協力同心

「那個時候太太更辛苦，有一段時間她要承擔整個家庭的重責，如果治療好，我還可以為未來鋪路，如果不穩當，太太想必就會更辛苦，所以壓力並不亞於我。但我們都是鄉下人，都比較不怕苦，也就能共同面對病情、面對變故。」廖中文特別感謝太太堅強的扛起重任，把園務與家務都盡心盡力做好，讓他很放心地去養病休息。

「我們夫妻結婚四十年，從來沒有吵過架，因為太太長期的包容和疼愛，即便她有時會發發牢騷、發洩情緒，我也從未回嘴！尤其長時期的夜間進修課程，太太抱怨是難免的，畢竟連假日也不能陪伴她！後來，她終於理解我就是喜歡進修，純粹是興趣，而不是為了升遷，就當作是給孩子、學生們做個榜樣啦！

此外，家裡的長輩去世前一、二年，智能減退、生活無法自理，需要專人照顧，我沒有請外勞，正值青春期的三個小孩（二男一女）輪流親手照顧她們的祖父母晚年，沒有任何抱怨，也讓我少了很多後顧之憂。其實這也是一種生活教育，讓他們知道父母親的辛勞、老人晚年遲早都要面對的生活狀況。」

值得一提的是，抗癌復健過程中，廖中文除了非常配合醫生的追蹤檢查，同時也在高雄長庚看中醫，由於看中醫是為了調整體質，複診反而比較多次。幾年前廖園長的弟弟罹患胃癌，全胃切除，在高雄榮總開刀，也是中西醫同時治療。兄弟倆都會互相打氣，生活要規律、飲食清淡一點、心胸開闊一點⋯⋯。

## 每晚小酌，壓力盡釋，病中雅興不改

過慣忙碌生活的廖中文，有個獨特的休閒嗜好，每天晚上總會喝個100c.c.左右的高粱酒，只要晚上不出門就會喝一杯，如果在晚餐時就配晚餐，進修上完課回到家，睡前也會小酌一下。雖然有輕微的高血壓，需要每天一顆高血壓的藥，還是不減淺嚐即止的雅興。「罹患直腸癌，固然不適合多喝酒，但問過主治醫師，他也說Yes！就算他說不可，我還是會喝啦！畢竟這只是個人的興趣，但若說要多喝點，我也不會這麼搞呀！就像閱讀一樣，都是我的興趣和雅好罷了！」

閒暇時喜歡看書的廖中文園長表示，身邊隨時都會帶一本書，包括去醫院候診時，看書是利用時間的最佳方式。回首這二十八年，廖園長除了工作，就是不斷地在進修。中間為了調養身體，被迫跟屏科大申請休學兩年，2006年取得幼教師證照之後，難得停下腳步，除了精實幼兒園的經營，也多騰出時間陪伴太太、小孩。如今小孩子都大了，幼兒園也增添了生力軍，兒子帶一個班，太太也帶一個班，女兒、女婿則在鎮內開設安親班，媳婦也隨著她的興趣跟著在安親班教一個班。全家除了其中一個兒子，都投入教育工作。這對於人口三萬六千人的恆春鎮，境內只有一所綜合高中（恆春工商）、一所國中

（恆春國中）、七所國小三所分校來說，廖園長對恆春子弟的教育貢獻，真的是有目共睹。

## 每年致歷屆畢業生一封信，耕耘有道

這麼多年來陸陸續續都在進修，為了給學生做一個楷模，廖園長每年都會給歷屆的畢業生寫一封信，總共二十八屆，每屆九十個人，於每年年初陸續寄出，讓他們知道幼兒園的動態，每週寄出一定的數量，過年前一定會寄完。此外，每半年還會去探望一次，有時利用下班時間，有時利用週末假日，到鎮裡把所有畢業的學生都看一遍，「恆春半島十七個村里，我都很熟啦！若剛好在家就聊一聊，不在就留下名片這樣而已！這個工作要扎根，所以我才說，每一位畢業生我都還記得，不管畢業幾年，每一年都會給他（她）們寫一封信，每半年去家裡探訪一趟，這就是耕耘啦！用勤勞來補足自己的不足。」廖園長兩眼炯炯有神地訴說著。

如今有六個孫子的廖園長，好學不倦的精神又再揚帆，今年（2015）同時考取兩個研究所，屏科大的幼教研究所與屏東大學的中文所，由於這幾年的閱讀領域特別喜歡散文、歷史、小說，最後選讀了中文研究所，60歲耳順之年，再度展開新的人生求知旅程，去探索那掘之不盡的樂趣和生命力泉源……。

# 正統醫療+輔助療法，治癌相輔相成

撰文/彭遠，2019年

專訪成功抗癌陳惠貞女士及其夫婿

【編按】據統計，在臺灣，大腸直腸癌已高居所有癌症死亡率的第三名；更值得重視的是，大腸直腸癌每年的新發生病例已經突破15,000人，連續十年居冠，亟需國人重視。

今年55歲的陳惠貞女士於2012年發病，已成功越過五年觀察期，一發現直腸癌第四期初即轉移至肺部，性命懸懸無定，這樣的她如何從鬼門關救回一命，相信許多人都感到好奇，且娓娓聽聽陳女士及其夫婿從頭說起。

在敘述陳惠貞女士的抗癌過程之前，本文且先就「大腸癌」及「直腸癌」的區別（由於「大腸直腸癌」名稱經常連在一起）簡要做一說明。人體的消化系統從口腔開始，由上到下依序為：食道→胃→小腸→大腸→直腸→肛門。當中的，大腸、直腸、肛門，即醫學所謂的下消化道，是消化道最後一段相連的管子。

一般民眾所說的大腸，在醫學上指的就是結腸，所謂的大腸癌就是結腸癌。結腸、直腸同屬下消化系統，結腸（大腸）位處於腹腔，以ㄇ字型佔據了腹部的四周，總長度約120～140公分，吸收不被身體吸收的殘渣水分、電解質，慢慢形成糞便。直腸（長度約12～15公分）則是消化道的最尾端，連結肛門括約肌，主要作用是貯存糞便，若是腫瘤生長位置在直腸處，則稱為「直腸癌」。

民國53年次的陳惠貞女士表示，發病之前就老是便祕，之後想上都上不出來，拖到後來都是血便。最後因為不間斷出血（上廁所只有血沒有糞便），才讓她感到驚駭而求醫，但似乎時間已晚了點！

時間回溯至六年多前，原本初步在醫院的檢查下認定是直腸良性腫瘤準備手術前，在好朋友楊博淳（本會楊博名理事的令弟）介紹下，幸遇貴人長庚醫務課課長（現在是處長）的轉介，直接去找長庚大腸直腸外科陳鴻華主治醫師複診，陳醫師做完檢查非常果斷確認是直腸惡性腫瘤，而且情況相當嚴重，須盡早開刀。由於得知陳醫師正是當年楊秋興縣長開直腸癌的主治醫師，更加深信其專業權威。

在一系列詳細檢查後，2012年4月底確診為直腸癌（第三期末、四期初），由於病情迅速發展，又發現癌細胞已轉移至肺部（胸腔科檢驗出），幸好只是轉移到肺葉非肺動脈，否則情況更嚴重，但同樣必須盡早手術。

由於直腸癌已進展至第四期，醫師告知開完刀後必須接著做一系列的化療，陳女士與夫婿楊永堂先生便與兩位主治醫師商議，希望先完成兩次手術，再來進行化療。於是5月先做直腸癌手術，緊接著一個月過後再動肺部的刀，稍事休息，才接續十二次的直腸癌化療。

就在陳惠貞直腸癌手術住院期間，陪同照顧的先生楊永堂在長庚醫院的癌症資源中心，不意看到本會鄭梨華諮詢理事長於2011年12月出版的自傳《抗癌・女人・二十年》——鄭理事長當年就是直腸癌三期末、四期初的病患。該書詳盡介紹鄭理事長的病發及治療過程，並特別專訪她重建生命過程中的幾位貴人，其中一位便是知名抗癌專家陳明豐醫學博士，許多讀者閱讀後受益良多。

## 緩解化療副作用，維持免疫力是關鍵

受到該書的啟發，在陳惠貞第一次手術出院後（2012年6月初），楊先生便迫不及待帶著她前去義大醫院找陳明豐醫師問診，陳醫師告知：「妳應該先把好的細胞照顧好，因為有好的體力，才有本錢跟癌細胞對抗，並減輕日後化療的痛苦和後遺症！」

義大醫院輔助及整合醫學中心主任陳明豐醫師表示，目前癌症治療仍以手術、化療和放療為主。化療屬於全身性治療，雖體內的癌細胞可得到清除和扼殺，但與此同時，正常細胞也會遭受傷害，導致病人在化療過程中，常常因為免疫力下降、胃腸黏膜損傷、骨髓抑制及神經功能異常等副作用，而出現嘔吐、食慾降低、掉髮、手足發麻等症狀，嚴重影響病友的治療意願。現今醫學進步，癌症治療也趨於視患者病況以量身訂做「個人化治療」，提升存活率及改善生活品質。

楊先生這位照顧者，在尚未陪同太太去問診陳醫師之前，便將《抗癌・女人・二十年》整本書的內容完全精讀一遍，深怕太太術後體力會變差、免疫力不佳，而有復發的可能，因此很詳細地詢問心中一些疑問，之後便接受陳明豐醫師的建議：讓太太先做光療（靜脈低能量雷射）再做化療。

起初陳惠貞一個月做兩回療程，每回療程要做十次注射（計三萬），前面一個月幾乎是天天去（編按：一個月需六萬元，前五個月共三十萬元），並配合口服雲芝多醣免疫調節劑（藥品）。之後，隨著手術及十二次化療的結束，身體狀況漸趨穩定，連續十個月的靜脈低能量雷射才停掉，改為注射靜脈高劑量維生素C（一次只需幾百元臺幣）及口服雲芝多醣等，以改善身體發炎、提升抗癌免疫力。

陳女士以自己的經驗為例表示，化療期間她確實感受到沒那麼疲倦。她經常進出長庚及義大醫院，看過和耳聞不少癌友在化療期間非常疲憊、噁心嘔吐、嘴破、手腳麻，甚至吃不下飯的情況……，雖然自己一開始仍有嘔吐現象，但很短暫，尤其她的食慾挺正常，這點對病人恢復身體元氣（能量）相當重要。

值得一提的是，陳惠貞一開始便是口服雲芝多醣並搭配注射靜脈低能量雷射一起輔助治療，而雲芝多醣（一個月約需二萬元）則已服用六年多至今未停用，非常有毅力，從未間斷（編按：陳明豐主任表示，雲芝多醣免疫調節劑具有抗氧化及清除自由基的特性，可調節自體免疫力，誘發癌細胞自我凋亡，達到保護免疫細胞和刺激免疫細胞來抗癌的能力。不過，免疫調節劑只能當成癌症治療的輔助劑，並無法取代現有的手術、化療及放療，千萬別聽信一些誇大的宣傳，而放棄正統的醫療）。

楊先生特別補充說明，這幾年太太輔助治療的花費，雖然不如一般癌友在標靶或其他自費療法的龐大，但也是一筆可觀的開銷，實因歸功於當初太太早期投保的商業醫療險及重大疾病險買得不錯，以致上述輔助療法的藥品通通都可實支實付理賠，大大減輕了家中的經濟負擔。誠如陳女士所言，幸好當年有投保上述優質保險，否則根本不可能長期負擔這些價值不菲的自費輔助療法藥品！她非常感謝老天爺的眷顧。

在訪談過程中，陳女士及楊先生都知曉大腸直腸癌這幾年確實發生率頗高，這種癌症奪掉不少名人——像是豬哥亮、李國修、導演楊德昌、前親民黨主席宋楚瑜的夫人陳萬水、資深法醫楊日松等人的性命，但前高雄縣長楊秋興、藝人楊烈、導演柯一正，也都是大腸直腸癌患者，卻是抗癌成功的表率。

不少醫師感歎，病人來大醫院求診時

都已經拖到第三、四期，明明可以有更好的治癒機會，為什麼無法早點發現？（編按：近來發現凹陷型瘜肉二、三年就能形成癌症，因此醫師建議高危險群者如有瘜肉和腸癌家族史者，每一、二年可以做一次大腸鏡追蹤，積極預防癌症。）

陳惠貞就是一個鮮活的例子，硬是拖到第三、四期才就醫，她表示，其實家裡吃的也算養生，三餐食物很少用炸的！但想起自己的父親當年就是直腸癌過世，母親則有乳癌病史，因此推斷自己可能有那個體質，加上長期便祕卻沒去理它，以致剛開始有血便時誤以為是痔瘡搗亂，豈知拖得過久，當診斷是直腸癌時，夫妻兩人都驚呆了！

楊先生進一步表示，夫妻倆於民國79年結婚後，太太為了增加家庭收入，於86年曾在自己叔叔開設的六合彩店裡做會計，常常要接客人的電話，數字必須很精準不能出錯，但太太急性子個性又容易緊張，加上工作忙碌以致三餐不準時，這樣的情況長達六至七年的時間，這也可能是太太罹患癌症的一個遠因。

「其實剛發病不久，也是很鬱悶的，怎麼這麼早就得癌症？（48歲發病）」陳惠貞表示，記得有一次化療很難受、體力極差，但都強迫自己去家裡附近的公園散步，勉勵自己：每多走一步路，健康存摺就多一塊錢——雖然走沒多久腿就軟！

## 小孩子是她的最大精神支柱

回想當時的抗癌歷程，最難受的是因手術關係讓肛門的收縮能力變得很脆弱（若做人工肛門會更麻煩），以致有時一天會跑上二十幾次廁所（有便意，想上卻上不出來，或是上到快脫肛），也不敢去旅行，有必要的話才穿紙尿片出門。

陳女士回憶，有一次很出糗，在高速公路上時突然很想上廁所，但沒穿紙尿褲，因無法控制就便溺在褲子上！更為尷尬的是，回到家忍不住要衝進廁所時，竟來不及就滴出來在客廳地上，事後看到兒子用抹布將地上擦拭乾淨，當下忍不住流下淚來：「為什麼會這樣？要讓孩子去做這些事？我不要這樣！」陳惠貞堅毅地表示，她曾經告訴兩個孩子：「媽媽能撐到現在，你們兩個是我最大的動力。」兩個孩子都沒在她面前哭過，但都曾在浴室洗澡時偷偷流下淚，之所以掉淚，是捨不得母親罹癌的受苦受累！

楊先生補充說明：「小孩子是她最大的精神支柱。」他只見她哭過一次，她哭著說自己不貪心，只希望能活到70歲，看到小孩子成家立業，便於願足矣，不奢求要多長壽。自從那一次之後，太太便沒再哭過，因為她最捨不得的就是兩個仍在就學的孩子，深怕無法繼續再陪伴他們長大，當時大女兒文藻專科三年級（編按：現在剛考上國小英文老師不久）、小兒子讀高一（編按：現就讀成大電機研究所）。

陳女士慨然表示：人要有願力，才能「自助人助」，也才有可能度過難關。因為覺得孩子仍在求學階段，很捨不得他們，加上一對兒女都很懂事又貼心，因而時常跟自己講「妳一定可以，一定行」，給自己一個動力，生活上自認是份內的事就不依賴別人，更不想把自己當病人看待，這樣才會有強烈的動力往前走。

回想這幾年的心境，「人的意志力真的很重要，人有願力，自信心就會表現出來。」陳惠貞在醫院曾遇到一位癌友，癌細胞已轉移至小腦，年紀才42歲，心理壓力之大可想而知，他的老婆非常憂心，而這位病友更是整天憂愁滿面！她鼓勵這位病友及其太太說：「家裡的氣氛很重要，不要因為生病而影響整個家庭的氛圍。說說笑笑是過一天，愁眉苦臉也是過一天，就算勉強自己愉悅大家也可以，心情的好壞會深深影響病情的機轉。」

## 心理韌性——抗癌不可或缺

楊先生接著指出：「很感謝鄭梨華理事長出版《抗癌・女人・二十年》，真的可以算是我們的貴人！她讓我們體會到，在面對疾病、困難時，『心理韌性』對於恢復身心健康的重要性。太太常常說『人要有願力』，無疑是自己的心理素質救了她自己。 誠如書中所言，很多人生病之後，總認為家裡的人都應該體恤、扶持他；病人的心情若常悶悶不樂，甚至怨東怨西的，心態這關若無法跨過，就很難跨過癌症的病魔糾纏！」

最後，陳女士發自內心感謝陳鴻華主治醫師以及陳明豐主任醫師，都是她的貴人。她記得化療做到第八次及十二次（最後一次）時，白血球指數一直都沒辦法回到正常值，所以暫時沒辦法繼續進行化療，延宕一段時日後，陳明豐醫師當下建議不妨嘗試注射黃耆多醣，在飲食上也鼓勵多吃牛肉，之後再去長庚檢查，幸好白血球指數已回到正常，幸運地完成十二次的整個化療療程。

化療結束之後，陳惠貞又口服化療藥一年而後停藥，至今都沒再復發，已經完全康復。

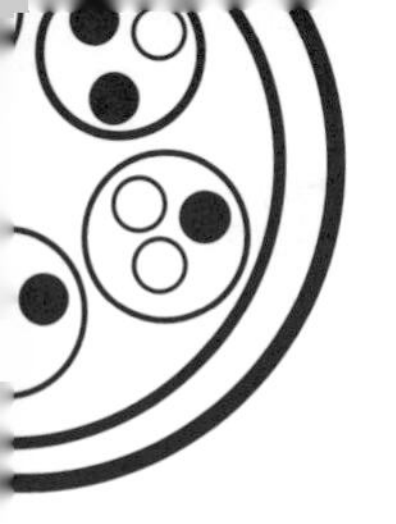

CHAPTER

2

# 肺癌

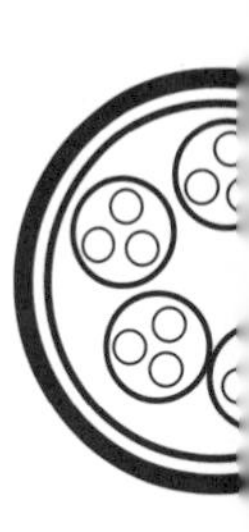

## 前言

「一代歌后」鳳飛飛於2012年1月因肺癌四期病逝（時年59歲），消息傳來，令人扼腕。造化弄人的是，鳳飛飛結婚二十八年的老公趙宏琦先生，2009年亦因肺腺癌辭世。

肺癌自2012年起至今都位列國內十大癌症發生人數的第二位（2020年6月國健署公布最新訊息，2017年肺癌新增人數為14,282人），死亡人數多年來高居十大癌症之首，堪稱最要命的「新國病」！依據衛生福利部的死因統計，2016年臺灣有9,372人死於肺癌，這個死亡數字不只超過男性發生率最高的大腸直腸癌、女性發生率最高的乳癌兩相加總，更首度比「國病」肝癌造成的死亡人數還高出逾千人。

肺癌的發生與基因、抽菸、二手菸、空氣污染、肺病史（氣喘、慢性阻塞性肺病、肺結核）有關。2018年12月國健署公布癌症訊息，多數癌症發生率都下降，唯獨肺癌、攝護腺癌、甲狀腺癌卻不減反增，尤其女性肺癌的增加更是明顯。棘手的是，肺癌早期無症狀難以察覺，臨床高達八成發現已屬晚期肺癌，即使化療或標靶藥物治療，也很難拖過兩年。

臺灣癌症基金會曾發布統計報告，肺癌若是早期在1公分以下切除，五年存活率為85～90%，相對於目前我國肺癌患者五年存活率的12～13%，差距非常之大，關鍵即在於必須進行有效的早期檢測。根據美國一項大型研究計畫，針對高危險群以「低劑量」斷層掃描檢驗和X光檢查相比較，發現可以降低肺癌死亡率的20%。這一項科學證據支持「低劑量」斷層掃描做為肺部檢測的有效工具，更說明出：以正確的方式檢測肺癌，俾求早期發現、早期治療，必能大大降低死亡率。

# 肺癌的簡介及最新防治趨勢

撰文/彭遠

2014抗癌、防癌研習特別報導——2014年9月《會訊》報導

## 死亡率的第一名的癌症

……接續第二堂課由高雄醫學大學附設醫院胸腔內科主治醫師、市立大同醫院內科加護病房主任楊志仁醫師主講「肺癌的簡介及最新防治趨勢」。楊醫師先點出近年來臺灣癌症發生率的前三名：大腸直腸癌、肝癌、肺癌。然而，死亡率卻剛好相反，前三名是：肺癌、肝癌、大腸直腸癌，其他依序是乳癌、口腔癌、攝護腺癌、胃癌、胰臟癌、食道癌、子宮頸癌。

楊志仁醫師進一步表示，肺癌是全世界所有癌症死亡率佔第一位的癌症，在已開發與開發中國家間均是如此，於臺灣已連續超過五年佔癌症死亡率的第一位。楊醫師特別點出幾位名人，包括前法務部長陳定南（63歲）、雲門舞集舞蹈家羅曼菲（51歲）、資深藝人文英（73歲）、名歌手鳳飛飛（59歲）、前高雄市副市長黃俊英（72歲）等，都難逃肺癌魔掌；可見了解肺癌防治的趨勢，是現代人不可或缺的基本健康知識。

## 罹患肺癌的原因值得探究

楊醫師指出，肺癌最主要的形成原因如下：

①**首推吸菸或吸到二手菸**：吸菸是國內男性罹患肺癌的最主要原因，平均而言，抽菸者死於肺癌的機會比非吸菸者高出十倍甚至數十倍。而且抽菸者一旦罹患肺癌，對藥物的反應普遍不佳。此外，不抽菸卻長期吸入二手菸的人，罹患肺癌比例也比較高。國家衛生研究院對國內肺癌病人的研究顯示，至少有八成女性及三成男性的肺癌患者是完全沒有抽菸的，可見臺灣的肺癌病因和國外不太一樣，歐美各國有80%～85%的肺癌是吸菸或二手菸所致。

②**廚房油煙**：可能與肺癌有關，建議避免暴露於沒有裝設抽油煙機的廚房。

③**家族病史**：家族中若有人罹患肺癌，危險性相對較高。

④**慢性肺部疾病患者**：慢性呼吸道疾病（包括肺結核、肺纖維化、支氣管擴張症、慢性阻塞性肺疾病）患者罹患肺癌機率風險較高。

⑤**外界環境致癌因素**：包括石綿、鎘、砷、放射性氡氣、鎳化合物、鉻化合物、氯乙烯、柴油燃燒物、焦油化合物等，都可能導致肺癌。建議避免過度暴露於致癌環境 ，特別是石棉。

⑥**其他**：在臺灣或華人地區則尚有基因遺傳問題，如第五對染色體的問題。

## 肺癌堪稱可怕的「沉默殺手」

超過二十年來，女性肺癌一直是臺灣

女性癌症死亡率的第一位，但是由於早期肺癌並沒有任何症狀，所以大部分新診斷的肺癌，約有七成至七成半均已屬於晚期肺癌。由此可見，肺癌堪稱是可畏的「沉默殺手」！

因此，除了熟知上述的肺癌成因之外，培養良好的生活習慣，諸如適當的定期運動、均衡飲食、保持良好心情等，都是非常重要的。楊醫師特別表示，各種綠葉蔬菜、番茄及十字花科蔬菜（如油菜、大白菜、甘藍、花椰菜等）都有助防範肺癌的作用；此外，流行病學研究也顯示，飲食和血漿中胡蘿蔔素含量和肺癌發生率呈負相關，動物實驗也顯示胡蘿蔔素能夠抑制癌變。

## 肺癌有何症狀？記得定期檢查

國內2013年新增肺癌病人約11,059名，但頂多二到三成的病患能開刀治療。楊醫師指出，肺癌初期患者幾乎沒有什麼症狀，等到出現咳嗽、胸悶、咳血、聲音沙啞、會喘、疼痛等就醫的肺癌患者，高達八成已是晚期，無法開刀，存活率差。尤其末期肺癌容易轉移，包括骨頭、脊椎、腦部及肝臟等，導致骨頭疼痛，以及頭痛、噁心、嘔吐、意識模糊、肢體無力等症狀。

肺癌的篩檢方式通常包括影像檢查：①胸部X光；②胸部電腦斷層掃描。楊醫師提醒，要預防肺癌上身，最重要的是不要抽菸，也不要吸二手菸。如果年齡大於50歲，又有抽菸習慣、抽菸史，或者有肺癌家族史，都是肺癌高危險群，建議定期接受低劑量胸部電腦斷層掃描（LDCT）。依臨床經驗顯示，低劑量電腦斷層具有高敏感性，能夠根據結節的大小和影像形態特徵，藉以判斷良性和惡性的可能性，並且提供臨床處理的建議。此外，低劑量電腦斷層檢查除了可以清楚判斷結節有無形態變化，同時還可降低檢查所增加輻射劑量，將輻射誘發癌症的機率降到最低。

值得一提的是，當影像（胸部X光及胸部電腦斷層掃描）不能夠用來做確診，而必須取檢體做病理檢查時，細胞學檢查或組織切片方法包括：①痰液檢查；②支氣管鏡檢查；③電腦斷層指引或超音波指引之經皮穿胸細針抽吸及切片檢查，則是進一步檢查確認肺癌的重要步驟。

## 肺癌治療方式不斷推陳出新

楊志仁醫師最後樂觀的強調，雖然治療肺癌頗為棘手，但近年來醫界在診斷與治療方面均有很大的突破，存活率不斷提高，病友應該要有信心積極接受治療。針對肺癌病患的治療，除了開刀（胸腔鏡或傳統開胸手術切除肺葉）、局部放射治療之外，當肺癌細胞已無法用局部治療控制時，就需要以全身性的治療（如化療或標靶藥物）為主要治療方式（編按：至於最新的免疫療法，尚在進行人體試驗階段）。

楊醫師進一步表示，以鉑金藥物為基礎的化學治療，在晚期的肺癌，不僅可以延長生命，也可以改善生活品質。除了要注意常見的副作用，包括噁心、嘔吐、白血球下降、貧血、血小板低下、疲倦，掉髮、便祕、腹瀉、口腔潰瘍等，還必須定期評估繼續治療或換其他藥物。

標靶治療藥物包括表皮生長因子接受器酪胺酸激酶抑制劑（EGFR-TKI）、愛瑞莎Iressa（Gefitinib，2011/6）、得舒緩Tarceva（Erlotinib，2013/11）、妥復克Giotrif（Afatinib，201五分之四）等，不斷研發改進中。

值得一提的是，標靶藥物和基因突變有關，肺癌的基因東西方人種不同，具有EGFR-TK基因突變之局部侵犯性或轉移性（即第ⅢB期或第Ⅳ期）的肺腺癌病患，EGFR標靶藥物實為第一線治療有效用藥。總之，肺癌治療成效日進有功，病友要有信心。

【補充說明】國內每年有超過9,000人死於肺癌，但隨著精準醫療的發展，透過基因檢測找出病人突變的基因，就能篩選出適合的標靶藥物進行治療，提供比過去傳統治療更好的延命效果。中國醫藥大學附設醫院內科部副主任兼肺癌團隊召集人夏德椿表示，過去肺癌只有化療藥物可用，但預後不佳，副作用也大，癌友只要聽到化療就害怕。從2009年之後，精準醫療突飛猛進，標靶治療已成為肺癌目前最夯的治療武器。比如最常見的EGFR基因突變肺腺癌，第一、二、三代標靶藥物都可適用於健保第一線治療。（以上資料摘錄於2020年3月28日聯合新聞網報導。）

# 抗癌點燈集系列報導

撰文/彭遠；2013.7月《會訊》報導

## 採訪急難慰助病友黃全明的抗癌心聲

【編按】本會於2013年2月7日農曆過年前，以發放慰問金「歲末送暖」的方式，用實際行動再次關懷需急難慰助之清寒癌症病友約二十位。

事隔兩個多月後，其中一位病友黃全明先生特別來函致謝本會雪中送炭之舉，為此，我們特別開闢專欄並訪視該病友，略訴他（她）們的抗癌心情故事……。

記得兩、三年前，有位60來歲的肺癌病患拖著消瘦的病體，前來本會查詢相關資訊，當時這位癌友病容相當憔悴又木訥寡言。當我們極力回答他的疑惑，並協助他得到想要的資料後，在離開時他特別深深一鞠躬向我們道謝，眼眶並帶著一絲絲淚光，這個畫面至今讓我依稀無法忘懷。更令我記憶深刻的是，這位病友雖然經濟相當困窘，但是他的抗癌意志卻十分堅定，有著不向命運低頭的頑強精神。

這個社會需要幫助的人很多，也許他們的抗癌故事很平凡，但當我們深入觀察一些抗癌人的生活點滴之後，深感他們真的需要社會給予適時的溫暖和加油打氣，本會的急難慰助金（一次一萬元）之發放與探視，雖只是「拋磚引玉」，卻也溫暖了許多生活困難的癌症家庭。

家住岡山、今年45歲的黃全明先生，於五年多前罹患肺腺癌，術後因呼吸容易氣喘，導致無法再從事過去的電焊工作，從16歲開始做這一行，做到師父級也有近三十年的光陰，竟然被一場大病奪走他的謀生能力！即使他曾經努力嘗試想再回工作崗位，卻受到老闆的刁難和排斥，以致無法再用自己的雙手打拼賺錢，以養家活口，落得需靠家裡的兩老與越南籍配偶外出工作來養兩個小孩，此情此景，黃先生心中無限悵然！

因本身是肺癌病患的關係，每月可領輕度殘障的社會救助金三千五百元，算是這幾年黃先生的基本生活費來源，而為了賺點零用，他偶而會在家門庭前接點洗車生意以貼補家用，甚至透過唯一的釣魚休閒活動來抒發鬱悶的情緒時，若遇有不錯的魚獲也都轉賣老闆換現金，只要能貼補生活費都願意嘗試。

當病情終於漸趨穩定，誰知家中70多歲的父親竟也於去年初確診為扁桃腺癌，日後陪同父親看診、追蹤的責任就都落到長子的黃全明身上。一心想要伺機從頭東山再起的他，一直對自己壯年就遭逢不幸無法照顧家小引以為疚，時間一久，竟慢慢悶出病來（憂鬱症上身），除了吃藥控制病情，還必須向精神科醫師的諮詢來傾訴心中的焦慮和鬱悶……。

在一切都感到不甚順遂，加上申請政府低收入戶補助的資格頻頻碰壁之際，黃先生於去年陪同父親到義大醫院看診中，透過社工室及陳明豐醫師的「急難慰助」個案轉介，受到本會的訪視和關懷並深感寬慰；又在今年初的「歲末年終」收到本會一萬元慰問金，心中興起無限的感動，因而特別致電感謝本會從事公益的悲天憫人胸懷，讓他的抗癌、生存意志受到極大鼓舞。

# 與難纏肺腺癌共舞，苦盡甘來

撰文/彭遠，2015

專訪第十四屆抗癌鬥士 邱安勤女士

【編按】肺腺癌是國內女性同胞的頭號殺手，周遭親友若得知罹患的是三期以後的肺腺癌，第一個反應往往都夾雜著幾許的擔憂，而搖頭和歎息！然而，今年67歲的邱安勤女士，與第四期肺腺癌已奮戰了九年，如今安然，仍持續服藥控制中。期間經過手術和第一階段漫長的化療，半年後竟轉移擴散到右頸椎（第四節）癌細胞病變，接著施以放療；然而二十次針對肺腺癌的化療，中途又因血紅素不足停頓一個多月；短暫休息後好不容易完成全部的療程，依然沒有控制住病情！只得拖著病體再換藥，此時身體已漸漸無法負荷，飯吃不下、全身乏力，之後勉強改為自費標靶藥物治療，中間又因免疫力降低，而使疼痛不堪的「皮蛇」找上門！最令人失望的是，一年後自費標靶藥竟出現抗藥性，只好再度施以第二階段十二次的化療（換藥）。或許是長期與癌症對抗之故，身體抵抗力已日漸衰弱，這回做不到三次化療身體已達極限，最後半途而廢，選擇放棄，上山靜養！沒想到反而讓身體慢慢回復元氣，病情暫時穩住未再惡化。休息不到一年，無奈又發現癌細胞擴散到左腳骨癌，馬上緊急再予以放射線治療，致身體完全無法行動，被迫中醫針灸五百次以上，最後雖控制住了左腳骨癌，卻依舊無法控制住肺腺癌病情，及至新的神蹟出現……，才又轉危為安。

邱安勤的抗癌過程，一如她的人生曲折不斷，所以也博得幾位主治醫師的驚歎和身邊親友的歎服，本文專訪邱女士許多不為人知的抗癌故事，特別值得大家借鏡。

「不是很認識我的人，看到現在的我，又是唱歌、上課、跑健身房……，乍看好像很好命、樂觀的模樣，其實我只是不想讓人知道過去的往事！」邱安勤女士慨然表示，因為每每要是有人問到自己的過去，還是會不禁悲從中來，所以向來都不太願意在人前提起過去的傷心事！

難過的不只是自己得了三個癌！也因為經歷過癌痛、化療的辛苦，才能體會二十幾年前先生深受肝癌之苦痛。二十三年前（1992年）兒子被一位酒駕騎士撞死，先生受到極大的打擊，多年的肝疾因而急轉直下，兩年之後，遂因肝癌離開人世，剩下她和三個女兒相依為命。

其實她先生在過世的十幾年前，就有一次嚴重肝炎（B肝）發生，幸好那次有救回來，是花了很多錢才穩住病情的。她先生早年是做布的生意，因為經商，長期都有喝酒應酬的習慣。原本體格健壯，頗有福相的他，奈何唯一的兒子死於非命，或許因而受到莫大的刺激，加上生意飲酒應酬不斷，沒多久慢性肝病迅速轉為肝癌，整個人瘦了一大圈。「當時我沒生病，不知道得到癌症的辛苦，事隔多年自己罹癌了，才知道原來化療非常痛苦。」邱安勤回憶著過去先生的抗癌點點滴滴，二十一年前得到肝癌形同宣判死刑，那時候的癌症治療無法跟現在大環境這麼進步相提並論，而且當年治療肝癌的藥也沒那麼多元有效，何況他們根本沒有餘錢吃什麼補品或保健食品！

「為了活下去，先生的抗癌之路極盡辛苦，如果換作是我，不如一死了之比較快活！最後他的病情快速惡化，漸漸連飯都吃不下了，人也瘦到撐不住，不想活了，不到兩、三個月，走得很快！

寶貝兒子走時才16歲，都還沒成年呀！先生也是正值壯年便離開人世，兩個至親在短短不到兩年的時間竟先後離開，叫我情何以堪？」當時邱安勤的長女剛成年，還有兩個女兒在就學，自從先生罹病後都是她一人獨自負擔家計，小孩學費、丈夫的醫藥費（當時還沒有健保）、保險費、還有裡裡外外生活要付的很多費用……，一個月超過五萬元的生活支出，經常捉襟見肘，甚至是透支。女兒們主動跟她說，學費付到高中就好，念大學的學費她們自己去打工來付！

邱安勤表示，幸好有一技在身，結婚前就曾自己開店做過頭髮（美髮業）生意，結婚後才收起來跟著先生一起做布的生意。先生走後，為了生計，又回過頭來再從事自己擅長的技術（美髮），直到八年多前確定罹患肺腺癌才停止工作。

人生的際遇，有時很難說個道理。兒子、先生相繼離世，為了撫平傷痛，在好朋友的引介下，邱安勤有空就去高雄鼓山區元亨寺道場靜心修養，從此有了宗教的心靈寄託，讓她的生活得以重新開始。她把先生、兒子靈骨塔位擺放到元亨寺來，連同公公、婆婆的也一併遷移進去，甚至自己的塔位也都準備好了。這裡除了是平日靜心修道或服務道友之所，也是讓她得以想念先生、兒子的安息之處。她就這樣跟元亨寺師父結緣之故，十幾年之後，恐怕連她自己都沒有想到，在她抗癌最艱苦、難熬的關頭，這股力量竟成為她度過病情危急之際的神奇「藥方」之一。

2007年初，在長庚醫院和高雄榮總確診為肺腺癌之後，隨即選擇榮總於2月2日由張晃宙外科醫師進行手術，並與內科主任賴瑞生主治醫師相互配合、齊頭並進治療，豈知，這一治療，轉眼至今都快屆滿九年了，而且至今還未走到盡頭。

## 第四期肺腺癌療程倍極辛酸

當初肺腺癌開刀的時候，醫生只跟陪伴在身旁的女兒說明嚴重狀況，邱安勤完全不知道是第幾期。直到幾年後，有一天她到健保局去更換健保卡，「我說四年了要來更換卡片，志工回應表示必須請醫生開證明才可以換卡。」她看到醫生開的診斷證明，才知道竟是第四期而嚇了一大跳，原來醫生瞞她四、五年了啊！回家後一問，才知是大女兒塞紙條給醫生，交代不要老實跟她講明白，怕她知道是第四期可能就不想活了！

手術雖然成功，可是那五年的時間，先是癌細胞半年後轉移到右頸椎第四節神經病變，電療的後遺症就是右後頸椎和背部那一大塊範圍的皮膚都是黑黑的，甚至有一陣子頸部無法轉動，幸好有控制住！隨後繼續進行二十次療程的化療，期間頭髮都掉光了！邱安勤是一個很愛漂亮的人，所以出門一直都要帶著帽子遮掩，並暗暗告訴自己：日後頭髮長出來了，就再也不願接受化療的折騰了！

雖然成功完成第一階段漫長的二十次化療，但可能情緒起伏太大、全身太痛苦了，肺腺癌並沒有獲得真正控制住，畢竟是第四期啊！她只得接受醫生的換藥和打針，換來的是全身軟趴趴，多數時候得躺在床上休息，走路必須扶著牆……，極盡疲憊。她跟女兒一起向醫生商量，詢問如何改善這種無助狀況，醫師建議可改吃標靶藥（艾瑞莎）看看，為了儘快脫離這種痛苦難熬的情況，她硬著頭皮自費吃了一年的艾瑞莎標靶藥，當初一顆藥是二千八百元，一年就花了一百多萬元。

自費換藥為的是改善化療的後遺症，並寄望新藥物能有效改善、控制住病情，豈知噩耗接連到來，她才深深體會肺腺癌的難纏和可怕。身體經過好一陣子才適應了第一階段傳統化療的藥性，隨後卻匆忙換新藥上場，艾瑞莎標靶藥初期效果是不錯的，但到後期效果遞減，期間也曾因免疫力下降得了惱人的「帶狀皰疹」（俗稱「皮蛇」），真是禍不單行、苦不堪言；更心痛的是，艾瑞莎標靶藥服用了一年，便被主治醫師宣布出現抗藥性，必須馬上停止用藥！

花費巨資的標靶藥竟出現抗藥性，這令邱安勤無所適從，心裡開始盤算著是否還需要再治療下去。生病這段時間，體力如果還允許時，她偶而還是會去元亨寺靜養並和道場的志工話家常，有時也會跟著一起遠赴南投國姓鄉山上的道場做法會，這些姊妹伙伴安慰她要再接再厲，師父也給她力量的加持。

## 第二階段化療受挫，上山靜養

針對肺腺癌，榮總都有排好固定回診的時間，主治醫師也一直敦促邱安勤回診繼續做另一階段的化療，她也勉強自己去接受第二階段十二次的化療（換藥）。然而，或許是長期與癌症對抗之故，身體抵抗力日漸衰弱，這回做不到三次化療（2010年），身體已達極限，連續幾天都不能上廁所、肚子腫脹起來，食不知味、精神疲乏困倦，很痛苦！最後半途而廢，選擇放棄，想要到山上靜養！不過，有人告誡她說：「妳的癌症這麼嚴重，三個月不化療恐怕凶多吉少！」邱安勤索性回應：「無所謂，能活就活，救不活就算了，我要挑戰，如果沒回醫院化療，真的會死嗎？」結果沒死！

當初，化療除了讓身體無法負荷，症狀還反映在臉上，腫脹到她不敢見人，決心先到南投國姓鄉山上的寺廟（高雄元亨寺住持師父額外蓋的道場）養病，山上空氣好，滿天都是星星、小鳥，每天誦經念佛做功課，踩草地、曬太陽、適度運動，身體能量竟慢慢提升，吃得下、睡得著，臉上的皮膚也漸漸恢復正常。

「我本抱著必死的決心，活著不也這麼辛苦，但上天還是讓我留下來！」邱安勤就這樣高雄、南投往返數次，慶幸自己的肺腺癌沒有再繼續作怪，只是，休息不到一年，2011年老天爺又跟她開了一個大玩笑——癌細胞竟擴散到左腳骨癌，她只得選擇再施以放射線治療。

由於電療電到左腳疼痛腫脹到無法行動，她不得已跑去臺北弟弟的女婿所開設的中醫診所嘗試做復健，針灸、煎藥、放血……，光是針灸就約逾五百次。如此南北來回無數次，病情終於逐漸緩和。期間好一陣子必須藉助助行器走路，她衷心感謝姪婿的悉心照料，才能改善許久行動不便的困擾。這段經歷也使她因此對平日三餐、均衡營養、食療保健下工夫——北上針灸期間，她從中醫師姪婿平日身體力行的健康生活方式中獲得啟發。

在左腳的骨癌電療（放射腺治療）期間，榮總賴瑞生主治醫師跟她分析，癌細胞之所以會再轉移擴散，代表之前各種治療藥效不佳，因而還是需要新藥物來控制，否則肺腺癌恐怕還是會再轉移，後果將不堪設想！他並告知可以改換另一種最新臨床通過的「得舒緩」標靶藥物治療，可是要等待（健保），但榮總已排到一千多號，有些病情較嚴重的還沒排到人就走了！後來賴醫師靈機一動，主動幫邱安勤轉診到楠梓右昌醫院，由於排隊的人比較少，很幸運的，三個月過後，2012年下半年開始，便一邊治療肺腺癌，一邊治療骨癌以及後續的中醫復健。

## 最新標靶藥，終控制住病情

「醫生說我很有福報，民國101年『得舒緩』剛出來不久就能用健保接受治療，控制住病情，抓住了黃金治療時間，並大大減輕經濟上的負擔。」如今已安度了三年多，身體狀況漸入佳境，邱安勤非常感謝前後總共六個醫生的診治和照顧、元亨寺師父的感召和加持、女兒的貼心陪伴、親朋好友的鼓勵和支持，讓她終於得以喘一口氣，不再受癌細胞的折磨。

值得一提的是，治療邱女士的幾位榮總醫師（外科、內科、骨科、放射科、血液腫瘤科），曾經對末期肺腺癌的邱安勤居然可以活這麼久（九年）而驚訝，尤其中間曾經暫停過治療，外加轉移擴散兩處，都能轉危為安，十分值得按讚！陪同採訪的大女兒Amy在一旁呼應，「直到這兩年，我們才知道原來癌細胞怕熱，媽媽二十年來只要身體狀況允許，幾乎每天都到健身房洗三溫暖，透過烤箱排汗、排毒的作用，也許對媽媽的抗癌起一點正面效果吧（編按：根據國內外研究，炎熱的環境不適合癌細胞生長，熱療或許有效，但是否有助抗癌還難以定論）。」

邱安勤略帶激動地表示：「我寧可不要化療，也不能沒有三溫暖耶！最喜歡蒸氣跟烤箱啦，它是我的最愛，但不喜歡泡湯，在烤箱裡我可以待一小時，正面十五分鐘趴下來，十五分鐘蒸氣沖一沖，再來躺一小時，還會自己煮白木耳、紅棗、龍眼乾等相關養生飲料帶去，隨時補充能量，如果體力還可以，聽著音樂跟大家跳著有氧舞蹈，其樂無窮。」

（編按：邱安勤女士於2018年8月11日不

幸因車禍撞到頭部而往生，享年70歲。突然的噩耗驚呆了她的一群好友，因為邱女士不是死於已奮戰十二年的第四期肺腺癌，卻是死於滂沱大雨中騎機車與轎車相撞的意外事故，令人扼腕！但其曲折不斷的抗癌故事仍值得吾人緬懷及借鏡。）

# 與肺腺癌幾回搏，感恩更惜福

撰文/彭遠，2017年

專訪第十六屆抗癌鬥士 陳小恆女士

【編按】肺癌是目前世界排名第一的癌症病例，也是最致命的癌症，佔全球癌症病例死亡的五分之一，每年約有160萬人死於肺癌，未來依然強烈威脅每個人的健康，值得大家警惕。民國33年次的陳小恆女士，與第四期肺腺癌已奮戰了八年半（2009年3月到2017年12月），如今安然，仍服藥控制中。期間經過漫長的標靶化療，數次出現抗藥性，心情隨病況時喜時悲，最終不再擔憂。其抗癌過程深具啟發，特別值得病友借鏡。

1950年陳小恆隨父母自大陸來到高雄，一時沒得安頓，便暫住高雄表叔的家，當年還只是一個7歲的小女孩，如今轉眼已是73歲，不論求學、工作、退休，超過一甲子的歲月，幾乎都在高雄度過，高雄一直都是她畢生的生活重心所在。

## 2009年銀行經理退休

18歲從雄商畢業之後，陳小恆順利考進第一銀行（1962年），由於工作表現優異，頗受器重，一路升遷，還是南部公家銀行第一個升到分行經理的業界標竿，一直工作到2009年65歲才退休。

夫婿張昆山（民國30年次）是在民國38年小學二年級時，隨同父母自大陸來到臺灣落地生根。在海軍官校服役十年後便離開軍職，轉去商船界發展，1976年開始先後在明仁、康泰及康運公司等航運公司跑商船（擔任船長）。

當時臺灣的貿易正蓬勃發展，船長的收入相當優渥，但工作需經常遠赴海外奔馳征戰，最長的一次，曾高達二十七個月的時間待在海上（輾轉各國港口），沒回過家門。陳小恆女士只得挑起照顧、教養子女重擔（兒子已結婚在臺中發展，女兒跟女婿在美國發展），直到1997年，先生才在她的要求下，卸下船長的工作，但仍然被公司調回內勤擔任主管重用，直到2008年（67歲）才正式退休。

值得一提的是，船長雖然是高收入，但是生活因花天酒地、一擲千金而一敗塗地者，也時有所聞！陳小恆低調指出，自己是銀行業出身的，當年先生跑商船的優渥待遇，幸好她有幫他守住，這對以後的長期抗癌來說，無疑是經濟上的後盾和夫妻倆晚年的重要支柱。

## 退休前半年竟檢查出肺腺癌

陳女士原以為在臨屆65歲時可以圓滿退休，先生比她早一年先退休了，兩個人早就在規劃退休後想要去做的事，奈何竟於2009年要屆退該年的3月，她在高雄長庚醫院的檢查中（因長期有胃病，身體不適去看診）發現癌指數CEA竟是16（過高）。當時腹部有脹氣，以為是胃或大腸有問題，便先去照超音波，並看了胸腔內科，但檢查也看不出什麼特殊異狀。醫師於是說要進一步做大腸、胃及胸腔等一系列的深度檢查，夫妻倆覺得耗時過長，乾脆決定自費花五萬元做全身的正子攝影。

最後檢查出右邊的肺有一點點積水狀況，且有幾個疑似腫瘤的黑影，主治醫師便指示下一步要做肺部切片，在切片未等化驗報告出來之前，醫師就自己先去看顯微鏡，直接告知是癌細胞，但治療措施需等一週後的病理檢驗報告。然而，病理報告出來後卻說沒有癌症。

這位主治醫師本身也是腫瘤科主任，他心想：「明明在顯微鏡上已看出有癌細胞，怎麼報告卻是回覆沒有癌細胞？」然後打電話到檢驗中心詢問，並表示必須再做一次。這時夫妻向醫師確認：正子攝影上反應肺部有點積水和一兩個黑影狀況，是否懷疑是癌症？醫師拿出報告，當場說對，但切片報告有問題，最好再做一次，才能確定到底是不是。可是當時已接近下午五點，便要求檢驗中心加班以特快件處理，又再去抽血二度化驗，結果證實罹患「肺腺癌」！

## 標靶藥昂貴，全力配合治療

由於當時還沒開始有「基因檢測」的措施，只能亂槍打鳥。當初依據文獻報告指出，東方女性得肺腺癌，很高的比例用艾瑞莎標靶藥治療，有不錯的效果。陳小恆馬上同意醫師的意見，使用艾瑞莎標靶藥治療，但一個月要自費四萬八千元，頗為昂貴，因此先拿一個禮拜的藥。

隔兩日到高雄榮總做檢查，再次確認是肺腺癌，吃艾瑞莎也是正確的。之後沒多久，她便轉去高榮的胸腔內科給主任賴瑞生醫師治療，轉院的原因是，陳女士有商業保險，而艾瑞莎化療藥價格貴重又不知要吃到何時，便詢問長庚主治醫師，若讓她住院再拿藥，便可獲得部分理賠，無奈長庚礙於安排床位無法預期，而高榮的賴醫師表示，在榮總化療先住院一天、再拿一個月藥的案例很多，回應沒問題，為配合保險理賠，便轉進高雄榮總治療。

因為剛開始對癌症的了解不多，也沒有什麼計畫性的治療，加上艾瑞莎標靶藥的副作用不多，所以她就一直照著醫師的指示按部就班治療，生活正常過。只是心情上難免反差大，但陳女士性格原本就比較樂觀，反而是先生比較憂鬱！（得病的人樂觀，照顧的人反而悲觀）

雖本性樂觀，但對當年12月1日就要退休的人來說，等於收到最不想要的退休禮物！竟被判定得到肺腺癌，她當下驚呼「怎麼會是我」？陳小恆平時很少下廚房（先生的廚藝勝於她，他也樂於做菜），後來夫妻倆分析，可能由於銀行經理工作壓力大又忙碌，金庫的空氣密閉、支票與鈔票點鈔時很不乾淨，為此雖買了一臺空氣清淨機，但效果似乎不大。此外，她承認自己偏食，雖不愛吃肉（指雞鴨魚肉的肉不吃），但其他的部位都吃，比如筋骨、骨頭邊的皮跟肉等。記得有回去吃喜宴，有一道菜是豬腳蹄膀，先生吃皮，婆婆吃肉，其他的陳女士吃，就有朋友指出這個媳婦怎麼這麼可憐？其實陳小恆就喜歡啃骨頭邊邊的肉！但她也常吃蔬果，只有甜的東西從來不吃，因為吃甜食會出現胃酸現象。

## 夫婿是生活完全照料者

面對罹癌的狀況，她只能聽從醫囑均衡飲食，心情保持平靜、和樂；先生也常鼓勵她要面對事實，承擔好的、也承擔不好的。

去看精神科醫生的時候，醫師說陳女士倒沒大礙，反而是先生大有問題，因為張先生是她生活的完全照料者，陳女士完全信任先生，跟她的病情相關的事情，醫生都跟張先生說明，「其實有很多情況我都沒跟她說，就讓她好好的安心調養，免得聽到不好的訊息，影響了她的心情。她很開朗，又很配合醫生，吃藥也很準時，例如我曾提醒她要吃藥了喔！她看時鐘說，還有三分鐘，這三分鐘她也要計較哩！」張先生對太太如此樂觀積極抗癌其實感到很窩心。

因此，當得悉太太艾瑞莎標靶藥服用一年多後出現抗藥性，張先生也沒解釋太多，生怕她心情受到驚駭；由於2010年6月太太的肋膜出現積水狀況，醫生指示陳小恆開始服用溫諾平口服化療藥，7月並注射歐洲紫杉醇，9月開始打傳統化療，但一連串治療下來，胸部肋膜積水狀況仍無明顯改善，第一次抽了600c.c.，隔了三個多月肋膜積水又發生，抽了400 c.c.依然無法斷絕。焦急之餘，幸好在鄰居熱心的牽引介紹下，得知「華陽千金要方」（中藥）可以改善肋膜積水的情況，於是陳小恆從9月22日這一天開始服用，也確實改善了積水的狀況。好不容易改善了肋膜積水的問題，但11月12日到12月14日期間，可能因為化療藥效過於凶猛，導致體力太差，無法治療（暫停化療）！但這期間，可說是靠華陽複方撐持體力。

談到「華陽千金要方」輔助療法（每天早晚各一包，一天一千元，一個月藥費三萬元），陳女士與張先生同聲表示，她曾經為了節省藥費，試圖減成一天吃一包，但卻出現不適狀，身體抵抗力不夠，才又回復原來的一天吃兩包，果然身體就不會那麼軟趴趴，也許這個輔助中藥品對她真的很受用、需要吧！因此，至今已經服用了七年多，雖所費不貲，但對她的身體保健甚有助益，不敢停藥。

## 一再出現抗藥性，令人扼腕

2010年12月14日抵抗力漸漸恢復之後，陳小恆改為艾琳達標靶藥注射，這一次的治療似乎較為順利，期間長達兩年半，但之後卻又令人失望地出現抗藥性！不過，夫妻倆依然迎難而上，不願氣餒。2013年6月聽從醫師分析，答應嘗試正在進行第三期人體實驗的「妥服克」標靶藥，以為效果應該不錯，沒想到做了一年又再度出現抗藥性，賴瑞生醫師無奈地告知，必須再重新施打傳統化療藥，陳小恆女士聽畢，全身都癱掉了！

從2009年5月至2014年6月，與肺腺癌奮戰五年的陳小恆，總共打了四種標靶藥全都出現抗藥性，心情瞬間盪到低點，「當我們聽到所有藥效最後都失敗，必須從頭再施打傳統化療藥的那一刻，深怕自己體力會受不了，尤其當初臉上長出一顆一顆的紅斑與黑痘，每個朋友看到都會害怕……，所以當時的心情壞到極點，全家都很低潮！」陳小恆說出當時不太願意再做傳統化療的心情。

## 聽本會演講，獲最新治療訊息

然而，幸運之神又再眷顧陳女士。夫妻倆因緣際會在此之前認識當時是本會同為肺癌病友的胡榮助愛心顧問，在胡先生的推薦下，參加了本會於2014年5月第一次舉辦的二十週年慶遊輪之旅活動，沒想到隔一個月便被醫生宣告第四種標靶藥失效，再隔一個月（2014年7月27日），剛好本會舉辦年度抗癌防癌研習活動，邀請到高醫胸腔內科楊志仁主治醫師演講「肺癌防治的過去、現在與未來」，席間聽到一個重要的訊息：目前全臺灣研究和治療肺癌最重要、也最有臨床成效的是臺大和成大醫院。

夫妻倆聽完演講，火速於8月初赴成大醫院找蘇五洲主治醫師（編按：成大醫院內科部主任、成大醫學系教授）看診，醫師告知既然所有藥物都用過了，只能服用正在第一期人體實驗的實驗用藥（死馬當活馬醫），幸運的是，至今吃了三年多，終於控制住病情，人體實驗也進展到第三期，欣慰之餘，她感謝上蒼的幫忙，讓自己能勇敢向抗癌十年、十五年跨步前進。

這三年多來，陳小恆不再飽受癌細胞的折磨，心情暢快很多，對生死反而看得開了，「我最大的優點是樂觀，完全聽醫師的指示，最大的缺點是隨性懶散、缺乏運動。然而，我認為快樂自己找，不自尋煩惱，最喜歡旅遊，在家一條蟲，在外一條龍。」問她現在是否還會擔心，陳女士回答得很乾脆：「最初剛開始生病，包括一直出現抗藥性，當然很擔憂，但現在則是沒煩沒惱，把它忘掉，我都已經活到70幾歲了，怕什麼？有些人50至60歲就再見了呀！」

陳女士最後感謝許多貴人，首先是高雄榮總的賴醫師及成大醫院的蘇醫師，他們都很和善、客氣，也很有耐心回答問題，不像有的醫生很高傲、不耐煩。除此之外，當初生病的頭一段時間，為了緩解心情鬱悶，好朋友、同學經常邀約聚會或出遊，曾經聚餐頻率最高達一週五次，現在頂多一個禮拜一次或一個月一、二次（夫妻倆有一群九人小組的老友會），她很感激這群老友的相伴和打氣。

此外，她也感謝胡榮助先生，讓她因此認識本會，並感恩抗癌協會舉辦那場演講，雖再次發生抗藥性，卻及時得到寶貴的資訊，得以銜接急迫的治療。「最感謝的人，其實還是我的先生，當初患病的時候，心情十分低盪，沒有他一路無微不至的照顧和陪伴，就無法撐到現在，此生無憾了！」

特別收錄

## 與癌細胞和平共存，活在當下

（2017年抗癌鬥士表揚大會特別報導，撰文/彭遠）

【編按】106年度第十六屆抗癌鬥士表揚暨歲末聯歡會，於2017年12月17日假國立高雄師範大學文學大樓小型劇場舉辦，以下是陳小恆與夫婿的分享內容，非常值得向大家推薦。

……接續由第二位抗癌鬥士陳小恆女士上臺分享：「自己從第一銀行分行經理做到65歲退休，卻於2009年要屆退的這一年3月，在銀行每三年的定期員工健康檢查中發現癌指數CEA是16（過高，正常是5以下）。報告顯示須到大醫院詳細檢查，於是便到高雄長庚醫院做進一步健檢。經過一連串的檢查證實罹患肺腺癌，便開始了一段標靶藥和傳統化療的漫長治療，經過五年的抗戰，每一種標靶、化療藥竟然都出現抗藥性，醫師無奈地告訴我，只好重新再施打傳統化療藥。當時聽到這個消息，整個人就像洩了氣的氣球，心情壞到極點！

在走投無路的情況下，幸好認識當時同為本會肺癌病友的胡榮助愛心顧問，並加入本會。在2014年7月本會舉辦的年度抗癌防癌研習活動中，聽到高醫楊志仁醫師的重要訊息：目前全臺灣研究和治療肺癌最重要、也最有臨床成效的是臺大和成大醫院。夫妻倆聽完演講，即刻前往成大醫院找蘇五洲醫師看診，醫師告知既然所有藥物都使用過了，那麼服用正在第一期人體實驗的實驗用藥是在做善事，我就懷著感恩之心吃看看，結果一吃還頗有效果，到現在已超過三年安然無恙（沒出現抗藥性）。

最後，我要感謝有一個好老公，他是司機兼保鑣、家庭煮夫，全心全力照顧我，所以我才能夠順利地熬過八年半的風風雨雨。

以下是夫婿張昆山先生的分享：「在我與太太和癌症共處的這段時光中（我不願用『抗爭』這個詞，我們實在無能為力，只能說『共處』），我們採取的是『逆來順受』的心態，就是內人所講的：『病交給醫生，命交給上帝，生活交給自己。』太太最大的優點就是100%完全配合醫師的指示，按時服藥治療、追蹤，由於肺腺癌很難醫，到目前為止，很少聽過『非小細胞肺腺癌』有治療好的，所以到現在，我們也沒說治療好了，能夠跟它共存就是我們最大的希望。因此，我們並沒有汲汲於想辦法要把癌細胞消滅，只希望好好與它和平共處。醫師也說，能夠維持現狀就是最好的狀態，我們除了配合西醫，也曾接受吳景崇理事長中醫調養，慢慢地身體狀況改善很多，也可以出去外面走走，協會舉辦的二十週年慶遊輪之旅我們夫妻也有參加，過了一個很快樂的旅遊。

在成大醫師的治療之下，很欣慰太太目前狀況穩定，沒有變壞，讓我們有很多餘暇跟一群老友享受退休的快樂時光，所謂『生活交給自己』，太太生性樂觀，很喜歡幫助人，但願她的抗癌路程，也可以對一些朋友有所幫助。」

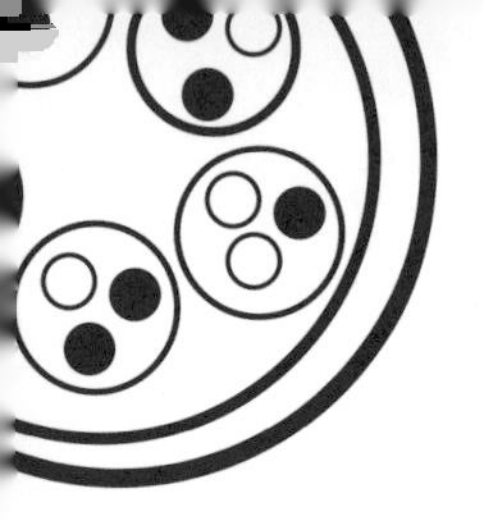

CHAPTER

# 3

# 乳癌

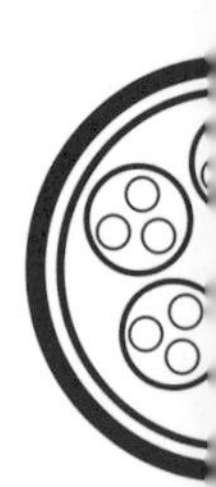

## 前言

乳癌自2014年起，發生人數即超越肝癌，躍升為十大癌症第三位（第一、第二分別為大腸癌、肺癌），更長年位居女性十大癌症罹患率第一位，2017年發生人數多達13,965人。

世界衛生組織所屬的國際癌症研究機構（IARC）於 2013年12月13日發表研究數據，全球癌症新增病例達到1,410萬，其中乳癌更是激增20%，這樣的調查結果讓世衛不敢掉以輕心。這回的數據顯示乳癌病例激增20%，幅度之高，讓IARC不得不提出警訊，其中該機構更是點出：要控制乳癌未來激增的辦法，唯有建立一套更有效且更平價的診斷方法，以達到「早期發現」的效果。

在臺灣，乳癌的好發年齡在40到64歲之間，約佔所有乳癌的72%，診斷年齡中位數為53歲，約19%的乳癌病人是45歲以下；乳癌防治基金會董事長張金堅醫師表示，整體來說，臺灣的乳癌發生年齡比歐美年輕約十歲，並建議國內女性同胞善用國健署補助的乳癌篩檢，40至44歲有乳癌家族史者、45至69歲一般女性每兩年一次乳房X光攝影，可降低死亡率。未符合上述條件的女性，則建議30歲以後可接受乳房超音波檢查，提早把關乳房健康。

## 揭發乳癌真面目，知己知彼

撰文/彭遠，2014年

【編按】本會於2014年4月27　　日（星期日），假新興區里民活動

**中心舉辦醫學健康講座，邀請現任阮綜合醫院癌症中心主任、乳房醫學中心施昇良主治醫師**（編按：現已轉職高雄醫學大學附設醫院）**蒞臨演講，主講「揭發乳癌真面目，重視臺灣女性乳癌問題」，聽眾踴躍出席。以下是演講內容精華報導。**

專治乳癌多年的施昇良醫師在演講開頭，即試圖打開乳癌的潘朵拉盒子：「因為不了解乳癌，所以畏懼而逃避！」無論是預防或治療乳癌，唯有了解它，才能戰勝它。

談到臺灣目前的癌症現況，國內乳癌發生率排名為前二名（與大腸癌並列），依據衛生福利部國民健康署2014年4月的最新統計，乳癌女性病人2011年起開始超過10,000名，平均47歲，每天有4名乳癌病患死亡，平均死亡率高於10%。尤其是如下的報告數據，更值得國人警惕：

①國內乳癌發生年齡偏低，歐美多在50至69歲，國內則平均少了10歲，有年輕化的趨勢。
②國內乳癌被診斷時癌症期別較晚，多第二期。

看到這些報告一定有人會質疑，為何乳癌死亡率沒有因臺灣醫療服務提升和健保制度的實施而改善？

施醫師根據多年臨床經驗表示，主要原因如下：

①乳癌治療後生活型態、飲食習慣與心態未改變。
②參與乳癌篩檢率偏低，導致無症狀下的乳癌（第零及一期）未被先診斷。

逐年提升的乳癌發生率，對許多家庭及社會造成不小的傷害。施醫師語重心長地表示，乳癌發現時多集中在第二期期別以上，無法改善整體乳癌病友治療成效，而存活率下降，會增加社會成本及醫療資源的付出，導致相關家庭遭受破碎之苦。

## 了解乳癌分期和危險因子，知彼知己

一般人都不太了解乳癌各期的症狀，但這是防治乳癌不可或缺的：

①乳癌零期（原位癌）：癌細胞還在乳管或乳葉腺體內，尚未穿透出管（葉）外，腫瘤無法透過觸診或由超音波找尋出來，具有微鈣化點。
②乳癌第一期：腫瘤小於兩公分，不容易自我觸診到。定期超音波檢查：半年或一年做一次。乳房攝影篩檢：可替妳找出來。
③第二期乳癌：大於2公分腫瘤，多可自行觸診到，只怕妳平時不自我檢查，需盡速就醫診斷。
④第三期的乳癌——晚期（locally advanced）：大於5公分或明顯腋下淋巴轉移腫塊，更需盡速就醫治療，五年存活率還大於七成。

⑤第四期的乳癌——末期：遠處轉移至肺、骨、肝，甚至腦部。無法治癒，維持生活品質為首要。

談到乳癌是如何發生、有哪些危險因子時，施醫師提醒女性同胞應有清楚的概念。罹患乳癌，先天遺傳基因造成的個案其實只佔10%，90%的乳癌是後天影響的，包括生活型態、飲食與環境。至於罹患乳癌的後天危險因子包括：12歲以前即有初潮、50歲以後停經者、長期服用荷爾蒙藥物、未生育或很晚生育（30歲以後生第一胎）、肥胖體型者、嗜好高熱量食物、家中一或二等親有乳癌患者……。

## 乳癌防治的真功夫

施醫師進一步表示，要減少乳癌造成的威脅和悲劇，就必須從預防、篩檢、治療三部曲著手。

**乳癌的預防：減少癌細胞在體內的形成，並增強免疫力以消滅癌細胞。**

所謂「預防重於治療」，首先要懂得如何保持乳房的健康。施醫師常常舉家裡的太太和女兒為例，認為營造女性身心靈全方位的整體健康，身為丈夫、父親的角色，亦同樣不可缺席，可從飲食、生活、環境三個面向身體力行：

▶飲食有節（新鮮／食物／蔬果）：多吃深綠與色艷的蔬果、少食紅肉，少吃高熱量的精緻甜食、糖類與脂肪之加工食品，勿常飲酒、吃被獸醫注射催熟及催乳而殘留藥物（生長激素、催乳劑）的肉雞雞肉與鮮乳等相關製品等。

▶生活有律：勿長期熬夜或晚睡，避免精神心理上長期處於壓力（愛計較，追求完美，過度扛責任且會隱忍），身體勿慢性疲勞、運動（每週三次，每次三十分鐘），作息保持正常，養成晚上十一至十二點前就寢習慣。

▶生活環保：勿長期暴露於具揮發性有機溶劑的室內工作和生活環境，例如：染髮，染整布料，塑化生產加工，屋內新裝潢與粉刷漆料，化學顏料著色等；避免長期使用塑膠材質家具用品。

**乳房的篩檢：包括自我檢查和專業的乳房攝影、超音波、磁振造影檢查**

施醫師特別指出，為何要做乳房自我檢查？因為80%的乳癌其實可由觸摸發現。60%的乳房腫瘤是由病人自己或病患先生所發現。經乳房自我檢查發現乳癌的患者，腫瘤通常較小，治癒率較高。至於什麼時候做乳房自我檢查？一般婦女在生理期來的七到十天後；停經或更年期婦女則每月固定一天。

至於醫療院所的乳房超音波檢查，則適用所有婦女，舒適無痛、無輻射線，但需經驗豐富的乳房專科醫護人員仔細操作。此外，由於臺灣乳癌病患有年輕化趨勢，施醫師建議，30歲以上、40歲以下的婦女，每半年至一年左右可接受乳房超音波檢查。

**積極治療乳癌，量身訂做個人化療程**

最後談到乳癌的治療，施醫師表示，首選還是以手術能夠完全切除整個病灶為主。而術後輔助性治療，則依據「癌症分期」、「細胞病理檢查報告」、「病人本身狀況」來選擇最適合的治療方式。施醫師分析，分期是依據腫瘤大小、腋下淋巴腺轉移與否、是否遠處轉移器官等來做區分的。此外，腫瘤切片細胞化學染色的結果也是治療很重要的依據，藉以確認腫瘤細胞本身是否具有「荷爾蒙受體（ER／PR）」及「第二型人類表皮生長因子接受體（HER2）」。

此外，患者本身的生理狀況經常也列入評估用藥的依據之一，例如是否已停經、仍有生育計畫等等。統整上述腫瘤資訊之後，再由主治醫師量身訂做最合適的治療計畫。

【編按】高雄醫學大學附設中和紀念醫院乳房外科主任歐陽賦醫師於2017.11.27接受媒體訪談表示，門診曾有一名50多歲女性，三、四年前發現乳癌已轉移到肝臟，在接受HER2雙標靶拮抗藥物治療後，乳癌腫瘤完全消失，現在仍固定每三週打一次雙標靶拮抗藥物，並定期三、四個月追蹤一次，生活與正常人無異。

歐醫師認為，目前對於HER2移轉性乳癌，多以單株抗體加上化療治療，由於HER2雙標靶拮抗藥物降低乳癌復發及移轉的效果更好，不失可以用於第一線的治療及預防。另外，如果腫瘤已經很大，可以先利用HER2雙標靶拮抗藥物，臨床發現，使用之後，高達五至六成病患的腫瘤消失不見，其餘患者腫瘤則明顯縮小，原來手術需做乳房全切除，到後來只要做局部切除即可，乳房最後獲得保留，對患者意義非凡。（資料來源：2017年11月28日中時電子報。）

# 大病小病不斷，心有餘悸珍惜當下

撰文/彭遠，2018年

專訪第十七屆抗癌鬥士 史如意女士

【編按】乳癌是女性最常見的惡性腫瘤，幾乎佔所有惡性腫瘤的三分之一。目前乳癌發生率為國內女性好發癌症的第一位，死亡率則為第四位，影響婦女健康甚鉅。今年剛屆滿60歲的史如意女士，於47歲就得到乳癌，十三年來的抗癌之路（2005～2018年），期間經歷了

**大大小小的病症，長期承受著深怕復發或轉移的焦慮、恐慌，心情隨著病況時喜時悲，直至最終不再擔憂——唯有身歷其境者才能體會箇中滋味，其抗癌過程深具啟發，特別值得病友借鏡。**

「如果不是得了乳癌，要我晚上十一點以前上床睡覺、每天持續運動、放下好勝心、放慢腳步過日子……，根本就是天方夜譚！」罹癌多年後，史如意女士道出自己過去不是很健康的生活方式：生病前的日子總是過著緊張、忙碌、熬夜、情緒不佳的負面生活型態，怎麼能不生病？身體漸漸康復後，想起臺大醫院的李豐醫師，在其著作中自陳深刻走過抗癌、復健的心路歷程，她總是在每回和癌友談完病情後「恭喜」病人得了癌症，理由是：因為得了癌症才會知道要重新善待自己，既是危機，也是重建生命的契機。這也是史如意罹癌後一個重大的生命體認。

18歲從雄商畢業後，先在一家民營公司上班，不久即考上跟自己所學相關的公營銀行工作。由於個性認真負責、工作表現優異，頗受臺銀長官賞識，一路升遷到襄理職務。史如意回顧自己工作二十幾年來的點點滴滴，一直以來，上班和孩子是她的生活重心，忙碌不停的日子似乎是正常不過的事，連母親都說她像「陀螺」一樣轉個不停，自己也習慣這樣的生活型態了。但好景不常，自從結束和前夫多年的婚姻後，還沒走出婚變的陰影（二年），多年來一路陪伴、關心她的摯友，年紀輕輕突然於36歲就離世；旋不久，敬愛的父親也相繼因病過世……，面對這樣的人生無常，情緒竟無法跳脫，反而卻一直沉浸在傷痛之中。尤其每天還要面對透不過氣的銀行工作壓力，整個生活步調跟著紛亂不堪，於是果斷選擇在47歲（2005年）的年紀離開職場（公營銀行服務超過二十五年便可辦理退休）！

然而，不知是上帝的恩戴，還是命運在捉弄她？史如意退休後不到三個月的時間，都還不及規劃接續的退休生涯，竟然就被醫生宣判得了乳癌！

和每位被宣告的病友一樣聞癌色變，史如意向上帝吶喊：「為什麼是我？」「我做錯了什麼，為何要這樣懲罰我？」2005年，當醫生告知切片確定是乳癌時，她崩潰哭了三天三夜，無法接受這樣的命運安排，當下拒絕所有外來的關心，也無法聽進家人的勸言，加上對「乳癌」的無知，以及對「癌」的迷思——不能動刀，一動刀癌細胞就更易擴散，內心充滿恐懼、憤怒、不平，更想放棄！最終，是小兒子的眼淚喚起母親該為兒子活下去的勇氣，以及在80多歲老母親的親情呼喚，和妹妹的強勢安排下，她答應開刀，順利完成右側乳癌手術。

術後，醫生告知是一期乳癌，因為是全切除且未轉移到淋巴，所以不用放療、化療，只需荷爾蒙療法，即服藥（泰莫西芬）五年。然而，服用一段時間後，卻出現藥品上沒標註的副作用，甚至是連醫生都不認為會產生的狀況（服用泰莫西芬後難以呼吸，好像心臟要停了一般），便急著回診詢問醫師。主治醫師建議停藥試看看，但仍堅定告知即使是因為服藥產生心臟不適的副作用，還是不能停藥，否則恐有復發的可能！

「天啊！這是什麼結論？」史如意內心強烈吶喊著。無奈之下，中醫只好轉往過去長期調養身體的中醫師求救，中醫建議她先按照醫師指示暫停服用泰莫西芬，狀況改善後確定真是由泰莫西芬造成，再配合中藥調理以減緩荷爾蒙療法造成的副作用；就這樣在中西醫整合輔助治療下，終於安然度過五年服用泰莫西芬的不適。

## 時時刻刻活在癌症復發、轉移的陰影中

一般人或許會認為，罹癌期數攸關病痛時承受的痛苦指數，其實不然。史如意斷然表示，不論是第幾期患者，內心的惶恐不安及無助害怕都是一樣的。因為聽過太多罹癌後許久，不是復發就是轉移的例子，深深令人怵目驚心（編按：乳癌最常轉移的地方包括骨骼、肺、肝或腦）！因此五年期間每次面對每三個月一次的追蹤檢查，那種擔心復發、轉移的忐忑不安和憂慮如影隨形，深深吞噬著她的心情，就像是在等候宣判般的難熬！

曾經一覺醒來，發現頸部左側竟長出一塊凸凸如腫瘤般大小的東西，心想：「不會吧！難道轉移到頸部了嗎？」懷著七上八下的心情到醫院做檢查，醫師告知那不是乳癌轉移，但可轉診至新陳代謝科重新檢查，包括做血液及細胞穿刺，結果一切正常，是良性的甲狀腺結節，僅需做追蹤檢查即可。所以，自2007年起，除了乳癌又加了一項甲狀腺的定期追蹤檢查，直到2012年與醫師討論過後，最終進行單葉甲狀腺切除手術，才解除了呼吸道長期被壓迫的狀況。

此外，2011年當時覺得胃脹總是反覆發作而服藥治療，年底12月經諮詢醫師後，建議做超音波掃描，結果發現膽囊正在發炎。醫師緊急安排她住院，隔日隨即開刀切除膽囊，出院後一個星期回診，醫師告知：「妳的膽囊裡有個腫瘤！還好妳及時感覺不對勁，迅速檢查並切除，雖然腫瘤是良性的，但膽囊的腫瘤很容易變成惡性，一旦變成膽囊癌，將會很麻煩，處理上比乳癌還嚴重。」感謝上帝，又讓她避開另一次的苦難！

此外，史如意也曾頭痛到幾乎快要爆炸般的痛苦難受過，但她不喜歡服用止痛藥，所以每個晚上必須藉由用力吸薄荷條來舒緩疼痛幫助入睡，以為過些時日就會自己好起來，沒想到卻持續沒間斷的發作了三個月！她整個人被焦慮不安籠罩著：「是否轉到腦部了？」求診神經內科經過腦部斷層、血液檢查診斷為偏頭痛，服用藥物一年多好轉後方才停藥。她還曾因另一側乳房脹痛到連呼吸都痛得受不了，而極度害怕是否另一側復發了？經醫師檢查幸好是良性的腫瘤和纖維瘤，乃因MC的關係造成腫脹；又曾因為MC來了十幾天

一直沒停，又恐慌莫非是服用泰莫西芬造成子宮壁增厚，產生病變轉成「子宮內膜癌」？經婦產科檢查診斷子宮壁確實增厚，做了子宮內膜刮除術，一來可以停止出血，二來做化驗確認是否有病變，結果是安全過關。她更曾因身體痠痛不已而擔心是否轉移到骨頭……唉！種種不舒服的病痛，印證了一句話：「生病其實並不可怕，可怕的是對病症本身的無知，以及對未來莫名產生的恐慌、焦慮和沮喪！」但是，「感謝上帝自有祂美好的安排，讓自己一再的過關！」

自從2005年罹患乳癌後，大病、小病接連不斷，先是工作時期就患有的心室瓣膜閉鎖不全，罹癌後的幾年斷斷續續出現「昏睡」嚴重的狀況，進而導致情緒低落！尤其是2013年連續幾年出現的「暈眩」惱人病況，必須長期吃藥才能緩和，至今仍不敢停藥。最後是2017年開始，右眼出現黃斑部積水，一直持續追蹤治療，但似乎效果不佳，漸漸演變成黃斑部病變，引起視網膜出血，今年（2018年）9月在醫師的強烈建議下，若不趕緊開刀，唯恐導致視神經衰竭終將演變成「眼癌」而失明，幸好及時開刀，前後共二次，終於讓視力改善不少，只是往後就不能太常花時間使用電腦、手機、看報紙了！

## 找到情緒宣洩的出口

關關難過關關過，罹癌至今十三年，常會有莫名心慌的情緒湧上心頭，當這些負面情緒襲來，除了提醒自己務必放下以離開負面情緒的情境，她更求助於小兒子，與兒子交談內心的不安、焦慮，藉由母子談心將不良的情緒宣洩掉。「感謝上天賜給我這麼體貼又孝順的兒子（目前在中鋼保全公司上班），有他一路的陪伴我才得以再展歡顏！也要謝謝妹妹在過程中及每次身體出狀況時，無微不至的付出。總之，感謝十三年來忍受我身體狀況百出的兒子們和妹妹無條件的支持，在我療養期間對我莫名情緒發洩的容忍，以及無微不至的呵護、關愛和督促。」

此外，一路走來很幸運地遇到多位好醫師，史如意真誠感謝他們在其徬徨無助、焦慮不停時，除了詳細的檢查，更耐心地及時解答疑惑，特別要感恩前三年為她開刀後轉診追蹤的葉名焮主任（現已轉調臺中中山醫院乳房外科主任），視病如親的他猶如病人健康的守護天使，在這近十年來為她的健康把關，不勝感激。

還有在職場上擁有幾位相知、相惜的好朋友，在罹癌治療過程中展現的風雨故人情，「這群好朋友的溫暖最讓我感動！有為了照顧陪伴我而特地請假的、有為我煮鮮魚湯的、有專車接送我回診的……，人生在世有此好友，夫復何求？」

抗癌的過程中，看不到未來是最可怕的，它會讓人走不下去，幸好，除了家人、好友溫暖的支持，「還有宗教信仰給我力量。當我沮喪、不安、無助時，可藉由禱告獲得力量，使內心平靜，也讓自己有力量走下去、走出來參與團體活動，並圓自己的夢想參與多項課程。我走進拼布世界、琉璃畫天地、寄情於繪畫、抒情於合唱團，並常在書法揮毫中自我沉澱，也愛獨自一人到學校與公園結合的步道、草坪散步，聽聽鳥叫、看看綠樹、聞聞青草香，沉澱心情，更喜愛沉浸在不同的音樂中。這些都是我再出發的力量。」

## 志工路上的自我調適

人生路無法重來，罹癌後選擇與癌共存，活在當下，除了接受正統的醫療外，作息的調整、飲食的改變、持續的運動習慣、保持好的心情……，是生病後時刻惕勵自己必須學習並做到的，所以，在生命的轉彎處，選擇放下、慢活、樂活、行有餘力並參與志工行列；如同平常勉勵病友的：要找到自己情緒宣洩的出口，才能體會生命重建的甘苦。

史如意猶記術後一年參加高雄榮總為病友舉辦的醫學講座，開始接觸到其他病友姊妹，聽著眾多病友談述自己面對治療過程的煎熬和心路歷程，內心不禁感謝上帝的恩慈，當下許下心願：「來日有能力，定要走出去當志工，關懷陪伴新病友姊妹度過這難捱的日子！」

她真誠地感謝高雄市蓮馨關懷協會與本會，「如願讓我親身體會當志工關懷病友並宣導抗癌、防癌的整個過程，讓我在參與活動中不但助人，也進而自助。例如在探訪中，大多數的新病友會以很訝異的眼神盯著我們看，不相信來訪者竟和她們一樣！有的新病友在一開始時很沉默，不太說話，但一知道我們和她一樣，而且有一群和她相同的病友可以相互扶持時，就卸下了心防，並留下眼淚，訴說著自己內心的委曲和難受！在我們的探視下，病友們都能舒緩心中的害怕、無助和疑慮，並安下心來接受治療。」這樣的志工探訪，無疑也激發了自己正向積極的心態，更增強力量去重建生命的信心。

最後，她還要感謝本會每年舉辦的醫學健康講座、旅遊踏青活動，因為協會邀請來演講的都是學有專精的專業醫師，「他們精闢扼要的演講內容，不但讓我得到很多醫療保健上的知識，會後的Q&A與醫師面對面的提問，更化解我心中許多疑慮，讓每次參加講座的我都有驚喜、獲益良多！並藉由活動中與病友間相互的分享，彼此鼓勵打氣，一起迎向陽光。」

# 罹癌，感悟過去的無知並激發生命潛能

撰文/彭遠，2019年

專訪熱愛寫作、繪畫的蔡曉雯女士

【編按】10月初的一個傍晚時分，一位未曾謀面的病友，親自帶著她的新詩（含散文）和繪畫等著作來協會登門拜訪，誠懇告知希望

**給癌症病友分享她抗癌過程的一些心靈點滴。事後本刊徵得故事主人翁蔡女士的同意，親自專訪娓娓道出她的抗癌故事，非常值得分享。**

喜歡畫畫、創作，熱心志願服務（參與三個協會的志工），從事補教工作二十餘年，今年46歲的蔡曉雯女士，於六年前（2012年9月）在一次洗澡時意外發現胸部有硬塊、感到痛痛的，一個渾身充滿活力、熱愛生活的人，卻沒想到才40歲竟然就跟乳癌結了緣，一時之間，惶恐不已，驚魂甫定之餘，慢慢回想過去的生活，原來自己得病不是沒有原因的！

蔡曉雯自幼生長在重男輕女的環境，爺爺、奶奶和父親特別寵護哥哥及弟弟，對待她則是嚴厲和打罵，因母親平常要幫忙父親經營機械五金行的生意，所以家事雜務常落在她身上；此外，讀小學時曾被同學霸凌，不敢回家向父母傾訴……，這些都導致她個性壓抑、內向寡言、沒有自信。直到就讀五專、大學，性格才開始轉變，邊參加學校的社團活動邊投入志工服務（專二看到慈濟大愛臺的戲劇節目所播下了種子），並找到創作的愛好，生命突然變得活潑多彩。然而，過往長期被壓抑的個性並非一朝一夕可以扭轉，在家中不被疼愛、不受重視的委屈，隱隱埋藏在童稚時期的內心深處。這種負面情緒是否一直蠶食著正常細胞？不得而知。

蔡曉雯專科念的是化學工程，之後再進大學念社會工作系，卻心繫教育工作。畢業後不久，由於朋友經營的兒童補教正缺人手，知道她對繪畫和兒童教育深感興趣，便邀約她協助經營，從此，蔡曉雯一頭栽進二十多年的補教人生與兒童美術教育。此外，她也曾教過幾年自己成立的六人家教班，其中若遇有貧苦的單親或低收入戶學生，常給予半折或全免學費優待，就只是想幫助弱勢家庭的小孩。回顧二十幾年的補教生涯，教過不少特殊兒童，尤其是學習遲緩兒、過動兒，看見他們大幅進步與成長，內心由衷喜悅……。

然而，好景不常，蔡曉雯在2012年9月確診罹患乳癌。當初剛發病的時候，她不相信是癌，一時難以接受，還特地去找幾家醫院複診，最後由弟媳推薦到大同醫院侯明鋒院長就診（後期改由陳芳銘主治醫師接手）。才正要準備手術治療，乳癌卻已由第一期快速發展至第二期末，醫生於是建議直接做標靶治療，但卻需百萬元以上的花費，讓她猶豫好久。蔡曉雯的先生只是一個普通公務人員，家裡有房貸，兒子就讀小一，她補教的收入也有限（剛罹癌時就先將補教工作辭掉），幸好先前曾認識兩、三位已痊癒的癌症親友，提及基本的化療及電療後再配合自然的健康飲食、正常作息、減輕工作壓力，一樣可以多活十幾年……，因此，她決定先從傳統化療開始。

化療期間，全身倦怠乏力、痠痛，容易頭暈頭痛、全身發癢，尤其幾度嘔吐到虛脫、指甲變色易脫落疼痛，口腔、喉嚨、嘴巴全破掉到完全無法進食，頭髮、眉毛掉光光，最後暴瘦好幾公斤。化療進行到第四次時，甚至嚴重到吐血，全身無力、無法呼吸，食道、肺、胸腔……痛到極點，感覺像是即將死亡的狀態，讓蔡曉雯幾乎想放棄繼續化療，直到昏厥醒來之後，在家人和法師的鼓勵下，憑藉強烈的求生意志告訴自己：「我一定要活下去，一定要撐過去，頭過身就過！」

## 第四次化療在鬼門關走一趟

由於這次化療傷及食道、全身癱軟，感覺是跟死神距離最近的一次，因此醫師指示先休養一陣子，待恢復體力後再繼續治療。也因為第四次化療吐血瀕臨死亡邊緣的經驗，蔡曉雯內心可說是極度恐懼，當抵達醫院準備做第五次化療時，步伐沉重到無法進入診間，在門口痛哭一小時！當初是如何擦乾眼淚、勇敢邁向化療室的煎熬畫面，至今仍深烙她腦海。

然而，第五次化療還沒開始，她就在病床上嘔吐了，待化療藥劑打入身體後沒多久，更加吐得一塌糊塗，她直奔化妝室狂吐、大哭……，四位護理師在門外柔言和語不斷安慰鼓勵，但是，「有誰能真正體會我一次次化療的艱辛和悲痛？」當下她告訴自己說，「我不要再化療了！」（編按：就剩最後一次：第六階段。）

然而，也許冥冥中有上天在幫忙，先前曾接觸相關的抗癌團體，剛好那時期正密集在上癌友營養學、繪畫療法及心靈課程等，當蔡曉雯在課程中表達想放棄化療時，在場的講師、社工和學員頓時愣住，「然而經過一番分享和解說，她們反而成為我的親人和姊妹。社工老師說：『妳好不容易熬過了五次，只差最後一次，若沒做完，前面五次等於都白做了，無異白白受苦、前功盡棄！』營養師接著說：『對呀！沒有將基本的六次化療做完，復發率極高，等於會再來一輪六次的化療，妳不覺得冤枉？』一位學員癌友又搶著接話：『是呀，妳想一再受苦？就差一次了，加油！我們挺妳，熬過就能獲得健康了。』另一位癌友繼續鼓勵：『化療會比較痛苦，電療就比較不會了，別太擔心，時間過得很快，一下子就熬過去了，加油！』這些姊妹淘珍貴的祝福，頓時在我心中化為一股強大的生命力，最後勇敢而堅強地做完第六次的化療。事後回想，原來，若心理的坎沒法跨過，恐怕真的很難完成最後階段的化療！」

罹癌後，每當夜深人靜的時刻，蔡曉雯總是不停地反思，誠實地面對自己，尤其是靜下心來省思自己為何罹癌，那如同一次次撕掉鎖在心靈深處的痛處，但也因此真正放下，修正自己很多的不是。

第一，心靈層次：①過度壓抑內心真正的感受，尤其是被欺負和不受尊重的感覺，累積到某一程度情緒會大爆炸，十分傷身又傷心。②偏向藝術家的性格，過度要求完美，做事有時太認真、負責、正義感，反而給予自己過大的壓力。③做人有時過度的樂觀、堅強，反而忽視去照顧內心最脆弱的部分，以致心靈深處逐漸失衡而不自知。

第二，心靈層次以外的部分：①飲食因素：最愛吃油炸臭豆腐及素食鹽酥雞，幾乎是天天吃！而這顆食物含有致癌物質；此外，她雖茹素二十多年，但因工作關係長期外食，便當菜含化學成分的素料很多，卻很少吃天然蔬菜。②生活習慣：時常熬夜到天亮，白天補習班工作、晚上陪伴孩子做功課，假日要當志工、學才藝等，填滿所有時間，以至於常趁著半夜寫作、繪畫、閱讀……，將一天當兩天用，過度耗盡體力，忘記善待自己的身體，以致癌細胞反噬！③其他事件：發病前因樓下鄰居太太精神異常（先生長期久居國外），藉故小兒子吵而上門騷擾、還教唆大樓其他鄰居暴力毆打她，為息事寧人、避免擴大事端，她壓抑著自己的情緒，卻因而長達三個月無法入眠，最後因創傷壓力症候群衍生害怕、恐懼症。

午夜夢迴時，她常常想，若生命能重來，一定要告訴自己：①勇敢表達不被人羞辱、不被尊重，適時據理力爭，不再一味壓抑、逃避而得內傷。②不再凡事要求百分之百完美，降到八十分或及格即可；也不再要求自己或親近的人去做做不到的事，不給自己過多壓力，量力而為。③正常睡眠、珍愛自己，守護自己的健康。④少吃油炸、燒烤食物，多吃蔬菜、水果等天然食物。⑤每日跑步、散步或快走三十分鐘至一個小時，盡可能到戶外擁抱大自然。⑥勇敢去完成自己的夢想，不論是出書、開畫展或帶家人出國旅遊……。

在生病過程中，她很慶幸有家人及不少貴人的扶持相助。「第一要感謝先生不離不棄的用心照顧，除了購買一些與癌症相關的書籍，也不斷蒐集抗癌、治癌方面的文章鼓勵我，是我重要的精神支柱（當然也包括父母親隨時的加油打氣）。此外，當發病時，才國小一年級的兒子說：『媽媽，這是老天爺對妳的考驗，妳若通過了，就會從此幸福、健康、快樂，加油！』貼心懂事的兒子令我十分感動。」

## 生病遇貴人扶持，感恩涕零

「還要感謝妙圓法師、悟塵法師，致贈好書及智慧之語鼓勵，教會我如實面對自己；以及用心於監獄受刑人心理輔導的覺盧法師，使我將擔心乳癌復發的恐懼減到最低，教會我心念向光明面思考。

此外，我以志工身分參加的三個協會。『牧愛生命協會』的阿芳心理輔導師，在我化療極度不堪、以淚洗面期間，時常打電話關懷，並分享她亦得乳癌的好友如何康復走出來的心路歷程，並號召社工及志工二十餘人寫卡片滿心祝福，感動的淚水化為我強大的抗癌鬥志。此外，輔導受刑人的『青少年心靈輔導社』志工伙伴們的用心鼓勵和支持，有感患難見真情。至於『家扶基金會』的一位褓姆志工與我一樣是第二期乳癌，熱忱分享自己如何度過癌病折磨的整個過程，到如今已十多年，尤其在害怕復發那段恐慌時期，她總是不疾不徐分享：『放寬心，不要忘記正常飲食、適量運動；若又復發，因有定期追蹤檢查也會提早發現，頂多是再來一次化療和電療，之後仍能恢復健康，愈擔心只會更快長出癌細胞！』快哉！幾句智慧之語，快速除去內心害怕復發的恐懼，心中感激之情溢於言表。

抗癌過程中，個人認為最難修的一門課是面對死亡。怕死是人性的一部分，很自然，有多少人能真正如實面對死亡？一方面是面對死亡的恐懼、焦慮，一方面是對人世間喜愛的人事物之不捨，也害怕夢想無法完成，而有深深的遺憾。幸好長期聆聽許添盛心理醫師的『賽斯身心靈整體健康觀』（賽斯心法），解除了內心不少種種的生命疑惑。（編按：許醫師於2008年4月成立新時代賽斯教育基金會，5月成立賽斯身心靈診所，希望藉由個人身心靈的成長及生活方面的正面轉變，來達到追求自性的引導、開發內在的智慧。讓人們真正明白疾病乃是源自內在心靈的扭曲及衝突。）

最後分享，癌病及復健期間，特別喜愛寫文章、藝術創作及志工服務，這成為這幾年最大的精神寄託，透過每一次寫作、繪畫，好似一次次的靜坐、省思，總能獲得心靈平靜，同時忘記化療時的疼痛、嘔吐感及全身不適感。也慶幸自己能在學生時期就培養的興趣和專長。」

對於未來，蔡曉雯有深深的期待，想將過去陸續完成的散文、新詩、繪畫慢慢集結出版，分享給癌友、身心障礙朋友，這樣的生命目標不斷激發她對生命的熱情與追求，也助她突破了身體障礙、延續了生命，同時激發出潛能，印證自己存在的價值。據她所知，有不少癌友因為得癌後又合併憂鬱症，很快就擴散而失去性命。相反的，時時樂觀助人、擁抱大自然，每天大笑、靜坐、放鬆、自在，可以活得更長久。因此，蔡女士將以自己的生命故事及對文學、藝術創作的熱愛，來分享並激發癌友心靈深處的愛與力量。

# 潛藏的悲劇

撰文/高雄樹德科技大學研究所靳誠（2016年9月號《會訊》邀稿）

病友子女心得分享①

生命會因為一些偶然而發現了從未注意到的事，在山重水複疑無路時，柳暗花明又一村。而在媽媽去衛生所進行乳癌的篩檢後，我才知道生死課題近在咫尺。

## 發現體內的異狀

在我高三升大一的那年暑假，某日一回到家，就看到媽媽一臉愁緒的看著手中的資料，我好奇的湊過去，問她發生了什麼事？

只見她的資料上寫著在乳房中有可疑的病灶，但還不確定是否是癌症。當下，我表面裝的一臉鎮定，但是心裡的情緒，卻早就已經猶如三千煩惱絲，剪不斷、理還亂——在孩子面前一向活潑的母親，竟然會突然抱恙！

接下來，只見媽媽不停執起手中的電話，著急地請教周遭親友這突如其來的病徵會如何發展。後來，醫院安排了切片檢查，要確定體內的腫瘤是否為惡性的。在等待結果期間，一家三口早已陷入絕望，家中唯一的經濟支柱可能會在此時倒下!?除了我在就學，還有一個要升上國中的弟弟嗷嗷待哺，情況甚窘。切片的結果出爐了，是一個惡性腫瘤，而且根據影像，腫瘤十分的巨大，必須進行切除手術。爾後，我眼前的媽媽，不再是以前那樣大氣豪爽的薛寶釵。是多愁善感的林黛玉，每天以淚洗面。弟弟是個十分感性的人，每天看到媽媽如此消極，便覺得她的生命已是日薄西山，也跟著嚎啕大哭。我默默地望著媽媽和弟弟相視而泣，一語不發，但內心卻十分哀慟，不過我不能流淚，我不能再悲傷，我得堅強起來。

## 接受手術後的另一個震撼

家中氛圍已被厚重且負面的情緒壓得喘不過氣，媽媽仍然要進行手術，手術後的化驗結果又是另一個震撼彈。化驗後，腫瘤的最大直徑長達五點多公分，切除附近的十九個淋巴結後，在其中兩顆淋巴結中有轉移的現象，於是醫生判定為乳癌的第三期，並指示在手術後過一段時間，要回醫院進行化療。此外，因為淋巴結切除的關係，右手不能施行任何的醫療行為，還不能提超過五公斤的重物，這不僅限制了媽媽，帶來許多生活上的不便。但對我們而言，化療才是對媽媽最大的挑戰。

化療時，身體左邊靠近鎖骨之處要裝人工血管，所以有些隆起，所有化療用的藥物都要從這裡打進去，光看就覺得痛。做完化療後回家，媽媽不只吃不下飯，而且半夜都會聽到她的作嘔聲，指甲也日復一日的如染黑的絲綢般逐漸變黑，髮絲亦如秋天的枯葉凋零，尿液如摔落於地的紅酒，一灘緋紅，人正常的身體機能被破壞得一塌糊塗，甚至身體不舒服到半夜送急診，面目猙獰的接受治療與喊疼，看得我和弟弟都十分不好受。

化療的療程是循環式的，做完一次後要等幾個禮拜，才能進行下一次的療程。當媽媽認為她身體漸漸舒服時，另一波的療程便向她無情地襲來。每當我心裡想著媽媽的情況終於趨於好轉，下課回家後，又看她臥病在床，痛苦的呻吟著。

在前幾次的化療中，是用名叫小紅莓的藥，名字甜蜜卻帶給媽媽沉重的負荷，而在後面的化療中將要用的藥物名叫紫杉醇，因受小紅莓的苦毒，媽媽對紫杉醇這種未知的藥物很害怕，又看到一些癌友寫紫杉醇會造成末梢的地方發痛的心得，於是醫生安排剩下的藥物從四次的紫杉醇變成兩次的小紅莓。經過了六次化療後，媽媽才脫離了化療的魔掌。

## 擔起經濟重擔，遠赴苗栗

歷經這場化療風暴，媽媽嘗盡人生的酸甜苦辣，也曾經與死亡擦肩而過，再回到真實且殘酷的生活，經濟的狀況依然十分糟糕，家中有兩個就學的小孩，還要擔負家人的伙食和學習所需的用品，日常生活都需要用到錢。

這迫使著媽媽即使身上抱著病痛，為了養家，仍然必須離開她生活半世紀的美麗港都，去到一個陌生的都市——苗栗做臨時雇員。不僅如此，她尚要面對許多對她不友善的同事，背後的耳語和冷漠的眼色，一言一語都令她不舒服。甚至在雙手不能負荷重物的情況下勉強提重物。她強忍著心中的酸楚，不斷的努力打拚，一切都是為了我們這個家。

我永遠忘不了第一次目送媽媽上火車的畫面，她看著我，眼中滿是不捨，腹內都是辛酸。踏上火車那一刻，她向我揮一揮手，口中道出微微顫音的再見。媽媽的面容道盡了離人心上愁，她離開的不僅是她的心肝寶貝，也包括溫暖無比的家。

「露從今夜白，月是故鄉明。」但現實總扼殺了人生許多的安定，如同總是伸出一雙大手保護這個家的媽媽離開了我們倆。思及此，我更需要努力回報媽媽對我的養育之恩，不讓她的孤軍奮戰白費。

## 事隔四載，驀然回首

就算經過時間的洗禮，我們家仍未走出媽媽罹癌的噩夢。媽媽的身上依然留下化療後的痕跡，指甲褪去了原來的顏色，經期也停了許久，家中雖稍微平靜了些，但依舊要定期追蹤，希望癌症的陰影不要再入住我家，因植入的不僅是病痛，更是一家人椎心刺骨的痛。

媽媽生病期間，抗癌協會是媽媽最大的心靈驛站，十分感謝協會幫助癌友走出傷痛，以及給予我們精神和金錢上的資助，幫助媽媽度過重重關卡。直到現在，我們依然十分感激在心，特別感謝康老師（執行長）和熱心的志工阿秀（出納組長）的慰問與照顧，我和弟弟會繼續努力爭取獎學金，弟弟也十分爭氣的考取高師大附中，正為了獎學金努力的讀書打拚，我也會繼續努力，未來回饋媽媽也回饋世上需要我們幫助的人。（編按：靳娉婷女士於2013年罹患乳癌第三期，淋巴切除，造成右手功能不便，又因單親家庭獨自撫養二子，高雄工作機會不多，遠赴苗栗做臨時工，薪資不高，也無法照顧家庭，本會的關懷也只算是杯水車薪。）

# 沉舟側畔千帆過，病樹前頭萬木春

撰文/中國醫藥大學藥學系二年級靳業（2017年12月《年度特刊》邀稿）

病友子女心得分享②，此篇作者靳業是上一篇作者靳誠的弟弟

【編按】對一個中學生而言，父親不在，母親罹癌，自己又身染多病，哥哥也還在就學中，全家經濟陷困境，其承受的打擊與考驗，

恐非同年齡的青少年可體會；然而對於癌症家庭的病友與家屬，對其心情的沉重與遭遇，當能人飢己飢、人溺己溺！本文作者靳業現就讀國立高雄師大附中三年級，為本會癌友子弟，本諸回饋親恩、感謝本會關照之情，寫下深藏心中的生命體悟與諸多感言，其文筆情真意切，特推薦所有讀者分享。

萬丈光芒的交錯，卻阻攔不得魆黑無情的腐蝕。頒獎典禮如火如荼盛大展開，會場薰陶著醫師精闢的解說。之後，助學金的頒贈，不僅給予罹癌病友協助，也希冀培育病友子女成為莘莘學子。母親上臺的那一刻，目光交集，如雷的掌聲此起彼落，響聲貫穿我和家母堅毅的心，但我倆的內心卻格外地闃寂。母親的莞爾一笑，道盡滄桑的臉龐，看在眼裡，於我心亦有戚戚焉，因為只有我們才明瞭即便生活充斥著狂風驟雨，仍然恪守著生命的真諦，在刺眼的白日下，踽踽獨行在無人知曉的環影中，拚命的生存著。

## 初聞癌訊，淚眼婆娑

在一個燠熱的下午，嘈嘈切切的按鈴聲愁煞人，令人無法接收這錯雜的旋律所傳達的信息。不假思索地，我推開門查看，只看見淚眼婆娑的母親，滿布我從未見過的惶恐面容，積極詢問之下，原來剛從醫院檢查回來的母親，得知罹患女性隱形殺手的重擊——乳癌。

更進一步的診斷後，母親的乳房腫瘤從攝影中觀察就不甚樂觀，病灶不僅明顯還很嚴重。在醫生的指示下隨即安排了開刀和後續的治療，而在切除的十九個淋巴結中，發現其中兩個已轉移，並移除了一顆直徑約5公分的大腫瘤。從那時起，母親的身上便留下一道刻鏤深層的疤痕——那是怎樣也揮之不去的印記。

聽到是如此重症，我止不住潰堤的淚水。在我的世界裡，生離死別從未降臨，然而，這噩耗有如捲起千堆雪般向我本就慘澹的生活襲來，不僅對家中的經濟是嚴苛的考驗，涉世未深的我更懼怕著天人永隔的場景。無奈人生的課題並無法逃避，即便內心崩毀無依，母親仍須面對化療的千磨萬擊。在經歷催人心痛的手術後，一家人如燕巢置於飛簷之上，如坐針氈的日子也為往後的不幸揭開了序幕。

## 遠赴異鄉，一把辛酸淚

罹癌開刀，再加上化療的日子，使得母親元氣大傷，但家中的兩個小孩依舊在學中，金錢的不足儼然成為首要考量。因緣際會下，母親找到了一份工作，但必須遠赴苗栗，之後母親兩地奔波，雖身在異鄉卻心繫港都。

母親在異鄉為我和哥哥打拚的日子，常止不住思鄉之情，撥電話向我們噓寒問暖，間或嗚咽著，想必內心滿溢愁緒，但我們始終壓抑著糾葛的心，不讓母親發覺我們思親的孤寂。家庭少了母親環繞耳際的千叮萬囑、竟日的無微不至，斜倚著窗兒，涕泗縱橫，遠望天邊最明亮皎潔的一顆星，我相信，母親也在遠方和我看著同一顆星，當視線聚集，一定會將我們互相串聯，她思念著我，我也思念著她。

因擔憂我和哥哥無法獨立和自律，母親每隔一段時間便會回家陪伴我們，但往返兩地舟車勞頓且費用可觀，所以不可能過於頻繁。每當母親從異地歸來，我便會上前應門。她的髮絲猶如棉絮般細柔但滿是雪白，她時常泣訴自己切除淋巴結後的手不堪負荷重物，但為了工作，依然得使盡九牛二虎之力勉強扛起。雖然艱辛，但她的一言一語、堅定的眼色，揭櫫了「鬢雖殘，心未死」的決心——她肩負著整個家庭的經濟，絕不放棄。

長期的搬運重物，使母親飽經風霜的手又承擔諸多痛楚，經常煩惱兩手呈現不同程度的腫脹。此外，因用力過猛而使先前的切口疝氣更加嚴重，下腹部亦產生了凸出變形，尚有腸沾黏的問題，遂要實行腹腔鏡的手術。

沒想到手術結束後，母親的腹壁因為乳房重建的後遺症，無法修復，以失敗告終，且身上又多了數處刀傷般的痕跡。母親再無法勝任苗栗的相關業務，因而返鄉。重返家鄉雖有格外親近的阡阡陌陌，家庭生計依舊不穩定，風暴尚未平息。

## 禍不單行，深鎖白色巨塔

母親罹癌是一把無情的利刃，刻鏤出家庭的悲劇，在苦撐兩個寒冬後，我的身體也起了微妙的變化。某個一如既往的早晨，天初破曉，我輕揉著酣醉熟睡的眼睛，迎接全新的一天。但在我睜開眼睛的瞬間，眼前盡是一片昏天黑地，使盡全力站穩，卻如海波頻頻拍打著船隻，一點兒也不穩定。之後的日子，我都身陷頭暈的囹圄中，完全無法脫身。

隨著時間奔流，我的身子日益衰弱。頭暈程度加劇，使腳下的步伐日趨遲緩；心跳忽快忽慢，已不堪負荷長時間走路；在病情嚴重時，眼前全是一片模糊，搜索不出清晰之像。最折騰的是，一早起床的瞬間，腿幾乎使不上力，雙手癱軟沒勁，整個世界都在旋轉。實在忍受不了病魔帶來的折磨，決定尋求醫療的幫助。

我被安排一系列的檢查，從腦部、激素、心臟甚至是腦脊髓液皆進行詳備完善的分析。過程中，我咬著牙，將核磁共振、腰椎穿刺和經食道心臟超音波接連完成，承受顯影劑帶給身體的傷害，走過一針針刺進腰間的疼痛，以及忍耐吞造影探頭的作嘔感。最後在心臟發現病徵，但因為沒有急迫性且手術困難，於是不安排開刀，僅做後續定期追蹤，並服藥以控制心跳藉此改善姿勢性低血壓。

再進一步的求診後，我的內耳平衡及左耳的功能都相當差，並且有自律神經的問題。為了解決問題，我必須按時回診領藥外，尚須進行前庭功能的復健。直到現在，頭暈仍糾纏著我，嚴重時還要到急診室打止暈針方可舒緩。長期的服藥，也使我變成名副其實的藥罐子，甚至肝功能指數也出現異常。雖然在未來仍要經常往返醫院，但我深信總有一天自己可以戰勝病魔，排除眼前的諸多萬難。

## 百般壓力，心靈重擊

在經歷這浩劫後，我魁梧的身軀下隱藏著蒲柳之姿，片刻也無法回到過去的健步如飛。不僅如此，我更要忍受外人異樣的眼光，一個個充滿困惑又鄙視的眼神，有如萬箭般攢向我。我多麼希望別人在面對病人時將心比心，但現實卻是被視為異端而嗤之以鼻，最後，我開始學會獨善其身、學會堅強、學會不在意旁人眼光。在治療復健的旅途中，我堅信腳下的每一步路，不去迴避，也不去怨懟。

只可惜現實的考驗並不會輕易平息，重返學校後，我的成績一落千丈，即便竭盡全力的念書，因為頭暈和現實壓力的強烈交互作用，我在遞嬗的輪迴裡越陷越深，更不用說在無數個回診的日子，還需要將學校的作業和考試補齊。我開始自我否定，甚至懷疑自己是否不適合讀書，內心實在無比煎熬。尤其那段期間又接著銜接學測，我不可以輕言放棄，然而深鎖病魔囚籠之中的我，只會自怨自艾，面對未知的未來和人生，我是一個斷了線的風箏，帶上灰濛濛的穢氣，四處孤苦漂泊在天地一片蒼茫中，不知何時安定？

經過約莫半年的復健之路，雖然沒有非常的穩定，但相較以前天天陷入混沌的絕望，已進步許多；我在學校的表現也漸有起色。面對病情以正面積極的態度去解決，赫然發現，人生沒有跨不過的天塹，只要秉持著信念，眼前即便是崎嶇巉巖，仍可靠自己堅強的意志度過。或許未來考驗仍蟄伏在我的生命裡，伺機而動，但每當我失意不得志時，我都會以我生病的經歷作為逆境中的強心劑，助長我以後遭逢磨難的精神糧食，迎接美好的將來。

## 環影之下，重現微光

漫長的人生旅程，遭逢的挫折磨難，抗癌服務協會便為被環影淹沒吞噬的整個家注入溫暖和煦的光芒。在協會康老師、彭祕書及眾多志工的關懷下，我們不是孤軍奮鬥。尤是感激你們的協助，我們銘感五內，也使我們了解，陰影之下，與你們相伴，添了幾分窩心的感覺。

即使身體尚未完全恢復健康，但我依然為了蔚藍的未來努力奮鬥。學測的腳步近了，紛至沓來的進度及複習課程即將重壓我的學習之路。然而，我絕不退縮，我將以破釜沉舟的勇氣，努力上進的力量，期許自己能考上理想的大學，也期望未來將社會上關愛的種子繼續散播，並將愛的果實回饋社會。

【編按】靳業於2017年在高師大附中的教室黑板寫下唐代詩人劉禹錫《酬樂天揚州初逢席上見贈》的其中兩句詩詞：「沉舟側畔千帆過，病樹前頭萬木春。」當年劉禹錫以其「沉舟」、「病樹」比喻自己，固然惆悵，卻又達觀。靳業或許對此二句詩詞心有戚戚焉。

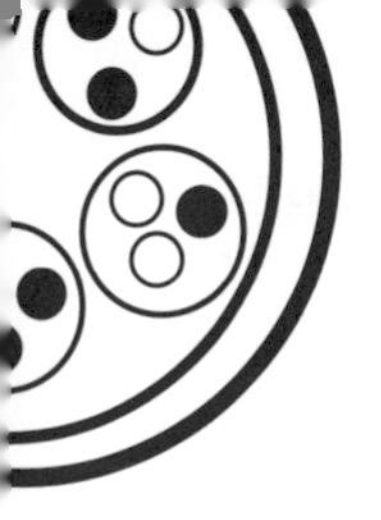

CHAPTER

4

# 肝癌、胰臟癌

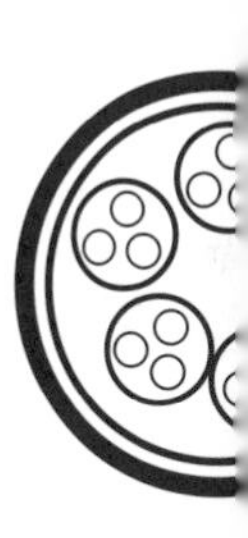

## 前言

在臺灣，肝癌夙有「國病」之稱（B肝及C肝患者加起來約300萬人），肝癌的死亡率長期排在所有癌症的第二名、男性癌症死因第一名。

根據衛福部國民健康署2020年6月發布癌症登記統計報告，2017年全國肝癌罹患人數為11,225人（發生率為所有癌症排名第四位），肝癌發生個案數約佔所有癌症的一成，男性個案數為女性的二倍多，可見肝癌對臺灣民眾依然是很嚴重的健康威脅。

肝癌是沉默殺手，無聲無息地偷襲，等到人體出現症狀時，多半已是晚期，五年存活率也將降至三成以下；所幸，2018年8月新一代肝癌標靶藥lenvatinib臨床試驗成果亮眼。

本章特別挑選二位醫師的演講文稿，以及三位成功抗癌人士的現身說法，讓讀者能夠更全面認識肝癌，並對防治肝癌知所借鏡。

此外，還有哪一種癌症比肝癌、肺癌更恐怖呢？

答案是——「癌中之王」胰臟癌（五年存活率僅7%），一旦確診，就如同宣判死刑，2018年十大癌症死亡人數中胰臟癌排名第八。

本章最後收錄存活率最低的胰臟癌系列報導，包括兩篇醫師專題演講文章，以及一位胰臟癌患者抗癌成功的故事，非常難得，讓大家一窺「癌王」的神祕面紗與防治之道。

# 從中西醫結合談肝病及肝癌的防治之道

撰文／陳明豐醫師（2013年度抗癌、防癌養生系列研習活動特別報導）

【編按】本篇文稿是由時任義大醫院肝膽腸胃科主治醫師、輔助暨整合醫學中心主任陳明豐醫師於2013年本會舉辦「抗癌、防癌養生系列研習」活動其中的一場專題演講：「從中西醫結合～談肝病及肝癌的防治之道」，內容包括B肝、C肝、脂肪肝、膽結石、肝硬化、肝癌等肝病的全面介紹與說明（出書前再請陳醫師最後潤稿）；並於當天演講結尾特別播放廖永祥博士罹患肝癌之生命教育紀錄片《永不停歇的愛》之感人片段，之後由本人（彭遠）採訪報導摘錄於本文末尾，以饗讀者。

肝癌——影響國人健康甚鉅的重大疾病，根據行政院衛生署統計，二十餘年來一直蟬聯全國十大癌症死因前二名，男性癌症中更以肝癌高居死亡率第一位，國內每年肝癌死亡人數高達7000、8000人。罹患肝癌的高危險群以35歲以上成年人為主，尤以男性居多，因為是家庭中主要的經濟支柱，一旦因肝癌去世，對家庭及社會的影響非常大。

肝病雖號稱「國病」，然而近年來隨著醫學進步，超音波影像檢查的應用及抽血檢測胎兒蛋白技術，使得越來越多還沒有明顯症狀的肝癌病人，得以早期發現，早期治療。

本著治療癌症病患超過二十幾年的經驗，個人認為防治肝癌和肝硬化的首要目標，就是B型肝炎，其次是C型肝炎。根據衛生署統計，臺灣的肝癌病人中約有70～80%為慢性B型肝炎帶原者，10～20%為C型肝炎引起；此外，B肝及C型所造成的肝硬化，更是肝癌最重要的因子，因此不幸成為帶原者的B肝、C肝患者，就是肝病三部曲當中最需要防治的對象。

## 肝病患者的困境

很多患者在知道自己罹患肝病後常會陷入迷惑，到底是用西藥治療或中藥治療比較好？兩者有什麼差異？兩者可以合併使用嗎？要了解答案，先要了解「中醫的肝並不等於西醫的肝臟（liver），兩者的定義並不同」。

## 中西醫學治療肝病的差異

從現代醫學來看，中醫學上的「肝」乃調整人體肌肉及血管緊張度之自律神經（尤其是交感神經）功能的代名詞，它容易受到情緒的影響。當吾人生活過度緊張及長期情緒壓抑，就會引起交感神經過度亢奮，導致肌肉及血管平滑肌緊張，因而容易出現口乾舌燥、肩頸僵硬、頭暈及情緒易怒等症狀，此中醫稱為「肝火旺」。有「肝火旺」症候的人，不一定真的肝臟有問題。另一方面，西醫學上的肝（英文為liver），乃生命維持者的意思。肝臟負責體內合成、轉換、解毒、排泄及血液調整等功能。我們可以說：肝臟是吾人賴以生存的臟器，它同時是身體中最精密的化學工廠，一點也不為過。

中西醫學對慢性B型肝炎的理論不同。中醫認為肝炎乃濕熱外邪侵入人體，引起肝脾濕熱，進而阻斷氣機，導致氣滯、血瘀，進而肝腎陰虛或脾腎陽虛等病態。另一方面，西醫認為B型肝炎乃病毒侵入人體，加上人體免疫力不足，引起反覆發炎，導致纖維化及肝硬化的發生。

中西醫在診斷及治療方式上都有很大的不同。西醫診斷以抽血檢測B型肝炎病毒抗原及抗體，並測肝功能；中醫診斷則透過望聞問切四診，將病患分成各種證型，但目前證型歸類尚未清楚。另一方面，西醫治療以抗病毒藥物為主，而中醫治療則強調辨證論治原則。

## 常見的肝臟疾病

常見肝臟疾病有病毒性肝炎、酒精性肝病、藥物性肝炎及代謝性肝病等，其中以病毒性肝炎佔最多數。病毒性肝炎又分A、B、C、D、E等，其中以B型肝炎佔最多（佔總人口15～20%），其次則是C型肝炎（佔總人口3～5%）。慢性B型及C型病毒性肝炎的可怕，乃是它們會引起慢性肝炎，而經過二、三十年的肝臟炎症變化後會導致肝硬化，進而誘導肝癌的發生，此稱為「肝病三部曲」。

## B型肝炎病毒的特色

要知道如何治療B型肝炎，就要先了解B型肝炎病毒的特色。很多人一知道自己得了B型肝炎病毒，就終日惶惶不安，好像碰到恐怖分子一樣。其實B型肝炎病毒並不像恐怖分子那樣可怕，它是很溫和的，本身並不會傷害肝細胞。那麼，到底是誰引起肝細胞的傷害呢？答案是淋巴球細胞。在小孩時代，雖然病人體內已有B型肝炎病毒感染，但因淋巴球細胞尚未成熟，對病毒置之不理，因此不會引起肝炎，此稱「免疫耐受期」。直到病患進入青年期，其淋巴球細胞逐漸成熟，它們發現B型肝炎病毒躲在肝細胞內大量繁殖，於是發動猛烈的攻擊破壞被感染的肝細胞，迫使病毒跑出到血液中進而被抗體所清除，此乃「免疫擴清期」。在急性肝炎後，如果免疫細胞功能足夠，大部分的B型肝炎病毒會由活動性轉換為非活動性，它們的感染力會大為降低，也就比較不會引起肝炎反應，而成為健康帶原狀態。但仍有部分（約10～15%）患者由於免疫力不足，無法引起足夠的免疫反應，被活化的淋巴球無法破壞所有被感染的細胞，而使病毒殘存。這些殘存的病毒會繼續增生，反覆誘發肝炎，此乃慢性肝炎。

## B型肝炎治療藥物及治療原則

治療B型肝炎的西藥主要是抗病毒藥

物，可分為皮下注射用的干擾素及口服抗病毒藥（如：肝安能、肝適能、貝洛克、喜必福、惠立妥等）。口服抗病毒藥抑制病毒複製的能力強，但無提升免疫的作用；干擾素抑制病毒複製的能力雖不如口服抗病毒藥，但卻會提升抗病毒的免疫能力，而使治療效果能夠持續維持。

不管是口服抗病毒藥或注射干擾素，其治療一年內使B型肝炎病毒由活動性（e抗原陽性）轉為非活動性（e抗原陰性）的成功率約為30～40%，高於自然病程的轉換率（約10%）。開始使用抗病毒藥物的時機相當重要，當肝功能指數升高（GTP大於200U/L）時開始使用抗病毒藥，其使e抗原消失的成功率，遠高於肝功能指數不是很高時（GTP小於200U/L）就開始使用抗病毒藥。因此，每次肝功能指數飆高就代表淋巴球細胞開始活躍，準備與病毒一決死戰，此時就是開始以抗病毒藥物治療的最好時機。

## 中藥治療B型肝炎的角色

至目前為止的研究顯示，中藥直接對抗B型肝炎病毒複製的能力相當有限，過去小規模的臨床試驗則顯示，小柴胡加減方可提升干擾素，促使活動性B型肝炎患者之e抗原由陽性轉為陰性，及e抗體由陰性轉為陽性的效果。由以上結果可知，中藥在B型肝炎的治療屬於輔助角色，無法取代西藥之抗病毒藥物，但可以加強抗病毒藥物的效果，同時可以改善病患自律神經失調的症狀。在此要提醒的是：中藥與西藥抗病毒藥物的合併使用，須在有經驗的專科醫師指導下方為安全可靠！

## 慢性C型肝炎的現況及治療方法

目前國人罹患C型肝炎病毒的感染率約佔總人口數的3～5%。C型肝炎病毒的感染比B型肝炎病毒的感染更容易引起慢性肝炎，也更容易誘發肝硬化及肝癌的發生，因此，病患更應該積極的接受治療才對。目前治療慢性C型肝炎的藥物主要是以長效型干擾素（每週一次經皮下施打）合併口服抗病毒藥（ribavirin），效果相當不錯。

## 肝硬化的治療

肝硬化是慢性肝炎最後的結局，此時肝細胞已大量壞死而被纖維細胞所取代。**肝硬化依肝臟功能區分成代償期及非代償期。**在代償期，肝臟功能尚能維持正常生理功能所需，所以患者不會有明顯症狀；然而一旦進入非代償期，肝臟無法製造足夠的白蛋白及凝血因子，也無法充分解毒，就會出現腹水、出血及肝昏迷症狀。肝硬化患者治療之最重要的關鍵是盡量避免吃不必要的藥物，以減少肝臟的負擔。另一方面則是接受肝功能及肝炎病毒檢查，如果肝功能異常且肝炎病毒檢查在高水平，則需積極接受抗病毒藥物的治療。**最近的研究顯示，長期抗病毒藥物的治療不但可以抑制肝炎病毒的複製，阻止炎症的進行，甚至於可以部分逆轉肝硬化，減少癌症的發生。**

## 肝癌的預防及治療方法

肝癌長期以來高居國人癌症死亡原因的第一、二位，主因是國人罹患肝炎性病毒的比例相當高，這些患者（尤其是肝硬化）都是肝癌的高危險群。根據統計，一旦患者被診斷肝硬化，隨著時間推展，每年新出現肝癌的機率高達5～7%。病毒性肝炎或肝硬化的患者要多吃黃綠色蔬菜水果，並少吃醃製品或花生製品（常含具致癌性的黃麴毒素），以預防肝癌發生。

早期肝癌（少於三顆且小於3公分）可以用手術或射頻電燒法處理，其五年存活期相當不錯，有完全根治的機會。中期肝癌（多於三顆且大於3公分）則須結合血管栓塞、射頻電燒、酒精注射或肝動脈化學藥物灌注等治療方法來控制病情，其獲得完全根治的機率已大大降低。一旦腫瘤侵犯入肝門靜脈（供應肝臟營養的主要血管系統）或轉移到其他臟器，就很難獲得根治，此時放射治療或標靶療法的目標是控制腫瘤成長的速度，以延長患者的生命。因此，**肝癌的治療首重「早期發現、早期治療」**。在此必須特別提醒的是：由於肝臟沒有神經，小型的肝癌並不會有明顯症狀。除非病患積極定期（每三至六個月）接受腹部超音波以及血清胎兒蛋白檢查，否則很難早期發現小型肝癌。

## 結論

B型肝炎及C型肝炎是國人常見的肝臟疾病，長期的慢性肝臟發炎易導致肝硬化及增加罹患肝癌機會。治療B型肝炎及C型肝炎方以西藥（抗病毒藥物）為主，中藥為輔。越年輕時利用抗病毒藥物將肝炎病毒清除或將活動性肝炎病毒轉換為非活動性肝炎病毒，能顯著地減少肝硬化及肝癌的發生。定期追蹤檢查有助於早期發現小型肝癌，增加根治機會。隨著醫學進步，病毒性肝炎已非可怕夢魘，只要積極治療及追蹤，患者仍可擁抱燦爛人生！

## 當醫師變成病人——生命教育紀錄片

研習課程隨後接續播放廖永祥博士罹患肝癌之生命教育紀錄片**《永不停歇的愛》**之感人片段。這部紀錄片講述的是臺大醫師廖永祥罹患肝癌，到過世前還堅守醫療崗位七年的故事。廖永祥醫師在過世前曾說：「當醫師變成病人後，我才發現我對死亡的恐懼是如此強烈……！」

廖永祥醫師1961年出生於臺北縣瑞芳鄉下，父親是一名工人，雖然家境清苦，但他從小就立志發憤讀書來改善家計，憑著努力如願考上建中、臺大醫學院，畢業後順利當上臺大住院醫師、主治醫師，並在1998年底以第一名拿到臺大醫學博士學位。1999年2月，廖永祥為病人做超音波檢查時，隨手把儀器往自己肚子掃描，這個無心動作，讓他看到了螢幕上十公分大的肝腫瘤。兩天後，他進入開刀房切除腫瘤。那次開刀，廖永祥切除了三分之二的肝臟。那時他心想：有傲人的醫學知識，有大醫院資源，他一定能控制病情。

五個月後，廖永祥僅存的三分之一肝

臟再度長出腫瘤，醫師預估生命僅半年。此時，他終於明白世俗名利如浮雲，憑著宗教力量，他毅然再接受治療，儘管醫學專業告訴他，自己可能只剩半年壽命，但在家人關懷、自己努力下，他奇蹟性地多活了七個年頭。這七年，廖永祥在臺大醫院持續工作，救治肺結核及肺癌病人，直到過世前一個月才停止服務病患，他表示道：「就算要死，也要死在自己最愛的工作崗位上，人生才有意義。」

廖永祥罹病期間，肝癌曾四度復發，妻子鄭惠霙曾提出「捐肝救夫」方案，但他因不捨家人為自己捐肝，猶豫九個月，癌症快速轉移到骨骼與肺部，換肝已無濟於事，於2006年1月28日（除夕當日）病逝。其實，廖永祥早在大四時就知道自己是B型肝炎帶原者，但自恃年輕又懂醫學，抽血檢驗也正常，便未做腹部超音波及癌症檢驗指數（甲基胎兒蛋白）追蹤，而汲汲於學術名位的追求，怎知道世事難料，在他拿到醫學博士後一個多月，便被肝癌巨浪衝垮了傲人的高牆。一位37歲的年輕主治醫師剛從博士班畢業，人生最大遺憾就是沒辦法親眼看到自己的孩子長大成人……。

廖永祥過世後，妻子鄭惠霙為喚起大眾重視肝癌及癌症的預防，成立了「廖永祥醫師之友會」，並製作廖永祥醫師抗癌七年紀錄片《永不停歇的愛》。她在出席紀錄片首映會時緩緩念出寫給已逝丈夫的話：「雖然你的肉身已經結束，但你的事蹟會永遠啟發其他人，願有天能與你再相見。」場面相當動人，在場所有學員都深深感受到夫妻天人永隔的不捨與悲慟。

整部紀錄片的宗旨，誠如廖永祥醫師之友會理事長黃瑞仁醫師表示，希望藉由該紀錄片喚醒民眾對生命的熱愛，以及病患在面臨死亡與疾病的威脅時，能用正面的態度去面對、用積極醫療的態度來對抗癌症，甚至推廣癌友應有的醫療資源介紹，讓病友在醫療、用藥、疾病宣導、預防醫學上都能有完整的認知。

特別收錄

## 質子放療+免疫治療——晚期肝癌患者治療新希望

林口長庚醫院於2020年7月3日舉行記者會，分享質子暨放射治療中心治療成果報告（資料來源：中央社、聯合報），該中心主任張東杰醫師表示，以質子治療搭配免疫療法治療晚期肝癌，過去三年共收治二十五例，控制率達八成，存活率也有提升。

質子治療對腫瘤第四期、較大腫瘤、肝功能差及年紀較大等不能進行其他治療的病人有好處，但如果病人肝功能非常差、腹水很多且一直反覆發生則不宜，須經醫師審慎評估；如果腫瘤小於5公分，仍建議以開刀和電燒為首選。

張東杰主任表示，據臨床經驗，晚期肝癌但沒轉移者，接受質子治療後有超過五成存活期都長達數年；但有三分之一到二分之一患者接受質子治療一段時間後，仍可能在其他肝部位或其他器官長出新腫瘤。

至於如果肝癌已轉移，林口長庚血液腫瘤科主治醫師侯明模表示，以目前臨床試驗結果顯示，晚期肝癌病患單獨使用免疫藥物PD-1抑制劑，約15％病患會有很明顯的腫瘤縮小，甚至消失，如果再搭配標靶藥或他種免疫藥物合併治療，能讓三成病患腫瘤得到良好控制。

# 肝癌的中醫輔助治療

撰文/彭遠（2018年5月醫學健康講座特別報導）

【編按】本會於2018年5月27日假新興區里民活動中心舉辦醫學健康講座，邀請本會理事邱鎮添醫師演講，主題為「肝癌知多少——談肝癌的中西醫輔助治療」。邱主任演講風趣，配合案例說明，內容精彩，以下是講稿精華摘要報導。

依據衛福部國人十大癌症死亡人數排名，肝癌和肝內膽管癌仍長期位列第二，如何防治肝癌依然值得國人重視。

以下邱鎮添醫師針對肝癌防治之道提出臨床經驗看法。

## 知癌——西醫治療肝癌

從西醫來看，治療肝癌方法如下：

①手術治療：包括局部切除、冷凍治療，甚至肝臟移植等。

▶治癒性部分肝切除，是肝癌最好的治療方式，長期無復發的存活率是40%，五年存活高達90%。

▶腫瘤破裂，可能腹腔轉移與手術後的預後差。

▶有肝硬化的手術死亡風險，是沒有肝硬化的兩倍。

②**肝動脈血管栓塞術（TAE）：**目前治療肝癌的重要方式之一。肝臟的血液循環系統與其他器官不同，正常人肝臟的血流供應，有四分之一來自肝動脈，四分之三來自肝門靜脈。由於肝腫瘤幾乎由肝動脈供應，故將肝動脈栓塞使肝癌組織缺血造成壞死，但正常肝組織仍有肝門靜脈供應血流，不會壞死。

③**經超音波指引的局部消除療法：**包括酒精注射、醋酸注射、射頻燒灼術、微波治療等。以射頻灼燒法（RFA）為例，適用於直徑小於3公分的肝癌，利用導針插入腫瘤內，透過儀器使導針規律釋出熱能灼燒使腫瘤壞死——但腫瘤位置過於接近血管時並不適用。

④**放射線治療：**含光子刀以及質子放射，但二者皆需面對呼吸移位的問題。放射線對肝癌治療是有效的，但因肝臟位於人體內部較深處，故定位困難，對腫瘤治療效果不佳，且會對肝癌鄰近大範圍的正常肝臟組織造成傷害。不過，隨著立體定位科技的進步，已可有效將放射線治療劑量侷限在肝臟組織而避免傷害肝癌附近的正常組織。

⑤**化學治療：**包括經動脈化學治療及口服的標靶治療。化療主要是針對癌細胞的生長進行破壞，其他的正常細胞也可能受到影響而有副作用產生。由於化學藥物對肝癌的治療效果相當有限，以常用於無法接受其他治療的病人的姑息性治療。主因是肝癌細胞的抗藥性較強，而化學藥物需要從肝臟進行代謝，而多數肝癌病人本身的肝功能與體力較差，常常無法負荷化療所帶來的副作用。

至於近年頗流行的標靶治療（如蕾莎瓦Nexavar），原理則是針對癌細胞進展過程中所涉及的突變、增殖或擴散的機轉，去阻斷癌細胞生長或修復的必經路徑；或是藉由抑制腫瘤血管新生，剝奪其養分來源來抑制癌細胞生長、促進癌細胞死亡、防止癌細胞擴散。

至於哪一種治療方式最好，這並不是絕對的，只能說根據每位患者就診時的狀況，醫師以其專業及經驗給予最適當的建議。至於各種治療方式的選擇，並非只有單一選項，也可以交叉使用，甚至多選。

## 治癌——中醫輔助療法

中西醫綜合治療惡性腫瘤的原則：

①**提高調節免疫功能** 。

②**遏止癌細胞無限分裂** 。

③**改善細胞的缺氧狀態：**這是控制癌症發展、防止復發的關鍵。

邱鎮添醫師表示，中藥治癌原理很簡單，即扶正祛邪。「正」指自身的免疫力，「邪」指體內的邪氣，如痰、瘀、火、寒等，這些較為抽象的病邪，可透過中醫師進行望、聞、問、切四診來判斷，辨證論治，才有可能對症下藥。

病患確認罹癌時，若能同時接受西醫與中醫治療，尤其在病人接受西醫手術或化學治療的前後，中醫能提早介入，可大幅降低西醫副作用，並提升病患預後及生活品質。

邱醫師指出，想要控制癌症，抑制癌細胞，避免繼續惡化，先使用放、化療來治其果，但因未消除，復發機率高，尤其是已經擴散的癌瘤。中醫用「消瘤方」清熱解毒，從全身的血液、淋巴組織，慢慢清理排毒，減少癌幹細胞的養分供應，且癌細胞最怕人體溫度的改變，最後癌瘤縮小，癌細胞無法擴散轉移。

值得一提的是，因手術和放、化療的進步，大部分的癌症都能獲得控制，而長期抗癌有賴病人的抵抗力和免疫力，有時治療失敗未必是癌症頑強，反而是患者體弱，不堪再戰。因此，運用中醫中藥增強免疫力與調理體質，就顯得格外重要。

例如放療過程，很多癌患容易出現黏膜破損、失眠、盜汗、口咽乾裂、出血等症狀。養陰類的中藥能減輕放療的副作用和後遺症，對防止復發和轉移、提高存活期皆有很大幫助。化療後出現食慾不振、嘔吐、噁心、腹痛、腹瀉、口乾等腸胃症狀時，配合健脾和胃的中草藥，如香砂六君子湯、旋覆花代赭石湯、丁香柿蒂湯等，可有效止吐。

邱醫師強調，藥不分中西醫，只要對患者有效才重要，在肝癌治療上，請勿執著單一療法，雖然用消滅癌細胞的西藥可快速起療效，但容易衍生復發的問題，此時可用中醫輔助。現在抗癌善用中西醫整合治療，雖然癌症不能完全根治，至少也能像慢性病一樣多活幾年，以期待有新的藥物來治好癌症，所以癌友千萬不要放棄治癒的希望。以下舉例說明：

①**固本培元提高調節免疫功能：**中藥調養（人參、女貞子、黃耆、刺五加、當歸）。可提高巨噬細胞吞噬功能，促進免疫球蛋白形成，並且促進淋巴細胞轉化等。

②**散腫軟堅藥物抑制癌細胞分裂：**中藥調養（莪朮、海藻、白花蛇舌草、昆布、鱉甲、地龍、牡蠣、土鱉蟲）。可以直接作用於癌細胞膜之結構，使細胞膜溶解破碎，使癌細胞整體崩解破碎。

③**活血化瘀法改善細胞的缺氧狀態：**中藥調養（川芎、三七、丹蔘、紅花）。能改善腫瘤組織的微循環，增加身體的血流量，破壞瘤體內部及周圍的纖維蛋白聚集，改善細胞的缺氧狀態。

④**骨髓抑制：**治則用以健脾補腎調理。

▶白血球減少：黨參、黃耆、女貞子。

▶血小板減少：黃耆、黃精、雞血藤。

▶紅血球減少：熟地、當歸、阿膠。

邱醫師進一步指出，手術和化、放療是治療肝癌的主流，但化、放療的藥物和放射線在殺死癌細胞的同時也傷害正常細胞，每多做一次化、放療，就累積毒熱在體內殘留，最後傷害骨髓細胞及黏膜，引起骨髓抑制副作用，造成免疫功能製造能力不足，引起癌因性疲憊症。雖然化療藥物能快速殺死癌細胞，但用藥量大部分只能殺死體表面積50%，給予癌幹細胞抵抗、逃避、另起爐灶的機會，這是擴散、轉移的主因之一。若以中醫輔助治療，能提升免疫力、幫助營養吸收，亦可舒緩情緒，是兼顧生理、心理的整合治療。

## 防癌——最夯的防癌之道

邱醫師表示，癌症的保健之道，不脫飲食、運動和作息規律為主。

①**飲食保健：**包括每天攝取五種以上新鮮蔬果，蔬果與肉類比例4：1；食用肉類應補充酵素（如木瓜、鳳梨），促使蛋白質消化，縮短停留在腸道的時間，減少毒素產生。烹調以清蒸、水煮為佳，避免油炸、燒烤、醃製。

▶**推薦防癌有益食物**

(A)維生素A、β胡蘿蔔素：消除破壞細胞的自由基，避免氧化作用對細胞的傷害，如紅番薯、胡蘿蔔、木瓜、番茄、茄子等。

(B)十字花科蔬菜：含抗氧化營養素及膳食纖維，例如花椰菜、高麗菜等。

(C)蕈菇類：富含多醣體及三萜類，已證實可增強免疫力及抵抗癌細胞，如牛樟芝、草菇、香菇、杏鮑菇及巴西蘑菇等。

(D)綠茶中的兒茶酚類化合物，含有碘與鋅，能增進免疫機能。

(E)藻類：含有硫酸基之多醣體，可以抑制癌細胞的增殖及誘導癌細胞凋亡作用，如藍藻、綠藻、引藻、褐藻等。

▶**提醒防癌有害食物**

(A)油炸、燒烤過程中，食物易形成突變原，肉類的油脂容易產生毒性強的致癌物「多環芳烴」。

(B)加工食品（罐頭、泡麵、丸類、蜜餞等）含有防腐劑及人工添加劑，應忌食。

(C)白砂糖，是癌細胞最好的養分，會使高增生分裂癌細胞大量吸收，最好以天然的替代品，如少量蜂蜜、黑糖等。

②**運動保健：**每天至少三十分鐘有氧運動，例如快走。心跳加速超過100次／分，並且合併有流汗。如果能在有樹木的環境運動更佳，多深呼吸，增加細胞含氧量，可有效抵抗自由基，提升抗癌的效果。

③**規律作息：**每日十一點鐘以前入眠，清晨六、七點起床。養成早晨解便的習慣，尤其保持心情愉悅也很重要。

## 護肝養生八法

邱鎮添醫師行醫多年，最後特別歸納出八個養肝之道，格外有參考價值：

①**閉目養神：**肝開竅於目，肝太疲勞，眼

睛容易乾澀、模糊，充滿血絲，為了幫助肝，必須補充精氣神。

②**按摩眼眶**：肝開竅於目，按摩眼眶周圍穴道，加速血液循環，氣血暢通、肌肉放鬆，進而保留肝氣。

③**睡覺養肝**：睡得飽也要睡得巧，肝經循行的時間為凌晨一點至三點，為了養肝，最遲不能超過凌晨一點睡覺，而晚上十一點則是膽經運行時間。

④**敲按肝經**：大腿內側是肝經的循行路徑，適度的按摩可以幫助肝經的氣血運行通暢。

⑤**笑口常開**：《靈樞•百病始生》：「忿怒傷肝。」《聖經•箴言》：「喜樂的心乃是良藥；憂傷的靈使骨枯乾。」

⑥**學吹口哨**：吹口哨的嘴型發出噓聲，刺激舌體兩邊的肝膽部位，藉由發音吐氣的動作，達到疏肝理氣的作用。

⑦**親近綠色**：綠色能舒緩緊張情緒，綠色植物則富含花青素。

⑧**補肝喝法**：每天應適量喝水，並且建議可多喝補肝紓壓飲品，如玫瑰茶、菊花茶等。

邱醫師最後提醒，積極的養肝護肝之外，吾人還必須深知消極的「傷肝八大惡行」，包括①不吃早餐。②熬夜失眠。③吞雲吐霧。④喝酒過量。⑤體型過胖。⑥工作過勞。⑦怨懟暴怒。⑧喜亂服藥。總之，保肝、養肝配合不傷肝，人生才是彩色的。

**邱鎮添醫師** ●●●

學歷：中國醫藥學院中醫學系畢
現任：高雄榮總傳統醫學科主任
經歷：臺南縣新樓醫院麻豆分院小兒科
嘉義市天主教聖馬爾定醫院家醫科
臺中縣沙鹿鎮光田醫院內科
高雄市劉景昇中醫診所

# 一位肝癌患者的心聲

撰文/彭遠

【編按】在偶然一個機緣下，本刊主編在探視一位急難慰助病友的回程中（2015年11月），巧遇一位多年前相識的朋友之父親，才得知罹患肝病、肝癌的過程中頗為曲折辛苦，心情隨著病情的起起伏伏七上八下，雖不曾被完全擊倒，但至今依然戰戰兢兢地與癌症平安相處。由於肝癌是國人聞之色變的大敵，今藉著與友人父親的一次深談，特將其抗癌心得撰成此文與大家分享，期能收借鏡之效。

肝病，號稱是我們的國病，也是我們

國人健康最大的隱形殺手。常聽到保肝廣告詞：「肝哪好、人生是彩色的；肝哪不好、人生是黑白的。」肝病三部曲：肝炎→肝硬化→肝癌，這些年來，國人已慢慢熟悉慢性肝病、肝硬化及肝癌均是國人健康的大敵。在衛福部國民健康署的十大死因統計中，因慢性肝病、肝硬化及肝細胞癌死亡者，一直名列前茅。尤其肝癌乃是國人男性癌症死因第一位，女性癌症死因第二位。

## 肝病三部曲，一步一步到來

朋友父親今年已70歲，一直為家族有肝病基因的病史所困擾，祖父76歲肝癌死亡、二弟46歲肝癌病逝、四弟有C肝。自己則是約莫30歲時罹患急性B肝炎，之後演變成慢性B肝患者，至於何時在什麼樣的情況下被感染，就不得而知了。只記得在那個年代是好發年代，或許是被人感染、或外食……，各種原因都可能。B肝症狀或輕或重，每個人的情形不一而足；自己嚴重時的症狀是嗜睡、噁心；當時急了，在無知中還曾吃過黑心草藥舖違賣之摻有類固醇的去肝火草藥粉，食量很大，因而造成胃出血住院。也曾因未聽從中醫師的完整建議，自食大量之洩肝火的青草茶，以致十二指腸潰瘍！

從慢性肝炎演變到肝硬化，在轉變的時候往往是不知不覺的。幸好朋友父親的肝硬化（另有肝門脈高壓、脾腫大）至今仍控制在初期，曾服用大陸老中醫師之藥方讓他的食道靜脈曲張消失。脾腫大，中醫稱：「怒傷肝、思傷脾、恐傷腎、喜傷心。」他因而自責，他脾氣一向不好，思考事情總要考慮得很周詳，又很容易恐懼，也許互為因果吧。

（編按：肝臟是人體唯一有再生能力的器官，但若肝臟壞死得很嚴重，譬如B型肝炎發炎得太厲害，肝細胞來不及再生，便用纖維組織來取代——結疤。結疤組織疤痕多，肝臟就變硬。肝一旦硬掉就有很多後遺症，第一個後遺症是肝昏迷，當肝臟無法再為我們的身體解毒時，人體的廢物沒辦法排除，到最後就會肝昏迷死掉。另外一個是食道靜脈瘤，食道的血管膨脹像氣球一樣，稱為靜脈瘤，靜脈瘤一旦爆掉就會出血。為什麼會吐血？就是硬掉的肝、胃和小腸的血液回不到肝去而跑到食道去，食道血管就膨脹起來，像氣球一樣，直到有一天壓力太大或吃東西不小心或生悶氣，就爆掉吐出血來！）

好景不常，肝病三部曲：肝炎→肝硬化→肝癌，竟都發生在朋友的父親身上！

1997年健康檢查時，首度發現肝有結節，幾經數次檢查，最後才被確診出肝癌，隨即開始步入治療肝癌的不歸路，諸如1997年肝癌含膽囊第一次開刀、2002年第二次、2006年12月再做第三次手術，此外2006年11月做栓塞、2011年第二次栓塞、2012年再做電燒。有關肝癌的正規治療，朋友父親算是都經歷了！如今所有危險期都度過了，每三個月定期做追蹤檢查即可，但心情難免還是會七上八下的。

肝癌可以說是臺灣的癌中之王，殺傷力非常大，是臺灣的特產。國人每年大約有10,000人因肝病去世，也就是說每年約有10,000個家庭因肝病而破碎。其中肝癌大約有5,000人，肝硬化4,000人，其他就是慢性肝病或猛爆性肝炎而死。

## 分享自身的抗癌經驗和心得

朋友的父親謙稱自己的抗癌還在學習階段，但他很樂意將自身的治療和調養心得分享給其他病友。

### 西醫

建議仍以西醫治療為優先考量，貨比二、三家意見之原則，就眾醫師意見，或請教其他醫師、親朋好友、病友，及上網搜尋各優缺點、副作用、預後等。

①考慮後，再決定治療方式。進行治療要積極，因肝癌生長之速度很快，三個月可增長一倍。
②早發現，早治療，預後較好。若需要，可考慮自費做進階檢查；一般醫師若發現有疑問但暫時檢查不出來，均會循序漸進式安排檢查（例如掃描，一或三個月後再做掃描），這時可請醫師幫忙自費做進階之電腦斷層（會過敏皮膚癢者不行做，改做磁振造影〔MRI〕檢查，以期早發現，早治療）。

### 多管齊下法

肝癌治療，採單一療法只能收效於一時，建議採「多管齊下」；即西醫、中醫、運動、飲食、音樂、宗教信仰、團體活動等療法，方能延長生命或治癒。不論何種醫法，只要病會好、副作用少、錢少、預後好，就可以考慮。

①飲食療法：(A)清淡（少油、少鹽、不糖、不味素、不勾芡、不燒烤、油炸）、(B)少動物性蛋白質（植物蛋白質約佔80%、動物性蛋白質約佔20%；建議非養殖之深海小型魚類為主，例：秋刀、鯖魚、四破魚）、(C)多蔬果（不甜，例：奇異果、芭樂、番茄等等）、(D)均衡，若不夠，可補天然的綜合維生素；平常注意飲食、運動、作息、環境衛生、不吸二、三手菸等、(E)每天早餐喝一杯約500c.c.精力湯（蔬果汁）：加些薑、堅果、辛香料等以防太冷及傷胃腎；連渣嚼一嚼後慢慢吞下；材料可參考韓柏檉教授、溫上湘（金針菇）、陳月卿、李秋涼（編按：上網輸入名字即可查得詳細資料）。
②運動療法（氣功）：甩手功、各類氣功，適當、適量、貴在有恆。
③其他：規律生活、不酒不菸（含二、三手菸）、不糖或少糖（糖是癌細胞之營養品）、喝溫開水。

## 自我勉勵：祝大家健康長壽

①法國格里馬迪醫師：健康並非命定，亦不是書裡的死知識，是要靠我們每天的堅實鍛鍊。
②大陸名醫洪紹光教授：「最好的醫生是自己。」醫生僅是幫忙我們的，健康還

得靠自己。

③臺北醫學大學名譽教授楊玲玲：「動手自己做，健康看得見。」

④俗諺：要活就要動，互相勉勵。

⑤肝病防治學術基金會：保肝尚未成功，病友仍需努力。

# 感恩愛妻悉心照護，戰勝肝癌

撰文/彭遠（2018年度抗癌鬥士專訪）

專訪第十七屆抗癌鬥士 柯業精先生

【編按】肝癌一直是臺灣十大癌症發生率數一數二的癌症，每年約有8,000名患者死於肝癌。但由於肝臟本身沒有痛覺神經，所以早期沒什麼症狀，患者多半屬於較晚期發現。

今年54歲的柯業精先生，算是較幸運的一位，在肝癌第一期時就因太太的強烈要求下赴醫就診而診斷出，但治療過程也出現一些插曲。此外，他們夫妻與本會的互動相當富戲劇性，併同報導值得向大家分享。

記得五、六年前，有次本會舉辦一場醫學健康講座，一位行動不便的會員不明就裡在進場簽到時，氣沖沖的與報到處的志工伙伴發起脾氣來，場面頓時有些尷尬，幸好他的太太及時向前道歉並委婉解釋，因為先生目前正在服藥治療中，情緒時有暴衝無法控制，望請多多包涵。接待的志工伙伴們了解後，並不特別在意，但從此對這位脾氣不太好的病友柯業精先生印象深刻，然而，出人意料的是，協會的志工伙伴們，後來反而漸漸與柯太太——周燕芬女士特別熟識起來。此後，更加入為本會的志工團成員。

1964年出生在高雄小港地區的柯業精先生，是家中長子，底下還有兩個弟弟；父親是民國38年隨同蔣介石老總統遷移來臺灣的老兵，母親是道地的本省籍。

1984年7月柯業精屆滿20歲入伍，新兵訓練中心結束之後抽籤分發至苗栗大坪頂營區駐地，卻不幸於隔年（1985年）在一次步兵旅對抗演習中翻車意外受傷，導致左腿骨折，趕忙送至國軍803總醫院緊急救治，無奈的是，在診治過程中又因連番手術失敗，挨了十幾刀依然無法治癒，從此必須在軍醫院長期休養治療，期間還因不慎細菌感染造成骨髓發炎。

## 當兵因公摔傷成殘障，一輩子的痛

原本應該在1986年退伍（兩年義務役）的柯業精先生，因骨折和骨髓炎病情反覆發作一時無法痊癒，竟然在軍醫院診治一待就是住了兩年多的時間，因此服兵役時間自動延長一年多，直到1987年6月病情穩定康復，才離開臺中的國軍803總醫院辦理退伍還鄉。然而，從此左腳走路一拐一拐的。因公受傷又延後退伍，唯一可告慰的是國軍退輔會以因公傷殘頒發他一張「榮民證」，每月可領八千多元榮民就養金，以稍微補償。

平實而論，對柯業精而言，在當兵期間因演習不慎發生意外事故導致永久性的傷殘，影響其日後人生的發展既深且鉅。因為左腳行動不自如，使得他找工作到處碰壁，加上只有高職學歷，無特別專長，最後只好到處打零工。

從1987年退伍，整整有六年，工作一直都不穩定，直到民國八十二年末，正好有一工作機會，高市榮民服務處特別推薦媒合他到高市環保局清潔隊上班，於是從1994年1月剛屆滿30歲這一年，成為該清潔隊正式聘僱員工（在小港地區掃馬路），終於有了一份完全的正職工作，做到今年已屆滿二十四年。

三年後，1997年初在一次偶然機會中報名參加兩岸婚姻仲介聯誼，赴廣東省開平市回鄉省親，當場認識了現在的太太周燕芬（開平市人），認識半年後於當年33歲結婚，夫妻結褵至今也滿二十一年了。剛嫁來臺灣時，周燕芬跟著先生柯業精與公婆還有兩個小叔一起住在舊式的三樓透天厝裡。來臺灣後的前十二年跟夫家相處的經歷種種，令她至今難忘。

「先生人情世故不懂也就算了，個性急躁又容易衝動，而我卻是個慢性子，因此前面相處的頭半年，三天一小吵，五天一大吵！」這些狀況令她不知如何是好。尤其先生因收入有限，非常節儉，對金錢花用錙銖必較。

但在對先生及夫家背景漸漸了解後，先生在環保局清潔隊上班的辛苦，公公靠著老兵轉服基層公職的退休金18%利息過活，精打細算一點其實也沒什麼不對，只能怪自己身邊沒什麼積蓄，後來在同鄉朋友的建議和介紹下，試著去自助餐店賣便當打工賺點外快（編按：因為大陸配偶剛來臺灣尚未取得身分證前是沒有工作權的）。

在往後幾年的相處經驗中，因為各方面生活習慣不同，比如煮的菜，婆婆、小叔不怎麼愛吃，又人口眾多擠在一塊，久了也不是辦法。因此夫妻倆決定儘早搬出去獨立生活，在強烈動機的驅使下，周燕芬更加努力拼搏，一天做三份工作，早上在大樓做清潔工、中午幫人賣便當、晚上在火鍋店當服務生，拼了好幾年，有工可打就做，沒工可打就在家幫忙料理家務。就在2008年底左右，周燕芬拿出所有的工作積蓄一百多萬、加上先生的九十萬共同買下他們的房子（透天厝二樓並加蓋鐵皮屋一樓），外加裝潢，不夠的錢再跟同鄉借一筆近百萬的錢（編按：每年分期攤還，因此不必跟銀行貸款）。

## 突然肝癌病倒，夫妻茫然無措

搬出去住的生活確實是寬心多了，因為她只是想找一個認真實在的丈夫，腳踏實地的一起過生活就滿足了。然而好景不常，買了房子隔兩年，先生因為身體長期的倦怠疲憊，工作時整個人沒力氣，雙腿發軟、時常跌倒，卻仍推託不想去看醫生，太太周燕芬便以離婚的決絕態度逼迫柯業精一定要去大醫院做檢查，才在2011年上半年時，特別到高雄榮民總醫院照超音波，猝然發現有0.28公分的惡性肝腫瘤（第一期），這時才知柯業精有C型肝炎的病史。幸好發現得早，還可以開刀（研判可能是當年在軍中演習摔斷骨折重傷，因開刀需大量輸血才不慎感染C肝），經過多年潛伏又疏於照顧，以致47歲壯年猝發成肝癌。

柯業精表示，當初知道肝癌時的確有點氣餒，並感到惶惶不安，因為他們夫妻聽了醫生告知，肝癌發病很凶猛，並且惡性程度高，如不迅速治療，病情恐怕會進展更快，將變得更麻煩！當下夫妻倆手忙腳亂，只得接受醫師的安排，即刻辦理住院準備手術事宜。

值得一提的是，柯業精在太太溫馨的鼓勵和妥適照顧下，手術相當順利，因為他只希望能盡快完成手術，讓身體可以早日康復不要這麼倦怠疲憊就好，其他就沒想那麼多了。然而一關過了，隨之又面臨新的關卡，開完刀後的半年，癌指數竟又飆上升，主治醫師馬上採取斷然措施，告知需再施打一年的干擾素合併吃藥控制，庶幾把體內的C肝病毒清乾淨為止，否則日後容易復發（編按：干擾素治療期間讓柯業精當時情緒時有暴衝無法控制，太太周燕芬至今仍心有餘悸）。經過一年半多的治療，病情總算穩定下來，接續只須吃中藥（透過本會介紹吳景崇醫師）及追蹤檢查即可，直到現在，為了省錢，只吃醫生開立的保肝片保健為主。

周燕芬回憶，當初先生突如其來的重重一擊，當下的感受，就像是一隻無頭蒼蠅似的，茫然無措。但為了照顧罹癌的先生，她決定暫時辭去工作，全心全意照顧他。剛開始很無助，二十四小時都在醫院照顧先生，老天爺竟又在此時跟她開了一個玩笑——無奈自己當時竟無預警鼻子大量出血，當晚也被送進急診室診治，嘴裡還念著：「先生住院，我又生病，這怎麼辦？」心裡更加惶恐了！幸好隔天醫師說沒什麼大問題，只是疲勞過度、營養不良，醫囑須多加休息。

就在離開急診室幾步路的機緣，一人不經意地漫步踱過榮總的中醫部時，突然想起過去只知道拚命工作、料理家務、賺錢貼補家計，自身實在欠缺醫療常識，基於從小對中醫仰慕卻無緣親近，便抱著看看有沒有什麼資訊能查閱的心情走進去，結果看到本會的當期《會訊》，便一口氣把裡面的內容看完。看著協會的電話號碼，她猶豫了好久，不知該撥還是不撥？

## 因緣際會看到《會訊》，改變人生

一邊在醫院照顧著先生，一邊反覆端詳《會訊》考慮了三天，才終於鼓起勇氣試著打電話到本會，幸好接到電話的彭祕書講話態度親切友善，讓周燕芬頓時卸下心防、鬆了口氣；並把先生及家裡的狀況詳述一遍。由於當時因為夫妻倆剛買房不久，手邊已無積蓄（有餘裕也是存到年底時要還朋友借的房貸），而先生的工作是有做才有薪水領，加上他癌症住院、自己又辭去工作，兩個人都沒有收入，所以經濟上一時是很拮据的！她也曾跟公公開口請求支援，他也僅僅是象徵性的給了一點零用，根本不夠開銷，所以斗膽開口向協會詢問可否給予幫忙，並出乎意料的獲得協會及時的急難慰助，適時為他們解決一時的經濟匱乏。也就是這個及時雨，「讓我感覺很窩心，猶如汪洋中的一塊浮木，牽引著我向前學習，後來也主動積極參加協會舉辦的一些活動，尤其跟先生一起聽了好幾場醫學健康講座，不僅讓我更懂得如何去照顧先生，也知道很多自我照顧的養生保健之道，不然到現在，說不定還是像隻無頭蒼蠅，到處亂撞、無法想像。」周燕芬感恩慨陳。

柯業精在清潔隊的工作概可分兩個階段，前面的十六年都是負責掃馬路的工作，較辛苦，雖有殘障身分，但是工作份量跟其他同事並沒兩樣，尤其夏天天氣燥熱，曾經累到差點中暑昏倒，但他照樣咬牙撐下來，卻不敢跟主管講，怕自己腿受過傷因而被主管認定不能勝任這份工作，他必須分擔家計重任，很怕失去這份工作收入，因此脾氣很硬的他，即便生病感冒也不願隨意請假！直到民2010年發生一次嚴重車禍，差點腦震盪，藉由主管來醫院探視，周燕芬便將先生曾經昏倒在馬路邊的不堪情景告知，事後他們主管給予善意回應，通知剛好有一停車場守衛空缺（招呼垃圾車進出停放擺置以及場地安全事宜……等較輕鬆的工作內容），可以讓柯業精轉到那邊工作。

隔年柯業精剛好發現惡性肝腫瘤，幸好主管告知可在家休養半年，而且請半年的假仍可請領工友基本薪資，讓他們相當感恩。之後再重回停車場的守衛工作，多半時候可以坐在椅子上（因腳受傷）招呼工作，直到現在七、八年了，工作不再像過去掃馬路那般辛苦，尤其對他的病情調養更是大有幫助。

周燕芬表示，柯業精有兩個特點：

第一，是勤勞能吃苦、意志力堅強，再累咬著牙就撐過了，回家也都不喊累，所以前面的十六年工作再累、壓力再大，都不會回家訴苦，只會悶在心裡！而且個性木訥、不擅於表達感情。此外，在外工作，買便當都是選最便宜的，省吃儉用以致營養不良，自從生重病、老婆辭掉工作在家照顧他之後，常去菜市場買些魚跟肉以及一些含多醣體的菇類藻類食物，盡量在家用餐，這幾年柯業精身體慢慢也改善很多了。

第二，是很樂觀，許多事都交給太太料理，想得很開，有空的話就拖著助行器去公園散步，走個幾圈心情就好多了，雖很少跟人聊天，但他從不抽菸、喝酒、賭博，最大的休閒樂趣就是看電視；此外退除役官兵輔導委員會發行的《榮光週刊》、本會出版的雙月刊《會訊》和《年度特刊》都是他的重要精神食糧。

## 感謝生命中所有貴人相助

柯業精感性地表示，生活上其實頗依賴老婆，太太就是他的精神寄託，因此非常感謝老婆。誠如三年多前由衷地向太太道出：「小燕，要是沒有妳，我可能早就死掉了！」周燕芬知道先生不是一個善於表達內心情感的人，個性一直滿單純的，只是以前跟他的家人住在一塊時，跟他溝通常常都是用罵的，負面思考太多。可是當他生病以後，這六、七年來個性漸漸變了，脾氣也溫和多了，因此當她聽到這句話時，周燕芬儘管以前多麼辛苦、難過，也都熬過，值得了。

柯業精及周燕芬夫妻感謝一路幫助他們抗癌成功的貴人，包括高雄榮總的陳文志醫師……等所有醫護人員、教會的楊郁英小姐等善心教友，以及本會的志工伙伴，尤其是執行長康老師的愛護和關照。柯業精伉儷一再表示，若沒有接觸抗癌協會、沒有接觸楊郁英等教會姊妹，就不知道這個社會還有很多熱心人士願意及時伸出溫暖的愛和關懷，因為過去曾被排擠、歧視過（柯業精是殘障人士、太太周燕芬是二十一年前嫁來臺灣的大陸新娘），對於雪中送炭的關心和支持，他們點滴在心頭，每逢思及，感激涕零。

夫妻倆自謙雖然沒有什麼能力回饋，但也在康執行長的鼓勵下，周燕芬如願成為協會的機動志工，這幾年也常常略盡薄力回饋協會，更讓她和先生感到被需要、重視的感覺。

# 肝癌末期，也能奪回人生發球權

撰文/彭遠（2019年度 抗癌鬥士專訪）

專訪本會第六屆理事長 許鈴華

【編按】民國87年（1998）年末在身體極盡疲憊中做了健康檢查，不意竟發現肝癌已長了3公分多，拖了二、三個月的隔年農曆過年後才去治療，卻被診斷肝腫瘤已長成10公分大，且周圍肝葉已蔓延成有如葡萄串一般，醫生宣判生命頂多只剩下半年！然而，許鈴華諮詢理事長以其堅韌的生命力，配合醫生的栓塞療法，幸未被病魔擊倒！第五年更歷經肝癌復發的沮喪與惶恐，終克服心魔，愈挫愈奮，抗癌二十一年至今仍與肝癌和平共處。2008年5月曾榮任本會第六屆理事長，帶著一份使命感不辭辛勞向大家分享她的抗癌故事。

今年正逢60足歲，正如她的社團朋友們所稱：「您活得健健康康的，正是許多癌症病友們的最佳生命示範。」

1959年出生在屏東縣東港鎮的許鈴華女士，是家中唯一的女生，在家排行老三，上有二個哥哥，底下還有三個弟弟；父親長期經營電影院生意，因從小在戲院長大，常跟人群接觸，是以養成喜歡結識朋友、樂觀外向的個性；成長的過程中也因爸媽疼愛，雖不是富貴之家，卻也順利無憂。結婚後育有三個小孩，有滿腔的理想和計畫，對社團經營著墨頗深，期許開創自己的一片天地，但天不從人願，因家中親人一場突發事故，自此航向不可測的人生軌道。

## 醫師宣告肝癌末期，人生從此變調

發病的源頭應該是，二哥在1997年突然因車禍過世，「這對我原生家庭來講是個晴天霹靂的打擊。過世後留下一家尚在營業的工廠，由於二嫂不熟工廠事務特地來請求我協助經營，因不忍心看二哥一輩子心血付諸東流，只好硬著頭皮接手，但由於專業度不如二哥熟稔，豈知日夜不停投入八個月時間，公司的經營卻面臨更大壓力，接單與趕件雙雙不順遂，加上之前參加一些社團活動是帶頭的幹部本就忙碌，有時一天睡不到三個小時（爆肝、過度疲勞），我就是在那個過程煎熬中發病的！」（二哥的公司不久後跟著收攤。）

隔年（1998年）接近年底，在先生（陳志明牙醫師）的催促下一起去做健康檢查，發現肝臟長了一顆直徑3.5公分多的惡性腫瘤。當時除了容易疲倦，身體並沒有任何不適，加上當時離農曆新年不遠（1999年2月），不希望自己的狀況讓家人擔心，因此整整拖了將近三個月才到高雄長庚醫院做進一步檢查確診。檢查結果簡直晴天霹靂，因為肝腫瘤竟然在短短不到九十天長大三倍，變成一顆直徑10公分多的大腫瘤（就像一顆雞蛋那麼大）。證實罹患肝癌後，醫師面色凝重的對她說，「病情不樂觀，生命頂多只剩半年！」（當時還沒滿40歲呀！）

「回憶1998年被醫生證實罹患肝癌的瞬間，永遠記得從高雄長庚醫院走出大門的那一刻，真正體會什麼叫做『人生是黑白的』，我只覺得頭皮發麻、兩眼昏瞶茫然，耳朵嗡嗡嗡，幾乎聽不到任何聲音，自律神經彷彿整個都失調、全身癱軟。」

有好長一段時間吃不下也睡不著，每天都被絕望與恐懼等負面情緒包圍著，整個人因此瘦了一大圈。曾經活躍的社團工作和社交生活，也在得知罹癌後全部停擺，人生幾乎完全變調。

## 坦然接受治療，病情出現曙光

回家後躺在床上，腦海裡浮現的盡是可怕的死亡畫面，直到有一天，小女兒看著愁眉深鎖的我，天真的說：「媽媽妳不會有事的，老天爺是看我們很可憐，妳常不在家，所以才用這種方式把媽媽還給我們。」簡單幾句暖到心坎裡的話語，讓她彷彿打了一劑強心針，並且對病情漸漸釋懷。「或許真的是老天爺在告訴我，該讓自己休息一下了。」

經過一段時間的煎熬，許理事長才慢慢從焦慮、惶恐的陰影中回神過來，想到上有年邁父母，三個小孩又尚在念書需要照顧的年紀，萬一自己有個三長兩短，最掛念的家人該怎麼辦？戰勝心魔之後，決心做好先生和孩子的未來安排，這個心念一轉，反倒讓自己置之死地而後生，一直活到現在超過二十一年！

腫瘤因為長在肝動脈的位置上所以無法開刀，用酒精注射也不行，且要等候換肝也來不及了，長庚的主治醫師告知，當下唯一可治療的方式就只剩肝動脈栓塞手術。此外醫師還告知癌細胞也蔓延到肝葉部分像一整串的葡萄狀，既無法開刀也加重病情的治療難度！「這也是當時主治醫師不看好我的病情之主要原因。因為10公分大的腫瘤，醫師認為用栓塞治療也許控制下來的機率還不低，但一整串的小顆粒肝腫瘤卻無法同時一起用栓塞治療，因為病人的免疫系統及壓力都無法承受住！這也是我當時被判斷肝癌雖未轉移但形同末期的主因——細胞已經蔓延到肝葉像一整串一整串的葡萄狀組織，唯恐增生速度會很快。」

在先生、家人、朋友的鼓勵和支持下，緊接著面對的是治療過程中無法避免的肉體折磨。「栓塞治療後因癌細胞壞死及藥物作用，會有上腹疼痛、燒灼、腹脹、發燒、嘔吐、鼻很嗆等現象。」而且人是在清醒狀態中，這些從醫師口中得到的提醒，全都紮紮實實的經歷過了。不只如此，為了避免大動脈出血，治療後被強力繃帶綑綁的她，還得拿掉枕頭平躺足足二十四小時。那種渾身痠痛難耐的感覺，絕非一般人能夠體會。

所幸，第一次的栓塞治療（1999年3月），肝腫瘤從10公分縮小至7公分，三個月後身體調養一定程度之後再做第二次，這次再萎縮至4公分時，奇特的是，主治醫師在檢查中，竟然看到葡萄狀組織的小顆粒肝腫瘤也奇蹟似的漸漸縮小甚至消失一部分，讓原本不看好病情的主治醫師直呼不可思議。她本人更是受到無比的激勵，感歎醫治過程中一連串的痛苦沒有白白忍受。

事後許理事長請教過幾位醫師及自然療法的前輩，認為自己的葡萄狀小腫瘤會慢慢萎縮，可能跟自己投入心靈療法，以及生活、飲食習慣等都回歸正常大有關係，亦即讓身體的細胞處在一個較穩定、平和的狀態中，讓自己的心態平靜，不至於處在負面情緒或過於焦慮的狀態當中，這點非常重要。

但從醫學上來說，究竟當年的這些葡萄狀小顆粒肝腫瘤為何會慢慢消失於無形，「說實在我至今也不清楚，或許這是老天爺的安排，也許命不該絕吧！」

病情出現曙光後，自己體認到健康的可貴，開始帶著全家人一起調整生活作息與飲食習慣；尤其積極充實相關醫學常識與安排心靈成長課程（找很多資料、上很多課程、不斷聽演講）。經歷了這一切，自己彷彿脫胎換骨，連原本急躁的性子，也變得緩和許多，這應該也是一種潛能激發吧！

值得一提的是，許理事長的肝癌至今尚未完全根除，只是從10餘公分的癌細胞縮減到3公分，肝癌的威脅並未100%根除（但醫師也說這樣的情況代表癌細胞不活化了，較不受影響了），然而她卻活得極精彩，生命力特別旺盛，參加好幾個社團活動並成為重要幹部，喜愛到處旅遊、樂於幫助癌友心靈和生命重建……。

令人驚訝的是，二十一年來她總共也只做了六次的栓塞（第一個五年做了三次，第二個五年再做二次，2013年最後一次）。之所以間隔那麼久才做一次，主要是她深知「細胞修復法」的重要性！因為多年的抗癌經驗，許理事長體會出人的細胞在受到傷害或耗損時特別需要「修復」，而人的「免疫細胞」尚未恢復到正常功能時，細胞是無法修復的。這也是為什麼每次在做完「栓塞手術」之後不久，醫師勸說她繼續再多作一次栓塞時，她仍然堅持必須修養至少一年以上，等到身體的免疫細胞恢復到差不多時，才考慮下一次的必要手術。

## 肝癌難纏再度復發，心情沮喪

許理事長還領悟到人的細胞跟人的思想是連結的，就好像母親懷孕醞釀一個新生命，希望孩子有好胎教、健康的身體，母體的情緒就要平靜開懷、也要吃好的營養；想修復身體的細胞，也是如此對待，並且不做傷害細胞的事，「我是用這樣的觀念去治病的。」

然而，或許是老天在考驗她，肝癌極其難纏，在發病第五年時，癌細胞無故反覆發炎，當時人突然感覺很不舒服、頸椎也特別疼痛，檢查確認後，發現原來肝癌又再度復發！這一次住院也最久，醫生擔心由復發演變成轉移，藉這個時候與其他科別做聯合會診（當時透過親戚安排轉去屏東寶建醫院由姪子親自會診並由一位頗具親和力的日籍放射科醫師治療，都對她影響很大，從此之後，就都留在寶建醫院繼續追蹤治療）。

當時她心情很沮喪，不斷回憶過去罹癌的初始創傷，令人不寒而慄，因為以前剛罹病時為了活命會急著趕快治療，但第二次復發時，心情壞透了，甚至一度想要放棄，因為腦海裡不斷會害怕再回到當初發病治療的種種可怕感覺！

所以，2013年做完最後一次栓塞治療之後，她就決定不再做了。主要是因為覺得自己的體力已經衰敗很多，細胞修復的能力日益下降，跟以前免疫力的恢復程度已不可同日而語。（醫生說每做一次栓塞會傷害肝細胞十分之一的正常細胞，但修復需要一段很長時間的調養）

「發病的時候還沒40歲，曾經無法接受事實的真相、曾經怪罪老天爺為何如此對待，甚至想要自我解脫，但想到愛我的父母、我愛的先生、兒女、家人，心想既然生命就要結束，是否在最後的時光，好好把握跟家人相處的時間、珍惜跟朋友共度的日子，這樣的念頭一轉，竟奇蹟式的讓我能夠活到現在。」當然，這個過程有許多的因緣際會與貴人相助，而加入「高雄市抗癌服務協會」，也是許理事長生命當中的一個重要轉捩點。

因緣際會認識了陳昌平醫師（本會第四屆理事長），在他的鼓勵下，她加入了本會，「他說我可以用自身罹癌經驗鼓勵其他病友積極抗癌。」整整二十一個年頭過去了，不但沒被病魔擊倒，在這期間，還擔任協會的第六屆理事長（2008年5月接任），發願為癌友提供更多元的諮詢與服務，更投入其他弱勢團體，秉著服務社會、從事公益活動為志業。」

## 罹癌後的徹底改變，浴火重生

「其實接任理事長的那三年（2008～2011年），深深體會罹癌之後人變得更有壓力，既不想重蹈復發的陰影，又想做一個成功抗癌鬥士的模範，而想要不斷保持身心良好的狀態，就必須做很多功課，而且還要比別人更懂得轉念，盡可能排除負面的東西。

回顧過去抗癌的身心之痛，藉此機緣特別感謝生命中的貴人，以及自己如何浴火重生的改變，分享給大家：

①首先當然要感謝先生跟孩子，他們是我最大的支持力量，讓我有願力繼續堅強活下去，沒有親愛的家人支持與付出，我根本無法走到今天。

②此外還要感謝幾個醫師，以及楊碧華（本會第六屆理事）伉儷介紹五穀飯、精力湯……等飲食調理的改變，還有社團界的朋友，他們都是我生命中重要的貴人。

③改變不一樣的自己，堅定告訴自己要浴火重生。比如：

▶徹頭徹尾改變過去一些不好的習性、生活作息……。許理事長強調，想要活就要做功課，吃簡單的蔬果、十穀飯，晚上十一點以前就寢，絕不能熬夜傷肝；找快樂的事，活化細胞，「你的內心充滿著什麼，便會吸引什麼進來」，自己才是生命的主宰。

▶變得更有修為、寬容、溫暖，以前脾氣可能不好、容易暴怒，抑或容易跟人家計較……，這些都要從骨子裡根本改變。

多年來深刻體會，治病、抗癌不是一件事情，而是一件工程。就像蓋房子一樣，如果你打的地基不夠好，如何把房子蓋得堅固？

我們人也一樣，你想要浴火重生，就得從頭到尾徹底幡然改變。這些道理也許大部分人都理解，但為什麼有些人成功、有些人卻失敗？原因出在執行力！堅持之外，還要杜絕！杜絕那些過去壞習性的糾纏和怯懦，才有辦法重生。

我常分享，醫生的治療只是一部分，身體真正要好起來，另外一半要靠自己的努力和毅力。所謂『自癒力』，正是要從身心靈徹底重新改造。但這只有靠自己才能真正做到，連你的家人也只是輔助，一定要完全憑仗自己的決心和行動，才有根本的浴火重生！」

許理事長更是強調，一個病人一定要訓練得比正常的人更為獨立，這個心態很重要，而不是去做一個依賴別人的人，如果一個病人以為自己生病，周遭的人就應該對她好一點、寬容一點，最後恐怕只是自取其辱，落得沒有尊嚴！

## 熱心參與社會服務使心靈富足

「二十年來，我看過太多人因疾病受苦，許多家庭也因而受累，我投入抗癌工作自認是責任與使命，正因深刻體會到在面臨生命威脅那一刻的種種害怕與惶恐，如今重新活過，我知道抗癌並沒有那麼困難！真的，我體悟唯有愛能激發求生的能量，我熱愛生命，想要沒有遺憾走完人生，所以我學習保持快樂的心情，充實自己的每一天，讓細胞保持愉悅活化的狀態，提升免疫力，這種態度對病情的修復是有非常好的效果的，只要你願意放下、願意改變，生命將是無限的可能。」

「生命是互相成全、互相鼓舞的。我喜歡旅遊、喜歡交朋友，也因為如此讓我的生活充滿期待。」今年正屆耳順之年的許理事長，豐富的生平閱歷、充滿睿智的心靈，培養了許理事長積極、勇敢的抗癌精神；如今重新活過，已經懂得跟自己的身體和平相處。平日陪伴家人之餘，更樂於參與社會服務，把生命教育當作志願和使命來推動。希望自己永遠像一根蠟燭，不斷發光照亮別人。

# 最新胰臟癌治療

撰文/彭遠（2019年5月份醫學健康講座～胰臟癌系列報導〔一〕）

【編按】本會於108年5月19日（星期日）假新興區里民活動中心舉辦醫學健康講座，第一次邀請高醫一般及消化系外科主任郭功楷教授演講，主題為「最新胰臟癌治療（可達五十四個月）」，配合案例說明，內容精彩，提問踴躍。以下是演講內容精華摘要報導。

什麼癌症最可怕？胰臟癌號稱「癌王」！五年存活率僅7%，郭功楷教授表示，胰臟癌被發現時多已是晚期，確診後能開刀切除的病人僅約兩成，其中八成會復發。然而，胰臟癌真有這麼可怕？且聽聽專長胰臟癌治療的郭功楷醫師解說最新趨勢。

## 難治的胰臟癌——癌中之王

科技巨擘蘋果創辦人賈伯斯（Steve Jobs）、世界三大男高音之一帕華洛帝

（Luciano Pavarotti）和法國時裝品牌香奈兒藝術總監暨著名設計師卡爾拉格斐（Karl Lagerfeld）皆死於胰臟癌，在美國每年約有28,000人死於胰臟癌，是第四大癌症死亡率。胰臟癌病患日漸眾多，其發病及治療難度已引起全世界的重視。

依據衛福部2017年國人十大癌症死亡人數排名統計，胰臟癌位居第八位，近年有上升的趨勢，值得國人警惕重視。演員李麗鳳、民歌手黃大城、資深媒體人劉駿耀及傅達仁等亦死於難纏的胰臟癌。由於胰臟癌症狀不明顯，早期診斷不易，開刀與治療也困難，故被稱作「癌中之王」。

郭教授表示，前年，傅達仁因膽管阻塞切除膽囊又切胃，前後開刀六次、進出醫院十多次，後又檢查出罹患胰臟癌末期，飽受病痛折磨，讓他多次上書總統府爭取安樂死合法化，卻始終碰軟釘子，最後決定前往瑞士尋求安樂死（因為癌痛感到生不如死，希望有尊嚴的死去），以自身做首例，希望能提倡臺灣合法化。

## 胰臟癌治療效果不佳之故

郭醫師進一步指出，「癌王」胰臟癌一直增加，之所以治療效果不好、死亡率高的原因不外如下：

第一、不容易早期發現，因為小於3公分者，90%以上都沒明顯症狀所以察覺不出，大於3公分者大概只有30%～40%左右的病患約略可察出，胰臟癌最好是在2公分以上時切除最好，然而2公分左右卻幾乎沒有什麼症狀！

第二、胰臟周圍的重要大血管（動脈、靜脈）很多，讓手術變得困難，也影響手術的成敗；亦即以前胰臟癌可以用外科手術切除者（3～4公分）大概只有15%～20%，較幸運可以開刀，另高達80%以上的患者多已是接近四期才發現，不能開刀了！但幸運的是，現在可切除率增加約15%左右，主要是周圍的血管可以切除重建。

至於胰臟癌為什麼很晚才發現？為何切除率低效果又不好？郭教授分析指出，胰臟癌早期症狀，不明顯、也不特殊；症狀常只是食慾不振、腹脹或腹部悶痛，病人常不以為意。臨床醫師一直當做是消化性潰瘍或膽結石等病處置，等到發現了也很難治療，所以發生率形同死亡率。症狀是消瘦、嘔吐、脂肪便（解便油油的）、黃疸、皮膚癢或疼痛加劇，有痛到背部的症狀時，常意味著腫瘤已侵犯到臨近器官，因而延誤了治療時機。

胰臟是一柔軟長形的腺體，位於後腹膜腔，長約15至20公分，寬約2.5公分，重量約75～100公克。胰臟癌分兩種：

①最常見的是癌細胞源自在胰臟的胰管，由胰管上皮細胞生出的惡性腫瘤謂之。胰管長癌常會發生管子阻塞，在影像上呈胰管擴張。胰液分泌不出去，因此常會發生胰臟發炎，症狀是痛到背部，慣性動作是側躺彎腰，這是它的特點，所以若發生肚子痛經常側躺彎腰的現象，極可能是胰臟發炎。發炎就會有疼痛的

感覺，而胰臟疼痛可當做是「要懷疑有胰臟癌」的一大線索。

②胰臟癌有90%是從胰臟的胰管上皮細胞長出來，另外10%則是屬於神經內分泌瘤長出的癌細胞，這種預後比較好，例如蘋果創辦人賈伯斯就是這類，他前前後後治療超過七年，但一般胰臟癌患者很少能拖過五年。

## 胰臟癌長於頭（鉤）、頸、體尾部，治療方式各不同

至於胰臟癌的位置可以分成頭（鉤）部、頸部、身體及尾部（體尾部）。頭（鉤）部連接於十二指腸部分；中央為體部；末端尖細者為尾部。根據統計，胰臟癌大部分來自胰管或腺體的上皮細胞所產生的腺癌，約75%發生在頭頸部，25%在體尾部。

如果腫瘤長在胰臟頭部，會壓迫到總膽管，造成總膽管的阻塞，當膽汁無法流到十二指腸時，易產生阻塞性黃疸，且大便會呈現灰白色。若壓迫到胰管使胰液無法順暢的流入十二指腸，便無法消化脂肪，進而產生慢性腹瀉及體重減輕，歌手黃大城（以及專訪黃鳳娥女士P114）即是以此症狀表現。郭教授指出，以上症狀若患者能在早期有所警覺而就醫，早期發現的機率就較高，腫瘤約3～4公分，造成胰管擴大，治療的成效也較好。

至於胰臟頭（鉤）部的手術方式，是直接針對胰頭（鉤）及十二指腸切除術。郭教授表示，術後的飲食比較難恢復，因食物的消化吸收需要胃和小腸配合，所以在接受十二指腸切除術後，約有27%患者會發生食物與消化液混合不良的情形，因此必須開立消化酶讓患者補充，以改善消化問題，避免長期下來造成營養不良。

除此之外，患者自己還是要注意，清淡飲食，減少高蛋白、高油脂食物，才能避免腹瀉。同時，也要注意澱粉量攝取，以免糖尿病發生。

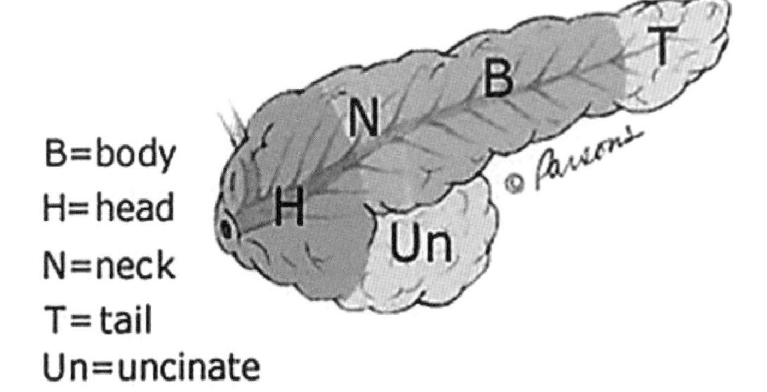


胰臟癌長於頭（鉤）、頸、體尾部，治療方式各不同。

## 胰頸腫瘤手術是較複雜也最難

如果腫瘤長在胰臟頸部，手術是最複雜也是最難的，加上診斷不易、診治挑戰性高。

郭教授分析，胰頸腫瘤位於胰臟正中央，後方有主動脈與下腔靜脈血管，常見的臨床症狀有背部痠痛、上腹不舒服與高血糖，且因腫瘤位置剛好會抵住胃竇，使得病人的胃口不好；雖然症狀出現得早，但因為症狀不特異，醫師反而會不易早期診斷。

此外，胰頸腫瘤開刀難度高，手術方式變化大，有時會以全胰合併十二指腸切除進行。在胰臟全切除後，人體就無法分泌升醣素，會發生血糖忽高忽低、糖尿病控制更困難的後遺症，也意味著血糖調控完全依靠藥物，醫師需要更精準地協助病人調控血糖。年輕患者若接受胰臟全切除後，可考慮自費購買新型的血糖幫浦機。

如果腫瘤長在胰臟體尾部，通常腫瘤都會比較大，壓迫到胃才會有症狀。特點症狀通常不明顯，所以等腫瘤大到6～7公分壓迫左上腹部、左上背而感到疼痛時，大多數病兆已轉移，治療機會低。

郭教授進一步說明分析，胰體及尾部手術方式需將遠端胰臟、脾臟切除，以傳統方式的開刀口大。在術後一星期飲食通常沒什麼問題，出院後才會因胃部收縮受影響，感覺食慾不振，要一至三個月才能逐漸恢復。但若手術成功的話，長期來說飲食幾乎沒有影響，只需後續注意腫瘤追蹤即可。

## 高醫成立胰臟癌醫療團隊

郭教授總結指出，胰臟癌的預後不佳，未接受治療者若出現黃疸時平均存活不到半年，可接受手術治療者平均存活時間約一年，五年存活率不到7%。所以，胰臟癌的外科治療，對於外科醫師來說，是具有高度智慧及技術挑戰的手術，而目標是：減少與治療有關的併發症並降低死亡率。

因此，高雄醫學大學附設醫院，特別於2017年2月，委任郭功楷教授為召集人成立一胰臟癌團隊，集合膽胰癌治療相關科別專業醫療人員，為提升膽胰癌醫療品質，每年皆依最新版美國NCCN guideline為基礎，進行高醫大膽胰癌治療指引之修訂，每個月召開膽胰癌多專科團隊會議兩次以上，深入個案討論。由影像、手術、病理、化療、電療，甚至藥理、安寧專家等，形成全方位照顧病患身心靈之最佳治療共識。

## 胰臟癌以混合化療與手術為主

郭教授最後表示，胰臟癌早期患者可以手術為先，二期後半起的病人則先做約六個月化療將腫瘤縮小，再以手術清除剩餘腫瘤，術後需加強輔助化療，才能達到長期存活。即使是第三期病人，化療後延續精緻手術治療，二至五年存活率可高達50%～60%，鼓勵患者別放棄。總之，在多科別團隊共同經營下，必能提供膽胰癌患者最新、最完整、最適切的溫馨照護。

由於胰臟癌主題是本會第一次舉辦，

難得邀請郭教授蒞臨本會演講，演講結束後特別開放現場會員及聽眾發問，以下是精彩的問答內容彙整：

**現場提問：**胰臟癌既然難以發現，是否有很清楚的高危險群？什麼時候要特別提高警覺？

**郭教授回答：**沒有。特別提高警覺包括：①不明原因之體重下降。②不明原因之長期腹部悶痛。③發生阻塞性黃疸（小便變得很黃像茶葉一般，或是大便外觀白白油油）。④眼白變黃、皮膚變黃異常騷癢。⑤沒有糖尿病家族史，卻在50歲後突然發生糖尿病（血糖飆高又不易控制）。⑥莫名發生的血糖不易控制（血糖飆高又不易控制）。⑦不明原因之老人胰臟炎。若有以上這些症狀就要趕快就診，作詳細檢查。

**現場提問：**胰臟癌既然沒有很清楚的高危險群，但從臨床經驗來看，請問胰臟癌有哪些對象，仍然需要特別注意，積極注意胰臟健康？

**郭教授回答：**①家族有胰臟癌病史，尤其是家人在50歲以下發病，風險更高。②慢性胰臟炎患者，罹患胰臟炎四年以內的風險更高。③「新」糖尿病患者，罹患糖尿病二年以內的風險更高。④有長期喝酒習慣者，每天喝超過三罐350ml啤酒的人要特別注意。

**現場提問：**胰臟的器官功能是什麼？得肝癌時切掉肝臟一部分，其再生功能還是很強，胃癌切掉胃臟一部分還能繼續運作，胰臟癌切除胰臟一部分會有什麼後遺症而影響胰臟在身體的運作功能？

**郭教授回答：**問到一個重點，胰臟本身的角色是擔負消化功能，包括胰臟裡的胰液分泌蛋白酶消化蛋白質、澱粉酶消化醣類、脂肪酶消化脂肪，胰液的功能就是消化我們吃進去的蛋白質、醣類和脂肪。胰臟切除了以後胰液量會減少，導致人體的消化變不好，所以胰臟切除之後，就要長期補充消化酶。胰臟除了有上述這些外分泌的功能之外，還有內分泌的功能，即控制我們的血糖，血糖主要由胰島分泌的胰島素來控制我們的血糖，所以胰臟切除了以後，若又體重過胖，會加重剩餘胰島的負擔，常常會使血糖飆高，因此血糖就變得比較不容易控制，最後就必須要長期打胰島素來控制血糖。

▶**結論：**胰臟是集內分泌與外分泌兩大功能於一身的器官，其中內分泌的功能主要是分泌胰島素，控制血糖，若分泌不足則產生糖尿病，分泌過多（如胰島素瘤），則可能造成低血糖，引發暈厥或休克。至於外分泌的功能主要是分泌消化酵素，幫助食物的消化與吸收，如碳水化合物、蛋白質及脂肪的消化均需靠胰液的分解，才能吸收利用。

**現場提問：**胰臟是我們的消化系統之一，請問它跟我們身體哪個器官有最大相關呢？在平常預防或保健方面要特別注意哪些事項？

**郭教授回答：**其實肝、膽、胰都連在一起，胰臟的保健之道就是不要過胖，高脂肪容易讓胰臟發炎，太胖的人胰臟必須不斷分泌胰島素來處理過多的熱量。以致肥胖者較容易發生第二型的糖尿病。因此，胰臟第一個保健就是體重不要過重，BMI 指數超過30以上就太過了！（編按：依據世界衛生組織建議以身體質量指數〔BMI〕來衡量肥胖程度，其計算公式是以體重〔公斤〕除以身高〔公尺〕的平方。國民健康署建議我國成人BMI應維持在18.5〔kg/m2〕及24〔kg/m2〕之間，太瘦、過重或太胖皆有礙健康。研究顯示，體重過重或是肥胖〔BMI≧24〕為糖尿病、心血管疾病、惡性腫瘤等慢性疾病的主要風險因素；而過瘦的健康問題，則會有營養不良、骨質疏鬆、猝死等健康問題。）

▶**結論：**第一、常吃高油脂的食物對胰臟的負擔太重，第二、體重控制不要太胖，第三、飲酒過量會造成對胰臟細胞的損傷。

**現場提問：**剛剛郭教授提到肝、膽、胰三個消化器官是相關聯的，像我的膽囊已經拿掉了，是否會影響本身的肝臟、胰臟功能？

**郭教授回答：**其實膽囊是儲存膽汁的地方，而膽汁是從肝臟製造出來的，先放在膽囊裡面；當我們吃東西時膽囊收縮膽汁就分泌出來了，工廠是在肝臟，膽囊則只是一個倉庫，倉庫（膽囊）可以不一定要有，很多人都拿掉過膽囊，年紀大、營養太好常會長石頭（膽結石），所以膽囊拿掉其實是很普遍的，對身體真的沒什麼影響，只是膽囊拿掉對少數人可能吃太油膩時會拉肚子，但如果加上適當的藥物則一般可以控制得很好。

**現場提問：**今天的演講另一個副標題是「傅達仁的選擇」，當初新聞報得很轟動，請問如果可以重新選擇，您會給他什麼樣的建議？

**郭教授回答：**其實傅達仁是在林口長庚醫院治療，治療他的主治醫師有一天跟我坐在一起吃飯時聊到，這位醫師很清楚整個治療過程，其實他已經盡力了，但治療的效果不太好，加上疼痛的關係，希望能「安樂死」擺脫痛苦，但是「安樂死」在臺灣的法令是沒辦法通過的，所以才跑去瑞士，是醫師拿藥給他自己吃，而不是醫師拿給他吃。

總之，我們高醫的團隊還是建議積極的治療，能開刀者算幸運，盡早開刀，較晚發現者目前多先施以化療之後，再延續精緻手術治療，合併切除血管重建，最新論文指出可以達到五十四個月的生存期，是目前治療胰臟癌比較不錯的選擇。因此，我們團隊要求不斷引進胰臟癌最新的治療方法，讓病人不要孤單恐懼的面對或很快的放棄。醫學是不斷的在進步，任何癌症的治療，都是要先解開病人負面的心理情緒問題，這樣他（她）才可以跟醫師共同積極抗癌，畢竟醫療總是有更好的奇蹟出現。

**現場提問：**以您的臨床經驗，哪一類人比較容易罹患胰臟癌？像我一個朋友是個很潔身自愛又懂得保健養身的人，為何接近70歲時也會罹癌？心情頗不能接受，像這類病患郭醫師有什麼樣的看法？

郭教授回答：為什麼會得到癌症，我真的不知道。除了有幾類癌症與病毒有密切的相關性，像肝癌多與B、C型肝炎病毒有關，感染幽門桿菌者罹患胃癌機會較大，子宮頸癌多半患有乳突病毒。所以我們比較清楚的是慢性發炎的程度、次數跟癌症比較有關係，此外，也跟每個人對慢性發炎的（細胞）修復方式有關。

其實，我們並不是完全清楚癌症是怎麼引發的，但是，我們已經從實驗室中證實，只要把老鼠的兩個基因破壞掉，八個禮拜牠就會長出癌症，哪兩個基因？一個是Kras gene mutation，會造成不斷的讓牠發炎、分裂生長；另一個是p53、是它的剎車。也就是第一個基因不斷的發展──好像車子一直不斷的加速，一直加速，但如果還能踩住剎車，則不致釀禍，但如果這兩個基因都失靈了之後，八個禮拜之後就會長出癌症。

在人體當中，可能必須要同時兩個基因都有問題，比如長期的血糖升高可能會加速它的分裂，但是如果剎車的機制還在的時候，那就還好。如果可以早點知道癌症引發的真正原因與機制是什麼，那麼就可以早點經由抽血，早期控制癌症的發生！但是到目前為止，為什麼會得到癌症，真的還不是很清楚。

邱鎮添醫師補充（編按：本會理事在現場聆聽）：針對剛剛提問的問題，什麼會跟胰臟癌有很大的關係，血糖控制。就像郭教授剛剛提到的，胰臟本身跟內分泌的功能有關，你的血糖控制好不好，其實是胰臟癌一個相當重要的因素，包括那些三高問題跟血糖也是有關係。第二個問題是什麼樣的人比較容易會得癌症，其實全世界的專家都在找這個原因，但引發癌症其實不是一個單一因素，它是一個多重因素引發的結果，中醫的觀點認為，任何疾病的產生都是只有三種因素：①你自己的內因：情緒。②外因：環境、空氣、飲食、水……。③病毒或細菌。值得一提的是，有人說日本是個長壽國家，曾經有做個實驗，有不少老人是自然老化過世，但經過解剖之後發現，其實身體仍有癌症只是沒爆發罷了！從這一點可以看出：如何跟癌細胞和平相處就變得很重要，所以日常生活我們能吃、能睡、能拉、能笑就是福氣啦（臺下報以熱烈掌聲）！

現場提問：免疫細胞療法是目前很夯的癌症治療趨勢，請問郭教授如何評估新型免疫療法對胰臟癌的幫助？

郭教授回答：癌症免疫療法，高醫也在近期開始著手進行（在兩、三個禮拜前已跟生技公司簽約，準備送計畫書給衛福部），包括肝癌和胰臟癌，這部分算是走在世界的前列，但是治療的成效還不確定，所以有效性還需實際的案例長期評估，高醫的團隊針對胰臟癌一、二、三期的病人經過標準治程沒效的，或是第四期胰臟癌病患，可能都是新型免疫療法的考慮對象。然而，有些病患可能會被排除，包括本來免疫力就不太好的，或是身體已經太虛弱的，可能就不考慮了。

基本上免疫療法的副作用很小，但它最大的特點就是要抽病人約50c.c.的血先去培養，再從血液中的NK細胞將它放大二千五百倍（癌症病人的免疫力通常是下降的），再打（針）回去身上，針對癌細胞加以狙殺。值得一提的是，目前臨床經驗，免疫細胞療法比較確定的是皮膚癌及肺癌較具療效。

# 那些胰臟癌不可不知的事

撰文/陳明豐醫師（2019年5月份胰臟癌系列報導〔二〕）

胰臟是一個長條形的消化器官，位於腹部深處、胃部後方，右側與十二指腸鄰接，左側與脾臟相鄰。又因細長像一把尺，故俗稱「腰尺」。

胰臟癌是癌症十大死因之一，常見於中老年人，尤其是65歲以上的老人。根據2015年的癌症登記報告，臺灣的胰臟癌發生率，每10萬人口約有7人，並且男性多於女性。

胰臟癌之所以被人熟悉，因為它是短命的癌症，病患一旦被發現確定診斷，大多數在短期間內死亡，其五年存活率不到10%。

那麼，胰臟癌的患者為什麼存活期不長呢？主要原因是：大多數患者被發現胰臟癌時已轉移出去，治療效果不佳；再加上很多早期發現的病患畏懼開刀或化療的副作用，沒有接受正統的治療，以至於存活期一直無法提升。其實如果能早期發現，接受清潔的開刀（開得乾淨），並配合術前或術後的化療（或加上放射治療），有些胰臟癌患者還是可以活得很久，甚至獲得五年以上的無病存活。

那麼，如何早期發現胰臟癌呢？胰臟癌的症狀與其所在的部位有關，要早期發現，就必須對這些症狀有充分的敏感度，而且能找對醫師科別進行檢查。胰臟在腹腔的深部，前面有腸子擋住，很難用手去觸摸到，所以只能靠著症狀、抽血、腹部超音波（或其他影像學檢查），才能確認它是否有毛病。胰臟的形狀像一把平躺的彎刀，分成頭、頸、身體及尾部。頭部（刀柄，在右邊）大大的，尾部則慢慢變小。其中央有一條胰管負責輸送含有消化酵素的胰液。胰管從尾部往頭部，最後與從膽囊來的總膽管（負責輸送膽汁）匯合注入十二指腸，協助蛋白質及脂肪物質的消化分解。

大多數（三分之二）的胰臟癌出現在胰頭，而其他（三分之一） 的胰臟癌則出現在頸部、身體或尾部。出現在頭部的胰臟癌由於會壓迫到總膽管及胰管，影響

**胰液及膽汁的通過，因而出現黃疸、消化不良、拉肚子及發燒（膽道細菌感染）等症狀，所以比較容易被早期發現。**出現在頸部、身體或尾部的胰臟癌則初期少有症狀，等到腫瘤變大時才出現疼痛或體重減輕的症狀，但到那時，通常已經有遠處的轉移。有些人雖然有早期的胰臟癌症狀（如： 消化不良、拉肚子、發燒），卻被當成一般性的消化不良或腸胃炎處理；有些胰臟癌的疼痛會牽引到背部脊椎，而被誤以為是脊椎退化性疾病，這些都是延誤診斷的原因。胰臟問題的確認診斷除了靠症狀外，必須加上抽血（如：解脂酶、澱粉酶、腫瘤指標CA-199等）及影像學檢查（如：腹部超音波、斷層攝影、或核磁共振等）。

胰臟癌的發展快速，因此，我們應該對這些非特殊症狀隨時提高警覺，尤其是平常有酗酒及吸菸習慣的患者（此兩項皆是罹患胰臟癌的危險因子）。若有疑似症狀，最好找立刻消化器專科醫師就診，接受進一步抽血及影像學檢查，才能早期發現胰臟癌。

**胰臟癌的治療能否長期延長病患生命，最重要的關鍵是能不能手術，尤其是能否切得乾淨**（編按：手術中最不易切乾淨的地方為腸繫膜，文獻報告顯示，多數手術切不乾淨者，其中三分之二就在腸繫膜附近）。過去的研究顯示，罹患胰臟癌後影響患者生命長短最重要的因素就是開刀，有開刀的患者的存活期是沒有開刀的患者的兩倍以上，而且生活品質也維持得較好，問題是「不是每位患者都可以開刀」。隨著化療藥物的進步，有些原來無法開刀的第三期或第四期胰臟癌患者，經化療（或合併放射治療）後變成能開刀，開刀後也能獲得不錯的存活期延長及生活品質提升。**比較可惜的是，國人一聽到要開刀或化療就退卻三步，轉而尋求偏方草藥，錯過了開刀的良好時機**，這是我們在整合門診屢見不鮮的案例。雖然胰臟癌的開刀比較複雜，但國內許多醫療團隊都有豐富的經驗，也獲得不錯的治療成效。

**對於無法開刀的胰臟癌患者而言，化療是目前被肯定可以延長患者生命的方法。**化療藥物從以往的注射用5-FU到注射用健擇（gemcitabine），不但減少了毒性，也增加了治療的效果。最近則有新的口服藥TS1（愛斯萬膠囊），可以單獨使用於無法忍受健擇的患者，其療效不輸健擇。TS1也可與健擇合併使用，提升治療效果，增加存活期。另外，修飾化療方案FOLFIRINOX （原本用於大腸癌，經調降劑量）、奈米顆粒白蛋白-太平洋紫杉醇（nab-paclitaxel）及安得能微脂體注射劑（irinotecan liposomal suspension）等都提供胰臟癌患者新的治療機會，使第四期的胰臟癌患者的存活期超過一年。如何選擇這些抗癌藥物，則需患者與腫瘤科醫師討論，根據身體的體能及營養狀態，選擇適當的化療方式。當患者接受化療出現副作用時，可告訴醫師使用一些輔助療法去改善化療的副作用。如：口服或注射補充麩醯胺酸（glutamine）可以改善化療引起的口腔潰瘍及下痢；而注射用黃耆多醣（PG2）則可以改善化療引起的癌因性疲憊，使化療能順利完成。國外最新的研究顯示，免疫細胞療法可以和化療藥（如：TS1）合併延長晚期胰臟癌患者生命，同時提升生活品質，但卻只增加少許副作用（如：注射後短暫輕度發燒），但國內則尚在起步中。

總之，胰臟癌是難纏的癌症，我們必須隨時對它提高警覺。戒掉酗酒及吸菸的習慣是預防胰臟癌纏身的最好方法，有疑似胰臟癌症狀時趕快找消化器官專科醫師檢查，確定診斷後勇敢的接受適當的手術及化療，這些都是我們面對胰臟癌不可不知的事情！

# 越過胰臟癌五年存活期，慶幸又感恩

撰文/彭遠（2019年5月胰臟癌系列報導〔三〕病友

【編按】胰臟癌素有不易發現、難以治療、容易轉移的特性；五年存活率不超過7%，使其成為許多人聞之色變的重症。然而，現年73歲的黃鳳娥女士便是這7%的胰臟癌病友之一，她的抗癌成功故事，相信是許多對胰臟癌既好奇又害怕的朋友們所關心，且聽聽黃女士訴說她的抗癌故事。

## 胰臟癌第二期 不算太晚發現

其實，胰臟癌並不是真的十死無生，而提高存活率的關鍵之一，便是能否及早發現。

今年73歲的黃鳳娥女士，於五年多前發現是胰臟癌第二期，隨即進行胰頭及十二指腸切除手術（2014年5月6日開刀），由於當時身體相當虛弱，住院整整一個半月。「郭功楷醫師是我生命中的貴人，」黃女士特別表示，「真的很感謝他！但認識郭醫師卻是一個很偶然的機會。」

時間回溯約莫1994、1995年的時候（接近50歲的年紀），因出了一場車禍，間接導致兩眼先後微量出血，去看了眼科幾次，都沒改善，醫師發覺不對勁，建議她去大醫院做身體檢查。後來在高雄港務局服務的先生，因跟單位裡醫務室的護士很熟，在一次聊天中得知狀況後，建議她去高醫檢查甲狀腺的數據是否有異樣，就去做了檢查。當時已瘦了好幾公斤，人會喘，又很怕熱，確定是甲狀腺亢進的問題之後，先服用一個禮拜的藥，雖然有點改善，之後第二個禮拜就不行了，因為會過敏，皮膚一直在抓癢。醫師看情況不對，決定改服用放射碘（取代手術不用開刀），但之後要長期每天吃甲狀腺荷爾蒙藥，直到現在藥都沒斷過（就像吃高血壓藥一樣終身不能斷）。也因為如此，在高醫內分泌新陳代謝科來來去去看過幾位醫師，後來固定給蕭璧容主治醫師看診拿藥，那也是將近十年前的事了。

之後因腹部有疼痛的問題，蕭醫師便幫她轉介也是高醫的肝膽胰科郭功楷醫師看診，後來輾轉得悉郭醫師正是蕭醫師的先生，這也算是一種緣分吧！當時郭醫師幫黃鳳娥女士照超音波，幸好無大礙，也就這樣看過幾次門診罷了，就是這個因緣認識郭功楷醫師（現已升格郭教授）。

2013年因手不慎骨折，開刀治療八個多月之後，原本考慮是否再去把手腕內的鋼板取出，彼時卻發現手不能動了，便去針灸，第一、二次還OK，但第三次之後，耳朵卻異常感到不舒服，發覺不對勁，回家後耳朵開始聽不到聲音了，馬上就近去高醫看診，醫師交代必須住院檢查，但她認為住院檢查麻煩，擔心家裡的雜碎瑣事沒人管，所以醫師就只開給她類固醇的藥服用，差不多一、兩個禮拜耳朵的問題就恢復了！

然而，她卻強烈懷疑自己的胰臟癌是服用類固醇間接引起的！（事隔幾年郭醫師曾告知，一般狀況身體不適合亂吃類固醇）因為在服用類固醇期間，有兩次晚上睡覺時右腹部邊邊靠近肝、膽、胰地方感到微微疼痛，因為自以為常運動、連感冒都很少發生，所以就不以為意！

緣於本身有點抗拒到大醫院做檢查，後來偶然間看到住家附近的熱河街有一個門診，就近可以快速做超音波，檢查結果是「膽管阻塞」，醫師交代要馬上轉診，黃女士則回覆希望轉掛高醫的郭功楷醫師門診，但到了醫院後，因當天剛好是星期三，病友室告知當天郭醫師的診是專門掛開刀的病人，一般病人不能掛號，所以只好先看另一位王醫師，之後就安排住院，照例先做一系列的檢查，結果依然是「膽管阻塞」，強烈懷疑是胰臟癌。

## 父親和大哥皆死於胰臟癌

其實當初黃鳳娥女士大概已猜出是胰臟癌！因為相關的症狀都出現了，比如排尿都是很深的茶顏色，排便則是牛奶色，在訪談過程中，恍然才知原來她的家族有胰臟癌病史（父親和大哥皆死於胰臟癌），因而對此有一定的概念。

當初要住院開刀時，她便跟家人表示要有心理準備，畢竟這是很嚴重的病，本來是要放棄開刀的，後來躺在病床由女兒推進電梯要去照X光的偶然機緣中，剛好在電梯間碰到郭功楷醫師，郭醫師看到她感到訝異，問說：「妳怎麼了呢？」

聽完黃女士的就醫插曲，郭醫師竟毫不猶豫從另一位醫師那邊接手過來，真是碰到一個好醫師……，由他執刀手術，因為第一位王醫師似乎有點為難，不太有信心幫她開刀。

隨後，郭醫師進一步照完核磁共振之後，就跟黃女士及家人詳細解說：「目前是胰臟癌第二期算是較幸運，癌細胞長在胰臟的頭部，手術須連同胰頭部及十二指腸切除，須盡早把握時間，不能再拖！」

聽了郭醫師的說明後，似乎就比較放心，願意接受開刀放手一搏。從早上的七、八點開到下午的三、四點，之後又因為腹部在流血、血壓一直下降，晚上臨時又再進行第二度手術，因為是繞道手術，所以手術相當複雜，住院期間偶聽到兩位實習醫師說，除了換肝手術之外，就是胰臟癌的開刀是高醫最難的手術，而郭醫師正是高醫這方面的權威。

從加護病房住了好幾天，再轉到一般病房總共住了一個半月才出院，可見當初身體有多虛弱！

出院之後也是一波三折，剛好碰上郭醫師跟他的家人要出國旅行兩個禮拜（事先就排好的），出院第三天竟發生胰臟原來開刀的地方突然長了一塊像雞蛋那麼大的膿，馬上回去高醫再看門診，因郭醫師不在，改掛別的醫師，第一位醫師建議她去藥房買束腹的紗布將它包紮豎起來，黃女士便照醫師吩咐去買了，可是隔兩天，卻出膿了，只好再去找另一位醫師，他幫她傷口地方抽膿，之後包紮完後便回家；但還是沒有根本解決傷口每天都有化膿現象，只得自己買紗布包紮。

直到郭醫師度假回來，便趕緊去找郭醫師看診，郭醫師診察完之後斷然表示：打抗生素一個禮拜！就這樣又住院一週。出院之後大抵恢復良好，隨後則是一連串的長期術後復健。

## 中西醫藥雙管齊下長期調養

值得一提的是，黃女士並沒有接受化療，因第一次住院時身體相當虛弱，跟家人商量過後，婉轉拒絕郭醫師的化療建議（還特別簽名同意不做化療），因為曾經聽聞許多親友罹癌化療後的種種狀況，自知當下的她，身體虛弱到飯食難進、胃口不佳，哪裡有體力跟化療作戰？

因此，後續除了繼續的追蹤檢查（幸好都沒再復發），大部分時間都靠中醫藥調養（因黃女士父親多年經營中藥店，從小耳濡目染，對中藥的調理和保健情有獨鍾），當然還包括郭醫師初期開的西藥治療，中西醫藥雙管齊下調養。

由於當初出院之後，整個人都沒什麼胃口，她聽聞癌症手術完之後大概要半年才能慢慢恢復胃口，幸好小女兒（在雄商教書）的同事輾轉介紹一位中醫師，知道她剛接受一個大手術，身體很寒，便幫她調藥，一、兩個禮拜之後竟似乎慢慢有胃口了，再經過長期的中藥調理（腸胃和肝膽），消化系統也漸漸恢復機能，直到現在都沒斷過中藥調養身體。

唯一比較麻煩的是，容易拉肚子。郭醫師早已叮嚀，因為胰臟切掉三分之一，所以外分泌系統功能變得較差，需要靠消化酶來改善……。此外，出院之後漸漸不碰油膩的食物，肉少吃改多吃魚跟青菜等較清淡的食物。

回顧自己為何罹患胰臟癌，除了有胰臟癌家族病史，黃女士認為還有幾個因素也須警惕（這也是給她的子女警示）：

她認為自己的父親當年就是太勞累之故，而她本身後來也體悟是過於勞累才發病！為什麼？因為壓力很大——「太有責任感了啊！」

50至60歲之前的二十至三十年歲月中，上班時間週一到週六（曾在船公司上班，之後為了照顧家庭轉去當小學代課老師），晚上下班回到家就累了，還須煮全家人的飯（一家六口，有兩個兒子、兩個女兒），週日一大早，又要去買一整個禮拜的菜，下午則要擦地板，清潔家裡上上下下，小孩子念書捨不得他們做，先生則是從來都不做的傳統大男人主義。除此之外，先生有個特點，要求準時吃飯，妳還沒煮完，他就坐在餐桌那邊等了，無形中壓力罩頂……。

## 分享平常保健之道

還有一點，就是甜食吃得比較多（因為可以讓黃女士紓解壓力），她喜歡吃糕餅類，尤其囍慶的傳統大餅，以及鳳梨酥，以前大兒子在北部上班時都會集體共購，寄回來給她吃，現在忌口了，若亂吃東西都會被小女兒阻止……。（編按：中研院團隊於2019年3月28日研究證實發布報告，超過九成的胰臟癌患者，會出現一種KRAS基因突變，而糖就是KRAS基因突變的主要成因之一。該團隊因而建議民眾減少含糖飲料、過甜食物的攝取，可以有效降低罹患胰臟癌風險。）

現在兩個兒子及大女兒都已結婚成家搬出去，幸好小女兒因尚未結婚住在家裡，很孝順，這幾年大多是小女兒在照顧比較多。碰到好的資訊就隨時帶回來給她看，或是對身體有益的東西也會買回來給她吃。

已經越過胰臟癌五年的存活期，對自己能夠抗癌成功黃女士感到慶幸又感恩，並把平常的保健之道簡單分享如下：

①適量運動，過去長期有爬柴山的運動習慣，但現在年紀大了就沒再去爬山了，改換成「活血功」（拍手功）跟柔軟體操。

②規律的生活，不再像過去那麼勞累，也適時放鬆跟家人出遊。

③常常保持身體的溫暖，她從不喝清涼冰飲料，長年都是喝溫開水。

最後，回想這幾年的心境，黃女士認為情緒的平和很重要，因為知道自己有甲狀腺亢進的毛病，容易生氣，因此特別注意心情的調和，加上容易操煩的個性，便盡量避開使自己心情不安的事，比如目前的病情，不能太勞累，一太勞累就容易感冒發燒；此外，也不能提重物，一提重物就想上廁所、拉肚子！

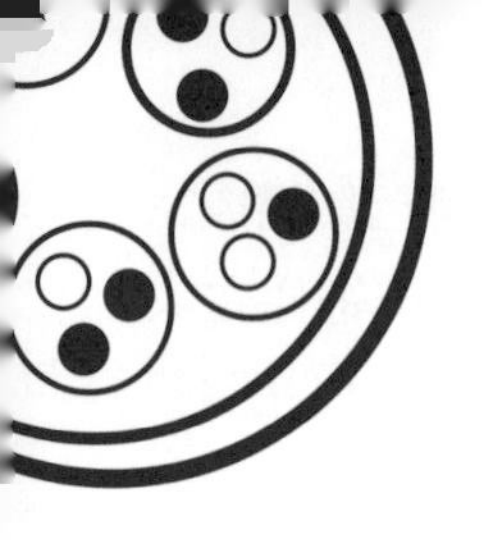

CHAPTER

5

# 胃癌、食道癌

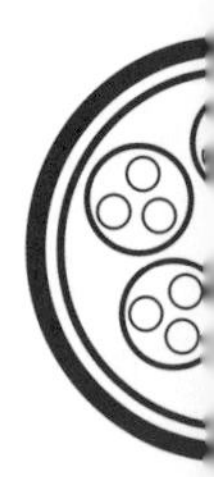

## 前言

根據衛福部國健署2020年6月發布癌症登記統計報告，2017年在十大癌症當中，胃癌及食道癌發生人數分別佔第九名及第十名，罹患人數各為3,703人及2,768人。其中男性標準化食道癌發生率為女性的十四・二倍，值得重視。

在國人十大癌症中，胃癌死亡率排名第七。胃癌初期多為胃灼熱、噁心或食慾不振等症狀，手術切除為早期胃癌患者主要的治療方式，而術後治療重點在預防復發；然而**第二、三期胃癌在手術後五年內仍有約四成的患者會復發**，一旦復發成為晚期胃癌，平均五年存活率不到10%，值得警戒。

2016年12月1日起新通過健保給付的口服化療藥物，不僅一年可為病患省下近四十萬費用，增加治療的意願；也是唯一在術後單一使用就能提高患者存活、降低復發的化療藥物，實在是胃癌患者與家屬的一大福音！

食道癌常見的細胞型態為鱗狀細胞癌和腺癌，在臺灣，罹病民眾絕大部分屬鱗狀細胞癌。

食道癌不易早期發現，吞嚥困難是患者最常見的症狀。遠離危險因子，包括抽菸、喝酒、嚼檳榔，可以有效減少食道癌的發生。

由於裕隆集團董事長嚴凱泰及藝人安迪遭心狠手辣的食道癌奪命，成為2018年底受矚目的新聞話題；本章最後一篇文章，特別收錄陳明豐醫師撰寫〈食道癌的防治之道——安迪和嚴凱泰給我們的啟示〉，讓大家更警惕食道癌之肆虐。

# 醫生治病，志工醫心，相得益彰

撰文/彭遠（2014《年度特刊》專題報導）

【編按】行醫超過三十年的張繼森醫師，與高齡81歲的本會創辦人蘇蔡彩秋女士（大家都暱稱她為蘇媽媽），他們兩位都是臺中榮民總醫院的瑰寶，一位是現任內科部主任，一位則是長達二十一年的資深志工與二十三年的資深癌友，長年備受臺中榮總醫護人員及病患的敬重。

藉著張醫師連續出版《胃健康・腸不老》、《大腸癌・怎樣預防、檢查與治療的最新知識》這二本書的機緣，特別專訪兩位，暢談醫病、抗癌的寶貴經驗分享。

## 親戚罹癌，體認家屬對醫師的期待

「小時候常生病，幼年就跟醫生常接觸，似乎有緣，加上父母親也鼓勵，因而成就了我一生的志願。」張主任表示，「醫生這個職業可以幫助人」這件事，是在擔任住院醫師第二年（1985年），自己的姑丈得了肝癌，很多親人都感到焦急難安，當時連他也從醫師的角色轉換為病患家屬，才真的深刻體會到。由於切身體認到病患家屬對醫師的期待，自此之後，更能同理患者與家屬的感受。

本身是腸胃科主治醫師出身的張繼森主任，目前身兼三職，包括臺中榮總內科部主任且在胃腸肝膽科看診、康善慈善事業基金會董事長，還擔任臺中市召會青少年的服事者。

「從小在臺中出生，除了大學在高雄醫學院就讀之外，從小學到高中，工作也留在臺中，」張主任回憶，「醫學院剛畢業，當時臺中榮總（教學醫院）剛創立就受聘，從住院醫師（1984年6月）一路做到現在，總計三十年又六個月；很幸運的，升任主治醫師三年後，就有機會到美國進修，至於後來的博士學位（2007～2010年）也是在臺中完成，因此，對故鄉臺中有很深的感情。」

「回頭看，這三十年來在工作上充滿感激，因為醫院是一個很不錯的環境，除了可以幫助病人康復，一路上自己很投入、也很愉快，因為在較大型醫院，除了看診，也做教學、臨床研究，尤其個人在研究上也有一些成果。」張主任繼續說道，「至於近兩年所陸續出版的兩本深入淺出的醫學實用叢書，則是一個機緣。因為在工作上，我常常需要回答病人有關胃腸方面的疑難雜症問題，出版社也樂於在網站上接受讀者有關健康方面的提問，水到渠成之際，於是便商討出版胃腸領域專書的構想。」

## 蘇媽媽因癌症而與志工結緣

張主任與蘇媽媽不僅是親侄關係（蘇媽媽是張主任的親阿姨，從小就看著他長大），更是蘇媽媽生命中十分重要的心靈支持者。

蘇媽媽表示，自己罹過兩次癌，第一次得到胃癌時，張主任鼓勵她說：「潮水會回來，等到潮水回來時，妳人生的木船將再一次啟航。」癒後蘇媽媽的新航站是臺中榮總癌症病房的志工，雖然擔任志工是先由腫瘤科的詹健勝主任推薦，但記得二十一年前第一天做志工，在醫院的走廊遇到張主任時，他語帶鼓勵的對她說：「有終身工作的人，治癒疾病的效果會比較好。」並引用史懷哲的故事譬喻：「如果妳能找到服務人群的地方，也能懂服務的方法，那妳就是一個快樂的人。」原本張主任要蘇媽媽來做一年志工試看看，沒想到她來了二十一年，今年82歲了，依然神采奕奕。

1993年起，蘇媽媽開始了她的志工生涯，擔任探訪癌症患者的服務工作，由於自己也曾罹患癌症，她特別了解病友們的心情與痛苦，因此透過每一次的訪視、慰問，分享自己的抗癌經驗，希望他（她）們可以勇敢積極的對抗疾病。

雖然胃癌治癒後隔了七年，又於1998年罹患卵巢癌，蘇媽媽被醫生告知只剩六個月的生命，但歷經重大的手術、化療，於病榻期間，她仍不忘將自身抗癌經歷寫成文章，印製成書與癌症患者分享。驚人的生命力讓她終於戰勝二度罹癌。難得的是，蘇媽媽在病情好轉後，又再度恢復志工身分，繼續往返臺北、臺中兩地，為需要她的人打氣。

臺中是蘇媽媽的第二個家（結婚後住臺北），與張主任住同一棟大樓，每週都會固定一次從臺北到臺中榮總，每次當班都會搭侄子張主任的便車，一路上常會聽到他分享生活中的點點滴滴，她很珍惜每個禮拜跟這位親侄之間的話家常，尤其張主任是個虔誠基督徒，常有一些智言雋語讓她受益不淺，也因為他的一句話——「生活裡面不能沒有上帝」，讓蘇媽媽晚年樂於改信基督教。

## 出版兩本胃腸專書，十分實用

由於蘇媽媽本身曾深受胃癌所苦，所以對張主任出版的《胃健康・腸不老》、《大腸癌・怎樣預防、檢查與治療的最新知識》這兩本專書不吝給予推薦，尤其知道張主任將把兩本書的銷售版稅，全數捐給康善基金會「早日康復」營養品補助計畫的基金，讓她慨然應允在第二本書上特別寫了推薦序言。

第一本書主要在通盤性介紹整個腸胃的疾病與保健，書中特別穿插很多圖案與圖表，易於輕鬆閱讀；此外，知道運動及飲食對健康的重要性，因此書末各有一專章特別談到運動療法以及飲食保健的課題。第二本書談大腸癌，基於這幾年來大腸癌的發生率已躍升第一名，令人駭然，雖然相關書籍在市面上已不少，但本書主要是讓大家有一個正確的概念，並以問與答的形式加以強化印象，累積了病患常常問的問題做一總彙整。

## 不良飲食習慣是一切疾病根源

有臨床報告指稱，胃癌、大腸癌嚴格來說是一種「飲食病」，或者說是錯誤的飲食習慣造成的，張主任表示，這個說法不完全對。差不多二十五至三十年前，醫界發現幽門桿菌對胃癌的殺傷力之後，現在證明的確是胃癌的主要致病因素。而更早之前，發明冰箱之後，胃癌也有明顯減少，從這一點來看，保存不好的食物，容易滋生細菌，長期吃這樣的食物，對胃癌的發生絕對是有影響的。

蘇媽媽則回應，自從生病之後，二十幾年來三餐都以吃新鮮的食物為主，比如水果都是現場切了馬上就吃，不會放到氧化後才去吃，不管是貴的或便宜的，她都只買新鮮的吃，至於肉類吃不多，以魚類為優先。

至於大腸癌，在流行病學上已經被證明，吃太多肉、高油脂、高膽固醇的東西容易罹癌，其中一個比較特別的例子是：以第二次世界大戰之後，比較移民到夏威夷的日本人、還沒移民到夏威夷的日本人與美國人在大腸癌的發生率，每10萬人大概差距三至五倍以上，這個差別相當明顯。至於移民到夏威夷的日本人第二代，之後在大腸癌的發生率就跟當地美國人差不多了，這個現象表示，日本人第二代後天的飲食習慣跟著美國人西化了，尤其喜歡吃烤肉。

因此，蔬菜水果等高纖維的食物，多吃點還是比較安全的；反之，大量高油脂及紅肉的飲食比較容易罹患大腸癌，已經得到學理的證實。

蘇媽媽也提到，這些年常聽到一些名人或藝人得到大腸癌，包括李登輝前總統、藝人李國修、楊烈、豬哥亮……等等，還有余天的女兒余苑綺年紀輕輕也得到了大腸癌，確實發生率是很高的，因此，天天五蔬果這類健康的飲食原則，應該值得去遵循的。

## 正確紓解壓力 抗癌防癌有解

在抗癌、防癌的另一課題上，臨床經驗顯示，所有的癌症都跟「壓力」有關，因此，如何紓壓、減壓，也十分值得探討的。張主任指出，從純醫學研究的角度而言，有人做過這樣的研究：透過兩組的老鼠的實驗，通通把癌細胞打到牠們的腹腔內，之後就會開始生長，其中有一組三不五時去電牠一下，讓牠處於一種恐慌焦慮的狀態；另一組則靜靜的不去干擾牠。實驗發現，壓力大的老鼠，腫瘤細胞長得特別快！

所以，從動物實驗得知，壓力對整個免疫系統確實是不利的，而免疫系統不僅是對抗身體的疾病，連對腫瘤的治療或控制都會產生很大的影響。

然而，要如何培養對抗壓力的智慧、EQ？張主任表示這得從小慢慢學習、培養。蘇媽媽表示，自己個性大剌剌的，較沒感覺什麼壓力，遇到困難，總告訴自己要適時轉彎、適時休息，並常引用《超人》的男主角克里斯多夫·李維在一場激烈馬術比賽中，意外墜馬後成為終身癱瘓患者，最後如何重新發光發熱的故事，來啟發大家如何克服、紓解壓力之道。

誠如克里斯多夫在接受媒體訪問所說的：「當不幸降臨時，我們不是無路可走，而是告訴我們該轉彎了；路在腳下，更在心中，在遭遇挫折或災禍的時候，要學會及時轉彎。」這個故事頗值得省思，因為在人生的道路上，每個人都會面臨很多的壓力，不可能永遠都平順，所以，如何克服壓力也是要不斷學習的。

## 健康生活與健檢

行醫已歷三十餘年的張主任，深切體會癌症防治的盲點。

首先，當然是早期診斷、早期治療最好。他表示，現代的醫學技術非常進步，只要早期發現，癌症治癒的機率都非常高，像康善基金會的創辦人劉金標（捷安特、巨大集團董事長）罹患的胃癌，就和大家常聽到的幽門桿菌有關。若大眾檢查出有幽門桿菌，一定要根除，只要吃一週抗生素，九成以上都能治癒。

此外，民眾可能不了解胃潰瘍和胃癌之間的關聯性，他指出，不論醫師檢查出來的潰瘍是大或小，從肉眼上多不易分辨是良性或惡性，最好還是要經過病理的切片檢查，才能正確檢測。

除了定期的健康檢查，平常該如何預防才能減低罹癌的風險呢？更前端的就是健康的飲食與生活習慣，張主任提出一個口號：「三餐清淡七分飽，消夜點心盡量少，輕輕鬆鬆活到老。」他也經常告訴病患，少吃太酸、太辣、太油和自己覺得太好吃的東西，把握均衡飲食和運動習慣，就能讓自己更健康。

## 幫助癌症病人保有希望、信心

此外，一旦罹患癌症，抗癌的復健過程便是一段漫長的心情煎熬。過程中，每個人或多或少都會經歷一些苦和痛，甚至活在復發、轉移的恐懼陰影中。張主任經常勉勵病友，遇到癌症就是要勇敢去接受它、面對它。

人的一生就好比搭火車，有的臺中下車，有的嘉義、臺南或高雄下車，人生旅程總有結束的時候，碰到癌症，最怕陷在埋怨、負面情緒中，而不願去面對，遇到這樣關卡時，也許正是志工或病友團體可以發揮其角色功能的時候。

擁有豐富志工經驗的蘇媽媽表示：「癌症病人在痛苦的時候容易失去信心，所以，想辦法讓病人恢復希望是很重要的事；除此之外，病人經常會有抱怨或憂慮的心情困擾，讓他（她）適度的發洩、釋放壓力也是必須的。此時，如果旁邊有人適時的鼓勵、傾聽，又遇到一個好醫生給予信心打氣，病人恢復健康的機率是很高的。」相反的，整天躺在床上唉聲歎氣，見人就埋怨的人，這些求生意志薄弱的病人，存活的機會通常比較低，也比預期死得早。

志工的經驗給予她最深刻的感受，就是體會到生命的尊嚴與珍貴，即使受再多的痛苦與折磨，絕大多數的人都還是希望能活下去。

碰到有死亡恐懼陰影的病友，蘇媽媽都會試圖給予開導，例如病友曾在病床前問過：「真的有死亡的世界？」她回應病友：「我也沒有遇到過死的人回來跟我說過啊！你沒有，我也沒有，不過我想，上帝告訴我們一個非常好的答案，你有沒有看過死的人再回來？沒有，對啊！可見那個世界比現在這個世界好，所以才會沒有人想再回來，因此也就沒有什麼好害怕的了。」若能夠讓病友袪除死亡的恐懼，又能協助病人完成未了的心願，一定可以大大提升癌友的生存意志。

## 工作與生活，助人為快樂泉源

醫生的工作是治病救人，身兼數職的張主任平常工作相當忙碌，除了跟家人相處的愉快時光，他另一個快樂泉源就是在教會陪伴青少年。

由於在教會的聚會是沒有牧師的，所以每週日都是在家裡的客廳中聚會，近十二、十三年來陪伴國、高中生，藉著很多問題的回饋，引導鼓勵他們樂觀向上，看著這些青少年漸漸長大懂事，他感到很快樂，也變得年輕許多。

他的快樂哲學則是：「在工作中藉著幫助別人，自己也會得到快樂。」張主任不諱言，現在臺灣的醫師其實也有頗多的不滿與無奈，尤其五大內外科及婦兒科、急診科，工作時間長、壓力大，加上醫師被病患或家屬挨告的事件屢見不鮮，所以身為內科部主任，營造相對愉快的工作環境是他責無旁貸的事，任內希望讓每位工作同仁都覺得即使工作辛苦，猶能感受醫生的價值和成就感，尤其年輕的實習醫師或剛畢業的住院醫師，幫助他們排憂解難並發揮所學幫助病人恢復健康，更能感受幫助人的快樂。

充滿知性與感性的蘇媽媽則表示，有愛就會產生力量，「帶著愛、帶著誠心去幫助需要幫助的人，就是我的快樂哲學。」

她舉一個例子：三、四年前，有一位清大畢業的碩士生，一直找不到適合的工作，失業好一陣子，身上已經沒什麼錢了。蘇媽媽那時人在臺北，剛好走進一個巷子裡辦事，這個年輕人突然尾隨在她的背後，向蘇媽媽借錢。當時她並沒有被嚇到，也沒有拒絕他，心裡想：可能是上帝派我來幫助這個年輕人的吧！

她於是從皮包裡拿出一萬元現金並把電話一併給他。也許受到上帝的眷顧，十天後，這個年輕人如願找到工作（台積電當時剛好要找有像他這樣專業背景的畢業者，三百多人中只錄取十一個），一個多月後領到第一份薪水，就趕快通知蘇媽媽要還錢。年輕人的母親更是滿心感激，特地來向蘇媽媽感謝，幫助她的兒子重生，如果不是有堅強信仰的人，不可能會在那樣的環境幫助他的。

「信仰，對一個人的生命真的很重

要。」蘇媽媽表示，每個人一生當中都會有些風浪、起伏，煩惱過是一天，歡喜過也是一天，信仰就像一個生命，這個生命看你要奉獻在那裡；這也是支持蘇媽媽二十一年來堅守志工崗位的最大動力。

**蘇蔡彩秋女士**

經歷：高雄市抗癌服務協會創辦人、臺中市抗癌人保健協會創辦人

擔任探訪癌症患者的服務工作多年

2002年獲頒第一屆全國衛生保健績優志工特殊貢獻獎

2005年獲頒國家金駝獎（全國志工最高榮譽）

2012年獲頒全國優質高齡志工第四屆菁耆獎

**張繼森醫師**

學歷：高雄醫學大學醫學系畢、中山醫學大學醫學研究所博士

現任：臺中榮民總醫院醫療副院長、康善基金會董事長

經歷：臺中榮總內科部主任、胃腸肝膽科主任

主治專長：消化內科學、胃腸蠕動生理病理學

特別收錄

## 抗癌、防癌相輔相成，同等重要

（撰文/彭遠，2013年抗癌鬥士表揚大會特別報導）

【編按】102年第十二屆抗癌鬥士表揚暨歲末分享會，於2013年12月8日假高雄市立圖書館中興堂舉辦，今年首次選在臨近中央公園的中興堂舉辦年度盛事，許多會員皆反應良好，藉由本屆抗癌鬥士的介紹、表揚、分享，以及播放創辦人蘇蔡彩秋女士的《愛沒有底限》紀錄片欣賞，由於內容詳實感人，值得廣為流傳，本刊特別摘錄精彩重點內容，以饗讀者。

今年的抗癌鬥士表揚暨分享會，

與會貴賓包括協辦單位高雄市國際蘭馨交流協會多位歷任理事長等幹部，以及此次受邀的李永得副市長、黃昭順立委、贊助單位、愛心人士與多數會員達兩百餘人，節目內容豐富生動，獲得與會所有來賓的共鳴。

隨後大會主席鄭梨華理事長致開幕詞，感謝現場的參與佳賓，並感謝本會愛心顧問、會務顧問及所有會員的支持，協會才有今日的發展規模，希望透過大家的努力，呼籲周遭親友一定要勤於做篩檢，減少癌症的罹患率與死亡率。其實現代人罹癌的原因，不外乎環境污染、各種壓力上身、飲食及生活習慣欠佳……等等；因此，協會除了要加強讓癌友獲得抗癌的治療訊息之外，也應該將防癌列為明年的重點工作。

## 人生是一種付出和分享，蘇媽媽紀錄片感人具啟發性

……接續是播放紀錄片《愛沒有底限》——本會創辦人蘇蔡彩秋精彩的一生（編按：2013年GOOD TV「真情部落格」節目，由主持人李晶玉專訪），誠如紀錄片的導言：「這位八旬阿嬤，曾經是董事長夫人，兒女們如今都事業有成，兒孫滿堂的她，本應過著退休無虞的生活，卻決定有不同的退休計畫。過去她得過兩次癌症，卻未曾被病魔擊倒，反而是積極到醫院當志工、探訪癌症病友，將那段愁苦化為鼓勵病人最有力的祝福。二十多年來，她幫助了不少經濟困難的癌症病友，如今希望透過公益貢丸的所得，繼續幫助他（她）們，也希望將這份心意傳承下去。」

**「生命是倒數計時，還是活在當下呢？當你的人生當中碰到了病痛或是苦難的時候，你選擇用什麼樣的方法來面對？」**

1990年，胃常感覺有些不舒服，1991年檢查確定是胃癌，必須開刀、化療。蘇媽媽在開完刀（切掉五分之四的胃）之後要面對的，就是一連串未知的化療。手術後食慾常常不振，心情籠罩在擔憂癌症復發後的風暴，歷經了一段不為人知的人生低潮。

首先面對的是術後症後群，吃東西要一口一口慢慢的吃，味覺也改變了，聞到不適的東西就反胃，全身無力，呼吸也困難，真是難受！此外，還經常半夜掛急診，因為有腸沾黏的問題，一住就是四天，每天都在打營養針。有一次她突然很想吃臺北華西街的小吃臺南擔仔麵，就一個人坐計程車去，卻只吃了一口麵就想吐，竟然吃不下去。後來，店員好心幫她打包起來帶回家，回到家後她不自覺大哭了起來，「我怎會變成這樣子？怎麼那麼想吃的東西會吃一口就吃不下去了呢？」那時真的有一點擔心，這樣下去，恐怕會營養不良，自己的身體變得很虛弱，怎麼活下去？

「大概有三年，我站在鏡子面前看都覺得自己好像就是衣索比亞的難民，全身都是骨頭，掉了16公斤，化療做到一半差點就不想做了，不，是醫生不敢給我做，醫生說再做下去，不是因癌死掉，而是營養不良衰弱而死！加上怕復發，這個問題每天都讓我非常難過，所以我跟先生講，如果下班你回來時找不到我，那大概就是我跳樓死掉了……！」

「雖然嘴巴跟他那樣講，不過難過三天就夠了，我的責任還未了，小孩子都還沒結婚，死了我一了百了，卻會讓活著的人很難過。後來我想通了，還是忍一忍吧！這可能跟我先生的愛心和體貼有關。好比說，我們都是受日本教育的，每天先生上班時都要送他到電梯口，還要幫他按電梯讓他去上班，但我生病以後就沒辦法送他上班，身體虛弱可能還在睡覺，或者因為睡不著天亮才睡，他在上班前有時會貼心地給我留條子，我到現在還清楚記得，他是這樣說：『我要去上班了，我把愛跟心留在家裡陪伴妳……。』看見桌上的條子真的很溫馨，我那一天就會過得很好，另一張條子寫說：『妳要堅持，醫生教妳做什麼就做什麼，等妳身體好了，當妳站在窗戶旁邊，妳看看外面藍色的天空多漂亮呀，妳就會覺得好在當初，在最難受的時候堅持下來！原來世界是這麼美麗的……。』」

## 夫妻間的貼心照顧令人動容

記得還有一次，因為腸沾黏的關係又跑急診，心裡面很難過，我跟他說：「我真的不是一個完整的人，你會不會嫌棄我不好？會不會慢慢地疏遠我？臺灣有句俗諺『久病無孝子』，我病久了，你就不會再對我好了，對不？」結果他這樣回答：「如果妳有一顆鑽石，會因為有一點瑕疵就拋掉它嗎？不會！聰明人會去找好的鑲工師傅把它鑲得很漂亮，將瑕疵蓋起來，它還是寶貝呀！妳就是那顆鑽石，妳是有瑕疵，但我還是拿妳當寶貝……。」他的貼心總是及時溫暖了我虛弱不堪的病體，我真的很感念他，所以我就不會去胡思亂想了！

家人的支持，讓蘇媽媽可以一路抗癌而不至於倒下去。但是過了七年三個月，民國1998年6月照了電腦斷層，又發現卵巢長了15公分的腫瘤，有過上一次胃癌驚恐的經驗，這次，她發揮不倒翁般的奮鬥勇氣，力求振作，打敗了病魔，活得更精彩。

然而一直是蘇媽媽心靈支柱的蘇爸爸，在之後罹患了肝癌，在生病的那八年，都是由蘇媽媽一手照料和陪伴……。生命需要相互激勵、互相鼓舞。走過失去老伴的失落，並二度堅強抗癌成功，看到蘇媽媽80歲還創業賣貢丸，要將收入幫助癌症病患，還要讓這份愛傳承下去，真的為今年的大會譜下回味無窮無底限的愛。

# 忘年之交——蘇媽媽

（撰文/康高瑜，2020年1月）

現代人難免一大早手機會接到「早安」的信息，美麗的圖案展現在眼前讓你心曠神怡，開始一天愉悅的生活，但來自蘇媽媽的line卻是每日一篇小品文，內容有中外的名人奮鬥小故事、生活感言、分享生命的感動等。她表示，清晨而起，這是最有意義的正能量（蘇媽媽曾青光眼開過刀，寫作是一件吃力的事，往往需花費許多時間），有一天偶遇本會楊博名理事（愛智圖書有限公司負責人）（本會舉辦臺北淡水之旅邀請蘇媽媽聚餐），他鼓勵並協助蘇媽媽集結激勵文章，穿插生動的圖畫發行問世，至今《看見自己・看清世界》第四集即將出版了。

本會將蘇媽媽的書寄送給大高雄各校（以國小為主），讓閱讀來激發小朋友內心潛力，蘇媽媽為鼓勵學生閱讀善的知識，與各校舉辦「作者有約」活動，在活動之前二、三個月，小朋友利用閒暇時間讀文章，讓小朋友面對作者時提出內心的疑惑，進而在小朋友的幼小心靈中，種下有為者亦若是的善良種子。

今年適逢本會二十五週年慶，邀請已高齡87歲的蘇媽媽參加歲末分享、感恩會，並在前一天至東光國小、佛公國小與小朋友面對面交流，二間國小的小朋友都提出令他們感動的文章分享，還要求蘇媽媽在每本書上簽名，可見蘇媽媽在他們的心中已經成了大英雄及崇拜的偶像，小朋友們天真無邪的求知渴望，深深烙印在我腦海，看到滿場小朋友不停的提問，領受愛與真誠的能量，書本中的生命典範小故事，必能帶領他們一生走在光明的路上。

我與蘇媽媽相識近三十年，她第一次罹癌是60歲，我第一次罹癌是43歲，我領受蘇媽媽樂觀、真誠、熱愛生命的典範，並跟隨她的腳步。本會這些年來以無私奉獻榮獲金暉獎、志工評鑑優等，這都是愛與付出的良善循環，蘇媽媽走過抗癌路近三十年，這些年來在臺中榮總擔任癌友陪伴志工，榮獲志工最高榮譽金駝獎，出錢出力走訪偏鄉小學，並以她另一專業製作貢丸、去骨豬腳，將利潤回饋社會，更以85歲時接扶輪社社長，成為歷年來最年長的社長，將熱心公益的觸角送到馬來西亞、泰國、柬埔寨、澳洲等，影響力無遠弗屆。

今日本會以她為榮，我常用「忘年之交」來形容我與她的關係。蘇媽媽年幼喪母，父親另娶，童年的她遭受無情的挫折與打擊，造就她堅韌的生命力。蘇媽媽一生的典範故事，足以激勵人生，也希望讓「愛」這股暖流能深入你我的心中。

# 蘇媽媽愛悅讀～生命教育講座

（撰文/彭遠，與高雄市東光國小、佛公國小學生交流側記，2020年1月）

蘇媽媽將她過去幾年來勵志書寫的「每日一文」編撰成《看見自己‧看清世界——七十個鼓舞孩子的生命錦囊》（共三集），透過文字閱讀與對話，巡迴下鄉啟發國小學童。2019年12月13日來到高雄地區，早上先抵達三民區東光國小（由柯惠玲校長親迎並主持，總計有九十位學生）、下午則至前鎮區佛公國小（由李通華教務主任迎導，計有三十二位學生），與兩校中、高年級小朋友展開精彩的生命對話。透過蘇媽媽先贈書《看見自己‧看清世界》（第三集）讓同學們閱讀說，在與作家有約的說書與對話中開創銀幼共創的許多可能。

東光國小柯校長說：「本校邀請抗癌鬥士——87歲的蘇媽媽蒞校分享生命故事，與小朋友彷若祖孫般的互動，活動充實，場面溫馨，與作家有約以面對面方式交流，別有意義。」

孩子們對於作家親臨現場興奮之情溢於言表，透過每篇勵志故事，爭相踴躍發問，會後更大排長龍瞬間成了簽書會，蘇媽媽一一簽名和對孩子們鼓舞，一下子多了許多小粉絲。

在Q&A的對話中，兩校學童充滿好奇心、有備而來問了許多問題：

「當被宣布生命只剩下三至六個月，您是怎麼克服並戰勝癌症的？」

「蘇媽媽當您得到癌症是以什麼樣心態面對人生？」

「蘇媽媽您為何會有靈感寫這本書？寫這本書的初衷是……」

「為何年紀這麼大了還出來演講而不在家裡休息？」

「人生的定義是什麼？」

蘇媽媽一一回答這些學童的提問並共勉道：「德國、日本在二次大戰後百廢待舉，就是靠著教育扎根來讓國家再次起飛的，現在一講到德、日兩國產品的卓越性，都是十分肯定的。」所以她也希望透過下鄉與更多學童對話，將她抗癌、面對逆境與絕境、創業與人生態度等經驗分享，藉著面對面互動，結合親師生力量，播下正能量的種子。一如蘇媽媽所言：「這一生最大的價值就是能將更多激勵話語分享，以一支筆的力量，鼓勵更多人勵志向上， 留給臺灣這塊土地與人民，並分享給更多華人。」

【編按】蘇媽媽與東光國小學生展開生命對話，並贈言：「成功來自於專注一件事，不斷克服挫折，累積信心。」與佛公國小學生歡喜對話，並寄語：「活到最後一天，做到最後一天，我只專注於喜歡的事。」

# 「抗癌」也可以很柔軟，不必強渡關山

撰文/彭遠（2010年12月抗癌鬥士專訪）

專訪第八屆抗癌鬥士 王春美女士

## 家族胃癌病史，臨老魔掌入侵

十一年前（1999年）剛邁入60歲年紀的王春美女士，接連幾次照胃鏡都沒有查出異狀，讓她一度放下心中那塊石頭，但是，也許是過去有胃出血（排黑便）、胃潰瘍的病史，還是讓她時而擔憂又時而順其自然。

只是有次胃痛引發咽喉、食道的不舒服，讓她幾乎無法進食，尤其胃部時常吐酸水的症狀依然沒有改善，使得她頻頻往醫院就診，直到第四次的切片檢查，才真的證實是胃部惡性腫瘤，令原本就擔心的她不寒而慄。

原來，她的家族有胃癌病史，包括外婆和阿姨都是因此病而過世的，因此，當聽到自己也罹患這種大病時，一度哽咽不止，越想越害怕，怕自己會像親人一樣不久人世。尤其當時剛逢父喪不久，心情極度低落，有如雪上加霜。

幸好，當時的婦幼醫院吳鐘熊院長，在了解王女士的整個病情及心理狀況後，快刀斬亂麻，立即決定幫王女士手術，整整切除四分之三的胃；住院一個月之後，預後良好，既不必電療，更不必做化學治療，從當初的三個月、半年追蹤檢查，到現在只要一年追蹤檢查即可，真可謂不幸中的大幸。

## 懷念術後復健西子灣岸邊的浪漫晨運

由於不用做化療，也不必吃抗癌藥劑，讓王女士一則以喜，一則以憂，怕的自然是往後是否可能復發。因此，一出院她就非常積極做術後復健計畫，比如每天喝一杯新鮮的小麥草汁，山藥磨成汁生吃，長達五至六年的時間未曾中斷（目前改每天吃一顆蘋果）；此外，他先生幾乎每天清晨五點多，就開車載她到西子灣中山大學的海岸沙灘邊散步、運動，那種面對大海的沉靜和開闊，讓心情變得特別怡然舒暢、輕鬆自在。

王女士至今仍然非常懷念出院後那三至四年的海邊晨運與浪漫牽手情。只是這幾年夫婦倆年歲漸大，加上要幫忙照顧孫子的生活起居與就學，西子灣的晨曦閒散和海風的陣陣吹拂，只能留待晚年追憶的情懷……。

當你聽到年逾七十的王春美女士，細說著幾年前抗癌的點點滴滴，流露出的盡是對先生的感激之情，和推開塵世束縛的自在快樂嚮往；當你聽到生性樂觀的王女士說「橫逆一過就不再想了」的隨遇而安心境，是那麼的親切自然；當你看到王女士爽朗的笑容時……，你會受她慈祥的親和力深深感染。

## 在「長青」找到新的快樂天地

也因為過去在西子灣晨間散步時，認識了本會會員曾黃良美女士，因而加入了抗癌協會的一員，「這裡的志工每個人都很熱心，加入協會之後，非常感謝大家的關心和鼓勵，實在足感心ㄟ！尤其可以互相交換經驗與心得，讓我也比較看得開，因此認識了好幾個朋友。」王女士有感而發地表示，生活當中，有幾個可以互相鼓勵、談心的朋友真的很重要，哪怕只是久久偶而才一通電話的關懷和慰問，都有如夏日的甘泉、冬天的太陽。

「有人一旦罹患癌症，深怕別人知道，我都不會！」目前在高雄市長青綜合服務中心「長青學苑」參加許多學習活動的王春美女士俏皮的表示，如果怕別人投以異樣的眼光，表示你還沒有走出罹病的陰霾。王女士也是經過兩、三年的抗癌歷程才從職場退休，現在她是一個快樂的銀髮族，這幾年她又找到了一處新的快樂天地，每週固定幾天都會步行二十至三十分鐘到「長青」，學學唱歌、跳舞、針織，現在則選讀文學欣賞和英語課程，課餘之暇還結識了許多長青學苑的老同學，下課了，貼心的老伴三不五時還會來接她，有時還一起散步回家哩！

我們為王春美女士「活到老，學到老」的身影喝彩，又有老伴、老友相扶持而欣慰，再偶而參加「抗癌協會」一些有意義的活動，與老會員敘敘舊、聯誼又健康快樂，原來抗癌其實也可以很柔軟、很愜意的喔！

# 大病乍來，嚐生死一瞬不由人

撰文/彭遠（2016年12月抗癌鬥士專訪）

**專訪第十五屆抗癌鬥士 白宇森總經理**

【編按】胃癌是臺灣相當常見的癌症，死亡率僅次於肺癌、肝癌、大腸癌、乳癌，然而大多數的胃癌患者被診斷的時候，多屬於末期胃癌，治療的預後並不好。今年62歲的白宇森總經理，與第四期胃癌已奮戰了五年多，期間同時施予四種化學治療重藥，驚險曲折，如今已幾近痊癒，其抗癌故事，一直受到本會許多病友、會員的好奇與詢問，今年特別推選他成為抗癌鬥士的表揚人選，讓更多朋友與讀者分享他的生命重建之旅。

民國50～60年代，是臺灣紡織產業重要的發展時期，成衣外銷創造的外匯和就業人口，是臺灣經濟發展史上的一頁光輝歷史。民國43年次的白宇森先生，自20歲出頭退伍後，便投入家族開設的成衣公司，展開他的事業人生，期間適逢臺灣經濟外銷蓬勃發展的歷程，漸漸與兄長接下家族企業大權。

及至民國80年代經濟結構發生巨變，臺灣勞力密集產業逐步外移，成衣外銷在臺灣越來越難生存。民國90年左右，白宇森總經理便將工廠從臺灣遷到大陸浙江，不到五年時間又從浙江嘉興附近，遷到內陸河南省周口市（古稱「周家口」，老子故里，位於豫東平原，下轄八縣一市一區，目前總人口約1,140萬）。當時，從接單到營銷，壓力接踵而至，無以復加。

五年前（2011年），當時人在周家口工作的白總，因有要事跟太太返臺一趟，當時胃部就感到不舒服，猜想可能是在大陸期間吃壞肚子（其實在大陸就有不適徵兆，總以為運動一下就可緩和）；就在父親節前夕（8月6日當晚），半夜突然肚子絞痛又拉肚子，原以為上個廁所應該就可緩和了，豈知泄完後，排的竟是黑（血）便，霎時狂吐鮮血，家裡從廁所到客廳血跡斑斑，整個人暈眩不已、幾近虛脫。在深夜中虛弱地叫醒老婆，她遽然一驚，馬上叫了救護車送到鄰近的榮總（高雄）急診室。經過肝膽腸胃科徐秉毅醫師緊急照胃鏡初步處置下，發現在賁門的下方有顆爆開的腫瘤，馬上進行止血，並進一步切片化驗，又照了斷層掃描。

兩天後，檢驗報告出來，醫師斷定告之是胃癌三、四期，並已擴散到周圍淋巴及肝臟，故不適合開刀須趕快施以化療，當下猶如晴天霹靂，難以相信，從沒有鬧胃痛的人，怎一下子就變成癌症末期病人？當時的心情壞到極點，無法接受、也無法釋懷！

人還驚魂未定，榮總血液腫瘤科醫師來到病床前，第一句話就問：「是否要馬上『埋管』？」當下摸不著頭緒的白總尚不知治療原委，何謂「埋管」？醫生又問他想做怎樣的化療，是住院抑或門診化療？他啥都不懂，不知什麼是正確答案，只記得醫師告知胃癌沒有什麼特別好的化療藥，但可以試著去配對乳癌的標靶藥治療，白總頓了一下才回應：「我考慮看看！」隨後便斷然辦了出院手續。（編按：當時的白總還不知這位化療醫師曾私下跟白太太說她先生大概只剩半年的壽命！）

隨後經一位朋友介紹下轉赴高醫外科求治，這位醫師細看了白總先前在榮總做的系列檢驗報告後，竟表示可以開刀，而且可以切除，癌細胞擴散到哪裡就切除到哪裡……，彼時，對於高醫告知的治療方式和榮總全然不同，霎時令白總夫妻倆十分不知所措！

## 四種化療藥併用，歷程堪借鏡

此際，當時正在「宏達電」公司工作的小兒子建議父親，不妨可到義大醫院找肝膽腸胃科的張吉仰主治醫師問診（編按：因兒子透過網路查詢，得知張醫師有臺大醫院的診治經歷），待張醫師細究病歷後果斷表示，癌細胞已經擴散，無法開刀，必須趕緊化學治療，不能再拖了！隨後馬上完成住院手續，並交代外科醫師逕作埋管手術，並會診血液腫瘤科羅若玲醫師準備化療。白總事後回憶，那時經由醫師解釋後才知道，原來是因為化療藥物毒性劇烈，為了安全起見，不能由血管而必須改經由靜脈注射，在左胸部靠近鎖骨之處安裝人工血管（埋管），固定位置後才可施打化療針了。

白總特別提到，張醫師講話果斷、不模稜兩可：「先做化療把腫瘤縮小，再用內視鏡手術摘除，這樣就不用開刀了！」因為這一句話，他終於安下心來，決定留在義大接受治療，同時，他也信心大增，懷抱希望坦然接受挑戰。

然而，真正的考驗才剛開始。同樣出身臺大醫院的羅若玲醫師，先以健保局核准的5FU藥物嘗試做第一次化療，但癌症指數CEA卻由化療前的160爆升到800多（正常指數是5以內），羅醫師嚇一跳，迅即和白總夫妻討論換藥事宜，表示要試用歐洲紫杉醇治療。白太太聽到之後，拉著羅醫師到病房門外，告知不須再試用，「請不必擔心費用問題，直接用最好的藥治療以爭取時間。」羅醫師遂決定下重藥，一次用四種化療藥，包括治療大腸癌用的標靶藥、歐洲紫衫醇、俗稱「白金」的化療藥物，以及5FU（治胃癌專用的傳統健保化療用藥）等同時進行治療（除5FU之外其他全是自費）。

每次化療要住院四至五天，當時大家都沒法說得準，一口氣每次用四種重藥，身體能否承受得住？然而，效果卻很快，幾次化療下來，癌指數從800多快速下降到100多、50幾、20幾、7，一直到5的正常值，但接踵而來的是化療後遺症，包括各種疼痛、頭髮掉光，口黏膜、鼻黏膜、皮膚開始產生變化（稍微感冒流鼻涕就受不了），雖然有配合吃「速養療」，每次化療完後，口腔及舌頭潰瘍仍痛到無法吃東西，後經朋友介紹喝點蘆薈汁來漱口，減輕了口腔的痛感，勉強吃得下東西。但化療後遺症最嚴重的還是指（甲）溝炎，痛到必須找外科醫師麻醉把指甲拔掉並擠出化膿……，連續了十幾次（每三星期一次）的化療，身體承受到極致，中途幾近忍受不住，差點有了放棄念頭。

## 標靶出現抗藥性，奮戰第二回

原以為病情就此控制住了，令人洩氣的是，癌指數竟又從10以內回升到15～20之間，羅醫師眼見白總忍受如此多的副作用，癌指數卻又開始升高，表示標靶藥物已經開始產生抗藥性，又得換藥了。一時之間，白總夫妻產生莫名的恐懼。這次只換了大腸直腸癌的化療藥加上5FU兩種，又進行了整整兩年的時間，所以，加上前一輪四種化療藥一起施打，就這樣前前後後共計三年的時間，不停的化療，總計做了六十五次。

白總回顧，當化療超過二年半多的時候，癌症指數已然穩定降至標準值5以下，透過內視鏡追蹤檢查腫瘤亦已不見蹤影，當初擴散到周圍淋巴及肝臟的癌細胞也都看不見了。因此，他曾詢問：「可否停止不再化療？」

張吉仰主治醫師評估後告知，癌細胞

可能只是暫時隱藏起來。血液腫瘤科的羅醫師也不敢斷然完全停止化療，因此滿三年之際，兩位醫師評估後建議改服用口服式5FU（健保）化療藥，這是第三階段的治療，就這樣又過了二年，沒有停藥，從發病至今剛好整整五年有餘，不管抽血或斷層掃描，檢查報告都是正常。

「前兩個階段的化療最是辛苦！」白總回憶著。若沒有異於常人的毅力和一定的經濟後盾，結果恐怕難以想像。第一年的四種化療藥自費部分最貴，一次要十餘萬，因為標靶藥頗為昂貴；每次化療都會想吐，以致化療之前都會服用日本進口的止吐藥（一顆九百元）；白血球過低時，便要打白血球增生劑；紅血球過低時，一邊輸血，一邊吃著白太太準備的牛肉湯，才感覺有一點元氣；為了減輕化療的副作用，在本會推薦下同時在義大醫院尋求陳明豐醫師的輔助醫療，自費服用「雲芝多醣」，既緩解化療各種副作用並能減少抗藥性的發生，尤其對於抑制癌細胞的復發和強化自身免疫力，都能起到相輔相成效果。這是除了化療之外，白總唯一服用的輔助藥物，至今都沒停過。

## 警惕罹病原因，改變生活方式做起

患病初期，白總曾看過一份資料，提到三、四期的胃癌病人五年存活率只有7%。這個訊息一直在他腦中盤旋不停，因此，前三年化療最多狀況的期間，為了增強營養，盡可能什麼都吃（生食除外），包括太太每天幫他準備的早餐十穀粥、精力湯，充分的蛋白質營養（中餐牛肉或雞肉、晚餐魚肉）、配合蔬果汁……，還有陳明豐醫師建議他多吃深海魚、海藻類食物；並在親友介紹下，也經常喝臺南白河當地買的蓮藕粉，因為化療藥很毒，聽說喝蓮藕粉排毒很快。

除此之外，他也聽了本會理事長吳景崇醫師演講，於是每天晨起運動、爬山或健走，吸收大自然的氧氣（癌細胞厭氧）；還有化療初期引起的嚴重腳麻、行動不便等副作用，在岡山陳師傅腳底按摩的輔助下，很快獲得舒緩，近幾年並進一步調理全身臟腑。

目前身體狀況恢復相當良好的白總，對於自己過去為何罹癌的原因，不時仍會警惕自己。榮總許秉毅醫師表示，可能與白總經常抽菸和飲食習慣欠佳有關（早餐不常吃，若有吃，頂多以魚酥配吐司加杯二合一咖啡果腹）；義大張吉仰醫師在了解他的工作情況之後分析，工作壓力應該是最大的原因，此外，心情及基因也是不可忽視的因素。所以，白總罹癌後便決心改變飲食習慣、放下工作、轉換心情，過上不同的生活。

白太太補充表示，先生個性善良但卻非常急躁，有時又很悶，很多事情氣在心裡不講出來，也不善跟人分享，貨若趕不出來，就會顯得很暴躁，因為工作繁重、加上長期的壓力，多靠抽菸紓解壓力（只偶而打高爾夫球紓壓），而且也從沒做過健康檢查。「經歷這場大病之後，先生意識到應該慢慢要把一些工作放掉，開始放慢生活步調，懂得適度享受旅遊的樂趣，不再像過去只知道賺錢、以工作為重。」

直到現在，他們夫妻都還難以忘懷參加本會旅遊活動：「記得去年（2011年）第一次參加協會舉辦的臺東秋季之旅，當時正密集進行大化療，那是我最痛苦的時候，整個人瘦了十公斤，體力極差，走路沒幾分鐘就氣喘如牛，但來到戶外，卻讓我忘記自己是一個病人……。一年過後（2012年），現在的我雖然仍必須進行局部的小化療，但我的體重已慢慢恢復先前模樣，體力比之前好很多。總之，無論到海邊或來到山上，跟大家在一塊，我真的都忘記了病痛，忘記自己是一個病人了，真的很棒，我希望能夠像楊博名總經理一樣身體漸漸康復，楊總是我抗癌路上最好的榜樣和老師……。」語畢，楊總馬上給予白總一個熱情的擁抱，全車報以熱烈的加油、打氣聲，久久不絕……。那樣的畫面至今歷歷在目。

## 感念太太和抗癌鬥士的啟發

當然，白總在抗癌過程中最感念的還是另一半，很感謝老婆全心全力的照顧，讓他無後顧之憂，放心接受治療（編按：就像民國82至88年，整整六年時間遠赴加拿大照顧三個小孩讀書、生活，讓他專心在臺灣打拚事業），太太總是扮演最佳後援角色；尤其生病期間心情不好時，還默默承受當「出氣包」，又能「以柔克剛」轉換他的脾氣，對比白總心中滿是感激。

白太太在一旁接受採訪，難得吐了吐苦水：「癌症病患治療過程都很痛苦，常會有情緒不穩的現象，但身旁照顧的人通常也很辛苦，只是想到先生脾氣不太好，若不發洩一下，放在心裡也會鬱卒，這樣病情會更嚴重，所以我就當作先生是在發洩病情的痛苦就好了！現在看到先生放下工作，揹起背包到處走走、旅遊、運動，心情也比較好，我也跟著感受到苦盡甘來的輕鬆感呢。」（編按：白總現在還是公司股東，三不五時都會進辦公室看一下報表、看看報紙或抄寫心經。）

「生病之後，感覺朋友很重要。」白總經理在結尾中感慨地表示，過去在大陸那十年，沒日沒夜的打拚事業，缺少和朋友交誼，因為陳映雪老師的介紹才認識許鈴華諮詢理事長，進而加入協會，又認識更多的朋友，他真的衷心感謝。

他從許諮詢理事長的抗癌經驗，體悟到生病也不是什麼世界末日，心境如果沒有獲得適當的紓解，對照顧者而言也是一種壓力；他看到楊博名理事在癌症嚴重時，依然堅持帶著會員舉辦每年一次有品質的旅遊，深感難能可貴；他聽到歷屆抗癌鬥士的心路歷程，獲益良多，尤其去年邱安勤女士分享的抗癌艱辛，著實十分可佩……。總之，在協會看到病友奮鬥的精神，也得到本會的關心，白總感覺自己很幸運，也覺如果自己的抗癌經驗能夠提醒人們及時扭轉健康狀況，進而幫助其他病友抗癌成功，那將是他最大的榮幸。

# 點一盞心燈，照亮抗癌人前行的路

撰文/彭遠（2019年度抗癌鬥士專訪）

**專訪高雄市抗癌服務協會執行長 康高瑜老師**

【編按】1992年3月，從事教職的康高瑜老師被診斷出罹患胃癌，當時才43歲，風華正茂，也是人生最忙碌的時候，工作、家庭兩頭燒，在學校是帶升學率A段班的國中生，教的是全校頂尖的學生，壓力之大可想而知；自己的小孩則剛就讀高一、國一、小六，哪有時間讓她生如此重病呢？隔年（1993年）認識本會創辦人蘇媽媽，再過一年（1994年）12月本會正式成立並擔任執行長迄今，襄贊歷任理事長、引領協會不斷成長，成為如今南部抗癌病友身心靈的諮詢重鎮。在慶祝抗癌成功二十寒暑之後，豈奈隔年竟又檢查出乳癌侵襲，命運安排二次罹癌，嘗受治療的辛酸過程、備受煎熬的心靈滋味，她的抗癌歷程、她的生命故事，深受本會所有會員敬重與學習，藉由這次深度訪談，更全面性呈現康老師二十七年來自助助人的生命之愛。

出生於1950年代戰後嬰兒潮的康高瑜老師，小時候物質環境較差，父親任職警界，公務人員家庭食指浩繁，有六個兄弟姊妹，大人努力奔波養家，身為老大長女，一邊幫忙照顧弟妹、一邊認真努力求學做弟妹的楷模，從考初中、高中、大學一路都是名列前茅，大學畢業時，正值政府推行九年國民義務教育，因對教育抱有熱忱順勢走上教職一途，直到退休共服務三十年六個月（新興國中）。

## 43歲罹患胃癌 正是人生巔峰期

也許個性正直向上，加上求善求全的態度，康高瑜老師身兼數職，在校擔任主科（國文科）、導師及升學班的重任；在家掃地、煮飯、照顧三個小孩的主婦工作亦不能免。蠟燭兩頭燒，當時年輕力盛，不太感覺疲累，時時發作的胃痛，一直把它當作胃潰瘍，看醫師也是吃胃藥、胃乳就壓了下來，剛開始時還真有效，但後來就失靈了。

1993年3月初剛開學不久，記得那天是學生模擬考的上午，監考完才十點，胃又痛了，一向視上醫院為畏途，但因有此空檔，當下決定去公保大樓掛號看病（當時尚無健保，持公保證的人需集中至公保大樓看診），也因前晚胃痛自摸時感覺有硬塊，告知醫師後，開轉診單至大同醫院照胃超音波，一看胃下方真有腫瘤！馬上告知下午住院做電腦斷層，當時還穿高跟鞋、窄裙上班族打扮的康老師，被護士通知趕快回去準備住院的家當。回到家先生湊巧去大陸出差，三個小孩正就讀高一、國一、小六都上學去了，空蕩蕩的房子，她拎著幾件換洗衣物，不禁悲泣起來！回到大同醫院前，先聯絡院長吳鐘熊醫師（是婆家親戚），之後在做電腦斷層時，他全程陪看報告，毅然決定第二天（星期六）上午開刀（吳院長早預訂星期日去美國探親，而星期六是醫院開刀房清潔日，為了康老師而開特例）。

第二天，吳院長親自操刀，先生也從大陸趕回。切除的腫瘤有7×8公分大，吳院長特意將腫瘤裝在盤子中，拿出手術房給先生看，他一看瞬間差點昏倒，康老師的胃也切除了五分之三。檢查結果幸好是「胃淋巴癌」，醫生告知化療對此病症效果頗佳（編按：本會創辦人蘇媽媽當年是罹患「胃腺癌」，化療效果不似胃淋巴癌明顯，也比較辛苦）。

一連串的電腦斷層、開刀、化療接踵而至，將康老師的生活打得七零八落，而她當時教國三學生，3月住院，7月他們要聯考，重病纏身內心卻萬般掙扎，因此「請假六星期後銷假上班，將畢業的學生們送入考場後，如釋重負的我，開始每個月的化療。」

之後每個月化療一次（五天），每天約二至三小時，並請求學校每月三個工作天下午不排課，加上星期六、日共五天化療，就這樣過了三年，之後改為三個月化療乙次，時約一年，再改為半年一次，到第五年結束化療。前後五年之久，課餘及星期假日跑醫院成為家常便飯，這期間長期戴假髮，直到終於長出了新髮，才真正感受到化療已遠去！

## 罹癌第二年認識蘇媽媽，生命有如峰迴路轉

追想平日做事太多、太急、太忙，公事、家事不假手他人，每天分秒必爭，不懂得放下，康老師在病床上感傷自歎是否還能見到明天太陽……；當時每月體重下降一公斤，最瘦時只有四十二公斤，衣服都不能穿了。加上頭髮因化療掉光，每天掃地時，地上一堆頭髮，有如逝去的健康，還可能挽回嗎？

當時，為了強化體力和免疫力，在親友介紹下，她經常煎煮①蘿蔔葉+紅蘿蔔+牛蒡+香菇湯，效果不知如何，但在當時頗流行（由日本轉傳至臺灣）；此外，還有②枸杞+紅棗+黃耆湯，補氣養身，兩種幾乎很認真天天煮來喝，感覺身體的抵抗力有提升。

當時因化療導致皮膚粗糙蠟黃，心情慘澹，她心中常有不知是否尚有明日的恐慌。罹癌第二年，因緣際會認識了蘇媽媽（編按：本會創辦人蘇蔡彩秋女士，時任中華民國癌症基金會祕書長，奉董事長董大成博士之請到高雄創辦本會），有如黑夜中的明燈，每月南下舉辦一次的癌友座談會，撫慰康老師當時忐忑不安的心，也因而機緣認識同為癌症所苦惱的患難之交，大家互相關懷，交換抗癌心得，踽踽獨行於抗癌荊棘的路上終於有了相伴的靠山。後

來，蘇媽媽成立了本會，康老師跟著一頭栽入本會，擔任執行長至今（編按：1994年12月成立大會、1995年5月獲准立案）。

「加入抗癌服務協會是我的重生，我不錯過每場座談會，因為除了可吸收不同醫師、營養師的各方面癌症知識、常識外。我也熱心參與會務，把協會當成第二個家，在此認識了許多理監事、不斷加入的新會員、志工團伙伴……，大家都對抗癌、防癌有共同的使命感，凝聚力更彌足珍貴。此外，先生在我病後陪我做氣功、爬山、分擔家事，此時更覺家的甜蜜，生病的人，似乎得到的關懷特別多，這也是意外的收穫吧！」

值得一提的是，民國81年請完長假再返校執教時，正好本校有特教班（學生都是腦性麻痺的孩子，雖手腳不便但學習能力不輸人），因班級人數少節省了體力與心思，在校長允准下轉任特教班，十年後於2002年12月退休。退休後的日子反而多彩多姿，本會會務工作自不可免外，還加入星光合唱團、高師大市民學苑國文詩詞班、電腦班、樂齡大學、組一個讀書會等等，抱著活到老學到老的精神，生活增添幾許樂趣。

## 「本會是吾愛，服務是最愛」

從1992年罹病、1994年協會成立，到2012年，慶幸自己能歡度二十週年抗癌成功歷程，康老師曾在《會訊》上寫下「本會是吾愛，服務是最愛」，這二十年橫跨過最後教書十年和退休後十年的光陰，這二十年春去秋來，她感謝協帶給她生命重建與心靈成長的力量。同時，也因為她的無私付出、夙夜匪懈，讓協會從一片荊棘而上軌道、得獎連連、會務蒸蒸日上（編按：多年來本會陸續獲得和平服務獎、金暉獎、志工業務評鑑優等獎勵），成為本會多年來推動會務的重要靈魂人物。不論是志工團的建立與會務執行、醫學健康講座、健康檢查的落實，戶外旅遊、健行活動、抗癌鬥士表揚的舉辦等，都能使命必達、任勞任怨，對本會的發展功不可沒。

康老師的夫婿楊東琳諮詢理事長則以行動全然支持她的理念，除榮膺本會第二及第三屆理事長（1996～2002年），對協會剛成立不久的許多制度及志工團建立，奠下了重要的根基。卸任之後一本初衷，再以常務理事身分熱心襄贊會務，且每年無償捐助提供本會辦公場所，並以其商界及社團人脈之影響力，推薦許多朋友加入本會愛心顧問團，二十幾年來出錢出力，讓協會更加發光發熱，有目共睹。

## 二十一年後再罹患乳癌，鎮定不亂

然而，抗癌二十一年後（2013年），上天又投給康老師一顆震撼彈，康老師為策劃協會會員樂，於是參加乳癌篩檢，帶頭示範去愛汝診所做乳房攝影健檢，令人震驚的是，竟然在乳房上方驗出0.8公分的惡性腫瘤（第一期），幸好發現得算早，後經由阮綜合醫院施昇良主治醫師妙手切除。

手術第二天因恢復不錯，醫師便允許出院，麻煩的是接下來要連續做三十三次的放療，又為提升免疫力特地至義大醫院找陳明豐醫師做低能量雷射三十次，每日上午，先生陪同奔波在兩大醫院之間。期間照射的部位因灼傷而脫皮，在鏡前看到大片已呈燻黑的皮膚，難免自憐，所幸衣服遮住又可若無其事般，灼傷最嚴重時醫師放一星期假，直至持續完成療程。

雖然是乳癌一期，但身體健康已亮起紅燈，施醫師曾分析康老師罹癌最大的原因是壓力太大。沒錯！凡事事必躬親，不喜麻煩人，有委屈往肚裡吞、事事要求完美，責任放不下、處處擔憂……，這些個性不都是癌症病人的通病嗎？

撫今憶往，康老師也曾徬徨無助，失意於人生的低潮，也曾籠罩在復發的陰霾下。幾位醫師都是她的貴人，她曾自我省惕罹癌之因，最想分享給病友的是：

①做事太急、太多、責任心太重，凡事自己扛，不懂得請旁人分擔，又不知自行放輕鬆，遲早必然累出病！
②罹癌後學會適時放寬心情、懂得改變心境，對待事情也比較寬厚了，不像以前那麼嚴謹，領會「忍一步，風平浪靜；退一步，海闊天空」的道理。
③規律運動和健康的生活作息相當重要，這是恢復免疫力的根本。
④有些人罹癌就認為是世界末日，或聽信不正當的療法。正規療法仍是必須的，但營養食品的輔助亦不可或缺。
⑤應多了解醫訊，協會辦了醫學講座，多年來覺得自己是最大的受益者。
⑥個人在治癌過程中，手臂上歷經了三百多隻的針孔，永遠烙印不堪回首的傷痛……，也許因為刻骨銘心過，對本會有一份深沉的使命感。
⑦本會二十五年來每件事都經手，漫長的會務發展，歷歷在目，有如自己一手捧大的孩子，當成自身的事業在經營，又因經費大部分來自會費、捐款，這些費用更須謹慎運用，才能對得起良心及扶持本會的善款。
⑧健康檢查的重要，自己是做乳房篩檢的受益者，早期發現早治療。

## 康老師與夫婿楊東琳伉儷情深

康老師深深感激在她生命中遇到的貴人，除了治療病痛的醫師之外，有的是陪伴她度過生命關卡的朋友，有的是在生命歷程中的陪伴者，更重要的是她的另一半及子孫們──「我的另一半陪我走過人生黑暗期，也是我最該額首稱謝的恩人；人生路途迢迢，未來雲深不知處，雖然道路充滿了變數，但是人間至情至愛，伴了我一生。」

康老師與夫婿楊東琳先生伉儷情深，協會人人稱羨，他也有感而發感謝康老師：「因為高瑜的病，也改變了自己很多的生活及習性，人生也因此接觸更多的層面。包括以前是七點半才起床，為了陪康老師去文化中心練太極氣功十八式的運動，每天養成清晨五點起床的習慣，後來也成為健康聯誼會的會長，二十幾年來風雨無阻。此外，抽菸習慣從此戒掉，也不再打麻將了！退休之後與康老師都是同進退，不管上課進修、運動練功、買菜、用餐……（除了打高爾夫球之外）。」著實令人欽佩、喝采。

「二十七年前我跌落人生谷底，曾懷疑自己還能見到幾次日出？也曾擔心若早走了，三個沒娘孩子的困境……，如今我已是六個孫子的阿嬤，孩童的笑語聲是我幸福的泉源，往事有如走馬燈由眼前晃過，命運安排我在轉彎處有了豁然開朗的人生，要感恩、感謝的人太多了，因此對協會有著一份濃厚的感情……。說真的，我對本會的付出，就當作是自己的事業在經營，心中只有一個無私的目的，願以同理心協助、關懷癌症病人，讓徬徨無助的癌友及其家屬們感受到，在風雨中仍有一絲絲的溫暖和希望；在生命的轉彎之處，一起攜手抗癌有成。」

## 涓涓滴滴——自度度人的服務宗旨

本會成立至今已邁入二十五週年，從當初成立的三十餘人到現在擁有會員近五百人，然而，根據本會長期個案接觸與親身實際服務病友的經驗中，有些人（包括本會會員）一旦不幸罹患癌症，由於認識不清，所知有限，感到相當恐懼、徬徨無助，甚至無法面對現實，因而把自己封閉起來……。

如何引導病友勇敢的走出來，平常心面對周遭的人與事，讓自己的心境得到轉念，以求達到更好的治療效果，這是本會一直念茲在茲的服務範疇。

除此之外，罹患癌症之後身體已經承受極大的痛苦，心靈不該再受到極大折磨，尤其擔負家計重責的病友，更是生命中不可承受之重；因此病友參加本會，不外希望獲得協會廣泛的支持與關懷，讓他（她）們得以一起勇敢面對抗癌的煎熬與甘苦，這正是本會成立之服務宗旨所關注的另一焦點。

值得慶幸的是，當前治療癌症的各種療法突飛猛進，但是每年罹患癌症的人數竟然不斷遞增，而罹癌年齡卻不斷下降，整體來說，癌症依然嚴重威脅國人的生命和健康。是故，本會每年定期舉辦的醫學講座、編製的《會訊》及《年度特刊》、以及急難慰助的申請和探訪，對於不論現在已罹癌的病友，或是對癌症防治不甚了解的朋友，都感受到涓涓滴滴的自度度人服務宗旨。

願點一盞心燈，一成十，十成百，百成千，進而成為許多抗癌人醫療諮詢、心靈重建的明燈；並合力虔誠祝福在抗癌路上為生命奮戰的癌症朋友，為生命的重建再造奇蹟，永不屈服，永不氣餒。

# 談食道癌的防治之道——安迪和嚴凱泰給我們的啟示

撰文/陳明豐醫師

【編按】藝人安迪於2018年11月初驚傳因食道癌惡化住進加護病房且昏迷不醒，經四週搶救無效而於12月2日不幸病逝，享年57歲。更驚爆的是，隔日，裕隆集團大家長嚴凱泰董事長驚傳於12月3日下午過世，各界譁然。據悉，2016年4月嚴凱泰即罹患食道癌，臺北榮總證實，先前曾在院內開刀，隨後定期返院追蹤；治療期間曾暴瘦十三公斤！雖一度獲得控制，但「苦撐兩年」，卻於2018年6月病情急轉直下，經好友私下證實，嚴凱泰因癌細胞已擴散到腦部，最後病逝於北榮，並留下遺言「一切從簡，請大家讓我安靜地走」等十三個字。家人遵照嚴凱泰生前遺願不發訃聞、不辦公祭、不設靈堂、懇辭花禮，敬辭來自各界的致意。

## 短命的癌症

藝人安迪及裕隆集團董事長嚴凱泰陸續因為發現食道癌，而於短時間內不治死亡，引起社會對食道癌的恐慌。安迪於民國107年8月時因魚刺哽喉導致喉嚨不適，被發現上食道有5公分的腫瘤（食道癌第三期已轉移至淋巴結）。由於腫瘤太大無法開刀，他只好先接受化學療法，期待腫瘤縮小後再開刀。在化療的第一療程，腫瘤有縮小而症狀也獲得短暫緩解，但至第二療程時，腫瘤突然變大壓迫咽喉，造成呼吸困難而於107年12月死亡。嚴凱泰則於105年4月發現第四期食道癌（已轉移至肺部），他雖然經過開刀及積極放療及化療，但仍於2018年12月因癌症病情惡化而死亡，享年54歲。

他們共同的特色是：過去都曾吸菸、喝酒，且因事業而承受很大的精神壓力，當他們剛好走到人生高峰的壯年期，因發現食道癌而很快面臨死亡，就好像巨星殞落，讓人不勝唏噓。事實上，國人食道癌的發生率在最近二十年來增加了約三倍，並已躋身癌症十大死因。食道癌和胰臟癌類似，被稱為「短命的癌症」，從發現到死亡的時間很短，所以更值得我們去重視及預防！

罹患食道癌最大因素——不良菸酒嗜好及飲食習慣。

精神壓力過大及胃食道逆流患者，亦不可輕忽。

那麼，食道癌病患為什麼會快速增加呢？事實上，食道癌的增加與生活型態的改變有很大的關係。在生活型態中影響食道癌產生最大的因素，是不良嗜好及飲食習慣。抽菸、喝酒、嚼檳榔等嗜好，都會增加食道癌出現的機會。另一方面，經常喝熱湯、熱茶或吃辛辣食物也都會增加食道癌的出現率。這些不良嗜好及飲食習慣促進食道癌出現的主要機轉是：它們都會傷害食道黏膜引起慢性發炎，而慢性發炎會誘發癌細胞的產生及成長。

另一個增加食道癌發生的原因，則是胃食道逆流的增加。胃食道逆流乃是下食道平滑肌收縮障礙，導致胃酸及胃內容物逆流至下食道，引起下食道黏膜的長期發炎，進而誘發食道黏膜細胞的變性，甚至產生癌病變。胃食道逆流的增加與肥胖、暴飲暴食、咖啡因飲料（如：咖啡、濃茶）及精神壓力有密切關係。

由上可知，要避免食道癌纏身，最重要的還是從戒掉不良嗜好及飲食習慣著手，並盡量避免生活上過多的精神壓力。

## 嚴凱泰的致命——食道癌發現得太晚

曾經有位患者問我：「像嚴凱泰這樣有身分、地位而經濟能力又好的人，怎麼會找不到名醫治好食道癌呢？」事實上，並不是名醫治不好嚴凱泰的食道癌，而是嚴凱泰發現食道癌時已經太晚了。早期的食道癌病變只有在食道黏膜層，可以用內視鏡（胃鏡）直接切除，不必動手術就可獲得良好（甚至於根治）的治療成果。第二期（腫瘤變大侵犯肌肉或漿膜層）或第三期（已經有淋巴結轉移）的食道癌可以經過化療或合併放射治療，使腫瘤縮小後再進行手術，往往也可以達到不錯的治療效果。問題的關鍵是：很多食道癌患者發現時都已經太大或轉移到其他器官（第四期），他們即使動手術切除並接受放、化療合併，也很難將腫瘤完全清除，而腫瘤常很快在治療後復發或轉移，因而奪去患者的生命。嚴凱泰發現惡性腫瘤時，其食道癌不但已經轉移到胸膈腔淋巴結，甚至已經到肺部，很難經由手術完全清除。他雖然在術後很努力的接受治療（包括：化療及放射治療），但是仍然難逃食道癌魔手的摧殘。

## 早期食道癌必須靠胃鏡診斷

根據衛生福利部統計，國人十大癌症中，食道癌排名第九。食道癌為胃腸道癌症中預後最不好的一種，與胃癌或大腸癌相比，存活率較差。其原因為發現症狀時大多數為期已晚，能早期發現的比率不高；病人約90%是因為吞嚥問題而來。

或許有些人會問：「為什麼食道癌被發現時，大多數已經是晚期？難道不能早期發現嗎？」主要的原因是食道癌早期的症狀並不明顯也不特殊，因此，很容易被忽視。早期食道癌病患可能只會感覺吞東西時喉嚨有點卡卡的或胸部有點不舒服，有時會覺得喉嚨比較多痰。這些症狀很像感冒、過敏性鼻炎的症狀，而常吸菸、嚼檳榔或有胃食道逆流的人也會常出現類似的症狀，因此，很容易被患者所忽略。等到患者出現明顯吞嚥困難、胸部疼痛、呼吸困難或體重下降時，往往腫瘤已經長得太大或遠處轉移，而難以完全控制。早期發現食道癌的另一個瓶頸，就是檢查工具。早期食道癌必須靠胃鏡才能診斷（編按：若發現異常之處，可立即做切片檢查，至於食道X光鋇劑攝影則可診斷出較為晚期大多數病人。一旦證實為食道癌則可進一步檢查內視鏡超音波、電腦斷層掃描……等，能清楚地顯現食道癌位置是否已有侵犯至食道周圍之組織，及淋巴腺轉移或遠處轉移；更常藉以決定手術方法或放射線治療方式之主要根據），但有些人一聽到胃鏡就退卻三步，因而延誤診斷的時機。因此，要早期發現食道癌必須提高警覺，有類似的症狀就要找胃腸科醫師安排胃鏡檢查。若害怕接受胃鏡檢查，可和醫師商量安排無痛內視鏡，但麻醉的部分要自費負擔。

## 罹食道癌仍可開刀，病患應感到慶幸

有很多人被診斷食道癌後，一聽說要開刀就很害怕，寧可去求神問卜或嘗試偏方草藥，也不願開刀。等到症狀變嚴重時再回到醫院尋求治療，往往腫瘤已經到處擴散而無法開刀，這也是食道癌延誤治療的常見原因。其實大部分食道癌被發現時，可以開刀的比率並不高，所以若醫師建議說可以開刀，病患就應該感覺慶幸，並且提起勇氣把握開刀的好時機。

有很多食道癌被發現時常常因為腫瘤太大或淋巴轉移，醫師擔心開刀範圍太大影響患者術後的生活品質，因此會建議患者先接受化療治療或合併放射治療，希望能把腫瘤縮小或轉移的淋巴結變少，以減少開刀的範圍。可惜的是，很多患者一聽到化療或放療就聞風喪膽，他們寧可去嘗試中草藥、營養品或另類療法（如：葛森療法或生酮飲食），看看是否可以不必接受化療或放療就將腫瘤控制下來，但這樣往往拖延時間，讓腫瘤有擴散轉移的機會。其實，中草藥或營養品補充絕對無法取代放療、化療或手術，它們只可以當作癌症輔助療法，提升病患的生活品質，讓放、化療能順利完成。

## 適當輔助療法可減輕放、化療副作用

研究報告顯示：有些癌症輔助療法（包括：靜脈注射高劑量維生素C、甘草甜素複方、雲芝多醣及黃耆多醣等）可以減輕放、化療副作用，改善疲憊乏力、食慾不振、疼痛及失眠等症狀，使病患能順利完成放、化療，而達成開刀的目標。另一方面，這些輔助療法也可以透過改善發炎及提升抗癌免疫力而減少癌症的復發轉移，進而延長癌症患者的生命。

總之，安迪和嚴凱泰的經歷提醒我們：年過中年後，要特別注意預防食道癌。避免不良的生活習慣及健康的飲食方式，是預防食道癌最好的方法。平時要對身體的症狀提高警覺，必要時接受胃鏡檢查，此兩者是早期發現食道癌的最佳方式。一旦被診斷出食道癌就該勇敢面對，不管是手術、化療或放療，只有把握最佳的時機，才能戰勝食道癌，而適當的輔助療法，則可以進一步增加我們戰勝食道癌的機會！

CHAPTER

6

# 攝護腺癌、甲狀腺癌、皮膚癌、鼻咽癌

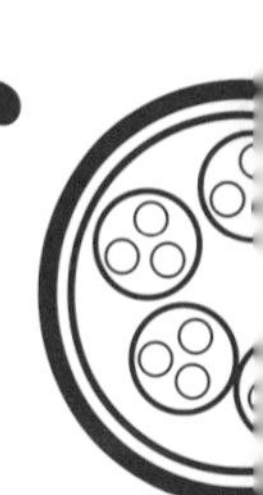

## 前言

攝護腺癌、甲狀腺癌、皮膚癌是近年罹患人數快速上升前十名的三類癌症，分別排名第六、第七、第八，深為警訊！根據衛福部國健署2020年6月發布的癌症登記統計報告，2017年全臺攝護腺癌罹患人數為5,866人，甲狀腺癌發生人數為4,053人、皮膚癌罹病個案為3,804人。

攝護腺癌在美國是中年男人的頭號殺手；在臺灣，近年發生率直線上升，年齡越大，發生率越高，是中老年男人的隱形殺手。此外，臺灣皮膚癌1979年發生的個案僅248人，到現在皮膚癌的發生率已成長逾十幾倍，每年在持續增加中。

和西方的癌症相比，鼻咽癌和肝癌是臺灣較特別的癌症，鼻咽癌屬頭頸部癌症之一，好發於中國東南沿海與臺灣等地區，男性的發生率約為女性的二至三倍。致病原因可能為多種因素所造成，包含基因、食用鹽醃的魚或肉類，及EB病毒等因素。上述癌症實為目前國人健康的重要議題！（編按：本章特別多收錄一篇〈扁桃腺癌病友的成功抗癌範例〉。）

## 攝護腺癌的防治新趨勢

撰文/彭遠（2014抗癌、防癌研習特別報導）

【編按】本會成立至今剛好屆滿二十週年，這些年來，我們舉辦過無數場次的醫學健康講座，也於三至四年前開始每年策辦年度「抗癌、防癌養生系列研習」活動，並進一步將它轉為文字報導，讓更多人受惠，深獲大家的肯定支持，也溫暖了許多癌症病友及家屬。這兩部分的講座、研習活動，可說是本會的年度重點工作之一，藉著二十週年慶的機緣，願與所有會員互相策勵未來，百尺竿頭更進一步。

每年的2月4日為世界癌症日，今年（2014年）世界衛生組織發表一份最新報告預測，未來二十年癌症將在全球大爆發，全球癌症病例將激增57%，一年恐怕會有2,500萬人罹癌，比現在多出七成，這個警訊令人深深警惕。

有鑑於增進抗癌、防癌知識日益受到全民的重視，本會基於促進癌症防治的正確認知與保健之道，進而提升病友增強抗癌復建的信心與技巧，特舉辦2014年「抗癌、防癌養生系列研習」活動，已於7月27日假新興區里民活動中心舉辦完畢，參加學員八十人，研習內容精彩而豐富，許多學員熱烈迴響，深受啟發，獲益良多。

今年研習活動改為一整天、四堂課直接上完，第一堂課首先由高雄醫學大學附設醫院泌尿科主任黃書彬醫師主講〈**攝護腺癌防治新趨勢**〉，內容包括臺灣地區攝護腺癌之現況、攝護腺癌的早期診斷、攝護腺癌的病理分級與臨床分期、攝護腺癌的治療方式等全面介紹與說明。

黃醫師首先破題指出，國人攝護腺癌的發生率與死亡率，隨著人口老化均呈現逐年增加的情形，攝護腺癌已成為臺灣地區十大好發癌症的第五位，主要癌症死亡原因的第七位，在民國101年共造成1,187人死亡。早期攝護腺癌並沒有明顯症狀，為什麼會發生攝護腺癌？如何早期診斷？值得大家一起來關心！

## 攝護腺癌——中老年男性的隱形殺手

黃書彬醫師表示，攝護腺的位置大約是在膀胱下方與肛門之間，因尿道從中間穿越而過，若發生障礙，常會造成排尿不暢順等症狀。一般來說，攝護腺癌通常伴隨著年紀增長而緩慢進展（編按：好發於50、60歲以上的男性），早期通常沒有任何明顯徵狀，就算有症狀，也可能和攝護腺肥大症狀相似，例如排尿困難、流量小、排尿時有灼熱感，甚至有血尿現象。由於潛伏期長，等到發現排尿困難或異常時才就醫，多數都到了第三、四期，病情已難以挽回，最嚴重的是少數病人已經轉移到骨頭，先去骨科門診才發現是攝護腺癌，已經太遲。所以攝護腺癌堪稱是男性的無聲殺手。

黃醫師進一步表示，定期健檢才能協助早期發現治療攝護腺問題，一般攝護腺癌的早期診斷有如下三種方式：

①**肛門指診**：觸診檢查攝護腺的大小、軟硬度、不正常結節或硬塊、壓痛。

②攝護腺特異抗原（PSA）血液檢查：

PSA的正常參考值為4ng/ml以下，若介於4～10之間，約有25%為攝護腺癌，大於10，有高達50～67%為攝護腺癌；當PSA驗出10ng/ml以上時，則需進一步做切片檢查。

③經直腸攝護腺超音波（TRUS）檢查。

黃醫師指出，目前診斷攝護腺癌以「攝護腺抗原（PSA）」最為簡便通用，它是由攝護腺所產生的一種醣化蛋白質，可幫助精液液化，通常PSA指數越高，罹患癌症的可能性越大，但PSA指數高不一定就是癌症，也可能是攝護腺肥大、攝護腺炎等其他攝護腺疾病，所以還需配合尿液檢查及攝護腺超音波來檢測攝護腺肥大或是有無癌症等病變。

攝護腺癌的治療方式則包括手術治療、放射治療、男性荷爾蒙阻斷治療、化學治療、晚期攝護腺癌新療法等（編按：轉移性攝護腺癌常需合併男性荷爾蒙阻斷治療）。黃醫師特別指出，經過切片證實為攝護腺癌後，還需進一步做電腦斷層（CT）或核磁共振掃描（MRI），及骨骼掃描（Bone Scan），以確定腫瘤侵犯的程度（確定第幾期）、是否有骨骼轉移情形，再來詳細推敲有效的治療流程。

臨床經驗常聽到很多男性朋友不敢面對攝護腺癌的漫長療程，多半是因為治療後可能出現的副作用，包括尿失禁、陽萎、淋巴囊腫……等等，尤其因為發現得晚，癌細胞已侵犯到性神經，手術後可能影響性功能、失去雄風。黃醫師強調，目前國內在攝護腺癌手術、治療上已具有相當水準，跟歐美先進國不相上下，男性朋友真的不應該為了自尊而延誤醫療的黃金時機——「早期發現，早期積極治療」仍是治療攝護腺癌的最佳評言。

男性攝護腺癌患者更要擔心的問題是癌症骨轉移與骨質流失引發的骨骼損傷併發症問題。黃醫師指陳，隨著年齡老化，「骨折」問題會大大降低攝護腺患者整體的存活率，不可不慎。目前醫療上，最強效含雙磷酸鹽類藥物卓骨祂（Zoledronic acid），有豐富的臨床試驗證據支持對於攝護腺癌患者之骨質疏鬆，及骨質流失的治療，尤其治療及預防攝護腺癌病患之骨頭轉移有實質上的療效，而且注射方便（每年注射一次4mg）。

至於末期攝護腺癌患者接受荷爾蒙治療無效後，傳統的化療藥物只能緩解疼痛等症狀，無法有效延長患者存活期。不過，黃醫師表示，可堪告慰的是，2004年美國癌症腫瘤學會發表兩項大型研究的結果，末期攝護腺癌患者經使用荷爾蒙治療無效後，繼續使用歐洲紫杉醇，平均還能有超過十八個月的存活期。此外，臨床經驗顯示，規律運動亦可降低攝護腺癌死亡的風險，至於所謂有規律運動者，其定義為持續一年以上，每次運動有流汗且至少二十分鐘以上。

## 攝護腺癌是否可以預防？

近年來由於醫學進步，經由早期的診

斷及各種有效的治療方法，攝護腺癌的五年存活率可達77%左右。黃醫師強調，治療前最好先與醫師充分討論，再進一步接受最適合的治療方式，有助改善療程。

黃書彬醫師在最後的結論中表示，目前由於醫學上並無特別有效預防攝護腺癌的方法，因此定期檢查是不二法門，他建議50歲以上男性，應考慮每年接受肛門指診與血液PSA檢查，如有家族病史，可提早至45歲檢驗。

針對現場學員提問，根據美國的研究報告，攝護腺癌與大腸直腸癌、乳癌一樣，多跟高脂肪食物、愛吃肉類有關。黃醫師回應指出，確實有報章雜誌提到美國研究的案例，常吃油煎（炸）豬肉、牛肉、羊肉等高動物性脂肪食物，以及菸和酒，可能會增加罹患攝護腺癌的風險，其實站在醫師的立場，多吃蔬菜、水果、飲食均衡、適度運動，都有助於減少攝護腺癌罹患的風險。

# 強韌的生命力，勇敢面對攝護腺癌

撰文/彭遠（2017年度抗癌鬥士專訪）

**專訪第十六屆抗癌鬥士 徐志翰副總經理**

【編按】攝護腺癌又稱前列腺癌，號稱「男性的殺手」，在歐美國家男性十分常見，國人發生率雖不像西方人高，但近年來由於人口高齡化，飲食西化普及，發生率急劇上升。徐志翰先生與第四期攝護腺癌已奮戰了六年，期間雖未施予化療，但是一、二線療法失效、自費放療的曲折抗癌過程，以及精彩的人生故事，都值得特別向大家推薦與分享。

民國41年次出生的徐志翰先生，父親是對日抗戰時期29軍大刀敢死隊（編按：電影《英烈千秋》張自忠將軍所轄部隊）的一員，經過慘烈的八年抗戰，勝利後國共內戰接踵而來，國軍部隊於民國38～39年陸續隨政府來臺落地生根，民國40～50年代臺灣得以休養生息，發展經濟民生。

徐志翰先生的父親隨軍來臺後分配到花蓮空軍後勤單位，退伍後短暫當過警察，再轉到基層當公務員。徐志翰從小和兩個弟弟跟著父親在花蓮成長，一直讀到花蓮高中，難能可貴的是，三個兄弟雖是在單親家庭中長大（因父母離異，母親在他7歲時便離開他們），卻也磨練他們兄弟早熟和獨立的個性，更感謝父親能夠讓他們正常的生活、求學。

由於父親早年是基層公務員，待遇微薄，家裡負擔很重，三兄弟為了節省家中開支，高中畢業後都選擇報考軍校。徐志翰花蓮高中畢業之後，順利考進中正理工學院電機系（電子組），畢業後分發到桃園龍崗陸軍第一軍團通信群四級廠修理通信設備，之後轉任三級廠廠長。

## 軍中考評佳，陞遷至上校退伍

兩年半後，調派至陸軍兵工學校（編按：桃園中壢山仔頂，傳授電子修護，主要教導學生火炮電子維修），服務期間得了三次優良教師獎，兩年八個月之後，又以考績優異，選調到高雄聯勤205兵工廠，從電子維修技術官、電控維修所所長到支援製造部主任工程師兼維護室主任，負責管理與維護兵工廠所有的生產設備，總共待了十七年，直到1998年5月1日才官拜上校退伍。

值得一提的是，徐志翰從小就對機械和電子有著濃厚的興趣，初中就找來兩臺壞掉的收音機，將之拼修成一臺可堪使用。軍校畢業後分發到陸軍第一軍團通信群四級廠，頗符合他專擅修理電子通信設備的長處，更因為這個專長，認識了結縭一輩子的太太李培欣。她二哥是徐志翰於中正理工學院學生時的隊輔導官，知道他會修電視，「有一天說家裡的電視機壞掉了，希望我假日一起去臺中霧峰的家幫忙修理，修完電視之後就這樣跟隊輔導官的妹妹認識了。」當時她在省政府（臺中霧峰）教育廳工作，交往一年之後，在徐志翰26歲那年步入結婚禮堂。

## 獲公司重任，拚出心臟病

個性積極認真的徐志翰，退伍之後第二天就來到高興昌鋼鐵公司報到，一刻也不得閒，發揮他在軍中學到的電機與機械工程專長，聘任為高級工程師。任職期間，廠內露天儲存的七千噸廢輪胎發生火災，當時新聞報得很大，因救災處理得宜升任副廠長。然而勇於任事的徐志翰，或許工作長期勞累，加上因服務的廠區離家較遠（屏東枋寮屏南工業區），2000年（48歲）時突然心臟病發，裝了支架，醫生交代要多休息、運動，飲食要清淡。

閒不住的徐志翰，因其專長及能力獲青睞，又轉職知名電子業——奇鋐科技公司（高雄）擔任製造工程部高級工程師、副理、經理。期間曾赴大陸深圳支援九個月（2003～2004年），負責監造員工達8,000人的建廠案，包含全廠電力及支援系統設計建置，可供3,000人使用的太陽能熱水系統、純水系統，單廠房建造就要十億的大工程案。因公司慢慢把事業重心移到大陸，總公司有意聘他為總工程師留在深圳發展，但考量到家庭、年紀和健康因素而婉拒，遂在高雄公司服務六年多後辦理資遣。然而，這邊才資遣，第二天就又被資訊公司遴聘為技術副總至今，職場人生，從沒休息過。

## 救火隊隊長，處處受歡迎

處事積極的徐志翰先生，也經由大學同學（現星光合唱團張介能執行長）推薦加入「星光合唱團」，在就讀初、高中時期，他都曾在學校合唱團待過，對音樂有一定的基礎和興趣；又在前會長楊東琳的引薦下加入高雄市抗癌服務協會理監事的陣容。

由於幾年前的心臟病突發狀況，讓他對身體保健不敢疏忽，即便在大陸支援那段異常忙碌期間，也不敢太大意。加入了合唱團展現歌喉，每逢合唱團臨要演出的演練期間，投入的時間和體力相當驚人，尤其合唱團及抗癌協會遇有重大活動需要支援音訊（擴音音響、音樂檔案、簡報……）等相關設備時，徐志翰先生總是一再發揮自己的技術專長，成為各場次活動的把關者，只要有他在，隨時都是團隊中的「救火隊」隊長。

## 攝護腺癌第四期治療二度失敗

無論是工作或生活，他那不斷的嘗試、努力完成任務、盡量做到最好的敬業精神和態度，博得周遭同事和朋友圈的無數好評。

然而，就在即將屆滿59歲的當頭，即六年前（2011年10月），徐志翰突然注意到自己晚上起床上廁所的次數變多了，每晚多到三、四次。因感到有點不方便，便到住家附近的小港醫院掛泌尿科，問醫生是否有減少次數的方法，醫師回答：「哪有這種藥呀！」不過，看他已屆60歲，醫師決定幫他安排檢驗PSA（攝護腺癌指數），報告出來，數值是11.25，雖不是很高，但PSA的數值4以下才安全，10以上不好，4到10要進一步檢查或追蹤。所以，醫師初判，問題不大，頂多做個攝護腺根除手術就好了。隨後又做了直腸手指內診，但此時醫師卻感到大事不妙，因為發現攝護腺是硬的！後續於12月19日做了切片，證實是惡性腫瘤，至少是一到二期了；再做磁振造影，發現已經擴散到周邊器官儲精囊，那就是第三期了。接著12月28日再進一步做了骨骼掃描，發現薦骨有黑點，醫生於是強烈懷疑有骨骼轉移（第四期）。

經過一連串的深入檢查，從初判問題不大，到最後確定是攝護腺癌第三期末、第四期初，真的令徐志翰和太太難以相信，但他的心情轉折「不是無法接受，當時的想法很有趣，『輪到我了，終於來了，只是來得太早了點！』」

攝護腺是男性的重要生殖器官之一，與泌尿系統緊密連結，它是一個很小的腺體，負責分泌精液中的部分液體。隨著年齡增長，攝護腺往往成為許多年長男性的困擾來源，包括攝護腺炎、良性攝護腺腫大和攝護腺癌，而攝護腺癌是只有男人會得的重症，被稱為「男人的殺手」！

由於癌症發現得太晚，一、二期還可手術根除處理，但三、四期已經無法摘除了，所以就不用手術或住院了。醫師隨即幫徐志翰先生進行睪固酮男性荷爾蒙抑制劑注射治療（每月打一針），無奈二年後失效……，令他心緒忐忑不安。當時，徐志翰跟好朋友在電子信箱分享了當下複雜的心情：「此刻是我人生中最沒有光亮的一天，連續三個月PSA值（癌指數）持續上升，評定我的攝護腺問題第一線療法已失守了。即日起，每天早晚各加服一顆抑制腎上腺製造男性荷爾蒙的小藥錠，至於有沒有用、有效多久，都不知道，我直接問我的主治醫師，我關心的是我還有多少時間，主治醫師看看我，停了半天，回答我：『兩年！』我也問了生活品質，會面對的病變，醫生都一一實答：擴散到周邊組織會腫脹，會壓迫輸尿管、腎的尿液無法輸送到膀胱，腳部會水腫、尿液要體外導流等等，但以居家療護為主。我哈哈一笑說『謝謝』。」

果然，經過兩年之後，老天爺又給他來了一次震撼——口服腎上腺男性荷爾蒙抑制劑宣布失效！然而，已經歷過上次第一線療法失效的「生死淬鍊」，這次的第二線療法再失守，徐志翰反而沒那麼驚嚇了。他決定完全配合醫師繼續積極治療，醫師當時分析需要進行化療，但他查了許多資料，細問醫師做不做化療有何差異，醫師則回答可延長壽命三個月！

然而，對事情喜歡追根究柢的他，在幾經思量後斷然放棄化療，決定自費二十五萬元做螺旋刀放射線治療，於2015年10月27日至12月22日總共做了三十九次的放療，最後的四次PSA檢驗分別0.02、0.05、0.02、0.05。到現在又過兩年了，幸好一切都在控制中，目前沒有復發。

## 愛上國標舞，抗癌又瀟灑

徐先生特別提到，記得五年前演完「星光合唱團的『向前行』」之後，無奈的離開張汝惠理事領導的星光合唱團，跑去加入國標舞的學習，因為唱歌的人固然多半長壽，但他自忖「已入土一半」了，面對攝護腺癌第四期唯一的方法只能努力延長生命時間，講得不好聽就是「等時間啦」！所以唯一可以做的，就是把「等」的時間拉長一點。

國標舞幾乎是全身的運動，要動腳、動股、動腰、動胸、動手、動頭、動口（念拍）、還要動腦筋（記舞步），一分鐘要動100多下，運動強度是很夠的。所以跳國標舞是個方法，既可運動流汗，又可跟太太一起從事休閒活動，同樣有律動、有音樂、有歌曲。而且後來發現，也正好呼應高醫的黃書彬醫師，103年8月在本會的年度抗癌防癌研討會中發表過這樣的訊息：「臨床經驗顯示，規律的運動亦可降低攝護腺癌死亡的風險，至於所謂規律的運動是持續一年以上，每次有流汗且至少二十分鐘以上。」

值得注意的是，攝護腺癌患者發生遠處轉移的機會非常高，徐先生表示，今年8月去高醫聽了一場有關攝護腺癌骨骼轉移的講座，很清楚的說明，攝護腺癌最後的一段路就是骨骼轉移，一旦確診之後，文獻統計生命大約剩四十個月，要用鍶98或鐳233來減緩疼痛，也會有病理性骨折的問題。所以，他目前的抗癌之路變得更加戰戰兢兢，一旦癌症轉移來臨，恐將比先前的治療更棘手！

目前身體狀況控制不錯的徐志翰，曾探究為何會罹癌，小港醫院泌尿科的沈醫師說，「你這樣的人凡事要求完美，你不得誰得？」但沈醫師也說，其實攝護腺癌發生原因不明，主要為遺傳或是天生體質。在文獻上，攝護腺癌被說是一個很特別的病，後天原因充其量可能是油脂類的東西多吃，但徐志翰表示，自己也沒特別多吃油脂類的東西啊！

徐太太補充表示，先生過去飲食喜歡吃高蛋白、高熱量食物，但心臟病發後這些年來已改變為**少吃油脂紅肉高蛋白食物、多吃魚類蔬果的飲食習慣了，因此為何還會罹癌，他們也感到很納悶**。

不過，徐志翰認為不需再探討，「我接受它，因為這些都是過去了。」結婚至今第四十年（1978～2017年），夫妻生活很正常，規規矩矩，不抽菸、不打牌、不酗酒，他認為聖嚴法師的四句箴言：「面對它、接受它、處理它、放下它！」正是他抗癌、控制的最佳寫照，面對它，他沒有很激動，而怎麼接受它就是坦然面對，此外，接受醫師的建議、自己去找資料、怎麼做（做好準備）更重要。

## 感念太太四十載一路扶持

在面對癌症過程中，非常感念自己的另一半。徐先生感謝老婆悉心的照顧，讓他全力以赴接受治療，「六年前先生發現癌症，我整個人的心都揪起來了，但他的表現很平靜，所以我們家人也跟著不這麼緊張恐慌，加上因為控制還算順利，所以心情也就不至於那麼起伏不定……。」

徐太太表示，陪伴者凡事都要很正面看待，「先生的一大優點，就是給我最大的安全感，對我很容忍，是一個非常細心體貼的丈夫；他的個性較為積極，做事很堅持，非做到盡善盡美不可，有時我達不到目標他就跳腳，這一點我就比較有壓力。」所以，陪伴者的正面能量也要夠強才行。

「回憶過去，抗癌過程中說沒有痛苦是假的啦！」尤其「癌症第四期」本身就是個震撼彈，因為要面對的是，未來已沒多久的有限時間，這任憑誰都很難，但是徐志翰先生在給自己老朋友的信函中表示：「我會平淡、平靜的走完未來的一程；明天太陽還是會準時從東方升起，祝大家都要把握好能把握的每一天。」對生命看得豁達的徐志翰先生自許，一切向前看、向前行，畢竟生命的盡頭是每一個人遲早都要面對的！

他現在生活中最大的趣事，除了每週至少三次在社教館學習國標舞，也很享受跟太太一起聊聊天、看看電影、帶著小狗去公園逛逛轉轉、睡前喝10c.c.小酒，夫妻偶而出遊踏青或跟老同學、親友敘舊，還有不定期跟在外頭打拚的兩個兒子共享天倫之樂，每件事都覺得很快樂。

此外，他在業界的專長及能力頗獲好評，在身體維持不錯的狀況下，目前受聘創和資訊科技有限公司擔任技術副總經理一職，適當的工作量讓他可以手腦更靈活、精神也更提振，讓今年剛屆滿65歲的徐志翰先生倍加老當益壯。

# 甲狀腺癌最新治療趨勢

撰文/紀順裕醫師（2018《年度特刊》醫訊報導）

【編按】甲狀腺癌是內分泌科門診中最常見的癌症。甲狀腺位在頸部喉結下方，正好在男生打領結的位置，大小、形狀也類似。資深藝人銀霞淡出演藝圈多年於2018年證實罹患「甲狀腺乳突癌」；藝人寶媽多年前也曾檢查出初期甲狀腺癌，所幸發現得早，手術後復原相當良好。此外，藝人李明依2020年4月亦證實得一期甲狀腺癌。林口長庚醫院新陳代謝科主治醫師林仁德指出，甲狀腺癌是常見發生在女性身上的癌症，在2015年女性十大癌症的標準化發生率高居第五名，大約每10萬女性就有17.9人患有甲狀腺癌。男女罹患此病的比例大約1：4，「廣義上可說是女性的癌症」，所幸，甲狀腺癌也是「存活率高，預後良好」的癌症。

20歲外表亮麗的小文，是一位大學生，課餘也是一位平面模特兒。一個尋常的早晨，小文起床準備到學校上課……，心想：「今天下課後還有一場拍攝工作，要趕快出門了。」「咦！這是什麼？」小文突然喊了一聲……，脖子左邊怎麼有一塊凸凸的？不會是蚊子咬的吧？可是不會癢啊！鏡子啊！我的鏡子在哪？小文一面走到鏡子前面，心裡正想著，「我今天要拍照呢！可不能變醜啊！」「咦！也沒紅紅的呀！也不像蚊子咬，怎麼摸起來硬硬的？到底是什麼？」小文突然心生不好的想法，看著手錶：「上課時間快到了，今天找個時間去醫院檢查看看吧！」

「摸起來硬硬的，到底是什麼呢？」小文心情越來越緊張，心想：「我才20歲，不會是癌症吧！像我這樣一個年輕的女孩應該不至於這麼早會得到吧！」坐在一般外科門診的椅子上，等待看診的時間如此漫長，小文心裡想著一百種可能。「應該只是腫起來，擦擦藥就好了！」小文心裡如此自我安慰，右手不自主的摸著這突如其來發現的小硬塊。

每當門診外紅色的叫號燈響起，小文的心臟就震了一下，「這個醫生的病人還真多啊！」小文心裡嘀咕念著。「叮咚」……，紅色叫燈號「46」，終於輪到她了，走進診間，一個溫暖聲音劃開了小文沉甸甸的心情，紀醫師：「陳小文小姐妳好！有哪裡不舒服嗎？」

小文：「紀醫師，我今天早上發現左邊脖子摸起來腫了一塊。」

紀醫師：「左邊嗎？」醫師確認了小文左邊的突起處，安排甲狀腺超音波檢查，並親自幫小文進行細針穿刺，發現左側甲狀腺疑似有一顆1公分的惡性腫瘤。

紀醫師：「從超音波上看到，在妳脖子的左邊有一顆約1公分腫瘤。」

「需要開刀嗎？」「會留下疤痕嗎？會有後遺症嗎？」小文緊張的搓著手掌，不停地追問著醫師。

小文：「而且我有蟹足腫體質，我連耳洞都不敢穿啊！會不會手術成功了卻留下像蜈蚣一樣的疤痕呢？這樣以後我怎麼繼續我的工作呢？」

紀醫師：「經口腔無疤痕甲狀腺手術，術後不留疤、復原快。」

小文這樣的案例，臨床上越來越多，因甲狀腺傳統手術傷口位於前頸部，若再加上病人本身有蟹足腫體質，擔心術後留下如蜈蚣般的疤痕，不僅影響外觀，更擔心工作及社交活動受影響，對於接受開刀治療常裹足不前，反而影響治療時機。

針對小文甲狀腺腫瘤大小位置、本身有蟹足腫體質，以及小文希望外觀不要留下疤痕的期待，紀醫師和醫療團隊討論後，建議小文可採「經口腔無疤痕手術」的方式進行甲狀腺腫瘤切除，不僅看不見手術傷痕，術後恢復良好，也比較能符合小文的考量及需求。

## 「經口腔無疤痕手術」技術已臻於成熟

高雄長庚醫院一般外科團隊，近兩年來「經口腔無疤痕手術」的技術已臻於成熟，不僅完整切除病人的腫瘤，更能考量到病人手術後所面臨的傷口外觀問題，進而達到外觀無疤痕的期待。

在手術中透過內視鏡的放大效果，以及精細器械搭配輔助，傷口位於口腔內，術後癒合快、疼痛感低，且減少傷及喉返神經（編按：喉返神經麻痺是甲狀腺手術最常見的併發症，常會造成聲音嘎啞或液體吸入氣管的問題，若兩側喉返神經麻痺，甚至可能發生呼吸困難。此併發症是病人最擔心的問題，因術後的聲音嘎啞可能危及個人的工作甚至家庭生計，從事甲狀腺手術的醫師也戰戰兢兢的怕傷到喉返神經，所以減少喉返神經麻痺的發生率是所有醫師努力的目標），進而避免術後聲音沙啞等副作用問題。此外，傷口藏在看不見的地方，對於愛美女性來說，就不用擔心傷口留疤的問題。目前高雄長庚一般外科團隊已完成近百例「經口腔無疤痕手術」的成功案例。

此文中的個案——小文，經過紀醫師詳細說明手術的過程、及手術不留疤痕後，選擇「經口腔無疤痕手術」方式來切除她的甲狀腺腫瘤。手術中除了完整的切除左邊甲狀腺腫瘤，也因術後恢復時間短，手術一個星期後，小文便順利返回學校念書，也能在課餘期間繼續她所喜愛的模特兒拍攝工作。從外觀根本看不到傷口的痕跡，說話聲音也沒有受到手術的影響，小文對此感到十分的滿意。

相較於其他癌症，甲狀腺癌的治癒率較高、預後較佳，民眾可自行觸摸頸部位置或照鏡子，檢視有無頸部異常腫大的情形，若摸到有異常的突起或腫塊，即應就醫，由專業醫師評估是否為腫瘤，或其他甲狀腺疾病的可能。甲狀腺癌並不可怕，不需過度恐慌，最重要的是定期檢查，持續追蹤，才能確保健康。近年來醫療技術的日益進步，甲狀腺的手術治療方式有許多的選擇，可與具有經驗的甲狀腺手術專科醫師討論，選擇您最適合的手術方式。

目前「經口內視鏡甲狀腺切除術」的技術已相當成熟，對於需要手術卻又擔心影響外觀的民眾，是另外一種更符合需求的選擇。

**紀順裕醫師 ●●●**

現職：高雄長庚紀念醫院一般外科副科主任、高雄長庚紀念醫院一般外科主治醫師、長庚紀念醫院外科助理教授

經歷：德國北萊茵法倫邦Neas市Lukas醫院內分泌外科研究員醫師

# 喜樂、感恩的心，就是最好的抗癌良藥

撰文/彭遠（抗癌故事系列報導，2020年6月專訪）

專訪罹患甲狀腺結節癌卓美英女士（楊媽媽）的生命故事

【編按】甲狀腺結節就是甲狀腺組織增生形成腫塊，臨床上相當常見，尤其是成年女性。大部分的甲狀腺結節是良性的，佔90%以上，少數是惡性（即甲狀腺癌），大約佔5%。

今年（2020年）剛屆77歲的卓美英女士於63歲時發病，便是那甲狀腺結節腫瘤為惡性的少數，手術成功後，多年來相安無事，卻於去年在同一發病處（右邊脖子周圍感到腫痛）轉為淋巴癌，幸好也已痊癒。她的抗癌故事和生命歷程交織著熱忱的個性與虔誠信仰，其爽朗、樂於助人的心胸值得分享。

民國32年次的卓美英女士，出生在雲林斗六的基督教家庭，孩提時代正是臺灣脫離日本統治、國民政府接收政權的動盪年代，由於當時父母都是教徒，對子女教育頗為重視，因此卓美英比一般同齡孩子受到較好的教育，讀到了中學。

## 早年當過教會幼稚園老師及惠明盲校特教工作者

喜歡學習、待人親切的卓美英，離開學校第一份工作就是在斗六教會的幼稚園擔任老師，頗受學童歡迎，一待就是四、五年。

之後因「臺中惠明盲校」缺特殊教育老師，因緣際會應徵錄取，在該校當了三年特教老師，與盲生都在校吃住一起，頗能勝任。直到與同為基督徒的先生結婚搬來高雄，暫時離開職場，在家相夫教子

（先生是高雄人，在中油高雄縣大樹鄉工作，退休後改賣油品）。

直到1996年，由當時的身障作家劉俠女士（筆名杏林子）所創辦的「財團法人伊甸社會福利基金會—鳳山早療中心」因缺特教老師名額，當時已53歲的卓美英女士（因先生姓楊，所以親朋好友都習慣稱呼她為楊媽媽）躍躍欲試——兩個兒子都漸漸長大獨立了，想再一圓特教工作的專長、貢獻社會。

中年有機會到伊甸社會福利基金會服務，楊媽媽個性熱心助人，凡事盡心盡力，把工作場合當自己的家，把自閉、遲緩兒當自己的家人看待。

由於「早療中心」照顧的都是0到6歲的自閉症、發展遲緩孩童，楊媽媽表示，在臺灣每年約有22,000多名發展遲緩的孩子出生，對這些孩子而言，只要及早接受療育，3歲以前的療效是3歲以後的十倍。無奈這些孩子平均每個月的療育費用都不是一般家庭所能負擔，為了不讓孩子因家庭經濟而耽誤了早期療育的黃金時機，伊甸提供了「0到6歲發展遲緩兒家庭社區服務方案」，包括：專業團隊聯合評估、就醫、保險、療育、托育或就醫交通等費用的補助與親身服務。

## 中年投入伊甸遲緩兒特教工作

由於照顧這些遲緩兒都須用氣力扶抱著，個性急又全心投入的楊媽媽在做了二年之後，想休息一陣子，但單位主任不讓她離職，於是改做行政暨總務人員並自願兼任司機。楊媽媽同樣做得非常投入，清潔人員、替代役男都歸她管，還兼載送學生上下學。此外，清潔人員於清晨五、六點就到早療中心打掃，自己也是五、六點到場陪伴並督導，別人工作八個小時，她都做到十二個小時才下班。

這個工作楊媽媽覺得合適也喜歡，因為她喜歡與人互動，就像每個禮拜到教會與教友互動同樣快樂，所以一做就超過十年。但就在2006年7、8月期間，在單位休憩片刻洗臉時，摸到右臉頰以下的脖子周圍感到有點腫痛，單位主任一知道狀況，便交代盡快去附近鳳山耳鼻喉科看診，醫師觸摸脖子腫脹處發覺不對勁，當下便警示告知趕緊轉診（高雄榮總），楊媽媽亦覺得詭異，心底知道情況甚不妙！

在榮總做完切片等待報告的空檔，由於先生的姊夫在南投埔里當外科醫師，建議她也去一趟南投給他診斷，發現她的脖子腫脹處有很多微血管，開刀恐有很多風險，因此特別介紹楊媽媽回高雄給高雄火車站附近的謝外科醫院（專門治療甲狀腺疾病）診治，會診後確定是甲狀腺結節癌，當時頗嚴重，醫生說必須盡早開刀，脖子正面兩邊結節都需手術拿掉（怕右邊的惡性腫瘤會轉移至左邊結節）。

## 工作壓力大，罹甲狀腺結節癌

楊媽媽回憶，當證實是甲狀腺結節癌時，雖然心情很難受，但過一會兒就回復了過來。就像開刀前她告知醫師「自己是基督徒，把生命交給上帝，醫術交給醫師」，她感謝生病期間所屬教會（仁美基督長老教會）的教友們每天為她禱告。

住院一週後回家休養，單位主任怕她還是會像以往一樣工作太投入，便幫她辦退休歡送茶會（主任告知她是第一人），就此離開伊甸基金會早療中心。

楊媽媽自述，「之所以會罹癌，原因大概是工作壓力大吧！」她個性急又熱心，凡事都包攬在身上，更自告奮勇每年的寒暑假午餐都由其負責包辦（編按：非寒暑假期間，早療中心都跟著對面的鳳山國小搭伙吃營養午餐），整個單位也有近百人要用餐，每天清晨先到菜市場買一大堆菜，之後要洗菜、備料理，最後是燉、煎、炒雞鴨魚肉菜……，遇暑假7、8月炎熱夏天，可能是燥熱又勞累過度，於63歲這一年發病，已算幸運的了！

楊媽媽至今回想起來，早療中心的清潔人員常勸她，「要應付這麼多人吃飯，單單每天備菜就夠忙的了，實在是一件吃力不討好的工作，要保重身體啊！」但楊媽媽多年來一直把工作場合當自己的家，視自閉遲緩兒當作自己的家人看待；即使再忙、再累，也甘之如飴。

## 喜樂的心就是最好的良藥

幸好手術之後都相當平順未再復發，但每個月都要回診拿藥（甲狀腺癌需終身服藥）。然而在南投埔里當外科醫師的姊夫則提醒她：罹患癌症的人，大部分可能長期處於極大壓力中，而這些壓力可能來自於個性上的壓抑、過度追求完美、容易焦慮等等，以西醫的角度來說，就是因長期處於極大壓力中，而抑制了免疫系統功能，導致免疫系統衰弱，無法剷除癌細胞或致癌物質，所以勸她放慢生活腳步、不可過度勞累……。

認識楊媽媽的人都知道，她只是個性急，但性格爽朗活潑，做事積極認真，非常獨立。生病之後，她更能體會「喜樂的心就是良藥，感恩的心面對生活」之真諦。雖然這些年來還生過許多病，包括尿失禁、心臟繞道手術、腳筋斷掉（在家裡的二樓電梯不小心被玻璃割傷腳筋，流了三碗公的血，去年在高雄長庚醫院開刀兩次、住院將近兩個月才慢慢痊癒）。不過，她總是不太把生病放在心上，認為有宗教信仰上的精神依靠，比較不會驚懼、茫然過日子。

值得一提的是，臨床上甲狀腺癌患者即使術後追蹤十年沒有出現復發情況，仍然不可失去警戒，因為甲狀腺癌細胞的生長速度比一般癌症慢很多，復發通常需要十年以上的時間，也有不少患者是追蹤十年以上才發現的。

## 十三年後再罹患轉移性淋巴癌

楊媽媽在63歲甲狀腺結節癌發病治療後，多年來平順無礙也定期追蹤，直到去年（2019年）9、10月期間，卻在之前發病的同樣地方又開始出現疼痛，馬上去找謝外科醫師問診，竟然診斷為甲狀腺結節之轉移性「淋巴癌」，並於2019年12月手術，卻不慎傷到舌下神經，導致當時嘴歪一邊，講話不清楚，親朋好友都關心，教友更是為她不斷禱告。

臨床上甲狀腺癌的治療，超過九成八的患者都需要以手術進行切除，術後為了降低復發率，多會合併放射碘131治療。謝外科醫院無此放射治療設備，在臺北工作的兒子不放心，因為十四年前的手術沒做碘131放療，這一次兒子堅持要母親做。楊媽媽特別安排於今年（2020）2、3月到臺北榮總接受放射治療，也讓兒子就近照顧她。

楊媽媽生病後自我警惕，甜食、辛辣食物少吃，並喝足夠的水。她十分感謝這些年來，家人給她非常大的空間，如果身體疲憊，先生和兒子都體恤她不必在家煮飯，幫她叫外食或陪她出去吃美味料理。此外，她也感謝教友們長期的關心和互相鼓勵。

「人生總有許多坎坷、苦難，『喜樂的心就是良藥』，生病之後有很多人會埋怨、抱憾，若走不過這關卡，則需存感恩的心最要緊。」楊媽媽充滿感恩的表示：因甲狀腺結節之轉移性「淋巴癌」手術導致嘴歪一邊而講話不清楚之狀況，休養近半年，於今年4、5月也慢慢復原，其燦爛爽朗的笑容恢復以往，甚是欣慰。

# 皮膚癌防治簡介及最新治療趨勢

撰文/林子凱醫師（2017《年度特刊》醫訊報導）

## 皮膚癌簡介

皮膚位於人體和外在環境的介面，擔任了防護人體免於外界因子例如病菌、過敏原，以及化學物質或物理因素包括日光的傷害。作為人體最大的器官，皮膚在不斷承受外界刺激抵擋傷害的同時，其組成細胞的染色體和基因會逐漸累積傷害和變異，最終可能導致皮膚癌症的形成。

皮膚的癌症有很多種，除了近來比較受到關注的黑色素瘤外，常見的皮膚癌症有基底細胞癌、表皮鱗狀細胞癌，或是別的器官轉移到皮膚的癌症，較少見的是從皮膚附屬器和神經細胞、發炎細胞、結締組織細胞有關的癌症。

一般而言，經常受傷或受刺激的部位較容易產生癌病變，但任何部位的皮膚都可能產生癌症，不論臉部、軀幹、手腳、頭皮、甲床或嘴唇。近年來皮膚癌的發生率逐年上升，成為重要的公衛話題 。

皮膚癌的種類繁多，以下就幾項常見及重要的皮膚癌症作介紹。

## 基底細胞癌

是最常見的皮膚惡性腫瘤，在病灶周圍的表皮外觀通常是光亮凸出，中間有時呈現潰瘍傷口。白膚色人種的基底細胞癌外觀大多呈現膚色，並伴隨表面微血管擴張的徵象；黃膚色人種的基底細胞癌大多俱有黑色素，此一特點常會令一般民眾誤認為是一般的黑色素痣而忽略癌症的警覺。絕大多數的基底細胞癌發生在臉部等陽光可照射到的部位，其餘那些陽光不容易照射到的皮膚部位所發生的基底細胞癌則多半和慢性的砷毒性有關。砷毒性的課題在臺灣有地域性的影響，早期在自來水還不普及的年代，在南臺灣有一些飲用水井的水質成分含有砷，即使只有短期間的砷井水飲用，在數十年後，皮膚癌及其他器官的癌症發生率，卻會比沒有砷攝取的一般民眾大幅增加。

基底細胞癌的擴散以局部組織的破壞為主，一般比較不會轉移，但由於基底細胞癌在臉部的病灶佔大多數，若未能及早發現並處理，腫瘤生長所造成的軟組織、神經、骨頭的破壞，往往容易影響外觀，甚至損傷五官的功能。

## 鱗狀細胞癌

也是很常見的皮膚癌症，和基底細胞癌同樣是以發生在陽光容易長期照射的皮膚部位，如耳朵、臉部、唇部、手前臂或頭皮（在沒有頭髮遮蔽的情形），在這些陽光照射部位的表皮鱗狀細胞癌，其中最常見的型態是日光性角化症，呈現多發性紅色粗糙皮屑表面的小點斑狀表淺病灶，外觀上常會讓大眾誤以為僅是皮膚的光老化變化，如沒有治療，隨時間推移，表淺病灶會長成腫塊及潰瘍。非日光性角化症型態的表皮鱗狀細胞癌，外觀上多半為突出的角化腫瘤或潰瘍，有時可見表皮的脫屑。表皮鱗狀細胞癌除了最常發生在日光照射的部位之外，也會發生在慢性發炎、慢性傷口或輻射的部位。鱗狀細胞癌可能會發展成蕈樣狀的腫塊，經由淋巴腺散播出去，造成淋巴結腫大，並轉移到其他內臟（如：肺部、肝臟、大腦或骨骼）。另外有一種類型的病灶，其名為波文氏症（Bowen's disease），這和上述提到的飲用井水的砷毒性有關，其外觀為較大片的皮屑表面紅斑，常被誤為皮膚的慢性濕疹，但沒有濕疹典型發癢的症狀。

## 黑色素細胞癌

黑色素細胞癌可以出現在身體任何一處，包括臉部、唇部，以及生殖器，是惡性度高，容易轉移，致死率很高的皮膚癌症。黃膚色人種的黑色素細胞癌常出現在肢端如手指腳趾、手掌腳掌、趾甲等處。臨床上，多以墨黑或色澤不均的黑色斑表現，也有可能呈現凸起的腫塊、或是出血、或有癢痛的症狀。

因此，必須在早期就和良性色素性細胞痣或母斑加以辨別，以免延誤治療影響預後。和良性的黑色素性細胞痣區分的通則為下述的ABCDE，黑色素細胞癌比較容易見到：

- ▶A（asymmetry）：不對稱的生長外觀
- ▶B（border）：邊緣出現不圓滑或模糊不清的現象
- ▶C（color）：色調深淺不一，呈現不均勻的外觀

▶D（diameter）：直徑大小超過六公釐以上或有加速變大的情形
▶E（elevation）：表面有不規則的隆起現象

若有上述幾種情形，務必請皮膚科專科醫師診察以進一步確認，必要時需及早以皮膚病理組織切片檢查作為判定標準。

## 皮膚癌的預防

紫外線、放射線、長期發炎的傷口，以及砷毒性是皮膚癌常見的原因。因此在皮膚癌的預防上，分別作以下建議：

▶**防曬：**基底細胞癌和日光性角化症主要是日光紫外線所造成，日常生活中的防曬是皮膚癌防治最重要的一項，只要是白天，就算沒有陽光直射，戶外就有紫外線，除了天空由上往下的紫外線，在海邊雪地由地面或建築物反射的紫外線也有一定的比例，因此除了衣物傘帽陰影的遮蔽外，也要使用適當的防曬品。臺灣天氣濕熱，一般使用者大多不耐厚塗防曬品及考量到戶外流汗的可能性，防曬應適時補擦，例如在戶外若超過三小時，建議需補擦防曬品。

▶**放射線：**除了特殊工作的暴露外，大多的放射線來自醫療來源的暴露，例如放射性的影像學檢查或癌症治療時所需暴露的放射線。因此需要注意在施行放射性檢查治療時，對於無關部位的皮膚要做好防護，以及放射線照射暴露部位皮膚後續的追蹤，注意是否有皮膚癌病變發生，不確定時需及早皮膚病理組織切片檢查作正確的診斷。

▶**長期的發炎傷口：**一般正常的小型傷口在數週內都能癒合，有些來自嚴重燒燙傷的傷口、經由各式外用處置及化學藥物的慢性刺激下、癒合不良的傷口的發炎反應，都會提高皮膚表皮鱗狀細胞癌的發生機會，建議需定期讓皮膚科專科醫師評估經長時間仍未癒合的傷口。

▶**砷毒性：**飲用井水的砷，主要發生在臺灣特定的地理位置，即烏腳病的流行區域。若曾居住在這些區域，曾喝過來自方形水井的井水，建議定期讓皮膚科專科醫師評估皮膚是否有癌變可疑病灶。

## 皮膚癌最新治療趨勢

皮膚癌依其種類、部位、大小、深度及是否已轉移到他處而有不同的治療方式，愈早期的皮膚癌治療，其預後愈好。治療方式包括外科手術切除、放射療法、電燒或二氧化碳雷射、液態氮冷凍療法、局部化學療法、光動力治療、生物治療（免疫治療）等等。若侵犯的深度較深或已轉移，就需要一個治療團隊包括皮膚科、外科、腫瘤科、放射線科，依據病患不同的病況統整一個最適切的治療計畫。

▶**手術：**除了很表淺的病灶，經皮膚科專科醫師判斷可以用液態氮冷凍療法或局部化學療法即可有效處理外，原則上，手術治療可行的病灶就施行手術，手術的大小取決於皮膚癌的種類和惡性度，手術的方式取決於深度、原始病灶是否波及神經血管或淋巴管，以及是否已有轉移。例如黑色素細胞癌惡性度較高，手術切除的範圍往往比其他類型的皮膚癌大許多，而基底細胞癌切除的範圍較小，通常只需移除肉眼可見病灶邊緣再往外2到3毫米的正常皮膚的部分。若肉眼判斷病灶邊緣有困難，可在手術中以冷凍切片的方式取得病理組織檢查來幫助確定病灶邊緣。

▶**放射療法**：大多是屬於輔助的治療方式，並不是所有類型的皮膚癌都對放射線有療效反應，臨床上可用於卡波西式肉瘤或表皮淋巴癌。

▶**電燒或二氧化碳雷射**：適合處理表淺的病灶或不易縫合的部位，但用於術後皮膚病理組織切片檢查的檢體不夠完整。

▶**液態氮冷凍療法**：多用以治療表淺病灶如日光性角化症及波文氏症，有時可用於緩解症狀，如在卡波西式肉瘤治療。

▶**局部化學療法**：用於表淺的病灶，但不是所有類型的癌症都有其相對應有效的化學療法，好處是可用於大面積可能潛在的病灶，並能保留正常的皮膚組織。

▶**光動力治療**：類似局部化學療法，但是需以光的能量作為破壞癌細胞的機轉。

▶**生物治療（免疫治療）**：主要使用於較廣泛多發或惡性的腫瘤，目前醫學對黑色素細胞癌的免疫治療的研究有很大的進展；基底細胞癌和表皮鱗狀細胞癌也可以用免疫治療來控制轉移或無法手術清除的病灶。

## 總結

平常注意防曬，時時自我檢查皮膚上是否有突然出現，或不尋常的腫瘤或潰瘍、痣的外觀有上述（ABCDE）惡性病變的特徵、容易流血或傷口不易癒合等，都應立即且定期向皮膚科專科醫師尋求診治。大多數的皮膚癌進程緩慢，再加上皮膚外表容易觀察，只要平常有固定檢視皮膚外觀，大部分的皮膚癌都能在早期被發現，皮膚癌如能在早期就治療，大多數都能痊癒，建議民眾依循皮膚科專科醫師的判斷定期追蹤病灶，避免延誤新病灶或病灶復發的診斷時機，而造成治療的困難及預後不佳。及早發現及及時治療，達到最佳的預後，是皮膚癌防治的最佳策略。


**林子凱醫師**

**現職**：高雄長庚紀念醫院皮膚科主治醫師
屏東枋寮醫院皮膚科駐診主治醫師
臺灣教育部部定助理教授

**學歷**：國立成功大學臨床醫學博士
國立臺灣大學醫學院醫學士

# 調養強健體力，不懼三度復發

撰文/彭遠（2018年9月抗癌故事系列專訪）

專訪挺過皮膚癌復發三次的王廷芳先生

【編按】皮膚是人體最大的器官，不論臉部、軀幹、手腳……都有可能產生皮膚癌。近十幾年來，皮膚癌的發生率在歐美或是亞洲地區都呈逐年上升趨勢，已經是全世界重視的公衛話題！

今年67歲的王廷芳先生與皮膚癌已和平共處了十七年，期間反反覆覆經歷過三次的復發，治療過程雖不怎麼曲折驚險，但其抗癌過程仍值得深入報導並分享給更多讀者知悉。

皮膚癌，即發生在皮膚的一種癌症。大部分的皮膚癌都發生在臉部、頸部、前臂和手背等暴露於陽光的部位，紫外線對皮膚的傷害被認為是造成皮膚癌的基本因素。然而，民國40年次的王廷芳先生受訪時卻表示，自己罹患的皮膚癌既不是臺灣地區最常見的基底細胞癌或鱗狀細胞癌（在日曬部位特別是臉部頗常見），更不是最可怕的惡性黑色素瘤，因為它非常容易轉移，而且對化學治療及放射治療的反應都有限，死亡率頗高。

## 惡性隆凸性皮膚纖維肉瘤復發

王先生罹患的皮膚癌是大家比較不熟悉的惡性隆凸性皮膚纖維肉瘤（編按：由血管、神經等軟組織形成的癌大多稱作肉瘤，名稱雖然是肉瘤，其實也是癌的一種，例如有癌化血管形成的血管性肉瘤、由纖維化組織形成的隆起型皮膚纖維肉瘤等），王先生進一步表示，醫師曾告訴他，這種病好發於男性，女性少見，兒童更罕見；可發生於身體的任何部位，而他從發現確認是惡性到前後三次復發，都是在同一個部位——右肩上。

王先生記得很清楚，2001年7月4日在高雄婦幼醫院由院長開刀（現已改為高雄市立聯合醫院），院長告知，隆凸性皮膚纖維肉瘤（Dermatofibrosarcoma protuberans；DFSP）是一種真皮結締組織產生的低惡性度癌症，特點是浸潤性的緩慢生長，須住院治療並廣泛性切除。不過幸運的是，這種肉瘤很少轉移，但容易在切除後於原位復發。十七年前，看過他的醫生都跟他說，當年這種癌症三年存活率大概只有30%～40%（之後整個醫界才流行講五年存活率），必須做好術後的心理建設與病後調養。

由於醫師的告誡，大學企管系畢業，退伍後，即一直待在日系貨櫃船公司擔任業務性工作的王先生，當時確認是皮膚癌的當下，自己也嚇一大跳，心情確實有一點鬱悶，主要是怕父母、妻兒擔心，不知怎麼跟家人講！但是想到日子還是要過下去，尤其家中還是很需要自己這份工作收入（雖然太太也是從事代理船舶相關性工作），但當時50歲年紀正是家裡負擔重的時候，也不可能貿然退休！

若不想讓家人擔心，就不要愁眉苦臉面對他們，所以當他坦白跟家人講完自己的病況，並保證會按照醫囑好好調養；從此心就放下，出院後依然忙於工作，甚少再掛慮。

身體調養方面，最大的改變就是開始吃素，但是為了不想造成家人麻煩，以肉邊素為主，之後亦請太太每天早上幫他打一杯精力湯（蔬果汁）來喝，閒暇偶而看看佛經。然而，在接觸抗癌協會之後，卻發現本會病友幾乎沒有人吃素，王廷芳當下頗為納悶：難道是自己的觀念不對，看的書有錯誤？

## 罹癌決定吃素，三年後復發又改吃葷食

就在吃了三年素之後，覺得自己身體日趨變得「冷底」，尤其到了冬天變得很怕冷！更要不得的是，竟然於2004年11月23日回診中，又發現右肩上的皮膚癌第一次復發！

令自己訝異的是，三年前發現罹癌決定吃素，三年後復發，卻發覺自己身子「虛冷」似乎不太適合吃素了，尤其看了有關血型方面的書，介紹O型者不適合吃素，因此改吃肉測試；果然一吃肉沒多久身體就跟著熱起來，且冬天也較不怕冷，所以從此就沒再吃素了。唯沒斷過喝精力湯，因為喝完覺得身體滿輕鬆的，只是有改善蔬果汁的材料（例如增加小麥胚芽、堅果類……）罷了。

三年後第一次復發，改去高醫找鄭詩宗主治醫師開刀，這次一樣只有手術沒吃藥、沒化療，因為三年前一開始發現癌症時就打定主意不想化療，因仍在上班，怕化療引起的掉髮、嘔吐會影響工作表現，尤其不想沒有尊嚴的生活品質！幸好當時發現得早，手術也還算成功，所以住院四天之後，就開始上班了。

「當自己抗癌挺過了三年之後，即使第一次復發也不那麼懼怕了！」王廷芳先生道出了自己對隆凸性皮膚纖維肉瘤的認識更深，加上對身體調養也有一番領悟，因此對病情反而比較有強烈的自信可以慢慢康復。個性能靜能動的王先生表示，基於多年工作經驗，深知抗癌就像工作，一定會有壓力，抱怨也沒用，不如迎難而上，想辦法去解決就是了。他的抗癌過程就是如此，做事情就是全力去做，因此較能看得開、放得下。

此際，他反而追根究柢，針對自己為何會得到皮膚癌做了一番省視。

王先生指出，發病的前六、七年曾長期吃皮膚病的藥，因當年皮膚容易癢、常起疹子，一開始先吃抗組織胺的藥（編按：常見的過敏用藥，只能獲得緩解不能根治），有效，但吃久就沒效了，也因為吃了很多皮膚病的藥，吃到最後不得不改吃

最強效的免疫系統抑制劑，因此強烈懷疑，上述是否是引發癌症的禍首？雖然如此，王先生還是感謝當年長期幫他隨時追蹤看診的醫師，才得以及早發現皮膚癌。

## 第三次復發決定不開刀改放療

時隔九年之後，2013年10月，王先生竟又發現第二次復發，而且都已退休好一陣子了。

這一次轉介高醫賴春生外科主任醫師開刀，並聽從鄭詩宗主治醫師建議，嘗試第一次配合標靶治療，也是唯一吃過的一次抗癌藥基利克（Glivec），因為當時鄭醫師表示，近年來因為分子生物醫學及基因學的進步，發現約九成的隆凸性皮膚纖維肉瘤具有第十七及第二十二對染色體的基因易位，導致特定生長因子的分泌進而促進腫瘤生長，所以一些針對抑制此生長因子的標靶治療也開始成為局部無法完全切除或轉移性病灶的治療方式。

只是很可惜，用藥才不到三星期，王先生竟然爆發乾癬，長得全身都是，隨即緊急停藥，這次還是沿用過去廣泛性手術治癒。

不過，抗癌過程中最令王先生記憶深刻的，反而是手術帶來的疼痛。

2015年2月12日，隆凸性皮膚纖維肉瘤第三次復發，鑑於該腫瘤復發率高、外科手術是首選治療方法的特點，必須擴大手術切除範圍，尤其必須強調切除的徹底性（須將距腫瘤3cm以上正常組織以及深筋膜、受累的肌肉一併切除）。

只是，由於過去總共三次的開刀，王先生右肩上的肉每次都挖得很深，令他疼痛衰竭不已，加上右肩手術到已經沒有什麼肉了，這次復發終於讓王先生決定不想再開刀了，因為只要開刀，連同周圍的組織肌肉都需清乾淨，而且想起過去那種開放性傷口，每次換紗布包紮都很痛苦的畫面。因此，王先生向醫師表示，「即使不開刀而直接放療，人若走了，我也接受」的強烈意願，最後在友人建議下轉去阮綜合醫院找梁雲副院長。

最後，他選擇折衷，只在原地方手術但周圍就不開刀了，並於2015年3月16日至4月22日，總計做了六週二十八次的放療，病情自此穩定到現在，從三個月、半年到變更為一年的追蹤檢查，讓王先生徹底地放鬆了。

最後，王先生提醒每位抗癌人，生病的時候，一個人的情緒難免會焦慮不安，但正是這個時候，心情保持平穩最重要。工作或生活有壓力、會抱怨都很正常，但心一定要放得開，凡事以較成熟健康的心態面對，才不會給家人造成困擾。尤其像他的皮膚癌很容易復發，王先生深切了解自己必須「與癌和平共存」，因而養成規律的生活、心境也喜歡簡單平靜的步調，有時也樂意分享……，這些都是他的抗癌寫照。

# 為成功找方法，戰勝癌症轉移

撰文/彭遠（封面故事－特別報導之一～2012年度抗癌鬥士專訪）

專訪第十一屆抗癌鬥士 文化企業家楊博名總經理

【編按】對生態環保、文化藝術關懷不遺餘力的愛智圖書公司總經理楊博名先生，生活多彩多姿，是朋友眼中的旅遊達人、生活藝術家。但自從六年前罹患鼻咽癌、兩年多前又發現癌細胞轉移，一路上抗癌過程極盡「崎嶇」難行，卻又是充滿許多「奇蹟」神助，透過專訪，忠實紀錄了楊總過去峰迴路轉的抗癌心路歷程，其提供給癌友最有益的寶貴經驗，更是值得病友和家屬細細咀嚼、深思。

## 鼻咽癌＋皮肌炎，嘗人生至痛

「我的人生原本是平順而充實的，確定自己罹癌，是在母親告別式之後的一個禮拜。」

2006年8月，就在陪完母親走過生命最後的一程，可能是勞累過度，楊博名總經理當時突然感到身體不太對勁，飲食吞嚥困難，當切片檢查結果被確定是鼻咽癌第一、二期的那一刻，心情震撼不已，難過得連續哭了兩天，仰天長長歎了一口氣：「也許是家族遺傳基因吧，家裡六個兄弟姊妹其中有四個都在40幾歲時就已罹病，自己終究還是逃不過！」雖然他算是比較晚發病的一個（時年55歲），但依然感到很無奈，在心情一陣慌亂漸漸趨於沉澱之後，開始面對生命中一連串不斷淬煉的抗癌之路。

在積極放射性治療的過程中，加上先前不明原因的「皮肌炎」併發症劇痛，導致肌肉嚴重痠痛無力，尤其是四肢關節，整整三個禮拜幾乎都無法走路，「太痛苦了」，從沒經歷過人生這麼煎熬的傷痛，楊理事回憶起當時難以言喻像刀割般的痛楚，至今依然歷歷在目。

## 首次癌症轉移原是虛驚一場

然而，就在漸漸復原之際，2007年3月初一次例行性的檢查當中，卻發現肺部有一個黑點狀似腫瘤，糟糕的是，主治醫師梁雲（現為阮綜合醫院副院長）說，黑點的位置無法切片，必須開刀才能夠確定是否有轉移到肺部，真的令他驚慌不已！事後雖然確定是良性腫瘤，但是這過程中的心情轉折，實在有如坐雲霄飛車般上沖下洗，讓他自己和周遭的親友、同事都為他捏把冷汗！

老天爺的眷顧，戰勝第一階段癌症打擊的楊總，又漸漸恢復過去他博學多聞、風趣又健談的昔日神采，朋友的聚會中只要有他在場，就會折服於他的魅力、深深受益於他的知性和感性的凝聚力。

## 康復後又回歸山林，熱愛生命

交遊廣闊的楊總，人緣極佳，他的足跡走過高雄市柴山會副理事長、文化愛河協會總幹事、溼地保護聯盟理事、地球公民協會副會長、高雄市抗癌服務協會理事……；在公司同仁及周圍朋友的眼中，他不僅是個貼心、有料的談話對象，也是一個主觀俱足、個性強烈的人，然而大家都喜歡親近他。誠如楊總的摯友、聚和文化藝術基金會郭聰田董事長所言：

「他喜歡旅遊、美食、朋友、音樂、文學、歷史、文化、藝術，特別喜歡山林；他是個與大地萬物熱戀中的人。……他是個詩人，對環境有極其敏銳的觀察力和感受力，他具有詩人般的自由心靈與幽默感，他認真地活在每一個當下，他是個以生活為作品展現的詩人。」

在《臺灣素人～宗教、精神、價值與人格》一書中（楊博名先生是四位立傳主角之一），作者陳玉峯教授側寫楊總：「認識楊一、二十年來，他讓我最欣賞的是本質的純真，毫不掩飾的自然與精明；與楊談話，他不時有些慧黠的俚語讓我難以筆墨表達之。他事親至孝的層次，絕非道德美詞所能形容，特別是母親長年臥床期間，他歌聲逗趣甚於老萊子，從他身上我知道對親人的幽默，才是本質的幽默，他是天生的陽光。」

## 演說風采迷人，熱力四射

他喜歡分享也是出了名的，時常接受演講邀請也是他生活中的一部分。2009年底，本會舉辦年度「抗癌鬥士表揚暨歲末聯歡會」，節目流程中的——名人啟示錄，特別邀請楊理事分享「為不可逆的生命，投注正向而積極的意義」，他在演講中提出了「豐富生活・享受生命」的九個方法，無異道出了他的生活哲學，他的演講活潑生動有趣、引人深思，遠比他的文字更熱力四射，聽眾們總是帶著感動、堅定、抖擻的眼神離開。

然而當時在大會現場，楊理事卻不經意突然拋出不甚篤定的訊息，透露近期做了例行性身體健康檢查，發現腰部背後似乎有個陰影存在，雖下週就可知道結果，但他仍然如期要在檢查報告知曉的隔天，帶領公司同仁赴臺北旅遊四天三夜，這是因為旅行能幫助他沉思，也因為與公司同仁旅遊是一種自我實踐，這正是他的生活哲學……。

## 癌症轉移成真，心情跌落谷底

只是上天這次似乎不太領情，在兩度追蹤掃描的不安焦慮過程後，確定脊椎背部有黑點時，楊總整個人的心情頓時跌落谷底，當下讓他又再一次嚐到癌細胞轉移的恐慌不確定……，原發性的癌，如果發現得早，還好治療；最怕癌細胞轉移，通常生命只剩下不到10%的存活率！2010年3月，當醫師正式告知他真的已經由鼻咽癌轉移到腰部背後的骨頭後，徹底震驚了一向堅強、豪邁的楊博名總經理，因為他最不願意見到的事（癌症復發或轉移），最後還是降臨了！

這一年對楊總而言，可說是人生極其慘澹的時期，整整有大半年的時間，楊總一概謝絕訪客，精神憔悴、臉色黯淡，對許多事物漸漸提不起勁，包括投身參與的公益團體理監事會議都暫停出席；他聽從主治醫師的安排，徹底接受先進設備的放射性治療；他接受朋友或其他癌友的勸告，嘗試吃些改善體質、提升免疫力的健康食品；他告誡自己，必須拋開一切凡俗雜務，並把工作量減到最低，讓自己完全靜心、休養，甚至進一步必須做些最壞的準備……。

## 幸遇生命中貴人陳明豐醫師

經過主治醫師梁雲副院長透過高科技「螺旋刀」（編按：治療癌症的高精準數位放射線治療設備）的積極放療，轉移的癌細胞似已暫時不再作怪，但仍無法完全祛除楊總心中的惶恐。然而，一個新的機緣出現了，2010年10月底，楊總終於突破心結，同意繼續帶領本會兩天一夜的年度秋季踏青旅遊活動，當天晚上在梅峰農場輾轉得知本會鄭梨華理事長，正準備出版回顧過去二十年的抗癌心路歷程之紀念專書，耳聞二十年前曾醫好病重的鄭理事長的生命中重要貴人陳明豐醫師（編按：當時擔任秀傳醫院醫學研究副院長兼中西整合醫學科主任）的醫療事蹟，對他的癌症整合療法感到新奇和新的寄望，激發了他急切想早些認識這位良醫，希冀為自己的癌症治療做新一輪的檢視，期能突破瓶頸。

當時楊總很勤快，每週必抽一天時間搭乘高鐵，往返高雄、彰化到秀傳醫院就診，直到半年後陳醫師因緣際會回到故鄉，受聘於高雄義大醫院「輔助暨整合醫學中心」服務，才免除了必須長途跋涉的就診辛勞。

「陳醫師那時候給我的治療包括靜脈注射高劑量維生素C、全身遠紅外線溫熱療法、血管內低能量雷射治療（俗稱光療），並介紹提升免疫力的保健食品給我吃，甚至教導我做深呼吸訓練。在那個過程裡面，慢慢的我覺得不再那麼疲累，體力和精神也開始振作如常。從2010年3月癌症轉移到現在，也屆滿超過兩年了，算是脫離危險期，心裡上的壓力因而也就沒那麼大了。」楊總進一步表示：「很重要的一點，我認為陳明豐醫師不僅在醫我的病，也在醫我的心。因為一路上的治療有很多的困惑，當不知道是否能夠治好的時候，只要隨時向他請教，陳醫師都會很有耐心、且很詳細的跟你討論，讓我受益良多，不勝敬佩。」

這當中還有一段插曲，記得2011年8月，楊總脖子上的淋巴結長出一顆瘤，當時又開始恐慌起來，懷疑癌細胞是否又轉移到淋巴的位置去。第一時間馬上去找陳醫師幫忙觸診，他的臨床經驗認為應該不是惡性腫瘤，因為理論上癌細胞必須是硬硬的才會長出惡性腫瘤，而自己的腫瘤摸起來是軟軟的；最後透過阮綜合醫院開刀取出化驗結果是良性的，證明陳醫師的臨床判斷是深具專業的。他當時對楊總說：「很簡單，因為你這個瘤是睡一覺醒來之後突然發現長出來的，而癌細胞的腫瘤是不會一天之內突然爆出來的！」也因為陳醫師的解說，讓他的心情頓時安定下來，在阮綜合醫院手術時，就不至於那麼恐慌！當時的情景，就像是拆除一顆不定時炸彈，讓他安度另一次危機。

## 整合療法助安度轉移危險期

這兩年他對陳醫師的整合（輔助）療法最大的體會是：好醫生不只是治病，還會治心。還有一個重點是，輔助療法對癌症的治療真的比較有整合的概念，因為就現代醫學而言，治療癌症主要還是靠西醫，當你做完了手術、化療、放療等一系列療程去移除所有病灶後，身體已元氣大傷，接下來如何讓身體保有適當的體力，並提升免疫力來對抗癌症，才是抗癌另一個更重要的核心課題。對此，楊總深表認同。而陳醫師的整合療法就是讓病人具有更強的免疫力，是藉由人自身的力量去對抗癌細胞，最起碼要可以跟它和平共存，這正是陳醫師的整合醫學概念對癌友的直接幫助。因為一般的西醫只是檢查，如果發現癌症就治療，多半還會告知病人要放輕鬆，盡量吃得飽、睡得好，大概就是這些；這些道理其實大部分人都懂，但陳醫師能透過輔助療法讓病人比較不疲累、精神好，再加上飲食上的配合，這是對抗癌症非常重要的憑藉。

很多癌症轉移或復發的病人會走掉，表示已經沒辦法控制了，因為那叫做一發不可收拾！嚴格來說，在醫學上的認定，第二次病發之後要重頭算起。最危險的時間兩年已經過了，楊總感謝一路上陪伴他、照顧他、關心他的所有貴人，如今癌症總算控制下來，包括之前的鼻咽癌也都沒有再作怪，但他還是不敢鬆懈！自己的抗癌歷程，也說得上是一路崎嶇不平，如果可以提供給病友最有益的經驗，那是楊總最期待、也是最樂意的。

## 勇敢面對精神壓力和死亡課題

首先，癌症病患多半都會伴隨精神壓力的問題，尤其害怕會再復發或轉移，本來楊總差點是要去看精神科醫師的，因為已幾近憂鬱、恐慌到手麻不能動了，後來他告訴自己要給自己一次機會，除了找陳明豐醫師開鎮靜劑來吃之外，透過深呼吸、陽光、運動及心理建設，還有外出旅遊來讓自己心情放鬆、愉悅，最終擺脫了短暫的憂鬱症和恐慌症的糾纏（編按：楊總特別加註，患有憂鬱者的朋友，格外需要陽光和運動的外力協助）。經驗告訴楊總，精神壓力的問題，除了向醫師求助之外，自己更要努力面對、克服。

此外，有關家人照顧的問題。人生病的時候，心情通常都不太穩定，這時第一線照顧的就是家人；病人不僅需要照顧、更需要陪伴，因為病人很容易生出恐慌、求助無門的心理，此時，家人是最好的照顧者，能給予安慰、信心和力量。家人有時後也有「心理醫師」的功能，隨時給予溫暖和慰藉，還包括正確資訊的蒐整與傳遞，適時給予正面的能量。

另一個是經濟的問題。輔助療法有些部分是沒有健保的，不過也並非全然都是很貴的。就像他也介紹一位年屆60歲的癌友去給陳醫師看診，儘管月收入只有二萬五千元，但仍然可以選擇比較便宜的方式，像高劑量維生素C做輔助療法。此外，當時楊總罹癌的心理壓力很大，陳醫師就幫他測出自律神經失調，並教他深呼吸之道，這也是不用花錢的。總之，癌友必須為成功抗癌不斷找方法，當然要配合自身的經濟條件。

其實，人生不在有錢無錢，懂得如何把錢用在刀口上最重要！假設知道自己的經濟條件不是很理想，當想要放輕鬆去旅遊時，就不要去國外，可以選擇就近的澄清湖、濕地公園、柴山、觀音山踏青去，也可以到蓮池潭、愛河、旗津、西子灣騎單車或散步……，這些都不用花什麼錢。總之，有錢有有錢的治療、復健方式，沒錢有沒錢的保健之道，重要的是保持心情平和、快樂最重要。

此外，就是面對死亡的深層思考。「我也常常為死亡的問題在害怕、感到困擾，但每次跟修行者、跟醫師談過之後就比較能釋懷，這就是一種過程。」楊總說：「在感動的過程中，本來是怕90分，後來只剩不到60分的怕，不可能完全都不怕……，總之，不要害怕對死亡這個課題的理解、認識跟面對。」其實癌症到最後，就是面對死亡，這是最大的功課；可是話又說回來，世上哪一個人不會死？所以生命的長短，從另外一個角度來看，已經不是活得長久的問題，而是活得有沒有意義和快樂的問題了。

## 抗癌鬥士精神，為成功找方法

「最後，如果要用一句簡單的話來闡釋抗癌鬥士的精神，我會說：『為成功找方法，不要為失敗找理由。』我要跟所有癌友和朋友分享的是：癌症雖然可怕，但我們還是要有信心，因為現代醫學、生物科技日益發達，我們的機會還是很大。所以，抗癌要成功，第一步就是要做正確的治療。」楊總堅定的表示。

陳明豐醫師曾說：「抗癌要成功，一半靠醫師，一半靠自己。」這句話其實也可以「為成功抗癌不斷找方法」做註解。除了上述幾項經驗的體悟，楊總認為，別忘了所有的資源中最重要的就是自己。癌症對我們的打擊，都會如實反映我們面對生命的態度，若你的mental power（心靈的力量）顯現得虛弱、無力，你呈現出的生命能量就會不堪一擊！

楊總從不諱言，自己是一個很怕死的人，但也不隱瞞一直想要努力活下去的決心；生命這麼美好，應該要更珍惜健康的可貴。一次又一次面對病魔的打擊，面對死亡的壓力不是說釋放就能釋放的，可是他總會不斷的找尋成功抗癌的方法，嘗試能讓自己放鬆的方式，比如有空他就會去一個好山好水的地方靜養，遠離塵囂，或是心血來潮，在家裡的KTV引吭高歌一下……，盡量釋放壓力，讓自己有更佳的能量來對抗癌細胞。（編按：〈為成功抗癌不斷找方法〉，本會2012年11月號148期《會訊》第6～7頁，楊博名總經理談如何釋放壓力，頗值得讀者參考。）

「為成功找方法」，值得一提的是，參加本會也有許多好處，協會不僅擁有很多的資訊和相關資源，比如良醫和成功的抗癌鬥士，在你最無助的時候，透過協會你可以得到需要或意想不到的資源，尤其資訊上的取得更是重要。就像楊總參加協會，才會認識鄭梨華理事長，進而認識到陳明豐醫師。此外，協會經常會發布或報導很多值得參考、借鏡的訊息，協會就像是一個資源的整合平臺，來幫助、撮合癌友有更多的了解，和後續的相應處置之道，協會最大的功能就在此。協會每年都會舉辦大大小小的活動，已康復的熱心癌友時常都會出現，透過辦活動，你會看到有些癌友身心歷經無數次的摧殘，他還是那麼的快樂、勇敢，這些都是可以激勵自己的啊！所以為什麼要加入協會？就是因為你看到別人的勇敢，反過來看到自己的脆弱，那麼他們就是你學習的典範。

# 輔助療法——癌症轉移治療新希望

撰文/彭遠（封面故事　特別報導之二）

**專訪陳明豐醫師：暢談楊博名總經理等癌症轉移案例**

【編按】預防暨治療癌症復發、轉移，是當前癌症防治的一大新課題。因為癌細胞一旦復發或轉移，對生命的威脅更是數倍於剛發現癌症時的第一階段治療期。

上一篇文章當中，介紹了2012年度「抗癌鬥士」楊博名總經理，歷經罹癌、三年之後癌細胞轉移，以及之後接受輔助療法的種種抗癌心路歷程；藉著這個真實案例，我們特別採訪了陳明豐醫師的第一手治療經驗談，其Q&A問答內容深具啟發，彌足珍貴。除此之外，包括後續幾個病友癒後的心得感言，本系列的真實抗癌故事，篇篇都值得每一個關心癌症防治的讀者共同探討、省思。

一：請陳醫師回顧當時第一次接觸楊博名總經理的初步印象，當時他的病情狀況如何？嚴重嗎？請針對楊總個人當時的病況以及目前的恢復情形做一扼要、完整敘述。

答：記得楊總最早來找我，是在2010年的年底，那時候，我還在秀傳紀念醫院擔任副院長職務，同時負責中西醫結合門診業務。

楊總初次到門診時表情有點沉重，他表示自己是屬於癌症高危險群，六個兄弟姊妹中就有四個人罹患癌症。而他本身曾罹患皮肌炎（一種自體免疫性疾病，容易合併各種癌症），後來出現鼻咽癌，隔三年後甚至轉移到脊椎（屬第四期），他曾經接受強度的放射治療，但癌症的陰影似乎令他陷入恐懼害怕的漩渦當中。我問他為什麼知道來彰化找我？他回答本身是高雄市抗癌服務協會的理事，知道鄭梨華理事長正在寫一本抗癌回憶錄，間接知道鄭理事長與病魔奮鬥的歷程，包括當初認識我的因緣回顧；因此，他也想知道自己是否同樣有機會痊癒。我說抗癌最重要的原則就是：「如果可以直接去殺死癌細胞就盡量去做，然後用輔助療法去調整體質，提高抗癌免疫力，預防癌症轉移及復發，就有痊癒的機會。」我認為他已經盡力去接受直接對抗癌症的治療（手術及放射治療），再來應該把精力放在如何調整體質及提升免疫力。

我從飲食上開始教導他，建議採取均衡飲食，多吃黃綠色及深色的蔬果，少吃油炸及醃製食品。可以吃肉，但增加魚肉（尤其是中小型海魚）的比例。在運動方面則建議，每天至少快走三十分鐘以上。他表示飲食上他原本就很留意，而且每天都運動（爬山）至少一個小時以上。顯然在飲食及運動方面，他比較沒問題，比較大的問題反而是精神上的壓力。

面對癌症的壓力，讓他非常的焦慮不安，甚至晚上睡不安穩。我幫他安排自律神經檢查，結果顯示嚴重的自律神經失調。我開了具鎮靜安神作用的中藥方劑柴胡加龍骨牡蠣湯給他，並教導他做深呼吸的訓練。做完深呼吸的訓練之後，他緊張的情緒明顯緩和了下來。由於秀傳紀念醫院沒有雲芝多醣，所以我介紹他去買米糠多醣（屬小分子多醣），以提升抗癌免疫力。另一方面，則安排他下次接受靜脈注射高劑量維生素C合併全身遠紅外線溫熱療法，其目的乃殺害肉眼看不到的癌細胞，預防癌細胞的復發及轉移。

隔週後楊總又再度至秀傳紀念醫院複診，他表示焦慮的症狀有明顯改善，體力也進步不少。他開始接受靜脈注射高劑量維生素C合併全身遠紅外線溫熱療法。就這樣，楊總不畏旅途遙遠，每週一次由高雄搭高鐵至臺中烏日站，再搭計程車至彰化秀傳紀念醫院接受治療，連續長達半年之久。後來我於2011年5月初，轉職到義大醫院成立「整合及輔助醫學中心」，他才轉至義大醫院繼續接受治療。

由於義大醫院在輔助療法的設備及藥品較完善，楊總改為長期接受靜脈內低能量雷射（改善循環，促進組織修復），合併口服雲芝多醣（提升抗癌免疫力），同時接受每週一次的靜脈注射高劑量維生素C（直接殺害癌細胞，預防癌細胞的復發及轉移）治療。從認識楊總至今，轉眼間已過了兩年。

楊總不但沒有腫瘤復發，而且身體也比以前更為健康而有活力。一般而言，癌症復發大多在治療後五年內，但仍以兩年內復發的機率最高。雖然目前我們無法說楊總的癌症已經完全痊癒，但至少可以說，他已經度過癌症復發的風暴。

**二、請說明楊總的治療過程和方式（整合療法或輔助療法），並說明這二年來，針對楊總抗癌康復的案例，談談您的臨床感受和啟發（包括楊總個人的努力，亦請發表看法予其他病友借鏡）。**

答：楊總這兩年來一直很重視飲食控制及運動。他接受過的輔助療法，包括：中藥方劑柴胡加龍骨牡蠣湯、深呼吸訓練、米糠多醣、雲芝多醣、全身遠紅外線溫熱療法、靜脈內低能量雷射及靜脈注射高劑量維生素C。其中，柴胡加龍骨牡蠣湯具鎮靜安神作用，可以緩解患者緊張的情緒，深呼吸訓練則可以安定自律神經，提升免疫力；米糠多醣及雲芝多醣都屬植物多醣，不但具抗氧化作用，而且可以提升抗癌免疫力，但雲芝多醣屬於藥品，有較多的臨床研究證據，因此我個人比較推薦使用雲芝多醣；全身遠紅外線溫熱療法及靜脈內低能量雷射都屬於能量療法，藉由人體細胞接受外來特定波長的光能量，而提升身體自我修復的能力。兩者皆可以改善循環，但靜脈內低能量雷射使用的632.8nm波長的紅光，可以被細胞粒線體吸收轉換為生物能量ATP，更能促進身體自我修復。另一方面，靜脈注射高劑量維生素C則具有直接殺害癌細胞，預防癌細胞的復發及轉移的作用。

我個人最佩服楊總的是：為了抗癌成功，不惜付出一切代價的那種精神。他對於抗癌的一些生活原則，一直很認真執行，包括飲食控制、呼吸訓練及運動。更令我感動的是，他很有毅力及恆心的去完成所有的治療計畫。我看過很多癌症患者一開始很認真執行抗癌計畫，但當病情稍微穩定後就鬆懈下來，直到癌症復發後才又開始緊張起來。楊總的經驗讓我體會到，抗癌成功必須要有很大的決心，不惜付出一切代價，而且堅持到底。這種精神跟當初鄭理事長接受治療時的表現，幾乎完全一模一樣，是值得癌症病友學習的。

**三、類似楊總這類癌細胞已轉移的病患（鼻咽癌轉移到背部骨頭），請再列舉您臨床治療的其他癌症病例，進一步分享針對癌細胞轉移之後的療癒和該注意的細節，給更多癌症病友和家屬參考。**

答：過去大家一聽到癌症遠處轉移，感覺上就好像沒有希望痊癒了，但隨著醫學的進步，這樣的觀念可能需要改變。即使是癌症已經遠處轉移（進入第四期），只要能盡量殺死看得見的腫瘤，然後好好的調整飲食及生活作息，再配合輔助療法去調整體質，提高抗癌免疫力，預防癌症轉移及復發，就有痊癒的機會。另外一位癌友張先生，他在去年3月被發現罹患直腸癌。在開刀拿掉大腸腫瘤時才發現，癌症已經轉移至肝臟多處，而且無法開刀清除。原本也以為沒有痊癒的機會了，但經過化療合併標靶療法使腫瘤數量減少並縮小後，再進行第二次開刀，腫瘤完全被清除。張先生在第二次手術前後總共接受了十二次化療，在化療期間他同樣接受靜脈內低能量雷射及口服雲芝多醣等輔助療法。他表示：在接受了輔助療法後，化療並不像想像中那麼辛苦。目前他仍接受預定一年的口服化療，但尚持續接受口服雲芝多醣，合併每週一次的靜脈注射高劑量維生素C，以預防癌症的復發及轉移。從去年11月第二次開完刀迄今，已將近一年，張先生不但沒有腫瘤復發，而且氣色比以前更好。這些個案的經驗都告訴我們：「癌症並非一定是絕症，即使是第四期的癌症，只要積極採取整合療法，仍是有根治的機會」。

四、 癌症防治可分兩個層面探討。

第一部分，是一旦確知罹患癌症，必須面對開刀、化療或放療等一系列的艱苦治療過程，以及事後的追蹤和持續治療。

第二部分，是預防復發或轉移的心理恐懼和陰影，因為癌細胞一旦復發或轉移，對生命的威脅更是數倍於剛發現癌症時的第一階段治療期。站在專業的立場，針對上述過程，您認為這兩個層面，哪些是抗癌路上特別需要聚焦的觀點和處置？

答：癌症對每個人而言，都是相當大的威脅。罹癌的壓力常會讓癌症患者本人和家屬陷入恐慌而不知如何是好。這種恐懼害怕在癌症復發或轉移時更為明顯，因為它讓我們接觸到人類隱藏在內心最大的害怕——那就是死亡的威脅。

我個人認為，在第一個階段得知自己確定得癌時，最重要的是要讓自己冷靜下來，千萬不要亂了分寸。多去了解病情，尋求正確的治療的模式，可以讓自己少走很多冤枉路。在這段期間若能勇敢的接受該有的正統醫療（手術、化療及放療），並且早日接受正確的輔助療法，不但可以讓自己輕鬆的完成手術、化療及放療，還能增加癌症痊癒的機會。有一點要強調的是，在完成手術、化療及放療後，仍不要掉以輕心，要持續追蹤及接受輔助療法（至少兩年），以預防癌症的復發及轉移。有些癌症患者在病情較為穩定後，就以為癌症已經好了，沒有積極改善自己的體質，等到癌症復發時才開始又緊張起來。在此段期間，最糟糕的是一知道自己罹癌後，就道聽塗說，放棄正統醫療，尋求密醫或草藥，不但浪費金錢，而且常因延誤醫療，導致癌症擴散及轉移，最後讓自己後悔莫及，有名的賈伯斯（美國蘋果電腦創辦人）就是這樣的下場。

在第二個階段得知癌症復發及轉移ㄉ的時候，最重要的是不要讓自己完全失去信心。當一個人失去了信心，就會陷入極端的恐懼漩渦中，如何面對癌症的挑戰？我個人認為此時有一個正確的宗教信仰相當重要，畢竟人在面臨死亡威脅時心靈是相當軟弱的，透過向上帝的祈禱會讓我們的心靈再度得力。此外，正確的抗癌觀念也相當重要，要知道「就算是第四期的癌症也不是完全沒有希望」，除非體力相當衰弱，不要輕易放棄正統醫療。如果可以直接清除或攻擊癌細胞，要盡量去做，然後積極的接受輔助療法以減輕正統療法的副作用，增加抗癌成功的機會。

我認為，不管是處在癌症的哪一個階段，癌症患者能夠加入一個好的抗癌團體是相當重要的事，因為在那裡你可以獲得正確的資訊，並且透過癌友彼此的支持鼓勵，讓自己不再那麼害怕。而一個好的抗癌團體會聘請一些專家，提供抗癌資訊的諮詢服務，會讓癌症患者更清楚知道自己應該接受哪種治療模式，這也會大大增加抗癌成功的機會！

# 逆境襲來，癌友需要被鼓勵

撰文/彭遠（2016年5月癌症病友故事系列報導）

陳麗貞女士罹患鼻咽癌三期（專案補助助聽器）

【編按】2016年3月13日會員大會當天，在主持「醫師與會員Q&A」的空檔中，無意中發現陳麗貞女士（2010年9月罹患鼻咽癌三期，當時52歲）推著她的「腦性麻痺併重度肢障」的小兒子來參與盛會，約莫二年前，陳女士透過長庚醫院轉介來協會申請急難慰助個案時，對其家庭背景有極其深刻印象，這次與其簡短談話中，發現她的兩耳重聽日益嚴重，當下看到已17歲的兒子仍須坐在輪椅上被照顧，不忍之心油然而生，隨即告知她抽空可再到協會申請急難慰助。

接近兩週過後，陳女士委婉解釋拖這麼久才來申請，主要是因為先生每週定期要洗腎三天，外加心肌梗塞（當時63歲），時常需要陪他去看診；自己又是癌症患者，還需定期追蹤檢查，生怕復發，因為全家重擔現在都由她一個人扛著；小兒子雖是永久性的腦性麻痺殘障患者，但她仍不願放棄，還是撥空會帶他去做復健。互動中，必須放大聲量才能跟陳女士對談，略感到吃力。由於先生在三年前身體垮掉了之後，已無法工作賺錢，全家四口（還有一位大兒子目前就讀高中三年級）的經濟來源，目前全靠政府的低收入戶每月五千餘元補助，以及小兒子重殘每月補助七千餘元來支撐。

他們現在住的地方，是先生八年多前買的國宅，房貸則因先生罹病，已超過大半年未繳，銀行深入了解情況後，也願意暫緩催繳，給予一定時間的寬限期。因為大兒子高三快畢業了，日後有生產能力的就是這個18歲的年輕人，全家的希望都寄託在她的大兒子身上！

聽完陳女士的告白，心中為之一震，這個大兒子日後要背負的重擔可想而知，令人不敢想像！衡諸當前社會現實環境，一個大學畢業生的就業問題已不容樂觀，何況一位高中畢業生？眼前這位重聽的癌症患者，卻要照顧著一位重度心血管疾病（洗腎＋心肌梗塞），以及一位腦性麻痺極重度殘障患者，其身心之煎熬，不禁令人替她捏把冷汗！

待陳女士填完慰助個案資料離開協會後，本會事務組長李培欣志工，對其處境也不捨地表示，這位陳女士一定是位非常堅強、深具韌性的女性，否則無法支撐到現在，也因為要繼續撐持下去，強忍鼻咽癌化療或放療的苦楚，或許這樣導致兩耳接近失聰吧！當下決定向康執行長建議予以專案補助，協助陳女士裝設助聽器，讓其日常生活回復正常，便於照顧家人。

本會創辦人蘇媽媽和鄭梨華諮詢理事長聽聞這個個案之後，馬上自掏腰包各捐贈一萬五千元（本會另撥一萬元急難慰助金訪視），高醫協力廠商「虹韻聽力中心」原本報價四萬元（耳內型，品質較佳，兩耳各一具），告知原委後，亦表善心願自行吸收一萬元，終於在4月28日取得助聽器，陳女士深深由衷感謝。

【編按】經過訪視，陳女士的大兒子在校成績不錯，捨繁星計畫進國立大學的機會，聽從長輩意見今年要報考警察專科學校，決意幫忙家中克服經濟難題。且於2019年從警專畢業，現已開始服務基層警察工作。

# 小病延醫，拖久必成大病

撰文/彭遠（2013年度抗癌鬥士專訪）

## 訪第十二屆抗癌鬥士 高雄市世界紅卍字會許瑞娟理事長

目前擔任社團法人高雄市世界紅卍字會理事長、高雄道院女道德社副社監的許瑞娟女士，九年前（2004年）趁著工作空檔，在接近半百年紀的9月生日期間，興致高昂的跑到住家附近五福路上的捐血中心自願捐血，說到捐血一事，可說是她健康時候常做的一件義舉。

可是，當天正要抽血時，她告知護理人員：「喉嚨突然不太舒服耶！這樣可以抽血嗎？」護士委婉轉達：如果有感冒現象便不適合，最好先到附近的大同醫院詳細檢查，也因為這個緣故，捐血不成，意外的讓她有機會停下腳步對身上的一些小病細細端詳。

因為以前也在大同醫院做過志工，所以一進醫院馬上就碰到先前認識的志工朋友，知道她的詳情後，馬上在志工安排下赴耳鼻喉科掛診，醫師當下只覺得怪怪的，但並沒做進一步檢驗，只開個消炎藥當作感冒喉嚨發炎處理罷了。

可能因為是沒來得及告知醫師其他症狀，其實許理事長當時已經有一段時間吞嚥東西有點困難了，喉嚨長繭也已有一陣子，但因為缺乏警覺性，只告知喉嚨發炎疑似感冒症狀，卻未進一步詳細說明飲食吞嚥困難的現象，錯過了第一時間可以詳細做檢查的機會，但也因為如此，她下意識告訴自己，不能再因工作忙碌的藉口拖延看病，下次看診，應該有跟醫師說明詳細病情的必要。

## 確認扁桃腺癌，放下工作接受化療

當時經營保險代理人公司業主的許瑞娟女士，喉嚨不適的狀況隔了幾天依然沒什麼改善，可能是工作過於忙碌之故，竟不小心摳破自己喉嚨發炎處，而感到更大的痛楚，或許因此引發細菌感染也不得而知。當日隨即轉到高醫耳鼻喉科郭文烈醫師就診，並進一步透過腫瘤科林勝豐醫師的複診，確認是扁桃腺癌又轉移到環繞大半個脖子的淋巴癌。

醫生指示必須馬上住院，隨即進行長達八個月的化療（總計八次），中間因化療副作用導致整個人氣若游絲，在第五次化療時因全身免疫力完全下降，爆發了帶狀性疱疹（俗稱皮蛇，神經痛的一種），非常難受，行動困難，化療也因此被迫暫停，直到白血球慢慢恢復正常，才繼續下一回的化療。

八個月的治療時間不算短，身邊需要有人照顧，可是當時先生在高雄內門鄉開業（牙醫師），週末假日才能回到市區的家陪伴；兒子當時在外地就讀醫學院牙醫系，也無法常回來陪在身邊。許女士當時在先生、公司同仁的建議支持下，毅然決然的把保代工作放下來，完全交給她的工作團隊處理，開始了與以往人生截然不同的抗癌生涯。

在完全調養的日子裡，許理事長回顧往日的工作和生活，長期的偏食只吃固定幾樣食物、不吃米飯只吃麵……，營養太不均勻，日積月累下來，身體抵抗力和免疫力嚴重下滑。此外，十二年保代公司負責人的工作，經常北、中、南當天來回奔波，時常要跑銀行，又要管理團隊，壓力超大，每天忙到晚上十二點多能就寢就很阿彌陀佛了。加上完全沒有什麼休閒和運動，身體不搞垮才怪！

就在生病的前後，因緣際會認識了高雄縣六龜鄉大行寺的一位師父（編按：其妹妹鐘小姐後來在飲食料理方面幫助很多，往後幾年更成為許理事長在高雄市世界紅卍字會的重要助手），開示她：如果妳一直恐慌悲觀，會讓妳的眼睛不停在流血一樣，自己會被嚇死！精神面要學會與癌細胞共存，透過「**觀想**」把心中不好的東西拋開掉，藉著「**禪修**」不斷的沉澱情緒，終會讓妳得到心靈的平靜，這是治病、養生的重要課題。

彼時，又在鐘小姐和友人的推薦下，看了作家曹又方（編按：1998年發現卵巢癌，抗癌十年成功，後於2009年3月25日因心肌梗塞不治而逝世）寫的書（與郭月英女士合著抗癌食譜助人）受其影響，誠如曹女士說：「養生飲食」是她擊敗病魔的祕密武器，這些當然她自己都做過一些研究，從日常生活找出良好的食材諸如番茄、蘆筍、香菇、大蒜……，因為飲食就是我們的藥。總之，抗癌的第一步，就從吃得簡單開始。

深感過去錯誤的飲食、生活習慣，加上一再的延醫診治，生命不該再這樣如此拖泥帶水。幸運的自己在大難當頭能認識大行寺師父、鐘小姐、作家曹又方……，當下決定即知即行，徹底改變自己的飲食作息。

化療期間，許理事長早上起來會空腹先喝杯檸檬片開水，照三餐吃五色蔬菜、一碗五穀飯加生的巴西磨菇熬成的稀飯，外加每天一杯新鮮蔬果加堅果榨成的精力湯。此外，由於在化療期間，因為服用很多類固醇，所以需要適度的排毒，因此每天都會熬煮「綠豆水」來喝（約十五分鐘小火，煮到皮不能開即可，不加糖、不吃綠豆，只喝湯）。

## 有無正確抗癌知識，影響預後復健

許理事長開玩笑的表示：人家用什麼給她吃，她就吃什麼啦！只是以一種歡喜心、感恩的心情來面對它，因此不論化療有多少副作用，她幾乎都能進食，而食慾保持正常，對長達八個月的化療有極大的正面作用。即使化療期間意外長了帶狀性疱疹（皮蛇），讓她體力頓時虛弱，為增強免疫力，也適時透過中藥補氣養身，因為當時很怕感冒，生怕體力不濟隨時復發。總之，良善的建議，她總是抱著感恩的心謙卑接受它。

鐘小姐補充說：當時許理事長獲知親友姪兒得了癌症，好心推薦同樣的飲食料理，但那孩子就是吃不下去，而她卻是端什麼吃什麼。此外，朋友的嫂嫂也得了癌症，看到這樣的飲食卻馬上橫生負面情緒，「這樣就可以治癒癌症？」可見心情好壞、有無正確抗癌知識，連帶影響食慾的正常大有關係。

最讓許理事長懷念的是，每三個禮拜例行的化療，除了回高醫的那個禮拜住高雄住家之外，其他兩週大部分時間都借住六龜大行寺裡養病。該寺遠離塵囂，空氣清新，每天早上六、七點起床就面對陽光深呼吸，迎接正面的能量，天天感受那種光明面的愉悅和禪修的持定。此外，每天下午固定在四面環山的大行寺散步或健走一個多小時，因為八個月化療期間吃了八百顆的類固醇藥，知道身體需要藉排汗來排毒，所以從不間斷運動。這樣來來回回，沒有化療就住在大行寺的日子，彷彿上山「閉關」練功一般，讓她悠遊自在、一派神仙……。

因為姊姊是大行寺的師父，鐘小姐因緣幫忙照顧許理事長一段時間，回顧許理事長這些年抗癌成功的因素，也許當年完全把工作放下，交給團隊，放心去調養的決定是正確的，讓她置身於沒有壓力、徹底放鬆的環境。可是這些年來她周遭很多親朋好友得了癌症，一樣也是暫時放下工作，為什麼有些人可以抗癌成功，而有些人卻失敗了呢？她從許理事長身上印證了一個道理：那就是抗癌最後能夠成功，真正的貴人就是自己。長期跟著許理事長共事的鐘小姐認為，運動、飲食固然是抗癌成功的重要條件，但個性和心情才是更根本的決定性因素：「許理事長稟性樂觀爽朗，從發病到痊癒，完全沒有抱怨，這個最難得，應該說本性就是如此！誠如本道院（高雄道院）院監于老先生多年來的接觸，也送她一句評語『敬業樂群』，一個懂得施與受、熱心公益的女中豪傑。」

## 願與本會經驗交流抗癌服務

「人生是一種付出和分享，我助人人，人人助我。」這是喜歡廣結善緣的許理事長奉行的一句座右銘，尤其經歷過癌症的生死關頭，讓她深深體會感恩惜福、推己及人的立身之道。這幾年亦經常隨著高雄市世界紅卍字會從事公益，包括急難慰助、探訪重大疾病的弱勢家庭……，與本會的服務宗旨相類似，但範圍更廣。也是本會愛心顧問的許理事長表示，非常認同本會在抗癌、防癌工作上的長期耕耘，希望有機會能與協會切磋探視病友的經驗交流，大家共同把正確的抗癌、防癌經驗傳承出去，裨益更多病友和家屬。

最後許理事長以自身抗癌經驗有感而發提醒大家：「真的，小病就要去醫治，不要拖到最後變大病。」癌症是因為身體免疫系統出現惡化，才會導致細胞病變，若平時就能夠多加注意飲食起居、持恆運動、常保喜樂之心、定期健康檢查，有小毛病就盡快診治，相信會大大減少癌症的發生，甚至是防止癌症的復發。

### 世界紅卍字會

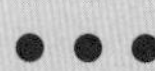

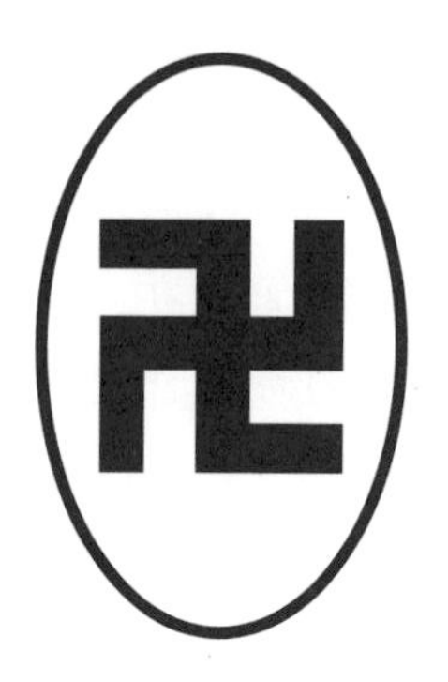

世界紅卍字會（The Word Red Swastika Society）係發源於道院，紅卍會與道院為一體兩面，兩者密不可分。道院主內以修道，紅卍會則主外以行慈，修道與行慈二者都是修人必盡的責任。該會是國際性的慈善團體，不涉及任何黨派及政治，無種族、地域之分別，一視同仁。八十多年來，全世界各地紅卍字會均秉持展道行慈之精神，年年舉辦許多冬令救濟、急難慰助，捐助孤兒院、養老院及清寒獎助學金等慈務，嘉惠貧困無數。

「紅」色代表「赤子之心，光華燦爛」之意。

「卍」字音萬，代表「吉祥如意、萬德彙集、大中至正」。

「卍」字外形，代表「四面八方、無遠弗屆、運行不息」。

「卍」字運轉，依宇宙星球運行逆時針旋轉法則，快速運動的時候外形似〇，代表「圓滿和諧，周而復始」。

CHAPTER

# 7

# 子宮頸癌、卵巢癌、子宮內膜癌

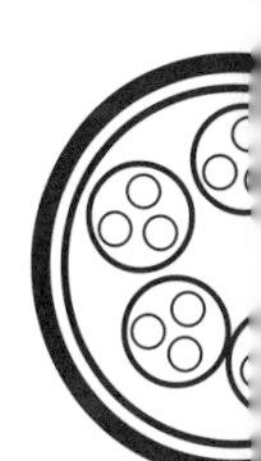

## 前言

女性生殖系統腫瘤的發生率除了高居第一的「乳癌」之外，最經常聽到的便是子宮頸癌、卵巢癌和子宮內膜癌了。

其中，「子宮頸癌」曾經是臺灣婦癌的第一號殺手，但經過政府1995年以來積極推行的子宮頸抹片檢查等公衛政策的落實，至今罹患率已大大改善。

卵巢癌過去雖然不比子宮頸癌來得普遍，但卻是婦科癌症死亡原因首位，因為它缺乏早期症狀，也缺少像子宮頸癌那樣有效的篩檢方法，不易早期診斷、早期治療（2019年6月公布的2018年癌症死亡人數，女性十大癌症中「子宮頸及部位未明示子宮癌」則反常超越卵巢癌，分別為第七及第八順位）。

由於兩者的死亡率對女性同胞的威脅仍然相當高，千萬不可掉以輕心。

至於子宮內膜癌的發生率，自2010年開始已經高於子宮頸癌，正式成為女性骨盆腔惡性腫瘤的第一名。這個疾病在晚期時會為女性帶來治療上的嚴重衝擊，因此提早診斷極為重要。

每位女性應留意，一旦有異常陰道出血症狀的時候，都應該積極尋求專業婦癌醫生的診治。

# 漫談婦癌與肺癌

撰文/彭遠（2012年2月講座活動特別報導）

**莊維周醫師真情分享陪伴太太的抗癌心路歷程**

【編按】本會於2012年2月26日09：30～11：30假新興區里民活動中心舉辦今年度第一場演講座談，特別一提的是，首次邀請現任高雄縣醫師公會理事長莊維周醫師蒞臨本會主講〈漫談癌症〉，尤其暢談過去陪伴太太抗癌的心情點滴，令人動容，值得推薦。

以下便是莊醫師的演講精華摘要報導。

莊維周醫師開場白指出，太太抗癌歷經三年半時間，至今過世已超過三年，身為醫界的一分子，不諱言在照顧太太的過程中心裡有很多的挫折感，也珍惜跟太太在人生最後階段的兩年多相處時光；並以一個癌症病患家屬的身分暢談過去六年多來的心情點滴。他也藉此感謝本會的邀請，使自己將這些年隱藏在心中的許多難言「祕密」分享給大家，也希望能得到一些抗癌經驗的「回饋」。

莊醫師首先表示道，子宮頸癌、乳癌、卵巢癌、子宮內膜癌是女性獨有的婦癌，依據衛生署國民健康局統計，四大婦癌的個案總數，超過所有女性癌症個案數的一半，大大威脅臺灣女性朋友的健康。除此之外，肺癌、大腸直腸癌則是近年來上升最快的癌症，其中肺癌可說是目前威脅女性最大的致命病症。

女性生殖系統腫瘤多好發於乳房、子宮頸及卵巢等部位，故莊醫師提醒婦女朋友們，應對切身的婦癌症狀及篩檢有基本的概念，早期發現、早期診斷及治療，以減少腫瘤惡化的機率。

在婦產科執醫已超過三十年之久的莊醫師表示，癌症之所以難以治療，在於一旦癌細胞醞釀成形，就猶如失控的怪獸在身體裡肆意到處作亂，非常可怕！然而，其實癌症也沒有那麼恐怖，我們對它的了解不夠多，並且對抗癌充滿不確定性，這才是最大的障礙！

舉例來說，「子宮頸癌」跟「乳癌」至今仍是臺灣婦癌的一大殺手，但是由於子宮頸抹片與乳房攝影檢查的大量宣導與實施，加上新進藥物的不斷開發、臨床治療的經驗累積，使得這兩種婦癌的控制情況有顯著提升。

然而在婦科癌症中，卵巢癌則因為早期沒有特別明顯的症狀，不易被察覺，只有少數病患會出現陰道出血異常、骨盆腔疼痛的情況，等到病人摸到腹部有腫塊、察覺到肚子脹起來而就醫時，通常已經是比較晚期了。

和卵巢癌相較，子宮內膜癌在罹病早

期比較容易出現陰道出血、分泌物異常等現象，一旦發現異常，應該先到婦產科門診請專業醫師進行內診。至於卵巢癌，則多半跟基因、女性荷爾蒙有關，月經周期不順、無緣無故會產生連續性疲倦的女性朋友，尤其需特別小心。

## 太太非罹婦科癌症，卻身陷肺癌的不確定性

莊醫師進一步表示，雖然婦科當中的四大癌症，聞之令人色變，但是自己太太所罹患的卻是不太容易察覺、奪走許多知名藝人生命的「肺癌」，當時令我們為之震驚。

面對世紀之謎的癌症，身為醫界的一分子，在太太抗癌的三年半期間，一直有個疑問：「為何是她得到？」即使太太過世三年了，至今有時還會問：「到底是哪個環節出了問題？」

歸結起來，癌症的生成是沒有單一原因的，致癌因素絕對是多重性的！比如吸菸是導致肺癌的重大因素，但他和太太都沒有抽菸；此外，誠如鄭梨華理事長的新書所言，生活的壓力也是致癌不可忽視的因素，因為太太個性一向較追求完美，什麼事都要求做的好：「尤其我們莊家這邊、還有她娘家那邊的大大小小事情幾乎都是她在料理，也因為這樣子，讓她承受的壓力非常大，也許她會得肺癌，身為另一半的我帶給她那種無形的莫名壓力太大也說不一定！」

另外，飲食的問題，跟所有癌症都密切相關：「自從太太罹癌後，我們幾乎不碰紅肉，一切遵循少糖、少油、少鹽的飲食原則，特別禁忌吃糖，因為自己是醫生身分，與太太的主治醫師從正子攝影的切片中可以發現到，癌細胞特別喜歡吸收人體吃進去的糖分，讓致癌細胞發展的更快速，所以癌症病友更應切忌吃糖，多吃一分糖，身體的壞東西就多一份力量破壞我們身體的抗癌能量！」

然而，這似乎還是無法完全解開莊醫師的疑惑，一直到去年，剛好有個機會認識國光石化開發案的一位葉醫師，閱讀了他搜集的一些資料——對於空氣中微小浮沉粒的PM2.5，一旦吸進人體的肺部中，很有可能就是導致肺癌的重要致病因子，只是到目前為止仍無法獲得醫學證實！莊醫師認為這是非常值得探究的問題，因為當代的工業污染所造成的環境保護問題，一直是近一、二十年來全球極為關切的生存發展議題。

莊醫師表示，照顧太太的那三年多時間，是他們夫妻相處最密集、講話最多的一段時光。當一個人生病，全家人的生活作息都跟著受影響，因為心愛的人生病，你也會感受到那個痛，那是最大的折磨，也是很大的享受！那當中流露出來的是愛，力量無限、無窮大。

記得太太當年在生病最低潮的時候，夫妻倆曾經在三更半夜抱頭痛哭，太太一直喃喃泣訴著：「為什麼會是我呢？為什麼會是我呢？」尤其說出：「老公你一定要救救我呀……！」於今回想，病人背後

最需要的就是家人堅強的支持，因為愛與關懷，是癌友求生的最大勇氣，尤其愛會讓人生感到快樂和希望，而快樂是戰勝癌症最強而有力的武器！

莊醫師特別舉一位之前在高雄縣衛生局任內的老同事為例。

這位同事因為卵巢癌曾開刀過五次以上，熬過許多人都無法忍受的術後痛苦，在抗癌之路上，一直撐到了八年多才過世；即使在安寧病房彌留之際，連醫生都說只剩兩、三天的生命，但她那一口氣卻一直撐到兩、三個禮拜……，為什麼呢？因為她心中有罣礙，因為她有所愛的老公、小孩，這支撐著她在生命最後的歸途再多堅持久一點……。

## 融合醫生、癌友家屬、病人角色，照顧陪伴心得倍加珍貴

莊醫師感性的表示：「今天我除了是個醫生、癌症病患家屬的身分，其實也是一個病人的角色！」因為即使是身為一位醫生，在照顧癌症的至親，也會有壓力大到難以承受的時候。莊醫師不經意的透露，六年多了，即使老婆過世都已經超過三年了，但到現在他每晚都要靠吃安眠藥才能入睡，頓時令臺下的聽眾為之驚訝與不捨！也透露出照顧一位癌症病人的辛勞和不易。

「也許把我心中的話講出來，可以讓我真的放下……。」莊醫師最後特別感謝張汝惠老師（本會理事、星光合唱團藝術總監）和鄭理事長的邀請，讓他在今天的座談會上得以暢談過去陪伴太太抗癌的心路歷程，以及自己一直不斷還在尋求答案的心裡掙扎……。

最後是莊維周醫師在演講結尾分享的心得結論：

- ▶癌症患者跟家屬一定要勇於開口，尤其要跟主治醫師好好討論，因為一個好的醫療團隊包括內科、外科、腫瘤科、護理師、心理師……等專業分工，對病人的照顧才會更周全。
- ▶化療是必要之惡，鼓勵中西醫的結合診斷與治療。
- ▶菸、酒、檳榔是三大禁忌，營養一定要均衡，才有好的健康能量抵抗疾病。
- ▶染頭髮者應小心有膀胱癌之虞；有乳癌者的姊妹、子女都要小心呵護，定期做檢查。
- ▶鄭梨華理事長所出版的《抗癌・女人・二十年》一書十分值得推廣，當中的許多抗癌觀念與事蹟都很值得分享，確實是一部很好的抗癌典範與活教材，我自己也受益不淺。
- ▶對抗癌症其實不一定要硬碰硬，因為癌細胞也是我們身體的一部分，如何讓癌細胞弱化到跟正常細胞一樣，不要讓它在我們身體內調皮搗蛋，這是醫界的努力，所以我們要懂得跟癌細胞共生共存、和平相處。
- ▶如果時光可以倒流，重來一次，在照顧太太方面我會適當的關懷和照顧，但不是保護太多、顧忌太多，而是應該讓病

人適度的與外界接觸，讓她跟正常人一樣的心態生活、料理自己。於今回想，照顧病人，真的需要耐心、愛心和寬心，以及一點點的技巧……。

### 莊維周醫師

**學歷：**高雄醫學大學醫學系
美國伊利諾州大學公共衛生碩士

**經歷：**前高雄縣政府衛生局局長
前高雄縣立岡山醫院院長
中華民國醫師公會全國聯合會常務理事

**現職：**總統府國策顧問
社團法人高雄縣醫師公會榮譽理事長暨婦科醫師
衛生福利部醫師懲戒委員會委員
衛生福利部醫事審議委員會委員

# 子宮頸癌新知

撰文/林浩醫師

（2017年 12月《年度特刊》邀稿～醫訊報導）

## 統計

衛福部公布2016年最新國人十大死因排行，第一名是癌症，已連續三十五年位居榜首。

至於女性十大癌症中，子宮頸癌首次跌落十大癌症以外，有可能與近年積極推廣子宮頸抹片篩檢有關。

## 成因

子宮頸因感染人類乳突病毒（HPV）導致病毒在體內持續感染，引發癌前病變，若未早期發現，就有機會發展成子宮頸癌。子宮頸癌前病變幾乎無症狀，還好發展成子宮頸癌的過程相當緩慢，非常容易藉由子宮頸抹片篩檢出來，趕緊做治療，治癒率幾乎是百分百。初期的子宮頸癌也可能沒有任何臨床徵兆，僅部分病患有性行為後出血、停經後出血等情形，能較早發現，但往往因症狀不典型被輕忽而造成遺憾。

## 防治

門診不少患者都忽略預防的重要性，而子宮頸癌的防治有兩個觀念，第一是初級預防，直接阻斷感染HPV，減少罹患癌前病變的風險。第二是次級預防，在癌前病變的階段診斷出來並加以治療而避免癌症的發生。

**初級預防：子宮頸癌疫苗**

目前市面上子宮頸癌疫苗除2價及4價之外，也有新型的9價疫苗，均能預防女性最常感染的16、18型HPV，4價更能預防菜花的形成，而且研究顯示疫苗保護力至少可達十年或更久；而9價疫苗能有效預防九種病毒（HPV-6、11、16、18、31、33、45、52、58），可防護的型別更多，尤其是針對52、58這兩種臺灣常見高致癌型別，更能夠提升子宮頸癌的保護效果。

疫苗相當安全，常見的副作用為注射部位疼痛、局部腫脹等，通常冰敷即可消除。世界衛生組織已認定，HPV疫苗可有效預防子宮頸癌和HPV相關疾病，應該積極推廣。

**次級預防：篩檢新進展**

五十年來子宮頸癌的發生率在抹片篩檢普及下已大大地降低，但進一步的進展則相當困難，其一是篩檢率遇瓶頸，其二是人為採樣判讀之失誤。因此近年有相當多的研究試圖找出更好的篩檢策略：

①一種更好的篩檢方式，是同時合併抹片篩檢及檢測造成子宮頸癌的病因——HPV。在德國、荷蘭、英國和哥斯大黎加的大規模篩檢研究中發現，合併篩檢方式有極高的陰性預測率（99%～100%），即二項檢查都正常代表子宮頸幾乎100%正常。研究結果可成功地將癌篩檢間隔拉長至三到五年。

②合併篩檢雖然準確，最大的缺點是費用較貴，難以用於大量的公費篩檢。國外有研究報告，提出「有HPV感染者才抹片」的篩檢策略並與同時合併篩檢方式作成本效益的評估。結果發現有HPV感染者才抹片的花費較同時合併篩檢方式節省，但準確度相近。在「HPV感染下才做抹片」的基礎下，有更多的婦女只需要三、五年（甚至更長之間隔）做一次子宮頸抹片即可。另一個好處是若婦女不習慣內診也可以在醫師或護士的指導下自己從陰道採樣，採得的檢體再送往專門的實驗室做檢驗即可，如此方便的檢查應可大大提升婦女篩檢的意願。

③病毒篩檢來輔助甚至取代抹片檢查，但是因為檢出的陽性病毒範圍太大（在臺灣約10%婦女呈陽性），比較難揪出真正有問題的婦女。國內專家研究發現，女性子宮頸上皮細胞當中，具有抑癌功能的基因，其中的基因若「甲基化」，其捍衛功能即被阻斷，這與子宮頸癌化過程有很大關聯。臺灣也進行全國多醫學中心的臨床試驗，結果證實抹片結合甲基化基因檢測的確可以提升子宮頸癌的篩檢準確度。此項檢測可以直接取用抹片採檢時所剩餘的檢體進行檢測，也可透過病人自我採撿陰道檢體作檢驗，不僅精準，還能保有隱私性，但是因新技術費用較昂貴，是否符合經濟效益仍須評估！

總之，預防子宮頸癌應施打子宮頸癌

疫苗加上定期做篩檢，同時兼顧初級及次級防治，才能真正有效的完整預防。

## 治療

### 早期子宮頸癌的治療

子宮頸癌的治療取決於癌症的期別。如果為早期的子宮頸癌，只要病人的年紀輕、體力好、身體狀況佳，是可以考慮以手術為主要的治療方式。

開刀可以適當的保存功能仍然正常的器官，像是卵巢、正常的陰道，而且經由手術所摘除的骨盆腔淋巴結，可以提供醫師判斷手術之後需不需要加做輔助治療的參考。

治療子宮頸癌的手術是根除性子宮全切除，技術難度非常高，所以，精通與熟練手術技術是非常重要的。這種手術切除的範圍很廣，難免會將大腸與膀胱的神經切除破壞掉，因此經常可見術後的併發症，包括有解小便困難、便祕、下肢淋巴水腫等等。

由於困擾的手術併發症，近年來日本婦癌科專家針對這個現象，開始改進子宮根除手術方法，並且發展了一項革命性的子宮頸癌治療手術法，這項新的手術方法叫做「神經保護式的子宮頸癌根除手術」法。這項新式的手術方法，因將所有分布到大腸與膀胱的神經保留下來，可以減少上面所說的併發症，至於癌症治療的成功率，與傳統手術方法比較起來都一樣，因此對婦女病患來說是一大的福音。至於達文西機器手臂微創手術系統，是融合高科技電腦3D立體視野與靈活的機械手臂，使得外科手術達到前所未有的精緻，不僅幫助婦癌科醫師克服手術困難的極限，且傷口小恢復快，大幅提升手術品質。

### 中晚期子宮頸癌的治療

對於中晚期無遠端轉移的病患，則可選用同步放射化學治療，因效果不差，近十幾年無更新的治療方法取代。而復發性或是晚期已遠端轉移的子宮頸癌，近幾年的研究發現標靶治療藥物Bevacizumab加上化學治療，比單獨只使用化學藥物治療的病人，可有效延長病人存活時間。這個結果是非常令人振奮的，在不久的未來，相信新研發的化學或標靶藥物一定可以幫助更多病患。

### 子宮頸癌治療新希望

部分的癌症患者終究會復發，而再有效的化學或標靶藥物，最後也因抗藥性而治療失敗！近年學者把研究重點放在免疫治療，但癌細胞相當聰明，它會逃脫體內免疫細胞的辨識而不受到攻擊，就像壞人不會在身上掛著「壞人」的牌子讓警察去抓他一樣。因此，如何教育警察，讓警察能辨識「壞人」成為突破免疫治療最重要的課題。最近國內的學者發現，可把病人身上自己的樹突細胞（一種免疫細胞）拿出體外與子宮頸癌細胞一起培養，這樣樹突細胞就會被教育成具有辨識癌細胞的能力，這時把已學成的樹突細胞打回體內去，這些種子教官會誘發一群能夠對抗腫瘤的免疫細胞大軍在體內把腫瘤給殺掉。重點是這批種子教官會產生記憶力，而且存在體內的時間相當長，只要癌細胞一旦復發就可立即攻擊，可以大大增加癌症治療的成功率。免疫治療是最近十年來最夯的對抗腫瘤新興療法，不會有放療、化療帶來的白血球過低、血紅素不足、掉髮、噁心等副作用。目前動物實驗治療效果是有潛力的，但實際的效果仍須等待下一步人體試驗證實。

## 結語

婦女想要遠離子宮頸癌的魔爪，定期篩檢加上HPV疫苗是唯一可靠的方法。目前為止，臺灣婦女接受子宮頸抹片檢查的比率仍然偏低，最近統計的數據顯示，每年篩檢率僅約為30%，還是有很大的提升空間。治療方面，由於科技的進步開創了更多治療的可能性，讓醫師得以進行更有效的處置，病人得以享有更好的治療結果與品質，創造雙贏。

**林浩醫師**

高雄長庚醫院婦產部 副部主任
高雄長庚醫院癌症中心 婦癌團隊召集人
高雄長庚婦癌科主治醫師、助理教授

# 失婚、罹癌，激發生命的潛能

撰文/彭遠（2020年2月專訪～抗癌故事系列報導）

**專訪罹患子宮頸癌盧麗珍女士的生命故事**

【編按】子宮頸癌曾經是臺灣婦科癌症的頭號殺手，近年來，由於政府大力推廣子宮頸抹片篩檢，子宮頸癌的死亡率已有逐年下降的趨勢。

今年剛屆70歲的盧麗珍女士於53歲時便發病，當年雖疏於子宮頸抹片檢查，幸好確認罹癌時只有第二期，抗癌成功康復後過著半退休生活，開始規劃並享受後半生的充實人生，成為親人、朋友、同學眼中處處受歡迎的優質老人，其豐富多彩的人生故事值得細細咀嚼。

民國39年次出生的盧麗珍女士，從小在岡山（往昔為高雄縣轄區，現隸屬高雄市行政區）出生長大，祖父母皆務農，父親則憑藉其才幹在高雄市楠梓煉油廠（中油）工作，一路做到課長頗受重用。父親當時也相當重視子女教育，但很可惜父親卻在40幾歲的英年因病猝死！當時整個家庭愁雲慘霧，身為長女的盧麗珍，底下有三個妹妹，為幫忙家計，省岡中畢業以後放棄升學，之後很快在岡山家裡不遠的南一書局展開工作生涯。

由於個性活潑、待人親切，工作幾年之後，很快就跟認識畢業於成功大學土木系的先生結婚，1971年第一胎大兒子出生之後，六年內老二、老么（共三個兒子）陸續降臨，先生工作待遇優渥、婆婆疼惜，原本應該是人人稱羨的幸福家庭；豈奈丈夫從事的建築事業雖賺了不少錢，但因交際應酬多，竟常在外面拈花惹草，外遇不斷，在盧麗珍的告誡及婆婆勸誡皆無效之下，兩夫妻吵吵鬧鬧幾年，盧麗珍深感精神疲憊，終於放棄這段婚姻。

## 單親帶著三個小孩，自力更生

婚姻只維持七、八年就離婚，三個兒子初始留在父親及阿嬤身邊，直到大兒子要念國中，三個兒子才都由盧麗珍接回帶大，直到現在都跟著母親生活著。

緣於婚姻破滅，盧麗珍必須找到一個出口，但她不是再去尋找另一個感情的歸宿，而是更積極地自力更生。也許稟性本來就較獨立自主，加上帶著三個孩子的單親身分，逼著她不得不加倍勤奮工作、努力學習。經過多年「社會大學」的磨練，工作能力、賺錢能力隨著人生閱歷豐富益發增強。

值得一提的是，民國70年代末期，臺灣由於經濟起飛累積的財富底子，造成「臺灣錢淹腳目」的游資氾濫轉身去追逐另一場金錢遊戲，「炒股」成為當時的全民運動。然而，泡沫總有破滅的一天，臺股當時由12,682點開始狂跌，直至2,560點為止（八個月總共跌掉10,000點）！歷史性的股災讓很多人財富夢碎！

## 股票投資賺錢，轉作出口貿易

盧麗珍回憶那是一個瘋狂的年代，但她很幸運地沒在那次歷史性的股災中被淹沒……，反而是及時抽身，將股市賺來的錢投入實業經營，自此之後，開始成立貿易公司創業。

當時試著做木工機械出口生意，廠商多在中部工業區，做穩了之後再到大陸開模具工廠（由兒子進駐）。

經過十年左右的努力經營，公司經營日益穩當，三個兒子也都投入公司幫忙，盧麗珍則坐鎮臺灣，主掌財務、會計、貨款催收等重責。

盧麗珍女士表示，公司剛開始經營都有賺到錢，直到2002、2003年期間，因為大陸廠商有些貨款收不回來，當時壓力真的很大，煩惱、病痛沓之而來……，當資金周轉不過來時，臨時想到身邊有好幾張「儲蓄險保單」，一一向壽險公司質借度過危機。幸好，當時貨款收不回的金額不是很龐大，加上有些合作過的廠商也度過經營危機，因而收回不少帳款，但從此之後，公司經營便採取一手交錢、一手交貨的保守方式因應。

## 度過公司經營危機和罹癌考驗

然而，公司好不容易剛度過經營危

機，2004年盧麗珍的身體狀況卻突然急轉直下——子宮時而大量出血、時而月事沒來，她以為只是更年期婦女的正常現象或副作用，沒太在意，又自認平常都有運動習慣，生活作息也正常，所以撐了一段時間都沒有去醫院檢查（編按：子宮頸癌早期通常並不會有症狀，但漸漸會有不正常的陰道出血、骨盆腔疼痛……等狀況發生）。

直到妹妹們的點醒跟催促，才警醒自己從沒做過子宮頸抹片檢查，拖到四、五個月，終於前往阮綜合醫院找簡婉儀醫師看診（當時大妹告知簡醫師剛離開高雄榮總被阮綜合醫院禮聘主診婦科）。簡醫師細心的檢查，一顆心懸著，結果竟然是罹患子宮頸癌第二期。簡醫師告知，幸好及時發現，但必須馬上住院動手術！

手術做得很乾淨、徹底，盧麗珍的子宮及兩邊卵巢還有附近的淋巴都拿掉了，盧女士視簡醫師為生命中的貴人，後來才知道簡醫師在南部地區婦科界鼎鼎有名。一週後出院，只需再一段時間的放療而不須化療，爾後也都不用吃藥。

## 感謝三個妹妹的照顧

盧女士病情恢復得很快，除了遵照醫師囑咐按時回診定期追蹤檢查，這段期間也慶幸有親人照顧。當時盧女士的三個兒子都在大陸為公司的事奔波辛勞，因此手術出院後，隨即暫時住在岡山的大妹家療養，由其照顧至少一個月，每天都吃鮮魚湯，平常三餐、生活作息都是委由大妹照顧，三妹、么妹下班後也都輪流來探視、陪同散步、話家常，三個妹妹都很幫忙，全力以赴，可謂姊妹情深。自己閒暇時則喜歡在大妹家門前樹下聽音樂，享受午後寧靜的片刻……。

時間回溯至十七年前，盧麗珍發病之前，曾因事業不順（主要是貨款收不回來、資金周轉不靈），頓時使得平靜的生活被擾亂得心神不寧、勞累過度，這也許就是癌細胞趁虛而入的機會；此外，自1977年生完第三胎後至2004年，整整二十七年未曾再踏足過婦產科，盧麗珍深感過於執拗的不是，不該輕忽女性定期做子宮頸抹片的重要性。生過這場病，讓她對往後的人生有了一百八十度的大轉變。

## 提前退休，讀書運動當志工

打從結婚、離婚、扛起家計照顧三個小孩、身兼多份工作、辛苦創業，三十餘年來都是為家人而活，就在大妹家療養的那段時間，心底已暗暗打算著規劃下半輩子的生活藍圖：把公司完全交棒給三個兒子經營，開始去追求另一階段的生活圓夢。自己年輕時候就喜歡打網球、爬山、游泳，個性好動、外向，但到了中年，除了熱愛運動之外，越來越喜歡親近大自然；心靈上則開始學佛、讀經（從加入福智佛教基金會的《廣論》讀起），體悟現代人有很多迷思，若有宗教信仰可以讓我們懂得適時轉念，思想也較有定念，不至於徬徨，讀了《廣論》之後讓她體會正知見的可貴，也變得更有自信心，更加熱愛吸收新知。

剛開始在福智學佛，邊學邊做志工，兩年後，先轉往福智基金會旗下的社團法人高雄市善護關愛協會擔任關懷獨居老人的志工，選擇離家較近的新興區服務（該協會於高雄市各行政區皆設有相關志工服務據點）。若遇有發放救濟物品給獨居老人時，隨時通知，便要隨時去領取並發放；平時一個禮拜打電話關心，隔一個個禮拜就得親自去探訪關懷，所以跟老人家也都有感情了。做到現在，一晃已是十五、十六年了，至今仍然繼續在關懷獨居老人上盡點心力。

當時會從事關懷老人的志工，初衷是認為自己以後也會老，想了解老人家的生活是怎樣，可及早未雨綢繆，因此自許日後要當個優質的老人，所以須洞悉自己老了以後該怎麼過。除了要有老朋友，如何跟自己身邊的家人、親人和睦相處，以及如何安排老後生活、財務規劃等等，都是值得學習的功課。

做了志工不久，熱愛學習的盧麗珍百尺竿頭更進一步，與志工同好一起報名高雄醫學大學的「樂齡大學」，一讀就是六年的光陰，課程包括養生、運動、法律、文學等內容廣泛，在大教室上課氛圍極佳，不僅讀出了興致，也結交了不少好同學，生命視野益發海闊天空。

至於做志工的體會，往深處想，正是「自助助人」的寫照，當你有能力去幫助別人時，心情總是感到很愉快、踏實。因此又在一位臺鐵當志工的朋友推薦下，赴高雄市警察局左營分局高鐵站，再接任另一個志工崗位，由於該單位當時缺少女警人手，急需要一些女志工的協助，協助警方對女性嫌疑人的搜身、協調工作、電話接線等任務，每週排班一次，至今持續也有十一、十二年光景了。

認識盧麗珍的幾個好朋友都曾對她這麼說過：她們曾經遇過很多跟她同樣婚姻不幸福的女性朋友，因為不知道如何找到生命的出口，所以無法獨立自主、自在的過生活，尤其在過去的社會背景，早期的單親女性若受不了磨難，可能瀕臨精神崩潰邊緣。

也許父親過世得早、加上又是長女身分，造就了盧女士個性獨立自主的特質，20幾歲就學會開車（民國60年代年輕女性會開車的還是鳳毛麟角）；離婚、單親帶著三個兒子、投入創業，練就了她堅毅刻苦、富有膽識的女中豪傑風範。「凡事都有準備」，盧女士謙虛的表示，因為生活中的不安全感，讓她特別體會「凡事豫則立」的古人智慧；此外，不斷的學習、培養良好的人際關係，讓生命的潛力不斷被激發出來……，都已經融入她的生活內涵當中了。

## 慈祥的長者，優質的老人

雖然在罹癌之前曾有一、二年事業不順的過往，但盧麗珍充分發揮「凡事都有準備」的個性特質，非常注重保險（主要是投保儲蓄險、癌症險、醫療險）的她，在資金周轉不靈時沒被銀行刁難（因為當時借錢要有保人），還靠著她多年投保的幾張儲蓄險度過難關、化險為夷。得到癌症生重病時刻，投保的癌症險及醫療險也適時發揮經濟效益。

盧麗珍不諱言自己喜歡追求新知的個性，有一部分是承襲她父親的基因，看待事情總是比較正面積極應對，所以罹患癌症對她「就像是開個玩笑罷了！」反倒讓她更激發生命的韌性，也造就了罹癌之後更廣闊的生命旅程。

十六年來，學佛、運動、閱讀、念書、當志工……，生活充實富有意義，心中充滿正知見、正念、愛與包容，服務的獨居老人喜歡跟她聊天，周遭的老友、鄰居、老同學都喜歡跟她相處，風趣又有親和力。跟前夫的家人也都還有聯繫、關係保持不錯，尤其過世不久的婆婆（活90幾歲）生前一直都挺她，視她如女兒，有話特別愛向她傾訴。此外，很會做菜也很愛煮菜的盧女士，每一兩週的家庭日、或遇紀念日、重要節日，三個妹妹、兒子媳婦孫子女都會回來一起聚餐，充滿溫馨的家庭和樂畫面。（編按：三個兒子六年前陸續從大陸撤回，現在都已回臺灣定居，二兒子目前在臺灣的藥廠工作，老三則在太陽能公司上班，大兒子則在去年因中美貿易戰才最後撤回，並將大陸的公司結束掉。）

抱著「活到老、學到老」熱愛學習的盧女士，於近期剛讀完高雄師範大學「樂齡大學」的一年課程，現在換成喜愛學日文（與一群同好在鳳山大東公園旁的長青中心研讀），每週至少去一次中央公園裡邊的李科永紀念圖書館吸收新知……。一天只吃兩餐、不太看電視（只與兒孫一起看運動臺的網球、美國大聯盟、日本職棒）、心態沒煩惱、晚上九點前就準備上床睡覺，目前靠著定期收房租、勞保年金、儲蓄險，以及過去投資哥哥公司的每月分紅過生活，是兒孫和老友眼中富有智慧、慈悲的長者。

# 談卵巢癌的中西醫輔助療法

撰文/彭遠（2019年7月醫學健康講座特別報導）

【編按】本會於2019年7月28日假新興區里民活動中心舉辦醫學健康講座，邀請本會理事邱鎮添醫師（醫師簡介請見P093）蒞臨演講，演講的主題為：〈現代女性的沉默殺手卵巢癌——談卵巢癌的中西醫輔助療法〉。

邱主任演講頗為風趣，配合案例說明，內容精彩，以下是演講內容精華報導。

在正式談論卵巢癌之前，邱鎮添醫師先跟大家介紹女性卵巢的位置（如以下頁附圖）：

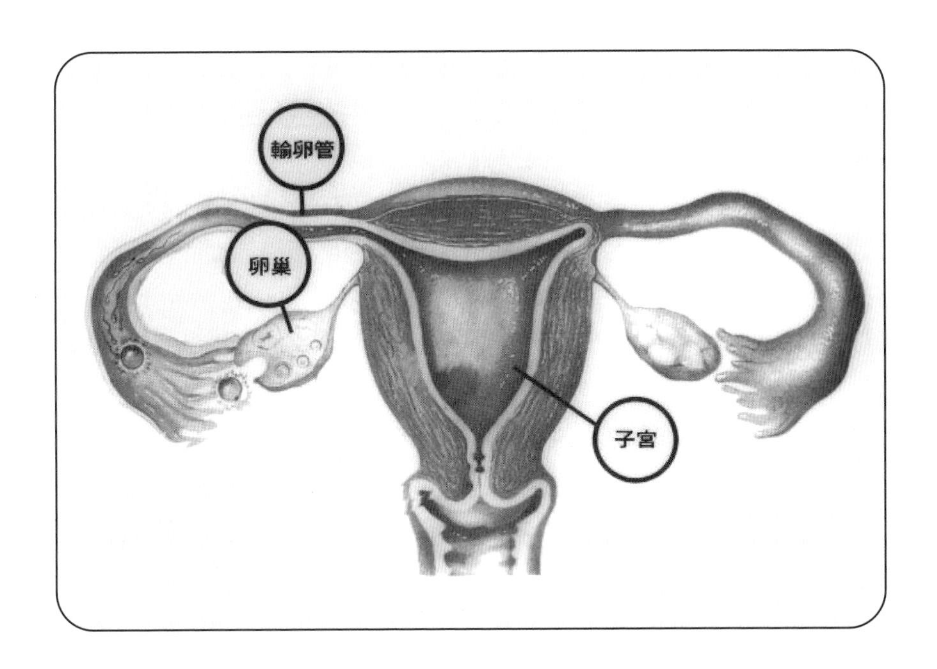


▶卵巢位於子宮底的後外側，與盆腔側壁相接。

▶功能包括卵巢的生殖功能和分泌功能。

## 知癌——西醫治療卵巢癌

何謂卵巢癌？卵巢是女性的生殖器官，它們會排卵，並且產生女性荷爾蒙，包括動情激素及黃體激素。一般來說，細胞在人體內會定期進行分裂，並產生新的細胞來取代老化細胞，但是當正常細胞轉變成癌細胞時，會出現異常（不受控制的）分裂情形，並形成腫瘤，腫瘤會對卵巢附近的器官造成壓迫，此外，癌細胞也可能會從腫瘤剝落，並擴散到身體的其他部位，產生新的腫瘤（即轉移）。

邱醫師表示，卵巢癌是女性常見癌症之一，這幾年，臺灣的卵巢癌發生率有越來越高的趨勢，為臺灣女性十大癌症發生率第七位，排名已超越子宮頸癌（編按：根據衛生福利部公布105年癌症發生資料，臺灣女性十大癌症發生率依序為乳癌、大腸癌、肺癌、甲狀腺癌、肝癌、子宮體癌、卵巢癌、子宮頸癌、皮膚癌、胃癌），尤其死亡率已躍升為婦科癌症死亡原因首位，因為它缺乏早期症狀，也缺少像子宮頸癌那樣有效的篩檢方法，不易早期診斷、早期治療。

值得一提的是，第一期卵巢癌存活率可達80%，但第三、四期的卵巢癌患者五年存活率不超過30%。由於卵巢癌病患幾乎沒有初期症狀，頂多只感到下背痛、腹脹、下腹痛、容易尿急等等並不特殊的症狀，容易輕忽而延誤就醫，導致大多數患者被確診為卵巢癌時高達60%～70%的病患已達到第三期末或第四期，且治療後仍有半數會復發，對女性而言可說是沉默的殺手。（編按：在常見的癌症當中，肺癌、肝癌、胰臟癌、卵巢癌、鼻咽癌、腎臟癌等六種都是「沉默殺手」。）

邱醫師指出，大量的流行病學調查發現：卵巢癌好發年齡為停經前後的婦女。此外，單身和未生育的女性、不孕促排卵藥的應用，經常性晚睡或熬夜，高劑量乳糖及動物脂肪攝取，有卵巢癌及乳腺癌家族史者等，皆是卵巢癌發生的高危險群。

卵巢癌基本上分三種類型：上皮細胞癌、胚胎細胞癌，以及性索間質細胞癌（Stromal Tumors），其中最多也最麻煩的為上皮細胞癌，佔卵巢癌的85%～90%，常見於中老年婦女。卵巢癌早期臨床症狀不明顯，容易與其他疾病混淆。罹患時，患者可能會出現大量出血、月經不規則或突然消失等症狀；而隨著腫瘤變大，可能會有食慾不振、噁心嘔吐、惡病質、貧血或消瘦、腹部可摸到腫塊、有腹水……等症狀，但當這些症狀出現時，往往已經比較晚期了。不過邱醫師特別提醒，有些症狀可以多加留意，由「婦科癌症基金會」、「婦科腫瘤學會」共同提出的報告指出，女性朋友若有下腹腫脹、悶痛、骨盆或腹部疼痛、很快就有飽足感、頻尿與尿急，幾乎每天出現其中一種症狀達二或三週，尤其是過去並無這些症狀時，就應儘速就醫。

此外，建議每年例行性子宮頸抹片檢查時順便做骨盆腔內診，高度懷疑時加做陰道內超音波及抽血檢查腫瘤指標CA-125，亦可安排電腦斷層或核磁共振。

## 卵巢癌治療以手術加化療為主

邱醫師指出，從西醫的角度觀之，治療卵巢癌的方法包括如下：①手術加化療。②不宜手術者採姑息性化療，部分患者可考慮進行放療及免疫療法。③各期均可搭配中醫藥治療。

當檢查結果確認是卵巢癌時，手術是最主要的治療方式，早期、中期卵巢癌患者常規手術包括清除兩側卵巢、兩側輸卵管、子宮與鄰近的淋巴結，清除得越乾淨越好，手術範圍與癌症的進展程度有關，研究證實，當殘餘病灶小於1公分，可提高病人的存活率。晚期者，除了盡可能常規手術，盡量切除原發病灶及轉移灶。

談到放射療法，邱醫師表示，卵巢癌的無性細胞瘤和卵泡細胞瘤對放射線敏感；其餘類型卵巢癌對放射線則不敏感。

至於化學藥物的作用，化療能破壞腫瘤細胞分裂時的分裂蛋白質，使腫瘤停止生長乃至萎縮，以控制病情、預防再發及減輕痛苦。依藥物種類而異，作用有三：

①破壞或干擾癌細胞的複製、生長，使癌細胞的產生減少。
②瓦解癌細胞的成分，使癌細胞死亡。
③消耗癌細胞的營養。

## 卵巢癌中西醫互補療法

邱醫師分析，從中醫觀點來看，卵巢

癌在中醫是屬於「腸蕈」、「癥瘕」、「癥積」的範疇。

中西醫綜合治療惡性腫瘤的原則：①提高調節免疫功能。②遏止癌細胞無限分裂。③改善細胞的缺氧狀態。

邱鎮添醫師表示，中藥治癌原理很簡單，即扶正祛邪。「正」指自身的免疫力，「邪」指體內的邪氣，如痰、瘀、火、寒等，這些較為抽象的病邪，可透過中醫師進行望、聞、問、切四診來辨證論治，才有可能對症下藥。

邱醫師主張，病患確認罹癌時，若能同時接受西醫與中醫治療，尤其是病人接受西醫手術或化學治療的前後，中醫若能提早介入，可大幅降低西醫的副作用，並提升病患預後及生活品質。

邱醫師指出，想要控制癌症，抑制癌細胞，避免繼續惡化，先使用放、化療來治其果，但是其「因」並未消除，所以復發的機率高——尤其是已經擴散的癌瘤。中醫用「消瘤方」清熱解毒，從全身的血液、淋巴組織，慢慢地清理排毒，減少癌幹細胞的養分供應，且癌細胞最怕人體溫度的改變，最後癌瘤縮小，癌細胞無法擴散轉移。

值得一提的是，因手術和放、化療的進步，大部分的癌症都能夠獲得控制，而要長期抗癌，有賴病人的抵抗力和免疫力。有時候，治療失敗未必是因為癌症頑強，反而是患者體弱，不堪再戰。因此，運用中醫中藥增強免疫力與調理體質，就顯得格外重要。

例如放療過程中，很多癌患容易出現黏膜破損、失眠、盜汗、口咽乾裂、出血等症狀。適當的中藥能減輕放療和化療的副作用和後遺症，對防止復發和轉移，提高存活期皆有很大幫助。

邱醫師強調，藥不分中西醫，對患者有效才是最重要的。在卵巢癌的治療上，請勿執著單一療法，雖然用消滅癌細胞的西藥可快速起療效，但卻容易衍生復發的問題，此時可用中醫輔助。現在抗癌善用中西醫整合治療，雖然晚期癌症不能完全根治，至少也能像慢性病一樣，可以多活幾年，以期待有新的藥物來治好癌症，所以癌友千萬不要放棄治癒的希望。以下特別舉例說明：

**手術後補氣血**

- ▶手術後氣血虛弱與兩方面有關：①手術的大小。②病人的體質。
- ▶用藥調理，不能用強峻的補劑，若急於進補，有時易造成傷口癒合的困難，甚至出現發炎現象。因此，手術後使用中藥補劑之原則：補而不燥，以滋陰清潤為主；在補劑使用時，尤其要幫助腸胃消化與吸收。

**放療後的中醫藥鞏固治療**

目的：①治療放射副作用，防止後遺症發生。②防止局部復發或轉移。③改善生活品質。

治療：①依中醫辨證做全身治療。②具有治療局部腫瘤的藥物。

**化療的副作用表現很複雜**

①**全身性反應症狀**：頭暈、乏力、食慾減退、精神差、睡眠不安。

病因：氣血兩虛。治則：補氣養血、滋補肝腎。

方劑：四君子湯、四物湯、補中益氣湯、八珍湯、六味地黃丸。

②**骨髓抑制**：包括白血球減少、血小板減少、紅血球減少等，治則：健脾補腎療效佳。

(A)白血球減少：黨參、黃耆、五味子、麥冬、黃精、山藥。

(B)血小板減少：黃耆、仙鶴草、雞血藤、生地、玄參、大棗、女貞子、鱉甲。

(C)紅血球減少：黨參、黃耆、雞血藤、熟地、當歸、阿膠、枸杞、桂圓肉。

③**消化道反應**：包括降逆止嘔、腹痛、腹瀉等。

(A)降逆止嘔：黨參、白朮、茯苓、薏苡仁、陳皮、竹茹……等。

(B)腹痛：加木香、延胡索、白芍。

(C)腹瀉：加肉豆蔻、山藥、扁豆、訶子、蓮子、芡實。

④**多種臟器及組織的損傷**：包括心肌損傷、肝功能受損、末稍神經損傷、腎功能損傷……等，中醫方面都有不錯的調養方子。

**中西醫結合免疫治療**

邱醫師進一步表示，對於腫瘤的免疫治療，中醫與西醫的目的是完全一致的，所不同的是製劑與途徑不同。經大量試驗報告，綜述如下：

①**提高或促進淋巴細胞轉化的藥物**：如人參、黨參、當歸、黃耆、菟絲子等。

②**提高巨噬細胞吞噬功能的藥物**：如靈芝、黃耆、山藥、刺五加、淫羊藿。

③**增加血小板的藥物**：如當歸、白芍、三七、山藥、地黃、狗脊、紅棗等。

④**增加白血球藥物**：如人參、當歸、白朮、何首烏、枸杞子、阿膠、刺五加、女貞子。

⑤**中醫用各種途徑提高調節免疫功能，其基本法則就是**：固本培元。

## 復發率高，術後注意定期追蹤

邱醫師特別指出，卵巢癌的復發率高，完成手術、化學治療或放射線治療之後，醫師會制定追蹤檢查計畫，包括骨盆腔內診、CA-125、骨盆腔，以及腹部的電腦斷層或磁振造影檢查；卵巢癌治療後二年內復發機率最高，每隔三個月應回診追蹤，如果情況良好，可再延長定期追蹤的間隔時間。

## 飲食調理重要，癌症飲食保健

邱醫師最後表示，人體每天適當的膳食是增強免疫力的根本，建議每天應攝取五種以上的新鮮蔬菜水果，蔬果與肉類比例4：1。尤其十字花科蔬菜富含抗氧化營養素及膳食纖維，如花椰菜、高麗菜等。

此外，洋蔥的抗氧化力很好，亦可補充。食用肉類時，應補充酵素（如木瓜、鳳梨），促使蛋白質消化，縮短停留在腸道的時間，減少毒素產生。

烹調方式以清蒸、水煮為佳，避免油炸、燒烤、醃製。

此外，蕈菇類食物富含多醣體及三萜類，已證實可增強免疫力及抵抗癌細胞，如牛樟芝、草菇、香菇、杏鮑菇及巴西蘑菇等。綠茶中的兒茶酚類的化合物含有碘與鋅，能增進免疫機能的功能。藻類食物則含有硫酸基之多醣體，可抑制癌細胞的增殖及誘導癌細胞凋亡作用，如藍藻、綠藻、引藻、褐藻等。

# 走過卵巢癌，找回健康的生活方式

撰文/彭遠（2013年度抗癌鬥士專訪）

專訪第十二屆抗癌鬥士 邱議瑩立委

夙有民進黨「漂亮寶貝」稱號的邱議瑩立委，在兩年前（2011年12月）立委選戰最激烈的階段，被診斷出下腹有水樣腫瘤。當時競選活動正要進入最後的決戰階段，此時開刀有點不能接受，但和醫師、家人討論之後，還是決定接受手術。最後，邱議瑩帶病參選，成功連任；但勝選後的第三天，就正式向各界公布罹患一期卵巢癌，一時之間震驚高雄政壇。接著，邱立委便展開為期四個多月的化療，開始了她的抗癌生涯。

## 抗癌歷程，值得大家借鏡

「一場大病初癒，讓我有重生的感覺。」已經度過抗癌最關鍵的兩年黃金治療期的邱立委，現在依然活得健康、有勁，身為一位國會議員、公眾人物，她的抗癌心路歷程也許多了一層神祕面紗，然而其抗癌精神仍頗值得大家借鏡。

「我會發現我的病症，主要是在選舉的過程中，有天晚上，我先生（編按：李永得，曾任高雄市政務副市長、行政院客委會主委，現任文化部部長）突然暈眩冒冷汗，我們半夜趕到高醫掛急診，醫生交代他要住院做徹底檢查，所以當下就暫時放下繁重的選舉工作，在醫院陪他；也就是在那個時候，不意間隨便問老公為何自己的肚子變那麼大——選舉這麼忙碌，照理說應該會變瘦才對，但為什麼我卻是下腹微凸？有天，我就試著縮縮小腹，竟然縮不起來，肚子還是圓圓的！」在先生的建議下，邱議瑩立委便藉那次機會在高醫做初步的檢查，醫生觸診時也感覺怪怪的，於是又繼續做電腦斷層。

「在我得悉生病的第一剎那，一開始並不知道自己是得癌症，檢查出來的結果是子宮長了一顆很大的水樣腫瘤，直徑約有十三公分那麼大，從右側卵巢出來，醫生建議儘早手術拿掉。」然而，當時距離投票日僅剩一個多月，原本她打算等選後再來處理，可是先生說：「妳的命比較重要！選舉只是一時，妳若選上，但若沒有健康的身體，也沒辦法去服務選民啊！」

邱立委坦言，回想起來，其實當初檢查出一大顆水瘤，就有一種不祥的預兆。不過先生並沒有在第一時間告訴她罹癌的事實，而是在醫師更進一步做完詳盡的化驗確認是癌症之後，又一直拖到選後才告知她，所以當初一聽到是卵巢癌時確實驚嚇了一陣。但先生馬上安慰她說是第一期，還好發現得早，而且當初有堅持一發現水瘤就馬上開刀，要是真的拖到選後，恐怕就無法想像，「癌細胞不知道會演變到第幾期呢！」

後來比較能釋懷後，邱立委從那時候開始，勤於上網大量查閱一些有關卵巢癌及其相關的抗癌資訊。期間感受到先生給她很大的力量和支持，是她抗癌過程中最大的精神支柱。

## 生活異常忙碌，競選壓力大

邱立委曾分析自己之所以會得癌症，可歸咎幾個大的原因：當時選舉的那幾個月生活非常忙碌，壓力特別大，加上很年輕時就有子宮內膜異位症，有開過兩次刀的紀錄，所以長期以來一直很注重身體的保養，生活還算規律，不熬夜、不抽菸、不喝酒，「可是那個時期正如火如荼忙著選舉，就這樣瞬間爆發了吧！」此外，每一次的競選過程，若不去跑攤，選民就會抗議，又要兼顧臺北立法院的開會議程，例如早上搭六點多的高鐵北上，開完會又得趕回高雄選區跑攤，直到深夜一、二點回到家，跑到精疲力盡，隔天五點又要起床準備搭高鐵。其實她也知道這種生活是不健康的，一直要去跑攤確實對體力的消耗很大，對一個人的體力和精神，都是非常大的負荷，言談中透露出民意代表不為人知辛苦的一面。

談到整個治療過程，為邱立委動手術的高醫婦產科主任蔡英美教授表示，水樣腫瘤看起來像液狀，不是實心，成因複雜，體質、環境因素都有可能發生；大部分水樣腫瘤是良性，但也有惡性，必須進一步檢驗才能確定；腫瘤切除後也可能再生，因此，患者必須定期追蹤。

「事後我才知道自己真的很幸運，文獻上說，很高比率的卵巢癌患者當發現時多半已是第三期甚至是第四期了，很少在第一期就發現的，所以很感恩有貴人相助。」邱立委非常感謝先生以及當時為她開刀的蔡教授，在第一時間堅持馬上手術拿掉水樣腫瘤，才能快速發現第一期的卵巢癌，進而繼續安排化療。

邱立委還舉臺北醫學大學附設醫院婦產部主任劉偉民醫師的文獻指出，「卵巢癌如同危害女性健康的無聲殺手！」卵巢癌與胰臟癌類似，都很難被早期發現。主要原因在於部位在體內深處，一旦出現輕微腹痛、腹脹及腹水等症狀時，可能已經到了末期，癌細胞也已在腹腔內擴散。此外，三軍總醫院婦產部婦癌科賴鴻政主治醫師也曾表示，大多數卵巢癌都沒有特定的症狀，也沒有很好的篩檢標記，一旦被發現時，75%患者都已經到了第三期、甚至第四期，因此卵巢癌又有「沉默殺手」之稱，死亡率高居所有婦癌之首，可說相當可怕。

當透過文獻知道第一期卵巢癌患者的五年存活率大概都在七、八成時，邱立委在感到慶幸之餘，也給自己一個很大的信心，認為別人可以治好，那麼她一定也可以治好。她曾詢問過醫師：「是否一定要做化療？可不可以不做？」高醫蔡教授回答：「現在表面上的癌細胞在當初手術時已清掉了，但難免有些顯微鏡下看不到的癌細胞，仍必須做預防性的治療。」她聽從醫師的指示，也做好必須完成六次化療可能衍生許多副作用的心理建設。

## 化療副作用，苦中作樂，終生難忘

談到如何克服化療不舒服的副作用，自稱個性很急但又樂觀的邱立委指出，「我覺得我的化療副作用是慢慢地加重的，剛開始頭幾天還沒什麼感覺，可是到了第一次做完後的第十四天就開始掉頭髮了，一個多禮拜後手的末梢神經也開始麻麻的，然後每次做完化療之後的第二天就開始全身痠痛，早上沒辦法走路，做到第三、四次時，隔天根本就沒辦法走路！後來我就把化療想像成是感冒需要吊點滴一樣，每三個禮拜就會感冒一次，這個點滴不會讓我更好，而是讓我更不舒服至少一、兩天……。」雖然樂觀看待，但愛漂亮的邱立委看到自己頭髮大把大把的掉落，也忍不住大哭起來。

有一次在洗澡時，她發現浴室掉了滿地頭髮，心情起落之大，恐怕只有同是患難癌友，才能體會其中的傷感！最後，她受不了頭髮一天一天掉落的煎熬，到了第四天就乾脆就去理光頭髮！直到自己的頭髮、眉毛、睫毛等毛髮都掉光時，邱立委終於正視到自己真的是病人了，心裡一股毅然決然的抗癌鬥志油然而生。

牛頓曾說：「愉快的生活是由愉快的思想造成的。」邱議瑩立委很喜歡這句話。她說：「我每做完一次化療就會倒數，比如已做完三分之一、三分之二時，就剩最後兩次，心情就會很振奮！尤其別人在化療多半食慾不振，但自己胃口還不差，會想到今天要吃紅豆湯或吃什麼的，就感到滿珍惜的。」直到第四次化療開始出現短暫嘔吐現象，第五次更是吐一個晚上，即使吃止吐藥也沒用。

先生聽到這個狀況，在下班之後急忙趕來醫院，看到都嚇呆了——她全身虛弱得像整個人都癱瘓掉了，沒幾分鐘就要往廁所嘔吐。那天晚上，真是硬撐著打完化療最後一劑，藉著安眠藥於當晚八點多開始睡覺，還好一覺到天亮隔天就沒有再吐了。所以到第六次（最後一次）的化療，因為有前一次的經驗，醫生就加重止吐藥的量，終於在比較不那麼痛苦的情況下完成整個治療過程，深深的歎了一口氣：「我畢業了！」

## 感謝先生、家人和祕書的陪伴照顧

邱立委不諱言，個性雖樂觀，但遇到癌症這樣的重症，其實自己跟家人還是很擔心的，此時另一半的支持尤其重要。李永得副市長不只在每次化療時睡沙發陪伴她，在她面對病痛時也總是鼓勵和給予信心，甚至常常稱讚她是非常勇敢的人，還會撒嬌說：「老婆妳是最棒的。」這樣的支持對她來說非常重要，陪伴她走過痛苦的化療過程。

此外，娘家的爸爸媽媽、兩個弟弟也都常來噓寒問暖；公公婆婆平常在美濃有種些沒灑農藥的新鮮蔬菜可以吃得安心，也讓她感到窩心；還要感謝貼身祕書雅文及醫院的護理人員的貼心照顧，尤其在整個選舉過程到開刀、住院、化療，這段期間她非常感謝雅文裡裡外外的打理，「因為白天先生要去上班，她就每天來家裡陪我，陪著我去化療、陪著照顧我，幫我去買菜（邱立委親自下廚），其實那種關係也是一種互相照顧。」

值得一提的是，有許多癌症病患在罹癌初期，身邊的親友或多或少都會主動幫忙介紹一些「偏方」或有用的資訊。邱立委生病期間，也有很多朋友好心的介紹一些這方面的訊息，只是在化療過程中，醫生強調只要維持正常的飲食營養、愉快的心情和適當的運動就夠了，讓每一次的化療都能順利完成最重要。

也就是在化療這過程中，邱立委抽空看了很多書，慢慢改變了她的飲食生活習慣及保健之道。第一個幫助她最大的就是陳月卿女士寫的《每天清除癌細胞》，她幾乎把它奉為抗癌聖經看待，從化療結束之後到現在的復健過程，只要遇見癌症朋友，第一句話就會跟他（她）說趕快去買這那本書，書裡邊介紹的食譜教人如何飲用蔬果汁、精力湯，照著做、照著吃就對了。現在她每天早餐一定親自打一杯蔬果汁喝，先生也跟著每天一起喝，先前經常解便不順的他，現在改善很多。不僅喝得神清氣爽，也喝得很開心，這個蔬果汁、精力湯的食療法，如今對她和先生而言都是最基本的保養。

此外，邱立委還提到，因緣際會她現在還有吃兩種保健食品，一個是「褐藻醣膠」，另一個是「天仙液」，都是可讓癌細胞自然凋零或提升免疫力的產品，她強調是因為看了很多書及醫學報導之後，再加上包括陳衛華及許達夫兩位醫師的推介，才放心地在做完化療後試著服用上述兩種健康食品做日常保健。

## 最有意義的抗癌分享

面對癌症病患人數逐年上升對國人健康的威脅，邱立委亦深有同感，如今也樂於出來現身說法。

「我發現自己的身邊有很多人得了癌症，我們會互相分享，像最近就遇到一位好朋友得了乳癌，一開始她也很焦慮，我就去跟她鼓勵和打氣，告知她可能會遇到什麼樣的狀況等等；此外，上個月，我選區裡一個選民的太太也得了卵巢癌，我特別將自己的經驗分享給她聽，讓她心裡先有個認識和準備，所以我覺得我也是那種雞婆的個性，看到誰生病就會問可以幫忙什麼的。我可以把自己的治療過程分享給需要的病友和家屬知道，就像當時我一位朋友的姊姊也是卵巢癌，當她康復了就來幫我分享，讓我知道怎樣去面對接踵而來的狀況，結論是：癌症只是一個治療過程，你只要願意面對它、接受它，很快就可以放下它。」

邱立委最後感謝本會挑選她擔任本屆的「抗癌鬥士」，讓她感到受寵若驚、責任加重，因為她認為自己還在這個過程中努力。

邱立委不否認，現代人其實很多都是在生病了之後，才知道過去都吃得、過得很不健康。現在邱立委不僅重視營養均衡的食療法，每天還會抽一個小時做運動，不論是爬山，或是在住家附近學校操場健走都可以。也由於重視食療之故，現在無論是生的、炸的、醃製的、加工的食品她一概都不吃，對於外食變得謹慎多了，現在很習慣待在家裡吃自己做的菜；如果因公必須待在臺北過夜，也會將公婆種的蔬菜帶到臺北自己清燙，甚至為了每天都可以喝到自己打理的蔬果汁，材料都放在保鮮盒裡，隨時可以攜帶北上，而為了增加美味，她幾乎每天都變換喝不同口味的蔬果汁哩！

「希望在我有能力的時候多多幫忙癌症病友做一點事，至少是一些經驗的分享或者大家相互間的一種鼓勵，甚至希望大家都能夠找回一種較健康的生活方式」，邱立委有感而發表示，「我覺得只有健康才是自己的，其他什麼都是虛幻的，當你生病手指麻痺、腳抽筋、全身痠痛、嘔吐不斷……的時候，沒有人可以幫妳痛，即使另一半在旁邊照顧也只能束手無策，因為他沒辦法代替妳痛，所以當妳陷入在最不舒服的境況時，妳才能體會到健康的可貴！」也因為自己生過病之後，讓邱立委現在更加體會維持一種健康的生活方式的重要性。

# 子宮內膜癌最新治療趨勢

撰文/林浩醫師（2019年 12月《年度特刊》邀稿，醫師簡介見 P184）

## 前言

子宮內膜癌是臺灣女性中最常見的婦科癌症，預計在2019年將發生3,000例新病例，並且估計約有十分之一的病患死於該病。

子宮內膜癌的風險隨著年齡的增長而增加，在大多數情況下，癌變的確切原因尚不清楚。但是，專家認為與體內性激素（雌激素和黃體素）平衡的變化有關。當平衡朝著增加的雌激素水平移動時，它將引起子宮內膜細胞分裂和繁殖進而癌化。如果子宮內膜細胞發生某些遺傳基因變化，也有可能變成癌症。

當前，沒有主要醫療組織建議對無症狀女性進行子宮內膜癌篩檢。根據美國國家癌症研究所（NCI）用於子宮內膜癌篩檢的信息摘要，沒有證據表示經陰道超音波檢查及子宮內膜取樣切片可以提高早期發現或降低子宮內膜癌的死亡率。還好大多數子宮內膜癌病例都是由於陰道出血而被診斷出來，疾病仍處於早期階段，所以治療後存活率很高。

儘管有良好的治療效果，疾病復發仍是一個棘手問題，因此迫切需要採取防治措施來阻止這種日益增長的子宮內膜癌，而要採取防治，就必須了解造成子宮內膜癌的危險因素。

## 子宮內膜癌的危險因素

增加子宮內膜癌的風險，包括性激素水平的變化、肥胖、糖尿病、生產數、癌症家族史等，以下逐一討論：

①**性激素水平的變化：**初經到閉經的時間越長，表示身體對雌激素的接觸越多，那麼子宮內膜癌的風險就可能增加。另外有多囊性卵巢綜合症的病史，也會增加子宮內膜癌的機會，因為在這種激素疾病中，雌激素水平很高，而黃體素水平異常低。還有某些藥物也可以改變體內雌激素和黃體素的平衡如泰莫昔芬（Tamoxifen），該藥用於幫助預防和治療某些類型的乳腺癌，它可以像子宮內的雌激素一樣發揮作用，並增加子宮內膜癌的風險。相反，口服避孕藥可降低子宮內膜癌的風險，且服用時間越長，子宮內膜癌的風險越低。

②**肥胖：**根據美國癌症協會的統計，超重（BMI25至29.9）及肥胖（BMI大於30）的女性患子宮內膜癌的風險可能性分別是非超重女性的兩倍及三倍。這可能反映了體內脂肪對雌激素水平的影響，脂肪組織可以將某些其他類型的激素（如雄性素）轉化為雌激素，這會增加體內雌激素的水平進而增加子宮內膜癌的風險。

③**糖尿病：**第二型的糖尿病確實會增加罹患癌症的危險，最近的報告也發現與子宮內膜癌有關，這是美國華盛頓州西雅圖Fred Hutchinson癌症研究中心團隊所作的研究報告結果發現，罹患第二型的糖尿病的病患引起子宮內膜癌的風險增加到1.7倍。

④**生產數：**在懷孕期間，激素的平衡向黃體素轉移，如果從未懷孕過，那麼患子宮內膜癌的機會就會增加，反之，生得越多，風險隨之降低。

⑤**癌症家族史：**如果有與Lynch綜合症（遺傳性非瘜肉結直癌綜合症）相關的基因突變，那麼它將大大增加您罹患某些類型癌症的風險，包括結腸癌和子宮內膜癌等。根據發表在醫學雜誌上的評論，有40％～60％的Lynch綜合症婦女會患子宮內膜癌。

## 如何評估子宮內膜癌的風險？

英國有一項針對子宮內膜癌風險的評估研究相當實用，在此與大家分享。該研究把上述五項風險因子給予評分，如在性激素水平的變化中，您若有多囊性卵巢綜合症得四分；有服用泰莫昔芬得兩分；若有服用避孕藥五年或更久，則是負兩分；在肥胖這項風險，BMI25至30得一分、BMI30至35得兩分、BMI35至40得四分、BMI大於40則有八分；在糖尿病這項風險，有第二型的糖尿病得兩分；在生產數方面，生兩胎或以上是負兩分、生一胎是負一分、沒生過是零分；在癌症家族史上，有一位一等親小於50歲罹癌得四分，有兩位或以上一等親罹癌則得八分。最後把分數加總後就可知道您是屬於低度風險（兩分或以下）、中度風險（三到七分）還是高度風險（八分或以上）。不同風險族群會罹患子宮內膜癌的機率不同，分別是低風險5%，中風險7%～17%、高風險20%以上。

## 如何根據子宮內膜癌的風險來防治？

一些策略可以幫助降低患子宮內膜癌的風險：規律的體能鍛鍊來減輕體重並保持BMI小於25可能會降低子宮內膜癌的風險；**服用避孕藥雖與降低子宮內膜癌的風險有關，但仍須與醫生討論並了解使用這些避孕藥的潛在好處和風險。**不同程度的風險也有不同強度的預防：如果您是低危險族群，飲食控制維持標準體重即可；若是中危險族群，除了飲食控制維持標準體重外，可考慮使用避孕藥（若無生育需求）及降血糖藥物（若血糖偏高）；若是高危險族群，除了以上預防措施之外，過度肥胖的婦女應建議接受減肥手術。

## 子宮內膜癌的治療

有幾種治療子宮內膜癌的方法，醫生建議的治療計畫將取決於癌症的亞型和分期，以及您的整體健康狀況和個人喜好。每個治療方案都有潛在的利益和風險，通常的治療方法有手術、放射線療法、化學治療及荷爾蒙治療。手術除了切除子宮及雙側輸卵管卵巢外，為了了解癌症是否擴散，醫生還會將附近的淋巴結切除，這被稱為淋巴結清掃或淋巴結清掃術。手術方法的演變也由傳統開腹到目前最新的達文西微創機械手臂手術，國外大型的臨床試驗結果也證實了達文西手術的安全性及優勢（傷口小恢復快）。放射線及化學治療一般為手術後輔助性療法，針對高危病患可以幫助殺死手術後可能殘留的癌細胞以提升治療效果。

雖然子宮內膜癌多發生在停經後的婦女，但有少數患者發生在40歲以下，且有日益增多趨勢，這些生育未完成的子宮內膜癌患者，常希望有保留生育能力的機會，故保守性治療便十分重要。能接受保守性治療的患者必須要符合幾項要件：①經子宮內膜搔刮切片確認為分化良好的子宮內膜癌。②腫瘤僅侷限在子宮內膜層，常使用磁振造影來確認。③生育年齡、且有生兒育女意願。④了解此為非標準治療，包括持續性病灶和復發風險。保守性治療主要是利用高劑量黃體素來抑制癌細胞生長，本院具有相當豐富的臨床經驗，根據成果分析，治療成功率約為80%、復發率為30%、懷孕活產率約為35%。至於副作用多屬輕微、可被接受。因為保守性療法非標準治療，成功懷孕生產後仍建議立即切除子宮。

## 結語

要遠離子宮內膜癌，適當的運動來控制體重，減少肥胖是第一件要做的事情，減少脂肪，就可以減少雌激素的刺激，就可以降低發生率，減少肥胖也可減少心血管疾病的發生率。另外，只要不正常的陰道出血，不管年紀多大都要來婦產科進行評估，尤其是有乳癌、大腸癌、卵巢癌等遺傳性癌症的家族史。

除此之外，也建議已婚女性應設法早點懷孕生小孩，根據2019年各國生育率統計，在全球兩百個國家中臺灣敬陪末座，人口將進入負成長導致人口結構失衡。政府應積極介入，加強鼓勵生育以舒緩少子化現象與趨勢，並減少少子化可能危害婦女健康的影響，及對社會經濟發展帶來不利的效應。

# 積勞成疾後珍惜簡單、充實的生活

撰文/彭遠（2014年第十三屆抗癌鬥士專訪）

專訪前高雄市政府副祕書長 許釗涓會務顧問

服務公職超過三十一年的前高雄市政府副祕書長許釗涓，畢業於臺灣社工人才搖籃的東海大學，在1980年考上高考之後，隨即進入高雄市政府社會局服務，一路從基層科員、股長、主任、主任祕書、副局長到局長，歷經不同政黨、不同首長的磨練，仍能一路擢升上來的傑出女性，最後受長官賞識，於2005年4月榮升市府副祕書長，是高雄市政府第一位女性副祕書長，也是時任女性事務官職位最高的。綜觀許副祕書長公職生涯因表現優異，屢獲表揚，包括高雄市政府第一屆績優研考人員、模範公務員，中央為民服務績優人員及考試院第一屆公務人員傑出貢獻獎（公務人員最高榮譽）；她的戮力從公是許多公務人員的極佳典範，但她的發病及抗癌故事更是值得大家警惕、借鏡。

## 執掌高雄世運，付出巨大心力

2009年7月高雄世運（世界運動大會），是首次在臺灣舉辦的國際性大型綜合運動會，共有一百零三個國家和地區、近5,000名選手參加，計有二十六項正式比賽及邀請賽同時在高雄地區進行，這個龐大的工程最後如期圓滿達成，展現了高雄人的驕傲和信心。這背後的幕後英雄，就是時任世運會執行長的許釗涓（2008年5月以市府副祕書長身分被臨危受命賦予重任），在她不眠不休、卓越的領導之下，整個世運團隊終於完成了這場艱鉅的任務，其間付出的巨大心血，外人實難以窺其全貌。

世運甫結束不到二週，高雄地區竟發生了震驚國人的莫拉克八八風災，許執行長旋即於8月底被調回副祕書長本職襄助市府工作，也因此幾乎沒有時間喘息。許副祕書長回憶：「當時既要同時辦理世運會的結案報告（為期半年），又兼任市府另一位副祕書長的職務長達七個月，形同一人做三人的工作。在2009年9月至2011年6月期間，工作任務可謂極其沉重，因為負責市府十八個局處的業務協調及公文審核，每天幾乎白天都在開會，晚上還要帶著公文回家看到半夜，假日又需代表市府跑行程，生活完全沒有品質，精神未放鬆，飲食也不正常，原本心想世運會整個後續工程圓滿落幕後就可以準備辦理退休，沒想到返回市府，又正逢高雄縣市合併的大工程展開在即，諸多協調、籌備工作一刻都不得閒。」

## 積勞成疾，身體終垮下

再堅強的身體，也負荷不了繁重工作的長期勞累。2011年3月，許副祕書長開始發現上廁所後會有幾滴血的現象發生，當時警覺不正常，先後看過兩位女性婦產科醫師檢查，一個說她是乾燥症患者（免疫系統的毛病），可能過於乾燥而破皮出血；另一位醫師則說是更年期收縮不好的緣故（編按：許副祕書長後來才知道，女性更年期期間，若有不正常的陰道出血狀況，是腫瘤的嚴重警訊）；然而從3月至6月，症狀依然未改善，只是體力狀況尚稱正常，也就輕忽不以為意了。直至6月底巧遇一位好友向她透露情況，好友直覺不對勁，隨即幫許副祕書長掛了容婦產科謝俊賢院長的診。謝醫師告知檢查結果，說她的子宮內膜較厚，怕會長東西在裡面，建議做搔刮手術。待7月中旬做完手術，被告知子宮內膜有異常細胞，謝醫師面帶嚴肅神情建議，須盡速轉至高雄長庚醫院婦癌中心檢查，嚴重的話有必須開刀切除部分器官的可能性。當時心情為之一震，只好暫時放下手邊工作，在夫婿的陪同下趕往長庚婦癌中心就診，在張簡展昭醫師的細心檢查（照陰道超音波、電腦斷層），並經過開刀切片檢驗之後，最後斷定是子宮內膜癌第三期C1，因已擴散到子宮附近的淋巴管、微血管，所以連同子宮、卵巢、淋巴組織都割除，腸子部分又嚴重沾黏，醫師也同時一併處理乾淨，手術過程算是順利。

許副祕書長特別記得：「開刀的日子是2011年7月26日，除了先生許高威，婆婆、小姑、市府同事及好朋友錦蓉、桂櫻姐、淑婉等，也陪著先生在病房一起為我誦地藏經，祈求菩薩保佑我開刀過程一切順利。有這麼多家人、朋友陪同，覺得自已很幸福，也很感恩，內心不斷向觀音菩薩祈求，因而心情尚稱平靜，不覺害怕。

## 子宮內膜癌發現較晚，化療過程驚險

由於癌細胞發現得較慢，醫師也明講五年存活率只有30%，因此，開完刀緊接著必須馬上再進行化學治療。其實，接下來的化療（六次療程）才是更大的考驗，原來她的先生很擔心，知道許副祕書長多年來有免疫系統方面乾燥症的疾病（屬重大傷病），平常白血球指數就很低，約2800～3500左右，而化療會嚴重破壞白血球，每次施打化療最起碼要達到3500數值，而她又剛開完刀身體很虛弱，一化療恐怕就沒命了，因而內心也跟著七上八下的。張簡醫師知道後，便選定用歐洲紫杉醇，因為這種化療藥副作用較小。

許秘書長表示，她記得當醫師告知是癌症而需要化療時，市府社工室有兩名同事來探病（其中一位得過卵巢癌，已六年），特別來跟她經驗分享，告知不用害怕，只要配合主治醫師的治療即可，讓心安住下來最重要。恰巧當天中午，另一位有宗教信仰的師兄（而且是她一直信任、尊敬的人）也突然出現在她病床前，特別鼓勵加持說：「化療會有些痛苦，但這只是一種現象，一切都會過去，妳會平安無事的！」這些朋友的話語及時幫許副祕書長打了安定劑，讓她打起精神來勇敢配合醫師做化療。

此外，先生為求萬全，特別託朋友帶他們去安禾診所找許清祥（庭源）醫師諮詢，他是免疫及癌症治療的專家（也有中醫師的背景）。在了解她的狀況之後，許醫師建議她以傳統的化療為主，免疫細胞療法為輔，也是做六次，抽完她的血液再去培養血液中的殺手細胞，在第一次化療前先抽一次，化療完一週之後再回輸至她的身體內，如此可以增強她的抵抗力及免疫力。化療期間她身體一度較虛弱時，也特別配合至安禾診所打營養針及吃許醫師為她調配的中藥及保健食品。

令許副祕書長印象最深的是，第一次回輸免疫細胞針時（一次要花二至三個小時），第一小時還好，第二小時開始發高燒，而後一直發冷發抖，無法停下來，像打擺子一般，情況很緊張，還好許醫師、護士小姐都在旁邊小心照料，直到晚上才穩定下來；之後第二次回輸，院方調整了配方並調慢回輸的速度，就沒再發生類似的情形了。

至於在長庚醫院的治療，記得第一次化療時，白血球迅速掉到900，令他們夫妻嚇了一大跳，還好當時有決定免疫細胞療法，第二次化療時白血球指數便有達到標準。然而，第三次化療住院前一天檢查白血球僅2400，且嗜中性白血球僅1260未達到1500的標準，醫師指示要打白血球增生劑，晚上打一針，隔天上午白血球就增至9400，下午就可以打化療針了。

不過，打了白血球增生劑之後，化療的副作用就發生了。隔天，許副祕書長全身痠痛、噁心、非常不舒服，尤其手腳都麻木，皮膚發癢。到了第四次的化療，不舒服感一樣很強烈，打針時一直昏睡，幸好張簡醫師及時建議她化療針施打後再多住院一天，以備多施打一些葡萄糖將毒排掉一些，情況應該會舒服一點，幸好事後確實改善很多。

## 感謝家人同事醫療團隊的照護

雖然整個療程令她非常疲憊，一度也有挫折感，但個性堅毅的許副祕書長一心只想把身體調好，不想讓周邊的親人擔心。因為她感覺自己非常幸運，包括婆家、娘家的親人在內，都給予極大的助力及支持，在滿滿的愛與關懷下，身體有時雖不舒服（牙齦腫脹、全身骨頭痠痛、皮膚發癢、無法安眠、食慾不佳……），但比起其他患者，她的症狀算是輕微的了。她特別感恩所有醫師團隊的照顧、家人的呵護、基隆大妹釗淳的陪伴和照顧、居服員梁秋香小姐的家務協助、親朋好友同事的關懷。

「基隆的爸媽都80歲了，得知我開刀後，在家擔心地到處打聽我這種病要如何治療，還記得老爸有一天親自做了便當，特別由基隆坐高鐵來看我，送了一個大紅包和菩薩加持過的項鍊，當天下午又再獨自搭車返回基隆。送爸爸離開家門時，我哭得好傷心，覺得自己很不孝，沒把身體照顧好，讓兩老如此擔心！」生病過程很少落淚的許副祕書長，除了剛得知病情難過掉淚外，第二次是在第一次化療一週後，頭髮大把大把掉落，幾乎快掉光了，在浴室對著鏡子痛哭，第三次就是老爸來探望時慚愧得掉下淚來！

責任感深重的許副祕書長，在得知是癌症的第一時間，即向陳菊市長報告並請辭，主要是不想耽擱市府各項業務的正常運作，但因考量當時即將滿55歲，故決定接受先調參事，直到當年11月1日即辦理退休，正式告別公務生涯。

## 美好的一仗已經打過，創造多項紀錄

經過三年以來的調養，許副秘書長的身體如今已經漸漸康復，回想過去大半人生奉獻給公務生涯：在社會局服務期間，正值臺灣社會工作篳路藍縷，快速發展的階段；尤其1987至1997年擔任社會工作室主任期間，許多創新的福利工作，如兒童、青少年、113婦女保護專線、青少年及婦女福利服務中心、中途之家、志願服務推廣中心的設置、婦女學苑、市民學苑、老人在宅服務的開辦等，都是她帶著四十幾位社工同仁展現高度的專業精神與活力打拚而來的，當時社工室的績效在社福界有目共睹。

此外，1997年社會局指派她籌設當時東南亞規模最大的長青綜合服務中心，她也不負使命結合社會資源推動志工服務，並結合社區醫師、教師、表演團體、慈善團體等不斷地擴充服務內涵，將長青中心經營的有聲有色，也因此於1999年榮獲行政院服務品質獎。

社會工作的訓練與長期社會局的經

驗，讓許釗涓在由社會局轉任副祕書長時，可以工作可以得心應手，例如2005年間承擔重任啟動了延宕近四十年的紅毛港遷村專案，也終於大功告成；2009年高雄世運的成功舉辦更是有口皆碑。

打了好多美好的一仗，這位社工界的前輩，不枉走一遭了。

## 工作壓力不斷，長期睡眠不足

在同事和部屬眼中，富有開創性、不怕苦性格的許副祕書長，總能完成長官交付的艱巨工作與任務。

生病之後，回顧往昔種種，總覺有做不完的事，任務一波接一波，經常每天忙到半夜二、三點才能休息，也很驚訝自己怎麼會有那麼大的體力和精力衝衝衝。「只能說自己的個性過於認真盡責，不輕易向長官訴苦抱怨，以致負擔過重而累壞身體；另一方面做事又力求完美，對同事樂於指導，耐心協調，希望保持和諧，也因此經常壓抑自己的情緒，這種性格恐怕也是生病的原因之一吧！此外，生活習慣幾乎以工作為主，運動量不夠，缺乏休息和休閒活動，晚睡早起以致睡眠不足，飲食營養也不夠健康。」

總括自己對身體不夠珍惜，生了這場重病，讓自己有機會反省、改進，現在許副祕書長很珍惜簡單、快樂的生活，有機會就時常提醒身邊的親友、同事，記得注意飲食及均衡的生活方式，並以自己的經驗現身說法，人不能勝天，身體不能過勞，要善待它。

## 將愛分享給需要的人

最後，她特別要感謝另一半多年來相知相守的體諒，才能讓她完全投入工作中，發揮所長。

雖然先生很支持「社工」是一種助人的工作，但別人在外總是看她精神奕奕，生龍活虎般的模樣，只有先生最清楚回家看到的她是一條疲憊的蟲。

此外，工作壓力在外不易發洩，而她最好的紓壓方式就是自己的丈夫（吐心事），以前先生常自嘲是「垃圾桶」的角色，後來竟然能調整心態自豪是「資源回收筒」！他總是那麼的體貼與包容，尤其生病期間，「先生比我焦急難安，每天下班送飯到醫院後，都會一直陪著我念完晚課的佛經之後才回去，在我病情嚴重時，他每天都跪在家中的觀音菩薩前，哭著為我祈求，他對我的深情、呵護是無所不至的，為了我變得消瘦憔悴，看著他變得寬鬆的長褲，臉上擔憂的愁容，我就下定決心一定要把自己的身體調養好，退休後一定要好好陪他、照顧他。」

如今，許副祕書長如願退休了，除了撥出更多時間陪伴家人，她依然在先生的支持下，繼續從事有興趣的志工與社會服務工作，將愛與福分分享給更多需要幫助的人。

特別收錄

# 抗癌鬥士表揚暨二十週年慶

（撰文/彭遠，2014年抗癌鬥士表揚大會特別報導）

【編按】103年度第十三屆抗癌鬥士表揚暨二十週年慶歲末聯歡會，於2014年12月14日假國立高雄師範大學文學大樓小型劇場舉辦，今年適逢本會成立滿二十週年，活動內容精心安排，除了「抗癌鬥士」的表揚、分享，邀請的致詞貴賓亦是另一焦點，並特別表彰楊東琳諮詢理事長等三位服務協會二十年特別貢獻獎，以及聯歡會節目表演，活潑生動，獲得兩百多位所有與會來賓的共鳴與感動。

## 抗癌鬥士的故事，深具激勵啟發

……緊接著進行年度大會的重頭戲「抗癌鬥士」的表揚，希望藉由成功抗癌鬥士的見證與現身說法，能夠鼓舞更多抗癌人勇敢戰勝癌症的打擊。……兩位抗癌鬥士依序上臺接受「生命之光」紀念品頒獎之後，接續感恩的分享時刻。

接續由許釗涓副祕書長上臺分享：「社會局的工作很有意義，也熱愛我的工作，擔任公職以來，常常都是白天密集開會，晚上還得不斷加班的境況，先生對我很支持，從來不抱怨，他說這個工作既然有意義，妳就放心去修行好了。這種拚命三娘的個性讓我首先成為第一個事務官晉升副祕書長職務的，可是這個不容易卻是付出很多代價的，就是生活完全沒有品質，精神難放鬆，飲食也不正常。

擔任副祕書長任內，也是我壓力最大的時候。上任後第一個馬上辦理的是延宕四十年「紅毛港遷村案」，這個案子歷經多年波折，在我任內好不容易才順利完成遷村的動作，退休後每次有機會再回到這個地方（現已整建成文化園區），很高興為高雄子孫留下一塊很值得懷念的園地……」（臺下報以熱烈掌聲）。

「另外一個大案子是 2009年7月在高雄舉辦的世界運動大會，當時市府都沒有人敢去接這個職務，行政工作非常多，光是政府採購案就有五百多件，甚至傳出世運總會要撤消我們主辦權的消息，以致整個市府上下緊張慌亂，2008年5月以市府副祕書長身分被借調臨危受命擔任世運會執行長的職務，接任初期血壓每天飆得很高，天天都要吃血壓藥，當時壓力之大可以想見。」

## 鼓勵病友遇到困難要勇於開口求救，不要躲起來

「公職生涯打了美好的一仗，但身體卻沒照顧好，是因為我有兩項特質不夠好：

第一、我看公文非常仔細，但其實很多人都不知道我的眼睛只有一邊是正常，另一邊是弱視，所以看公文都是拚了命在看，睡覺的時候頭痛得要命，都要熱敷袋刮一刮才能入眠。

第二、我一向遵從中臺禪寺四箴言：「對上以敬、對下以慈、對人以和、對事以真。」對人非常尊重，很少疾言厲色發脾氣，但是這種個性，遇到事情很想生氣卻還是忍下來，反而壓抑自己，臨床上說這樣很容易得病。因此到2011年時身體就開始出狀況，上廁所會有一、兩滴血現象，最後幾經波折才被斷定是子宮內膜癌第三期C1，因已擴散到子宮附近的淋巴管、微血管，所以連同子宮、卵巢、淋巴組織都割除，整個治療過程也有驚無險熬過，特別分享五個意見：

①要信任醫師，我把生命交給觀世音菩薩，專業交給醫師。

②尋求輔助療法，會做輔助療法——免疫細胞療法，是因自己有免疫方面乾燥症的疾病，平常口乾、喉嚨乾，白血球都很低2800～3000，因此才能有驚無險做完化療，並且喝了很多黑木耳、白木耳汁。

③強而有力的家庭支持，除了先生、大妹的照顧，如果經濟許可的話，我都會鼓勵朋友至少半年的時間，找一個人來幫忙，當時化療期間，透過彭婉如文教基金會居家服務員的照顧，一個禮拜來五天，幫我準備午餐、整理家務，每天早上會打一杯果汁給我喝，讓我在那段時間沒有後顧之憂，先生的生活品質也比較好。

④要有宗教信仰，我篤信觀世音菩薩，讓我心靈得以有個依託。

⑤遇到困難要勇於開口求救，別躲起來，不管是經濟上、治療過程或心靈上的問題，協會有很多資源，政府也有很多資源，切莫自我孤立。

這三年一路走來，我已經漸漸康復，要感謝的人很多，也感謝這場病讓我重新活過來，也趁機如願退休，可以有更多時間跟家人相處，身心更自在。更重要的是我不斷的學習，學了電腦，以及福智文教基金會的《廣論》，上了兩年半的課，身心得到安住，信仰更強而有力。未來的日子告訴自己要把身體照顧好，才有能力照顧別人。」

接著由許副祕書長的先生許高威總經理上臺獻花，並簡短致詞：「每

天回到家公文看到半夜十二點、平常都生龍活虎的太太，怎麼一下子就被宣判子宮內膜癌第三期？而且存活率只有30%，一時之間實在難以接受，心裡跟著恐慌和不捨，你會不會就這樣失去最心愛的人？你不曉得！」許總經理回憶著三年多前的真實感受，「以前癌症對我們只是一個名詞，但碰上了真的一時也會不知所措，這個時候，在治療的過程中，親朋好友會有很多不同的意見參雜其中，讓你無所遵從依循。幸好我們因應得法，免疫細胞輔助療法提升T細胞的能量來攻擊癌細胞而不被擊倒（編按：許副祕書長化療前的白血球只有2800上下，每一次化療都只剩7～800而已，而人體正常的白血球數大約是每平方毫米在4000到10000之間），接下來有一點困擾我們的是開刀後的癌症治療，有一派的醫師叫我們要多吃紅肉，另有一派醫師建議我們少吃紅肉，還有朋友鼓勵我們吃素，最後採取折衷方式，我們還是決定均衡充足營養為原則，能吃、能睡、能排、能動最重要，另外就是保持心情的平靜與喜悅。」

CHAPTER

# 8 血癌、淋巴癌與骨髓癌（多發性骨髓瘤）

## 前言

63歲藝人高凌風於2014年2月因罹患來勢洶洶的急性骨髓性白血病（血癌）不幸病逝，再次喚醒大眾對於血癌的高度重視。根據統計，臺灣每年約有550個左右的急性骨髓性白血病新病例，患者過去只能接受化療與血液幹細胞移植，但高劑量化療非人人都能承受，特別是高齡者。所幸治療血癌已有重大突破，近年來，標靶藥物的發展突飛猛進，凶猛的急性骨髓性白血病（AML）可以嘗試精準醫療，其中標靶藥物BCL-2抑制劑，副作用較低，能讓老年患者整體存活率增加二至三倍，成為高齡者治療首選。

掌管身體最重要的保護機制就是淋巴系統，淋巴瘤與多發性骨髓瘤是造血系統癌症中主要的兩種惡性疾患，這兩種疾病的治療，近年來迭有突破。淋巴癌本為少數可用化學藥物治癒的惡性疾病之一，近年加入單株抗體等標靶治療，成效更加顯著。唯2019年6月公布的2018年癌症死亡人數，男性及女性十大癌症中「非何杰金氏淋巴瘤」皆排序第九順位，可見防治淋巴癌依然不能掉以輕心。

多發性骨髓瘤（骨髓癌）即「骨髓長出癌細胞」，是一種「漿細胞」異常所產生的癌症。隨著人口老化，多發性骨髓瘤患者越來越多，近年診斷發生率每年約有600人；此癌症會侵犯骨髓引起全身多處骨頭疼痛（以骨頭痛、骨鬆為主），也會影響造血功能，導致貧血、血小板缺乏、免疫力下降等潛在會危及生命的病症。原則上，此病初期控制多半相當好，長期下來卻不易完全根治，但現代醫學日新月異的進步，為病患提供了無限希望。

# 從「白血病」掙脫出來的有為青年

撰文/彭遠（2009年抗癌鬥士專訪）

**專訪第八屆抗癌鬥士 羅于庭同學**

1997年7月初剛放暑假，羅于庭還只是13歲的國一生，在連續一週持續發高燒不退，整天疲倦不堪，吃過飯後就想睡，母親羅貴榮以為是重感冒，看了兩家診所，還是無法改善昏沉沉嗜睡的狀況；之後趕緊到高醫急診，原先一度誤以為可能是當時高雄正在流行的登革熱病狀，但住院三天之後，鼻子卻一直血流不止，讓羅媽媽心情慌張不已，直到7月16日抽完骨髓化驗，17日報告出來，才驚恐發現自己的小孩竟得了急性淋巴性白血病（編按：白血病是指骨髓和周邊血液中發現有不正常白血病細胞存在的疾病，俗稱「血癌」。依其白血病細胞的來源又可分為淋巴性及骨髓性白血病二種。此病很難在早期發現，因為一般病人在接受診斷時皆已有出血、發燒之症狀）。羅媽媽不禁痛哭失聲，無法理解唯一的寶貝兒子怎會這麼年輕就受這種重病的打擊。由於是急性發病正處於危險期，隔天主治醫師斷然向羅媽媽建議，必須立即對于庭施以化療！經過幾十次住院、前後四年多的化療，病情終於控制、康復。

## 在家修讀完成國中學歷，度過閉塞慘澹少年

為了徹底治療白血病，羅于庭的國中義務教育，原本讀完的國一課程只能暫時中斷，開始轉到「啟智學校」就讀，每週並由學校老師特地來家裡幫于庭只上一小時的課，就這樣一邊打化療，一邊打電動遊戲機、還有陪外婆看龍祥電影臺，在家度過了三年的懵懂少年歲月（亦即羅于庭國中總共讀四年）。

國中基礎雖不好，所幸高中階段還可以就讀三信家商。恢復學校生活的于庭，依然繼續著打化療，但由於每天上學戴著帽子和口罩的模樣，一度被同學誤以為是怪胎，直到上了高二，整個療程結束後，才慢慢脫掉帽子和口罩，終於可以與其他同學一樣以正常模樣上學；此外，經過四年多的化學療程，于庭整個臉不僅變得橢圓而不均勻（長期吃類固醇所致），也造就他不喜歡與人打交道的閉塞個性。

生命中的得與失真的很奇妙，一場急性淋巴性白血病，讓于庭的中學六年與其他同齡的學生過著截然不同的學習生涯，即使上了高二、高三，羅媽媽也不敢逼著于庭讀書考試，以他過得健康、快樂最要緊；然而在家學習的那幾年，上帝安排讓于庭發揮對電腦與眾不同的愛好與能力，由於他抓電腦遊戲的功夫硬是比其他同學了得，也樂於幫忙其他同學，他在三信家商後半段時期，就這樣靠著電腦遊戲成為

同學眼中的好朋友，也漸漸的打開了心扉，開始喜歡交朋友（包括網友）；他也靠著對電腦的興趣考上樹德科技大學資訊管理系，尤其去年考上高雄師範大學資訊教育研究所，一路過關斬將，開創了他的全新人生願景，而最高興的人，大概就一路惶恐不安、苦口婆心陪伴他成長的母親羅貴榮女士了。

回首自己十二年前的發病過程，羅于庭特別記得第一次化療兩個月之後、短暫出院回到家時，可能是身體還很虛弱，有一次竟跌倒在浴室馬桶邊，全身幾乎無法動彈，當時母親為了家計必須出外工作，羅于庭就這樣一個人慢慢恢復氣力之後，再咬牙撐著一手接一手奮力爬出浴室，打電話先向舅舅求救……。

或許是抵抗力太弱之故，化療的副作用，曾經讓他的牙齒痛到半夜無法入眠，差點全身長滿水痘、一天類固醇的藥量曾高達上限四十顆，這都在他少年十五、二十的青春年華中留下深刻的傷痛回憶。

## 「心」終開竅，散發出有為青年的氣息

今年已是高師大資訊教育研究所研二的大男生羅于庭，度過了幾年沒有太多憂愁的大學生活，如今過著與一般正常人相同的健康生活，讓他感到快意十足。他感謝母親帶他參加抗癌協會的許多講座和活動，吸收了很多的防癌、抗癌資訊，也比較能放開心胸，樂意去接受生命中不同的體驗。然則，于庭也道出了內心世界不為人知的心底話，他知道自己求學這些年來並沒有真正下過什麼苦功夫，過去只要能夠快樂過一天就算一天，但想到大學畢業之後，究竟該怎麼走下一步時，當時的他似乎還沒有想得太遠，因而特別感謝現在的女朋友及時的鼓勵，不僅叮嚀他要懂得照顧自己的身體，更勉勵他要多讀點書日後才有競爭力。

女友的一席話，激發了他繼續攻讀研究所的勇氣，但就在準備考研究所期間，他生命中第一次感到內心深處很虛脫的惶恐，除了喟歎自己沒有太大的把握之外，更深刻感受到：即使日後身體狀況完全好了，可是心靈還是很空虛……的漠然。忽然間，他想起女友曾介紹自己讀過的一本小說《大度山之戀》，當中男主角在書中領悟生命成長的一句話：「從心之所行，即是正道。」讓羅于庭在面對研究所考試一度失去信心中體悟出「不管遇到什麼問題或困難，最終一定都會被解決」的正面心態、「只要你認為可行，就一定可行，不要去想太多的可能性」的堅強信念，終於如願考上國立高師大資訊教育研究所，也啟發了他如何去對抗疾病和提升心靈的力量泉源。

這一路走來，除了感謝母親無怨無悔的悉心照料，也感謝女友的加油打氣，現在非常珍惜自己身體健康的于庭，最後並感性的道出：「心」是最重要的。多讀一些有益的書，讓他的心靈倍加覺得充實快樂。而從于庭炯炯發亮的眼神中，我們也看到了一個年輕人散發出的信心和活力。

【編按】以下是2009年12月12日本會舉辦第八屆抗癌鬥士表揚暨歲末聯歡會，羅于庭於當天的感謝詞：回想過去長達四、五年的化療和在家養病的日子，曾經有幾度想得滿負面的，為什麼老天對他這麼不公平？如今康復了，他要感謝很多人，感謝高醫的邱醫師、母親和二舅，尤其要感謝曾經在他最無助和任性的時候，母親和二舅依然以醫院為家那樣的呵護和照顧；他也要感謝抗癌協會舉辦的許多活動，讓母親與自己從封閉的世界中走出來，終於體會到，原來會關心你的人還是很多。並把無限的感謝化為贈言：「地球不會因為任何人而停止轉動，但是會因為每個人努力的活出自我而顯得精彩；或許別人不會因為你生病而停止旋轉，但是你的努力別人會感受得到……。」語畢，旋即獲得在場所有聽眾熱烈的掌聲。

# 淋巴癌的診斷及最新治療趨勢

撰文/彭遠、裴松南（2017年7月醫學講座特別報導）

【編按】本會於2017年7月15日（星期六），假高雄長庚醫院兒童大樓七樓第一會議室舉辦醫學健康講座，首次與高雄長庚醫院血液腫瘤科一起合辦講座，並邀請裴松南主治醫師蒞臨演講，主講〈淋巴癌的診斷及最新治療趨勢〉，現場座無虛席，以下是演講內容精華摘要報導。

## 前言

前google全球副總裁、現任創新工場董事長兼CEO的李開復博士，2013年9月在新浪微博中感慨道：「世事無常，生命有限。原來，在癌症面前，人人平等。」暗示自已罹患癌症，之後就被證實診斷為惡性「淋巴瘤」，這個消息引起了大家對淋巴癌的注意。（之後，李博士配合醫師的治療，幸運地戰勝癌症。）

年僅26歲的甜美正妹於2016年6月突然咳嗽不止，就醫後，確診罹患淋巴癌三期，忍痛送走肚裡五個月大的寶寶，也正向迎接一次又一次的化療。她有個非常愛她的老公，不但在醫院陪著她度過所有痛苦的手術、照料她的生活起居，還陪化療掉髮的她一起剃髮、做手術時一起空腹。在今年（2017年）2月，她還接受了幹細胞移植的治療，雖然最後仍不敵病魔於5月23日過世，但夫妻倆展現的抗癌態度，相當令人感動。

淋巴瘤的早期症狀不明顯，某些症狀和其他疾病很類似，容易造成混淆或忽視，而延誤了診斷與治療。根據衛生福利部國民健康局民國103年全國癌症登記報告指出，國內淋巴瘤一年新診斷人數共3,004人，其中較常見的非何杰金氏淋巴癌在男、女癌症死亡原因皆佔第十位。

## 淋巴瘤是什麼？

裴松南醫師首先表示，淋巴瘤指的就是淋巴癌（由淋巴組織所衍生出的惡性腫瘤），淋巴瘤沒有良性的，這一點必須先確認清楚。

人體的淋巴系統是一群幫助身體抵抗外來病菌入侵的部隊，包括淋巴球、淋巴管、淋巴結及類淋巴器官（如扁桃腺、胸腺、脾臟）所組成。淋巴球是白血球的一種，還可分為B細胞、T細胞及NK細胞；淋巴管協助運送水分和脂肪；淋巴結集結成鏈狀的散布在全身各處，功能類似派出所或海巡檢查站，負責攔截企圖侵入的病菌；類淋巴器官可當作大的淋巴結，也兼有訓練淋巴球的功能。

當淋巴組織細胞發生病變癌化時，則稱淋巴瘤。淋巴瘤真正的發生原因多不明確，目前已知的可能因子為：①長期的免疫刺激：如胃幽門桿菌可能引起胃淋巴癌；②接受過放射線或化療藥物治療；③免疫系統的缺失，如感染愛滋病或長期接受免疫抑制藥物。淋巴癌幾乎可發生於全身任一器官，除了指甲、眼角膜外，其他器官都有可能罹患。罹病的年齡層分布很廣，從小孩到老人皆可能罹病，據統計非何杰金氏淋巴瘤以成人居多，而高峰在50至70歲，男性略多，而何杰金氏淋巴瘤則有兩個高峰分別在18至25歲及65至75歲，發生率則男女相當。

## 淋巴癌診斷、分類、臨床症狀

淋巴瘤（癌）是一種源自於淋巴細胞的惡性疾病，大致分為何杰金氏（佔十分之一）及非何杰金氏淋巴瘤（佔十分之九）兩大類。非何杰金氏淋巴瘤依照2008年WHO分類標準包含了超過四十種以上的子分類，各自有不同的致病因素、臨床表現、治療及預後。如何確診分類？則必須藉由組織切片判定，仰賴血液及病理科醫師做正確診斷，以決定後續治療。

裴醫師指出，非何杰金氏淋巴瘤基本上是源自於B或T淋巴細胞的病變，雖然根據其免疫、形態、分子生物及臨床特徵等差異可分為三十幾類。但臨床上大略區分為低惡性及侵襲性兩大類型。在臺灣地區T細胞淋巴瘤約佔20%～30%，侵襲性B細胞約50%～60%，而低惡性B細胞淋巴瘤發生率較國外低，約10%～15%。

亦可依據癌細胞的生長速度可分為低惡性度淋巴瘤（如濾泡性淋巴瘤、小淋巴細胞淋巴瘤等）及高惡性度淋巴瘤（如瀰漫性B型大細胞淋巴瘤，我們可仿造中國大陸稱之為「瀰漫大B」，是最常見的一種淋巴瘤）。

①**低惡性度淋巴瘤**：又分為低期別以及高期別。

▶低期別（I或II期）的淋巴瘤病患，一

淋巴瘤的分類

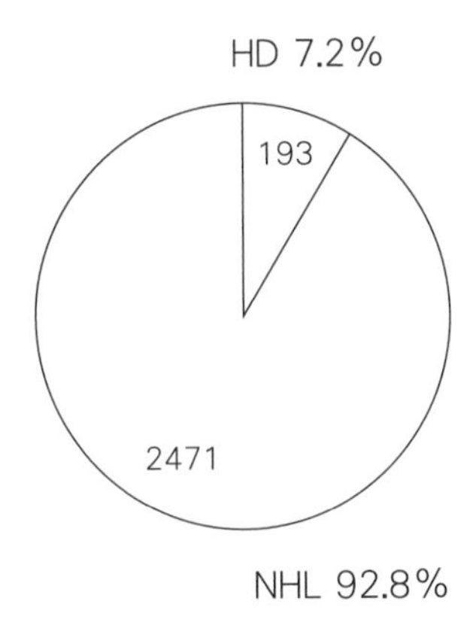


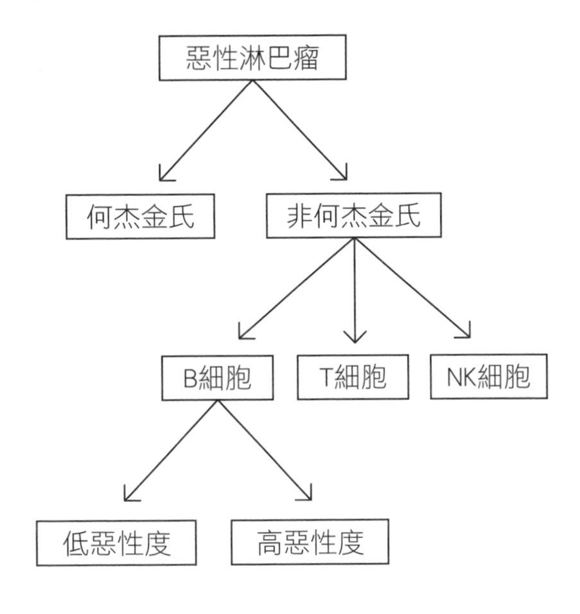


B細胞：83%
T細胞：10%
NK細胞：7%

採用放射線治療，約有10%～15%的病患經適當放射線治療後得到緩解。

▶高期別（III或IV期）的病患，病期長且無明顯的症狀，可先觀察，不必急於給予全身性化學治療，等病患出現明顯症狀再進行化學治療即可。

②高惡性度淋巴瘤：

臨床表徵複雜，端視其侵犯部位而定，最常以頭頸部、腋下或鼠蹊部等出現無痛性、可移動的淋巴結腫大。可合併有「38℃以上的發燒」、「夜間盜汗」，或「六個月內體重減輕10%以上」，有其中一項或以上則稱為「B症狀」，其代表著癌細胞代謝快速或癌細胞量多。

## 淋巴癌的分期

至於淋巴瘤的臨床分期，用的是Ann Arbor的分期法，以橫膈膜為界，總共分為四期：

▶第一期：侵犯區域局限於單一部位，可以是淋巴結或者是非淋巴結組織。

▶第二期：當淋巴瘤侵犯兩個區域以上淋巴結，且在橫膈膜同側時。

▶第三期：當淋巴瘤侵犯兩個區域以上淋巴結，且在橫膈膜異側時。

▶第四期：當淋巴瘤侵犯淋巴組織以外的地方，或是侵犯肝、肺或骨髓時。

## 淋巴癌所需要做的檢查

裴醫師表示，在臨床評估方面：包括病史詢問、身體檢查、抽血檢驗、B或C型肝炎、骨髓檢查及影像學檢查，其中，LDH（腫瘤指數）的數值可用來評估預後；B或C型肝炎則和淋巴瘤的成因及治療的併發症有關；影像學檢查包括斷層掃描（胸及腹部）、核磁共振或正子攝影，用來評估淋巴瘤分布的部位；骨髓穿刺切片檢查也是必要的檢查，了解骨髓是否被侵犯；最後是心臟功能檢查，包括心電圖及心臟超音波（尤其年紀大的病人化療前要做）。

## 淋巴癌的治療

由於淋巴癌是全身性的疾病，治療原則以化學治療為主，只有少數特定情形才以開刀或放射治療為主要治療。

值得一提的是，何杰金氏及非何杰金氏淋巴瘤兩者的治療方式雖皆以化學治療為主，其選擇的化學藥物種類是不同的。何杰金氏症以ABVD （Adrimycin、Bleomycin、Vinblastine、Dacarbazine）四種化療的組合為第一線治療，視狀況輔以放射治療，治癒的機會很高，即使是第四期也有五成的治癒率。二線治療：高劑量化療併自體幹細胞移植。三線治療：標靶藥物——雅詩力（健保給付於自體移植過後）。四線治療：免疫療法。

非何杰金氏的部分相當複雜，須依據細胞型態、期別及合併症而不同。最常用的組合為CAOP （Cyclophosphamide、Adriamycin、Oncovin、Prednisolone），每三至四週給一次，共六至八次。其常見副作用包括噁心嘔吐（健保給付之止吐藥可減緩九成的不適）、掉髮、心臟毒性（與累積劑量有關）、神經毒性（手指末端麻木感）、白血球及血小板下降（容易出血或感染），以及類固醇之副作用（血糖上升、體重增加、骨質疏鬆等）。

裴醫師進一步表示，淋巴癌當中最需注意的是高惡性度淋巴瘤（瀰漫大B），因為最常見，癌細胞也較凶險，約佔所有淋巴瘤的40%，細胞膜上常表現密集的CD20；如沒有給予正確、有效的治療，

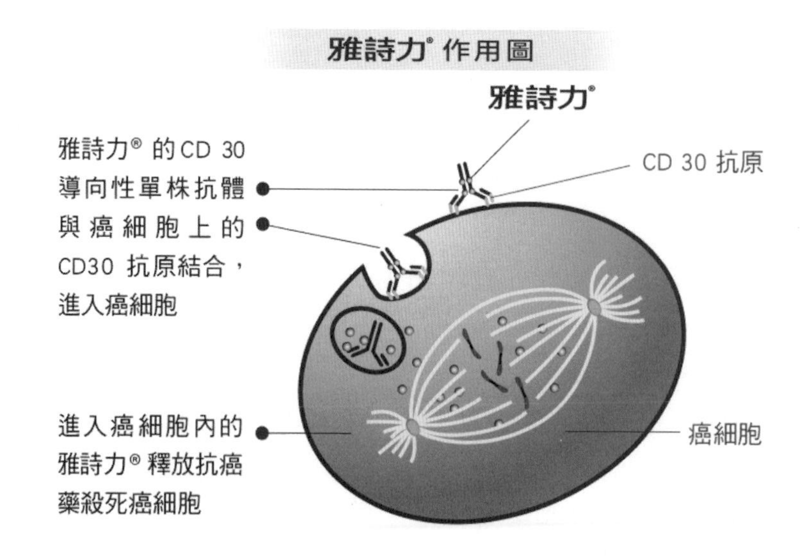

短期內可能會造成生命危險。主要的方式為化學治療，因為其病程進展快速，如積極化學治療70%～85%的患者可達緩解，甚至有25%～45%的患者可達痊癒。目前其複合式化學治療處方CHOP。

至於低惡性度B細胞淋巴瘤，臨床表現為年紀較大、進程緩慢，80%發現時都已經是三或四期，不一定有症狀。治療原則（一線），沒有症狀的話，可以考慮觀察即可，治療時以口服化療藥物CHOP or COP為主，或是Bendamustine（需自費，不會掉髮），第三種選擇為Rituximab加化療。

## 標靶藥物莫須瘤的出現

裴醫師指出，Rituximab（Mabthera，莫須瘤）堪稱淋巴瘤治療史上最成功的進展，是一種抗CD20的單株抗體製劑，針對的是B細胞上的表面抗原CD20，進入體內後會和CD20結合，引起體內的免疫反應來消滅B細胞，達到治療的目的。

1997年發表於低惡性度B細胞非何杰金氏淋巴瘤的臨床試驗，證實了原來的化療再加上Rituximab後，明顯提高了治療成效。有鑑於此，健保局開始陸續給付「莫須瘤」於大多數的B細胞淋巴瘤，回溯高雄長庚醫院統計資料以及查詢國內外文獻皆表示，B細胞淋巴瘤患者在近十年來的存活率明顯上升，「莫須瘤」的使用功不可沒。

必須提醒的是，民眾常誤解「標靶藥物等於仙丹」、「標靶藥物是沒有副作用的」，而主動要求給予標靶藥物，事實上所有醫療行為都有其可能的副作用，標靶也是。莫須瘤的副作用發生可分為早期及中期，早期指第一次輸注時所產生的過敏反應，約有5%的病人在注射時產生支氣管攣縮、蕁麻疹及發燒等反應，大部分在減緩輸注速度及給予抗過敏藥物後可緩解。中期階段副作用主要來自免疫系統受到影響。

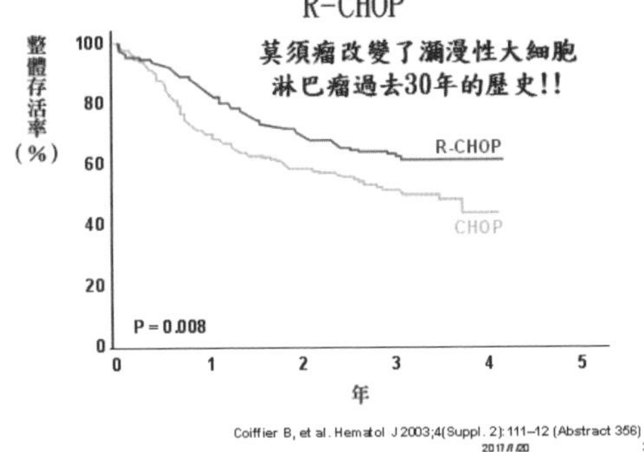


莫須瘤不只清除惡性B細胞也會殺掉良性B細胞，所以會有感染的現象，也有可能導致體內潛藏的病毒重新活躍，如JC virus活化會造成嚴重的神經病變、B肝病毒活化造成猛爆性肝炎。臺灣有15%～20%的B肝帶原者，這些人在接受化療後容易引起B型肝炎的急性發作，因此健保局自97年起全面給付抗B肝藥物如貝樂克等，於B肝帶原者罹癌化療時的預防，已大大降低此類病人的急性肝炎風險。

目前淋巴癌的治療有長足的進步，大部分病人確實可獲得控制與緩解，但不可否認的是，仍有部分病人有復發的情況，這也是病人心中無法釋懷的壓力。

現況針對淋巴瘤的追蹤方式及頻率尚未達到共識，裴醫師個人以兩種模式進行追蹤。

針對瀰漫型大B細胞淋巴瘤，在確定完全緩解後，第一年每個月回診進行抽血及身體檢查為主，不特別安排影像學的檢查，原因在於此類的淋巴瘤生長快速，常常無法於每三至六個月的檢查中顯影，倘若安排影像學檢查，恐怕只是增加輻射暴露卻不能提供更豐富的資訊。

但若是生長較緩慢的淋巴瘤如濾泡型淋巴瘤，則會主動安排影像學檢查來掌握疾病狀態。

## 未來展望

淋巴瘤是血液惡性疾病中最常見的疾病，現今治療成果不錯，但仍有很大的進步空間。除了針對淋巴瘤的致病機轉發展其他標靶藥物以改善淋巴瘤的治療成效，免疫治療的介入也將是未來的趨勢之一。

B細胞淋巴瘤有許多新藥在臨床試驗階段，當中最值得注意的是Ibrutinib（BTK inhibitor），臺灣有多個醫學中心參與此藥的臨床試驗，主要針對治療效果不佳的被套型淋巴瘤（mantle cell lymphoma），可達明顯延長生命的成績。針對其他類型的B細胞淋巴瘤的療效尚在實驗階段。現況針對T細胞的進步仍然極為有限，主因為針對T細胞的標靶藥物往往會影響病人的免疫力，而造成嚴重的感染。

在副作用部分，除了上述的B型肝炎監控以外，目前對於慢性淋巴性白血病或低惡性度淋巴瘤上有另一個Bendamustine藥物選擇，此藥物的好處在於不會造成掉髮，也不需要合併類固醇使用，但是仍有副作用，如皮膚過敏、骨髓抑制及噁心嘔吐等，而且目前健保只給付在慢性淋巴性白血病，用於非何杰金氏淋巴瘤則需自費使用。

淋巴瘤是最常見的成人血液惡性疾病，現況有相當大的機會能治癒，因此遵守四大原則：①及早確診。②配合治療。③做好自我照護。④定期追蹤。不僅可延長生命更可以有高品質的生活。

（編按：本文經裴松南醫師過目修正。）

**裴松南醫師**

現任：義大癌治療醫院 血液腫瘤部部長

學歷：中國醫藥學院醫學系<br>長庚大學臨床醫學研究所<br>美國德州休士頓Methodist Hospital進修

經歷：高雄長庚醫院助理教授及主治醫師<br>高雄長庚醫院血液腫瘤科主治醫師<br>林口長庚醫院血液腫瘤科研究員

# 五年內二度淋巴癌，敵人就是自己

撰文/彭遠（2015年抗癌故事系列報）

**專訪許芬蘭愛心顧問的生命故事與抗癌心路歷程**

四、五級生或許都還有記憶，青少年時期如果要看電影，高雄有家「萬龍戲院」，大部分的人應該都曾經光顧過，不論是瓊瑤的愛情片，古龍、金庸的武俠片，或者是李小龍、成龍的電影……，都帶給高雄人很多的點滴回憶。

「我從小看電影都不用錢耶！」許芬蘭回想自己從1965年（當時才14歲）就在萬龍戲院打工賺錢的往事，臉上仍有絲絲的得意。當時才剛讀初中一年級的她，在萬龍戲院旁邊的萬能冰果室打工，一邊賣香菸、酒、檳榔，並兼著從事看顧機車停放的事，每一輛車10元抽3元（慢慢調漲的行情），當時戲院生意很好，學校放學之後就直接去當班，當時只請兩個員工輪流看倔，工作到晚上十二點才回家，可見當時辛苦一斑。最令人驚奇的是，這個兼差工作一做就是二十年，也就是民國1985年才離開，當時已是34歲的芳齡。

## 扛起家中經濟重擔，無怨無悔

祖籍澎湖，家中有五個兄弟姊妹的許芬蘭，排行老二，家中的經濟重擔幾乎都是她幫忙在扛，由於家裡重男輕女的傳統，從小就要協助父親栽培大哥及兩個弟弟讀大學，自己19歲三信高商畢業（1970年）之後，隔一年在父親的引薦之下，便在「高雄市魚類商業同業公會」當會計，一做就是四十年，直到2010年1月得到淋巴癌，2月便從總會計職位正式退休，勞保領到四十年最高限額一百九十幾萬！

「我把青春都貢獻給了家人，最後錯過自己的婚姻，至今還是單身。」為了協助家裡的經濟，20歲後，許芬蘭身兼數職，白天在漁會當會計，晚上在萬龍戲院旁兼差，又趁著兼職空檔及假日時間做起針織毛衣的加工品十年，賺了不少錢，卻都「貢獻」給家人。

本來，在34歲辭去兼職工作後，應該可以為自己多存點積蓄，如有姻緣晚點結婚亦可，奈何隔了兩年（1987年）父親病倒，開始洗腎，一洗就是八年。當時臺灣還沒有健保，洗腎非常昂貴，不是一般尋常人家可以負擔得起的（幸好，當時兩個哥哥都已在公家機關服務，故有公保可用）。許芬蘭毅然決然代父扛起家庭的重責，父親洗腎八年，她也陪伴八年，每天漁會三點半下班，就馬上趕到醫院照顧父親，當時洗腎一次要六個小時，回到家都晚上十多點了，多辛苦的事啊！更值得一提的是，父親過世後留下的上千萬負債（包括三個兄弟背的），都是許芬蘭辛辛苦苦還清的！

「我是長女，家裡經濟都是我一肩

挑、一手包，當時父親在世時就已經是這樣，」責任感超重、有澎湖人勇拼不服輸個性的許芬蘭表示，「我不能讓許家的子孫在外被人笑、瞧不起！」大哥的兒子讀博士都是靠她幫忙接濟，在法院工作的弟弟依賴性很重，三個兄弟竟都沒能力自己買房子！這造就了許芬蘭特別會賺錢的本事，「我頭腦時常都動個不停，隨時都在想如何賺錢的事。」在漁會工作四十年、人脈極廣的她表示，漁會不乏油水，都是生意經，例如漁會有683個會員，全都是她的老闆，業餘幫他們做帳，公司帳之外還兼做船帳，一艘船進來賺一千元很快……，即使現在退休了，依然退而不休還在幫以前的部分老闆計帳，每月月初及月底最忙！

## 辛苦積聚三棟房子卻生了重病

從年輕10幾歲就開始工作到60歲退休，賺了三棟透天厝的房子，到頭來還是一場空，為什麼？因為「生了一場病，等於一場空！」許芬蘭表示，自小身體就很健康，從未生過大病，一病就要死人。

2009年12月去看牙齒時，竟發現下巴有腫塊，隨後到義大醫院耳鼻喉科就診，透過核磁共振攝影初步診斷為唾液腺炎及淋巴腺炎，並安排住院手術，取出三對淋巴腺，其中一對較大約莫4公分，隨即做切片檢查，並會診血液腫瘤科，再透過正子攝影比對，於2010年1月確認為淋巴癌第三期，下巴右邊有三粒腫塊，左邊兩粒腫塊，以及左右耳兩邊及鼻子都各有一粒腫塊，似已出現擴散跡象，醫生告知必須儘速做化學治療，於是自當月19日便開始漫長的九次療程。

面對突如其來的重症打擊，許芬蘭並不逃避，過去的人生閱歷，造就了她堅韌的意志力。為了堅強面對往後的長期療養，她在妹妹的鼓勵下，於完成當年度的漁會年度預算決算書後，便正式離開四十年的工作職場，內心的不捨與煎熬，難以筆墨形容。

這一路走來，許芬蘭很感謝妹妹許芬真（曾任高興昌鋼鐵公司駐場護士）的陪伴和支持，她是一個非常體恤又細心的人，跟自己直爽、較男性的做事風格剛好互補，由於兩個姊妹都單身沒結婚，因此同住一屋，相依為命至今。

## 化療尚未結束就整個人癱瘓了

「我是一個個性開朗、愛說笑的人，平常都很好睡。」但許芬蘭做夢也沒有想到，化療的副作用竟是如此猛烈難擋，起初還能逆來順受，但做到第六次時心臟跳到160，猝然感到恐慌失措，體重更是從56公斤一路狂掉到只剩40公斤，身體已經全然無力，連走路、洗澡都沒力氣，甚至無法用餐，還跌了大小傷，整個人都癱瘓了。這讓她無法成眠，每晚抱頭痛哭，好幾次跟妹妹哭訴乾脆結束生命算了！那是她人生最痛苦、無助的一段時間。

然而，是什麼原因讓許芬蘭熬過那段最暗淡、悲傷的日子……？是妹妹的一句話：「敵人就是自己，貴人也是妳自己，沒有人能夠幫助妳，妳要自己走出來。」正是這句話讓她的忍耐度強化，最終了悟要跟癌症和平相處，就沒那麼害怕了。後來跟妹妹商量向醫師請假一個月，暫時停止化療，等身體恢復點元氣，再繼續完成剩下的三次療程。

值得一提的是，許芬蘭為此還得了躁鬱症，當時都不敢跟妹妹講，因為妹妹也因恐慌症瘦了10公斤，為了照顧她竟然連累了妹妹，至今想到都不禁潸然淚下。幸好現在全都好了，「後來把弟弟叫來罵一罵就好很多了，讓氣發洩一下！」

原來，在許芬蘭生病住院的那段時間，她的兄嫂、弟媳都沒來看過她，讓她感到相當心寒，自此看淡人生，領悟「人在天堂，錢在銀行」的道理，錢夠用就好了，現在只想快快樂樂過每一天。並在父親祭日時向天上的父親告白：「我為我們許家做了那麼多的事，該是功德圓滿了，求您放我一條生路！我得這種病也很痛苦，我要珍惜重生，把握這剩餘的晚年，要好好走自己的路。」

許芬蘭表示，外面的朋友對她都很友善，但是家族親人卻不親；在漁市場，老闆、老闆娘對她都非常親切，但在家族裡卻是做到流血流汗沒人疼，就是俗稱有外緣、沒內緣，如果這是重男輕女的流弊，她也就不怨歎了！

「我是真的累出病來的！」許芬蘭回顧自己的癌症是怎麼引起的，歎了一口氣說：「太疲勞了，先從蕁麻疹引起的，做帳做到腦神經痛，再加上責任感重、急性子， 累出病來。」許芬蘭強調，什麼毛病都是太疲勞（勞累過度）引起的，「有時候很喜歡出國旅遊，所以一出國就是十至二十天，回國後又得趕著做帳，那一年也許真的太累了⋯⋯。」而蕁麻疹又是她多年的致命傷，導致免疫系統較弱，加上特別喜歡吃甜食類、油炸類食物，更容易讓癌細胞作怪。

## 淋巴癌二度復發，有幸因此認識吳景崇醫師

經過將近三年的調養，以為自己的癌症差不多痊癒了，奈何2013年8月上旬淋巴癌再度復發，這次腫塊長在嘴唇上，只能馬上回義大醫院再進行八次化療。

許芬蘭語氣堅定的表示，第一次初得病時，勇於面對，但癌症治療過程卻相當痛苦；第二次復發，直覺早發現早治療，警覺心更高，自律性又再加強。至於復發的原因，她自己分析是：隨便亂吃，沒忌口，尤其嗜甜食（細沙糖不能吃），不聽話、趴趴走。然而最讓她感到寬慰的是，同年8月底在一次朋友聚餐的場合中，其中一位乳癌患者特別向她推介高雄榮總中醫部主任吳景崇醫師（編按：本會諮詢理事長）的中西醫互補療法，從此這八次的化療都很順利，不再像上次瘦骨如柴，每天都吃得下、睡得好，精神和心情都感到很欣慰，感激之情銘記在心。

「記得第一次去看吳醫師的診時，吳醫師說：『妳這個算小事啦！沒問題。』就這樣我的病竟好一半了，醫生的信心加

持，令我肅然起敬，無法忘懷。記得吳醫師是先從我的蕁麻疹宿疾開始治療（現已不再復發），並特別囑咐甜食只能吃以冰糖和黑糖做的，冰涼飲料不能碰，滷味類也少吃；清晨五點半到七點半要早起做有氧運動，吸收新鮮的氧氣。」從此，她對中醫保健之道，以及本會的醫學健康講座都特別用心學習和實踐。

「我現在發心，鼓勵病友走出來，幫助癌症患者重新恢復健康，這是我最愛做的事。」若遇到清寒的癌症病友，許芬蘭都會特別關心慰問，例如她知道有一個家中有腦癌患者的弱勢家庭，便包紅包前去關懷、打氣；在住家附近河堤路上賣豆花的一位先生，跟老婆離婚，獨自扶養兩個小孩，日前剛發生車禍，她知道後馬上包一個紅包前往慰問。

總之，很珍惜生命重來，也希望自己的抗癌經驗能惠及其他病友，「但我講十句話不如醫師的一句話，這是我的親身體驗。」所以介紹好的醫師及復健方式，也是許芬蘭非常深刻的體會。

# 多發性骨髓瘤治療新趨勢

撰文/裴松南醫師（2019《年度特刊》醫訊報導，醫師簡介請見 P216

## 何謂多發性骨髓瘤？

多發性骨髓瘤（multiple myeloma，俗稱「骨髓癌」），是源自骨髓中的漿細胞（plasma cell）癌化而來，漿細胞的功能在於產生對抗外來病菌的免疫球蛋白，所以，當它發生病變而不斷分裂成長時，就會分泌過多相同大小的異常免疫球蛋白，也就是所謂的M-protein（monoclonal protein），這過多的異常免疫球蛋白非但無法保護我們免於感染，也會抑制正常的免疫球蛋白，使抵抗力變弱，導致容易發生感染。

另外，骨髓瘤最常見的表現還包括了高血鈣（hyperCalcemia）、腎臟功能受損（Renal failure）、貧血（Anemia）及骨頭蛀蝕（Bone lesion），縮寫為CRAB（螃蟹）——有一些描寫多發性骨髓瘤的報導，都繪畫一隻螃蟹在旁邊，就是這個原因。然而，這些症狀都是因為異常漿細胞增生而造成的直接或間接傷害。

多發性骨髓瘤是不可治癒的癌症，但其治療近年來進展非常快速，有許多的新式藥物（novel agents）上市，大幅改善了治療成績，平均存活時間從十五年前的兩年半到目前已達到六年以上。

## 多發性骨髓瘤的診斷與分期

多發性骨髓瘤的早期診斷並不容易，主要是因為該病並非常見癌症且其症狀多樣性，可能致使病患去找各種其他科別的醫師，如骨頭侵蝕造成的下背痛會去找骨科或神經外科、復健科；如腎臟功能不

多發性骨髓瘤分期（International Staging System）

| | 定義 |
|---|---|
| 第一期 | Albumin（白蛋白）≥ 3.5 g./dL, β2-microglobulin（微球蛋白）〈 3500 μg/L |
| 第二期 | 不符合第一期或第三期的定義者 |
| 第三期 | β2-microglobulin（微球蛋白）〉 5500 μg/L |

佳去找腎臟科醫師；頭暈去找神經內科醫師等。當病患因各種表現做了多種檢查後疑似骨髓瘤，便會被轉到血液科做進一步確定，我們血液科醫師就會安排抽血驗尿來確定M-protein的存在，也會做骨髓檢查，看骨髓內漿細胞的比例。只要漿細胞佔了10%以上，尿或血液中有M-protein的存在，又有CRAB（貧血、骨病變、腎功能異常、高血鈣）其中之一，就可診斷為多發性骨髓瘤。

多發性骨髓瘤的分期相當簡明，僅兩個抽血報告便可將病人分三期，如上表。

## 新診斷骨髓瘤的治療評估

一個新診斷骨髓瘤病人來找血液科醫師時，首先會就病患的各種條件進行評估，看此病人在未來是否有機會接受高劑量化療併自體幹細胞移植的治療，因為可做移植和不可做移植的病人在第一階段的藥物選擇上有些不同，可以做移植的病人，應盡量避免會傷害骨髓幹細胞的藥物或放射線治療。而高劑量化療併幹細胞移植的治療，即使在現今有許多高貴有效的新藥物可用的狀況下，依舊有其無可取代的效果。

通常我們評估是否可以接受移植，考慮的點包括病患的年齡在70歲以下、主要器官功能正常。但必須注意的是，有時骨髓瘤病人初診斷時，因疾病而造成的一些可恢復的障礙，如肺炎而造成呼吸窘迫，腰椎骨折而臥床等，是可以在有效的治療後改善的，這些病人仍有接受幹細胞移植的機會，一般而言，大約有四成的骨髓瘤病患有機會進行幹細胞移植。

## 新式藥物（Novel agent）介紹

這裡所謂新式藥物，有些其實也已上市十年以上，主要是指非化療的治療選擇，主要有三大類，分別介紹如下：

①免疫調節劑（Immunomodulatory Drugs, IMiDs）：目前有三個口服藥物，第一代的賽得（thalidomide），第二代的瑞復美（lenalidomide），以及第三代的鉑美特（pomalidomide），這類藥物對骨髓瘤有相當好的治療效果，也由於口服劑型，使用上相當方便。

- ▶**賽得：**每天睡前服用一到兩顆，常見便祕、皮膚疹及嗜睡的副作用。
- ▶**瑞復美：**有25mg、15mg、10mg及

5mg等四種劑型，需依照腎功能來決定起始劑量，使用方式是每天一顆服用二十一天後休息七天，常見的副作用在於血球抑制及皮膚疹。

▶**鉑美特**：有4mg、3mg、2mg三種劑型，也是服用二十一天後休息七天，主要副作用在血球抑制及皮膚疹。

②**蛋白酶體抑制劑**（Proteasome inhibitors, PI）：目前有三個此類藥物——萬科（bortezomib）及凱博斯（carfilzomib）是注射針劑，免瘤諾（ixazomib）是口服藥。蛋白酶體的功能是處理老化或異常的蛋白質，當我們用此類藥物將蛋白酶體關起來，漿細胞就會被過多的老化或異常蛋白質噎死。目前這類藥物被發現會引起帶狀疱疹，所以，建議使用此類藥物時同時併用抗病毒藥物，減少此一副作用。

▶**萬科**：目前是標準常用的一線治療藥物，好處是作用快速，且不受腎功能影響，對於某些具有不良染色體變化的骨髓瘤也可以提供好的療效。使用皮下注射給藥，每週一到兩次。主要副作用是腹瀉及中長期的周邊神經毒性，會造成指端麻木。

▶**凱博斯**：目前臺灣的食藥署同意的適應症在使用過一到三種療法之後復發的骨髓瘤病患，是靜脈輸注，打法與劑量有各家不同的做法，主要副作用為血球低下，須特別注意的是少數人使用後會發生心臟衰竭。

▶**免瘤諾**：這類藥物中唯一的口服藥，常和瑞復美合併使用於二三線病人，每週吃一顆，吃三週休習一週，主要副作用在於腹瀉及中長期的周邊神經毒性。

③**單株抗體類**：目前有兩個藥，一是針對SLAMF7這個標的的單株抗體恩必喜（elotuzumab），SLAMF7會表現於特定免疫細胞（NK cell）與骨髓瘤細胞上，注射恩必喜後，會引起NK細胞去攻擊骨髓瘤細胞而達治療之效，但因治療效果不及現有的其他藥物，使用上需要靜脈注射有所不變，副作用也不少，所以目前不常被臨床醫師所使用。另一個是針對骨髓瘤上的特定蛋白CD38發展出的兆科（daratumumab），這是公認目前已上市的骨髓瘤藥物當中，效果最強的一個，目前可使用於不可移植病人的一線治療，或合併萬科或瑞復美等藥物使用於二線以上的治療。此藥注射的頻率在前兩個月是每週注射一次，第三到六個月是每兩週注射一次，第七個月之後是每個月注射一次，直到疾病惡化。第一次注射時經常發生明顯的輸注反應，如發燒、畏寒、呼吸困難等，發生時可以透過降低輸注速率及給予類固醇等方式處理，大多可以得到控制，此類輸注反應經常在第二次打藥時就減輕或不再出現。

兆科在治療骨髓瘤時，可以見到極其快速的反應，我有幾個歷經多線治療的病人接受一劑兆科注射後，M-protein就下降一半以上，令人印象深刻。但必須了解的是，即使如此有效的藥，依舊無法改變骨髓瘤無法治癒的現實。除此之外，其高昂的藥價也是它無法普遍被使用的原因。

## 傳統治療

①**化療**：雖然骨髓瘤的治療以novel agent為主，但前述的高劑量化療合併自體幹細胞移植——這個對骨髓瘤很重要的治療，其治療效果便是來自於高劑量的化療；另外在疾病後期時，若病人體力尚好，亦可考慮打化療，通常仍可提供一段時間的疾病控制，所以化療在這個病並非完全沒有角色。

②**類固醇**：前述幾類藥物固然都很重要，但都需要搭配類固醇才能夠有較佳的效果，最常用的類固醇是dexamethasone 40mg/week，這是不可以省略的重要配角。至於大家所擔心的類固醇的副作用問題，我們可以再搭配一些輔助藥物來減緩。

## 治療目標

既然骨髓瘤仍無法治癒，那麼我們如何善用前述五類藥物呢？首先須思考的是：我們治療的目標為何？

在疾病發現初期，經常有很大的腫瘤量，造成前述CRAB的症狀或感染，這時我們需要可以快速殺死腫瘤的藥物來減輕症狀，可使用的是萬科為主的治療。我有一位71歲的阿嬤病人，CRAB的四個症狀都有了，甚至已到了洗腎的邊緣，在經過萬科及高劑量類固醇的治療一個月後，腎功能可以恢復到正常值的上限，也不再需要輸血，這樣子的快速反應是傳統化療或免疫調節劑類藥物較難達到的。

另外對於治療反應的深度，也就是殘餘癌細胞的量，我們當然希望反應深度越深越好（癌細胞量越少越好），要達到這樣的目標，可行的做法是合併三種（或以上）不同類別的藥物（如蛋白酶體抑制劑加上免疫調節劑，再加上類固醇等），但合併數個藥物固然可以達到較佳的效果，也必須付出較高副作用的代價。

面對這種無法根除的疾病，我們另一個目標是疾病控制的時間越久越好，這除了癌細胞本身的特質，在治療選擇上則是會以長時間使用抗骨髓瘤藥物來達到此目標。但不論是合併多種藥物或延長治療時間，都會面臨副作用加強或延長的問題，這往往需要依靠醫師的經驗以及醫病共同討論來取得共識。

我個人常認為骨髓瘤的治療是一種哲學，有些醫師喜歡除惡務盡，用盡所有的方法來消滅任何看得到的微量疾病；我則較偏向生活品質須兼顧，例如骨髓瘤經一線治療後緩解，大約一、兩年後便會面臨疾病復發的威脅，此時如果見到M-protein出現，我會選擇先觀察，請病人較為頻繁回診追蹤M-protein，等到M-protein上升速度明顯增加時，再開始二線治療，而非一看到M-protein上升就馬上治療，因為有些病人的M-protein會上升一下後又停下來。我有個病人在自體移植後得到完全緩解，即血液和尿液中都驗不到M-protein，經過兩年後，M-protein出現了，但是此時我選擇先觀察，而他的M-protein在此後的一年都維持在0.5到1.0g/dL間，至今也一直沒有CRAB等症狀，若當初M-protein一出現就動手，病人就得多承受這一年多的副作用，卻對整個病程並沒有實質上的幫忙。

## 經濟上的考量

講到骨髓瘤的治療，就不能不提這些很昂貴的藥物對經濟上的負荷，這裡說的不僅僅是自費藥物對個人荷包的傷害，其對整個健保也是極大的負擔。雖然這些藥物對於骨髓瘤都有很好的效果，但健保卻無法給付所有的藥物，也無法無上限給付直到疾病惡化，如瑞復美這個藥對某些病人有很好的療效，目前也知道這藥用愈久效果愈好，但健保只給付十八個月，所以會面臨到明明效果很好卻必須停藥或換藥的現實。又如兆科，這個最有效的藥物卻也如其名，非常的昂貴，一個月藥費接近三十萬元，一般家庭難以負擔。

目前健保也不斷和各家藥廠作藥價協商，努力的給付更多的藥物給我們的病人，一些藥物如瑞復美等也已過了專利期而有了所謂臺廠藥（學名藥）進入市場，可以降低一些自費的負擔，另外個人健康商務保險在這個時候就顯得重要了。

## 結語

近年來，多發性骨髓瘤的藥物進展快速，上述三類的novel agents都還有新開發的藥品陸續完成或在進行人體試驗中，當然也有其他機轉的藥物在開發中，有了更多的好武器，再搭配適當的組合搭配，相信可以將疾病控制越來越好，除了讓我們學習如何與此病共存外，也期待未來骨髓瘤有可以治癒的一天。

# 因為「喜樂」的心，戰勝骨髓癌

撰文/彭遠（2011年度抗癌鬥士專訪）

專訪第十屆抗癌鬥士 郭耀西先生

今年已經67歲的郭耀西先生，與癌症奮戰了九年。在父親得舌癌、大姐得乳癌的家族罹癌基因上，原本就生怕自己步向他們的後塵；遺憾的是，竟然連太太也沒能夠躲掉癌症的侵襲！所幸的是，他們現在依然活得健康、喜樂，這對夫妻的抗癌奮鬥歷程曲折卻十分神奇，頗值得作為大家的借鏡。

八年多前（2003年4月），剛邁入58歲的郭先生去一趟大陸旅遊，途經上海時身體突然感到極大不適，整個人需要透過朋友的幫忙攙扶才能夠平安回到臺灣。

第一個月需借助一支拐杖走路，第二個月竟變成需要兩支拐杖才得以行動，吃飯、洗澡等生活瑣事都需要仰賴家人的扶持，當時因為背部的劇痛導致他整個人無法挺立，到醫院或外科診所看病也只是打針、吃藥，並沒有什麼特別改善。

郭先生的太太眼看情況相當不對勁，趕緊帶著先生到高醫做進一步的詳細檢查，結果竟然診斷出第三期末多發性惡性骨髓瘤！然而，醫師竟然沒有進一步說明治療方式，也沒有明說是否必須開刀的指示（編按：骨髓癌無法開刀，郭先生的胸椎因為癌細胞的啃食而侵蝕了背部脊椎的支撐，導致駝背無法直立），大概認為先生沒有什麼希望了吧，只是開一些止痛藥讓郭先生服用！

由於夫妻倆是虔誠的基督徒（編按：先生18歲受洗，太太則是從爺爺那個時代就是基督徒世家），所以一聽到是癌症，並沒有顯現出一般人那樣巨大的惶恐與不安，反而像尋常一樣繼續擁抱上帝，如常上教會祈禱。不過，就像郭太太說的，當時她心裡頭尚未準備好接受先生不幸的噩耗，只因為她相信先生應該還是有機會的，在高醫診治未有進一步改善的情況之下，約莫拖了四個多月之後，郭太太就在朋友的推薦下，改到高雄榮總問診，當時的神經外科許書雄主治醫師明示：郭先生的骨髓癌雖已發展到第四期，但幸好尚未轉移，然而背部的胸椎第九節已被癌細胞吃到崩壞，所以必須馬上開刀裝支架，背部脊椎才有機會復原。

當時，郭太太納悶的詢問醫師：「如果開刀的話，究竟有幾成把握？存活期多久？」醫師答曰：「應該還有八、九成左右，至於還能活多久，要看病人的預後狀況，無法說得準！」但他鼓勵郭先生開完刀出院休息一陣子後，可以四處旅遊臺灣走透透，好好享受人生（編按：亦即好好把握所剩不多的短暫生命），郭太太和郭先生一聽到許醫師回說開刀竟然還有近九成復原的機會，還未聽完他後面說的話，就心情振奮的即刻回應醫師同意儘快手術。

開刀後總計住院十一天，但手術完成後得馬上穿上鐵衣。這厚重的鐵衣伴隨著他形影不離，否則背部脊椎撐不了，這一穿就一直穿了兩年才得以丟掉，並恢復了往日可以挺直腰桿的身影。

然而，最棘手的還是骨髓癌本身，已經形同癌末病患的郭先生，通過了令人懊惱又行動不便的駝背這一關之後，也不知道是否還能安然度過更凶險的下一關？開完刀後，郭先生同時也在高雄榮總血液腫瘤科繼續進行骨髓癌的雙向治療，展開一年多的化療（編按：先以口服方式之後再施行針頭注射），並配合長期服用抗癌藥，兩年多下來，病情雖有緩和、暫時控制下來，但癌細胞依然頑強作怪！只得繼續服藥治療、追蹤檢查。

臨床上，多發性骨髓瘤是一種「漿細胞（plasma cells）」異常所產生的癌症，這種癌症會侵犯骨髓引起全身多處骨頭的疼痛，也會影響正常的造血功能，導致貧血、血小板缺乏、免疫能力下降等潛在會危及生命的病症，多好發於60、70歲的中老年人。

許多癌症病患在確診的初期，身邊的親友或多或少都會主動幫忙介紹一些「偏方」，比如親友就介紹郭先生和郭太太「諾麗果汁」，而且說要吃上百萬臺幣以上的量才有效，但是篤信基督的郭先生和太太，最後決定捨「偏方」而聽從朋友建議，嘗試中醫輔助的治療，或可收相輔相成的效果。就這樣因緣際會認識了吳景崇醫師（編按：當時為高雄榮總傳統醫學中心主任）。

多發性骨髓瘤與淋巴腫瘤是造血系統癌症中主要的兩種惡性疾患，這兩種疾病的治療，原則上，初期控制多半還不錯，但長期下來卻不易完全根治。然而，近年來日新月異的癌症輔助療法迭有突破，為病患提供無限的希望，郭先生就是最好的見證。經過長達七年多的奮戰，終於在今年（2011年）初經過核磁共振的詳細複檢下，身上的癌細胞已經看不到了，血液腫瘤科的主治醫師因而告知不用再吃抗癌藥了，但為求慎重，至今依然還是繼續服用吳醫師的中藥調養、追蹤。郭先生打從心底深深感謝高雄榮總三位醫師治好了他這個難纏的重症。

祖籍雲林縣土庫鎮人，祖父輩都是做布莊生意起家，在早期的臺灣社會可算是有錢人家出身。郭先生自己後來轉做寢具生意多年，工廠訂單好到接不完，曾經走過風光，但後來也嚐到事業從高峰走下波的現實。再對照自己這段漫長的抗癌歷程，他總是以聖經箴言「喜樂的心乃是良藥，憂傷的靈使骨枯乾」來自勵勵人。正如同高雄榮總許書雄主治醫師所言：「是因為你的喜樂心救活了你！」吳景崇醫師則另外強調：「除了病人本身的努力，醫病之間的互相信賴、合作，亦是抗癌成功不可或缺的重要因素。」

郭先生坦言，可能個人的信仰，認為人死了會有寄託，凡事都有上帝的指引，所以比較不恐慌而沒有掛慮。屆齡65歲的郭太太，去年（2010年）3月也證實罹患乳癌，經過化療六次、電療三十二次，直到今年（2011年）4月底才結束療程，但病情已漸漸康復中。雖然罹癌，太太完全擁抱上帝，反而經常在教會、醫院或其他地方做見證，幫忙很多病友，癌友看到她健康恢復、平安喜樂，很多人因而都得到鼓勵，心情受到極大的震撼；甚至一些憂鬱症患者，都希望她前去探訪、激勵。郭耀西夫妻最後證言：「身體和心理（情緒）是互相影響的，當我們的心是喜樂的，就能使身體處在一個和諧舒適的光景中，而『心強身壯』。」

# PART 2

# 癌症——輔助暨整合醫學療法

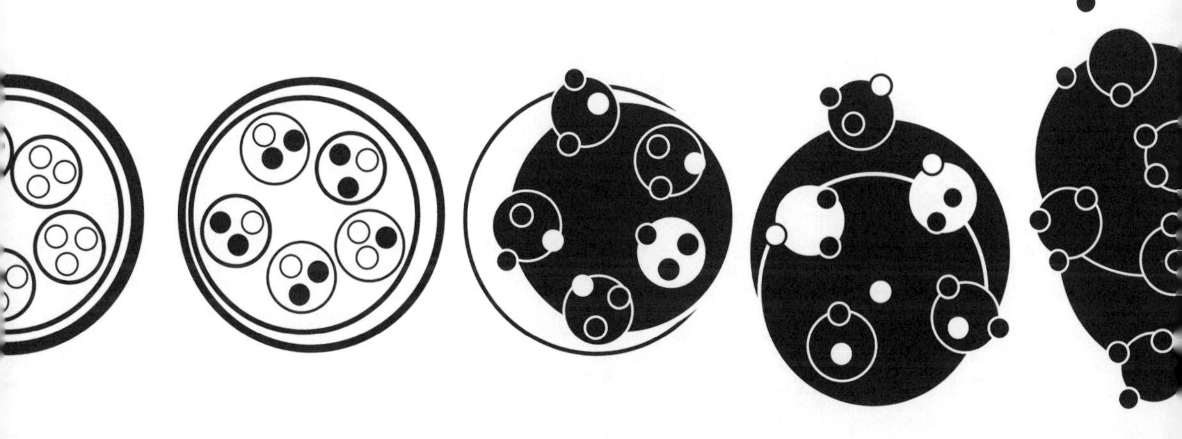

# 願意現身專業，幫助癌症病友重生

（撰文／陳明豐醫師）

【編按】本文（刊登於2017年5月號會訊）是陳明豐醫師於六年前剛當選本會第七屆理事的感言，這六年來陳醫師在義大醫院診治非常多的癌症病患及會員，本會也時常接到病友詢問的話，特將這篇感言重新刊登，期許溫故知新的深意。

我是土生土長的高雄人。從出生直到讀大學，甚至當住院醫師都在高雄，後來出國留學到日本攻讀博士學位，才離開可愛的故鄉。

我專攻中草藥及免疫學的研究，尤其是免疫抗癌的機轉。1992年取得博士學位後，我回國到臺南市立醫院設立「中西整合醫學科」，致力於中西醫結合肝病的基礎及臨床研究。承蒙老闆的厚愛，我於1993年被調至彰化秀傳紀念醫院擔任腫瘤中心副院長，推動中西醫結合抗癌的基礎及臨床研究，同時也負責院內安寧療護的推廣工作。

在二十多年抗癌研究及服務病人的過程中，我發現癌症患者能否抗癌成功的關鍵，就在他們被診斷癌症後的最初一至兩年內。那是因為罹患癌症對病患及家屬而言，是一個重大的心理打擊。這樣的打擊會讓他們的心頭亂了分寸，以至於病急亂投醫，因而喪失了治病的良機。相反的，如果他們能夠加入一個好的癌症病友支持團體，找到好的醫師，採取正確的抗癌治療方向，不但情緒較能夠穩定，而且往往能夠獲得比較好的抗癌成果，甚至有根治的機會。

當我因為父母年事已高，正想著要返鄉陪伴父母的時候，高雄義大醫院高層就力邀我至該院成立「輔助暨整合醫學中心」，而二十年未聯絡的鄭梨華理事長也剛好至彰化來找我，說她想要將過去抗癌成功的經驗寫成一本書以幫助癌症的病友，並由彭良成（彭遠）主編訪問我，有關過去如何協助鄭理事長成功抗癌的經歷及心得。

我很訝異上帝的安排竟然那麼奇妙，因為長久以來，我一直有一個心願，希望能將過去多年來從事癌症中西整合療法的臨床經驗提供給癌症病患，而這個理想不僅是要有醫院的全力支持，也要有志同道合的伙伴們共同來努力。

我很高興能加入本會，更榮幸能獲選為理事。兩次參加協會的活動，都讓我的心靈有很多的感動。我想生命的意義無非是將上帝賜給我們的恩典，去關懷那些需要幫助的人。我個人的能力很有限，但或許可以擔任諮詢的角色，將過去的臨床經驗提供給癌症患者及家屬作參考，指引他們走上正確的抗癌道路。

抗癌之路是人生中最艱困的道路之一，但是有愛的陪伴就有得勝的希望。我期待與協會的伙伴們攜手合作，在人間散播愛的種子，點燃生命的新希望！

【編按】以下本部各篇文章皆是陳明豐醫師這十年來（2010～2020年），受邀在本會演講或邀稿刊登在《年度特刊》、雙月刊《會訊》中的臨床研究專文，深受本會眾多會員，及各地癌症病友的重視和信任。如今彙整成專章，方便廣大讀者細細咀嚼。

CHAPTER

# 9 癌症與自律神經失調

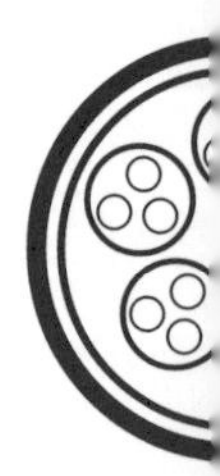

（撰文／陳明豐醫師，2010年）

李小姐是一位乳癌的患者。她在兩年前發現自己右側腋下有淋巴結腫大，而到醫院接受檢查。檢查結果發現右側乳房有疑似3公分惡性腫塊合併淋巴轉移，於是接受開刀，並且接受長達半年的化療。結束化療之後，她繼續接受抗荷爾蒙藥物的治療。

雖然最近一年半來，她一直持續定期接受追蹤檢查（編按：包括超音波檢查及抽血檢驗），且檢查結果都顯示沒有癌症復發的現象，卻仍常會有身體疲倦、胸悶及失眠的症狀，讓她提心吊膽，懷疑是不是癌症復發。有時她會突然感覺心跳加速（心悸），呼吸困難好像喘不過氣來，最後手腳發麻無力，彷彿就要死去。經送醫急救後，一切檢查卻是正常。急診醫師說：「可能是得了恐慌症！」於是將她轉介至本院中西整合醫學科門診。

## 自律神經失調讓癌症患者復發焦慮症

在中西整合醫學科門診幫李小姐接受自律神經檢查。

檢查的結果發現，她有明顯自律神經失調現象。除了自律神經整體功能下降，交感神經與副交感神經無法同步協調，同時呈現交感神經過度亢奮的現象。

經由電腦軟體的協助，李小姐接受呼吸調整訓練，同時也接受情緒紓解、認知療法、飲食及生活習慣的調整。另一方面，她也接受小劑量鎮靜劑，以及中藥處方柴胡加龍骨牡蠣湯的治療。經過三個月的努力，她終於得以擺脫恐慌症及自律神經失調的困擾。

像這樣的癌症患者相當多見，他們在一連串治療後，雖然沒有任何癌症復發現象，但卻常有疲倦乏力、胸悶、心悸、頭暈、大便異常、腹脹、失眠等自律神經失調症狀。

那麼，什麼是自律神經呢？

吾人的周邊神經分二大類，一類是運動神經，另一類是自律神經。我們可以用意志命令自己的手舉起來或放下，就是透過運動神經；另一方面，人體裡頭有很多重要的生理活動（如：心跳、血壓、胃腸蠕動、皮膚發汗、瞳孔縮放等）都不是吾人意志可以控制，而是受到自律神經的自動調控。

自律神經又分為二種，一種是交感神經，另一種則是副交感神經。交感神經使心跳加速、血壓上升、皮膚發汗增加、瞳孔放大、胃腸蠕動減緩；副交感神經則剛好相反，它使心跳變慢、血壓下降、瞳孔縮小、胃腸蠕動加快。正常情況下，交感神經與副交感神經互相對抗卻又能同步協調，使人體各種生理功能得以順利進行，但在長期精神壓力或生活作息異常下，自律神經會失去平衡而無法正常運作，因而引起頭暈、胸悶、心悸、下痢或便祕等諸多症狀。事實上，自律神經失調在門診的病患（尤其是癌症患者）相當普遍，只是過去醫院很少提供這方面的檢查，也缺乏具體的治療方法。

## 即時心率變異自律神經檢查，造福病患

過去最常用以檢查自律神經的方法是心率變異數檢查法。此法乃是以五分鐘心跳時間的變動轉換為頻率，藉此觀察交感神經及副交感神經的活性。最近發展出的「即時心率變異自律神經檢查（real-time HRV）」，則可以觀察瞬間心率變動，並可分析交感神經及副交感神經同步進行的程度，並進一步能夠訓練調整呼吸（調息），作為生理回饋訓練的儀器。

「呼吸」是人體內唯一受到自律神經自動調控，又部分可以受到吾人意志控制的生理活動。傳統氣功、瑜伽及打坐等與人體能量或心靈安定的相關的訓練，無不從呼吸調整著手。現代醫學的研究發現，良好的深呼吸訓練可以改善自律神經功能、穩定情緒、增強免疫力，進而提高專注力及解決問題的能力。

我們從2007年4月起開始迄今，將自律神經的檢查應用於門診，並結合調整呼吸（調氣）、認知療法、西藥及中藥治療各種自律神經失調病患。

我們的臨床研究發現，癌症患者常有自律神經失衡，以及交感與副交感神經不能同步協調的現象。利用「即時心率變異自律神經檢查」，不但可以早期發現自律神經失調的情形，而且還可以協助癌症患者找出適合個人調整自律神經的方法。我們發現到，有些癌症病人雖然勤練氣功，但是調氣方法錯誤，反而使其自律神經失調越加嚴重。

除此之外，錯誤的認知及情緒壓抑在癌症患者相當普遍，這可能也是他們自律神經失調及免疫力低下的重要原因。大多數癌症患者都是屬於完美主義的人格特性，他們默默的負擔起家庭或工作的責任，長期承受很大的精神壓力，卻不善於表達自己內在的情緒。患者必須學習放下對自己或別人要求的執著，並學習適當的表達自己內在的情感。事實上，大多數癌症患者常隱藏著對生命意義的失落感，及對死亡的焦慮。他們必須被引導去領悟到生命的無常，及看到自己生命的意義與價值。很多癌症患者表面看起來很開朗，實際上在心靈裡頭卻深埋著嚴重的憂鬱及焦慮。這些負向情緒必須適當的紓解，否則會影響他們的自律神經及免疫功能，進而影響生活品質。

結合調整呼吸（調氣）、情緒紓解、認知療法、西藥及中藥治療，不但可以讓癌症患者快速獲得自律神經失調症狀的改善，而且可以提升抗壓的能力，讓他們邁向光明的人生。

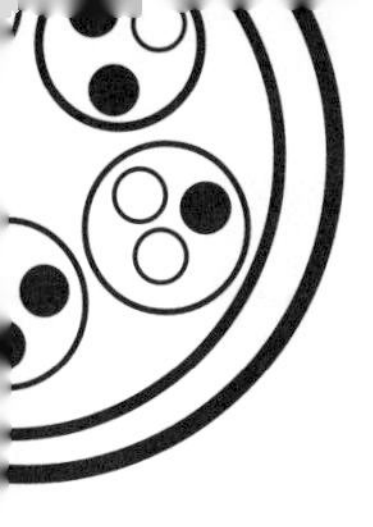

CHAPTER

10

# 治癌新契機——癌症整合療法

（撰文/陳明豐醫師，2011年）

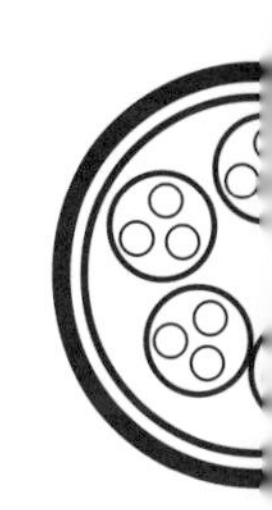

## 罹患癌症真的必死無疑嗎？

癌症是一種令人困惑的疾病，有些人被診斷只剩不到半年可活，但他們卻奇蹟似的存活了下來！有些人雖然被確定診斷為癌症，但他們的腫瘤卻奇蹟似的自我緩解。因此當被宣布得了癌症時，切勿失去信心，而應該勇敢向癌症挑戰。

右圖所示為間皮癌（Mesothelioma）的生存曲線。請注意在，二十四個月內存活曲線快速下降，二十四至六十個月之間下降趨緩，六十個月以後則呈平坦。其實大部分的癌症都有這樣的傾向，在早期（一、二年）病患的存活曲線會快速下降，而二十四個月至六十個月（五年）之間下降趨緩，如果能撐過五年以上，則存活的機率大為增加。

因此，抗癌最重要的關鍵時刻就在前一、二年，首要目標就是如何讓自己進入生存曲線的長尾巴裡頭，那裡隱藏著上帝的祝福。

間皮癌生存曲線

（kaplan-meier） survival curve

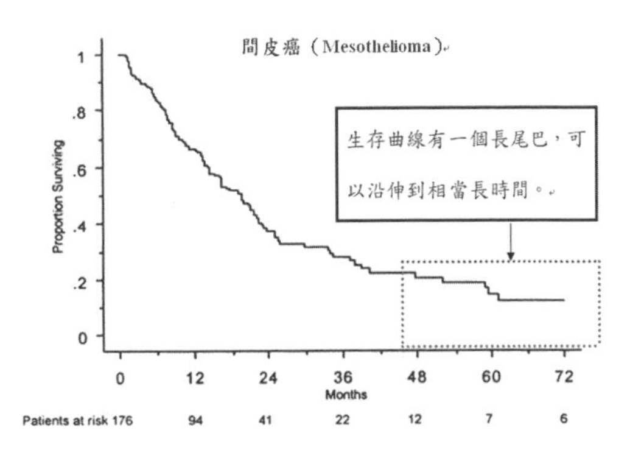

# 向成功的人學經驗：抗癌成功兩大因素

我從事基礎及臨床癌症的研究已經二十多年，而在那麼多年的臨床經驗中，我發現有些患者能抗癌成功，最重要的有兩個因素：第一個是能把握治療的關鍵時刻，第二個則是採取了正確的抗癌方式，也就是整合式癌症療法。

## 把握治療的關鍵時刻

為什麼說把握治療的關鍵時刻，是抗癌成功最重要的因素呢？

因為癌症最可怕的地方是：它不僅會長大而且會轉移，一旦轉移出去，就更難治療。如下圖所示，其實癌細胞是以倍數在增殖，從一個癌細胞長大到一公分大的腫瘤（約含10億個細胞），通常要花上數年至數十年的時間，可是一旦長大到超過一公分，腫瘤長大的速度就會相當驚人，再加上越大的腫瘤越容易轉移，因此往往在發現後一、二年內，甚至在數個月內，就奪去病患的生命。以上現象告訴我們，**治癌成功的最重要關鍵在於「早期發現，早期治療」**。越小且未轉移出去的腫瘤，越容易治療，相反的，越大且已經轉移出去的腫瘤則越難治療。這就好像是社會中的流氓幫派一樣，越早發現他們並採取行動，就越容易制伏；如果平時不去注意他們，讓黑幫坐大，甚至於侵入社會的各個階層，那就很難斷草除根了。

很多癌症患者在被告知罹患癌症後，心頭一陣慌亂。由於擔心正統醫療的手術及放、化療的副作用，於是道聽途說，放棄正統醫療，尋求偏方草藥。等到發現效果不佳時，想要回頭已經後悔不及。他們不但浪費了金錢，更重要的是耽誤了治療癌症的關鍵時刻。

## 採取正確的治癌方法

抗癌成功第二個重要的因素，就是採

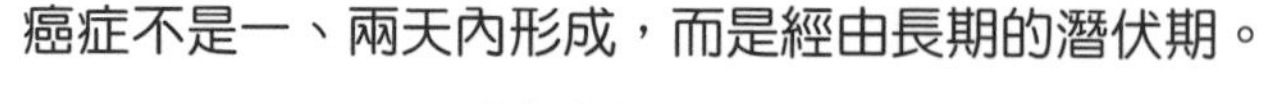


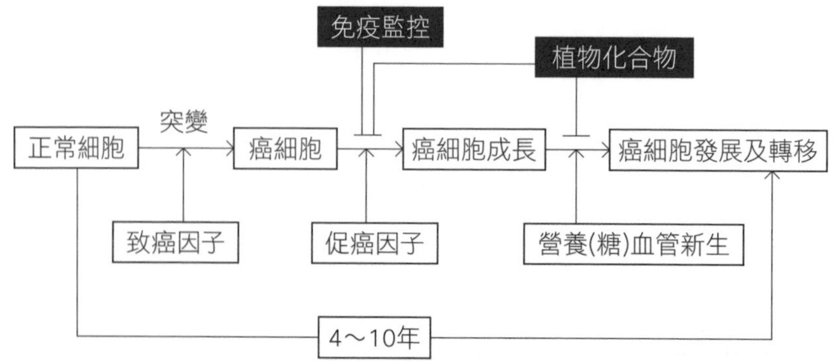

取正確的治癌方法，尤其是整合式抗癌療法。對抗癌症就好像是作戰一樣，只是這個戰場就在自己的身體內。作戰的時候必須有主力部隊，也要有後勤部隊。主力部隊負責直接攻擊敵人，而後勤部隊則負責進行物資補給，以及救護傷兵的工作。抗癌也是一樣，必須要有整合的治療計畫，結合傳統治療法（直接攻擊癌細胞），及輔助治療法（提供身體細胞營養及促進修復），才能獲得最後的成功。

## 傳統治癌方法

目前治療癌症的主要方法是手術、化學療法及放射療法。

手術療法乃直接將腫瘤拿掉。至目前為止，可以讓癌症完全根治最可靠的方法就是手術。問題的關鍵是，並非所有腫瘤都可以用手術完全清除，有時腫瘤長得太大、長在靠近大血管或神經位置，或已經遠處轉移，都會使手術無法進行或限制它的效果，此時，就必須靠化療或放療的協助。化療乃將具抗癌作用的化學藥物打入患者的靜脈血管，藥物最後會分布到全身。放療則是用放射線集中照射腫瘤，以達到抗癌的目的。這些療法都是直接攻擊腫瘤，其抗癌的效果最為顯著，但因為在攻擊癌細胞的過程中，難免也會傷害到正常細胞，因此，經常出現明顯的副作用。隨著時代的進步，化療藥物及放射治療儀器的效果越來越好，副作用也比以往大為減少。

很多癌症患者一聽到手術或放、化療就相當害怕，他們放棄正統療法，反而去尋求一些偏方草藥。結果往往錯過治療的黃金時期，等到癌症轉移出去再來後悔，已經來不及了。其實如果醫師告訴你，腫瘤必須開刀，大部分時候代表還有治療的機會，（有時候是不開刀可能無法解決一些迫切的問題，如：腸阻塞）。此時應該不要害怕，好好和醫師討論心中的疑慮。除非醫師認為患者身體狀況不許可，患者最好不要輕易放棄手術、化療或放療。如果擔心手術、化療或放療的副作用，則可以尋求對輔助療法有研究之醫師的協助，用輔助療法來減輕放、化療的副作用，或促進手術後身體的修復。

除了上述三種方法外，直接攻擊癌細胞的方法尚有動脈灌注法、酒精注射法、血管栓塞法、高頻電燒法、荷爾蒙療法、標靶療法等。動脈灌注法乃將化學藥物持續直接打入供應腫瘤的血管，以增加化學藥物的效果。血管栓塞法則是先將抗癌藥物打入支配腫瘤的動脈血管內，再打入會慢慢分解的大分子物質（如：澱粉）將該血管塞住，使腫瘤因缺乏血液供應、喪失營養而壞死。上述兩種方法都可以有效的破壞腫瘤，其副作用比全身性化療小，但由於化學藥物仍可能擴散到支配腫瘤的血管外，而引起腫瘤周圍或全身正常組織的傷害。另一方面，腫瘤外圍的癌細胞因可能從側支循環獲得營養供應而倖存下來。**酒精注射法**乃是直接將95%的酒精打入腫瘤內，以殺死癌細胞。**高頻電燒法**則是利用高頻電磁波使局部組織產生高溫，以殺死癌細胞。以上兩種方法都是局部破壞腫瘤，其副作用較少，但並非所有腫瘤都可使用，只適合於小型的腫瘤（尤其是肝癌），而且腫瘤外圍的癌細胞也可能因距離治療的中心太遠而倖存下來。**荷爾蒙療法**則是利用對抗癌細胞表面的性荷爾蒙受體，或抑制性荷爾蒙合成的藥物來抑制癌細胞的增殖，主要用於治療具有女性或男性荷爾蒙受體的惡性腫瘤（如：乳癌或攝護腺癌），但因其會抑制女性或男性荷爾蒙的合成或對抗其作用，因而會產生類似性荷爾蒙缺乏的症狀（如：更年期的症狀）。**標靶療法**是目前較熱門的治療方法，主要是利用蛋白質抗體或小分子物質，去和腫瘤本身增殖所必需的特殊分子結構結合，以抑制癌細胞增殖。這些療法由於較具特異性，對正常細胞影響較小，因此，副作用較化學療法或放射治療小。但由於大多數腫瘤都具有多個異於正常細胞的結構分子，而有很多尚未完全明白，因此，並非每種癌症都可以用標靶療法。不管是哪一種直接殺害腫瘤的方法，癌細胞都可能產生突變而對治療產生抗藥性，因此，經常是早期治療有效，但治療久了則失去效果。**最好的抗癌方法是根據腫瘤的特性多管齊下，除了可以增加療效外，也可以減少抗藥性的產生，但仍需注意副作用增加的問題**。

另外有一種類似標靶療法的治療法，稱「血管新生抑制」，乃是利用抗體或小分子物質去阻斷腫瘤新生血管的形成，使腫瘤無法獲得營養而停止成長或萎縮。**血管新生抑制療法**並非直接攻擊癌細胞，而是阻斷供應腫瘤營養之新生血管的形成，因此可以說是一種間接攻擊法。這就好像作戰時不直接攻擊敵人的主力部隊，但卻攻擊其負責補給的後勤部隊，使敵軍無法獲得資源補給，而降低作戰能力。血管新生抑制療法單獨使用的效果並不顯著，通常與放療或化療合併以提升治療效果。此種療法的副作用不大，但仍有可能出現心血管及皮膚的病變。

# 癌症輔助療法

那麼除了上述攻擊癌症的方法以外，有那些方法可以加強人體本身抗癌能力，或保護人體正常細胞以減少放、化療之副作用的產生呢？這種不是直接殺害癌細胞，而是透過保護正常細胞，或提高免疫力的治療方法稱為「輔助療法」。**癌症輔助療法包括：心靈療法、飲食調整、運動療法、深呼吸療法、中草藥療法、營養與**

天然物療法及能量療法等，以下將逐一簡單介紹。

## 心靈療法

為什麼說心靈療法是首選的癌症輔助療法呢？因為癌症不但會造成患者身體的痛苦，也會造成心理的重大壓力。罹患癌症常會讓患者面臨到死亡的威脅，而對死亡的恐懼是人類最大的心理壓力。這種心理壓力就足以降低患者的免疫力，尤其是自然殺手細胞對抗癌細胞的能力。偏偏有很多癌症患者本來就是完美主義的個性，他們平時承擔太多的家庭與工作責任，經常默默忍受壓力，卻不善於表達內在的感受，當然心裡頭的壓力就更為沉重了。我從臨床中發現，除了有些症狀與癌症的進展及放、化療副作用有關外，癌症患者的大多數症狀，都與心理壓力所引起的自律神經失調有關。我通常會教導他們做深呼吸的訓練，並進行認知的調整，如此才能讓他們脫離壓力的捆綁。

癌症患者必須學會多愛自己一點，凡事不要強求完美。如果能夠把癌症看成上天賜給我們改變生命的契機，重新去審視到底什麼才是對自己人生最有意義的事。順著內在的感動，去享受生命的喜悅，熱情生活，面對挑戰，往往能夠戰勝癌症。相反的，有些癌症患者一知道自己罹患癌症後，就眉頭深鎖，心情掉進憂鬱及恐懼的無底深淵。他們一方面擔心治療過程的痛苦，另一方面又擔心家人的未來，整個心靈被絕望所籠罩，身體的免疫細胞早已棄甲而逃，又怎麼可能面對凶惡癌細胞的挑戰呢？

癌症患者的心靈是非常脆弱的，需要有人傾聽及同理。此時家人及親友的支持相當重要，但有時家人及親友也會和患者同樣陷入恐懼的泥沼，他們不知道如何引導癌症患者走出心靈的害怕。癌症患者如果能夠參加抗癌支持團體，並找一位願意傾聽他們心聲的醫師是非常有益的。透過志工及醫師的心靈支持，癌症患者及家屬的心情可以獲得安定，他們比較不會病急亂投醫，而能按著醫師的指示，一步一步接受正確的治療。

## 飲食調整

第二個重要的癌症輔助療法就是飲食調整。很多癌症患者一聽到自己罹患癌症後，就自動轉為素食。他們很多東西都不敢吃，深怕吃進太多營養，把癌細胞養大了。有些患者則採取生機飲食，擔心吃進太多毒素，刺激癌細胞的增殖。

我不是反對素食或生機飲食，而是強調要看什麼時機去採用素食及生機飲食。當癌症患者剛動完手術或正進行放、化療中，他們的身體需要比平時更多的營養素（尤其是蛋白質），以促進正常組織細胞的修復。偏偏這個時候患者的胃腸功能常因手術或放、化療而受損，導致噁心、嘔吐、食慾不振、拉肚子或便祕等症狀。此時患者本來就胃口不佳，若再加上飲食的禁忌，就很容易導致營養不良。常見很多癌症患者於放、化療期間，出現嚴重疲倦乏力、手足無力、頭暈、心悸、冒冷汗等症狀，有時嚴重到影響放、化療的進行，一問之下才發現是營養不良問題。當他們接受建議重新調整飲食後，往往就能體力大增，頭暈、心悸及冒冷汗的症狀也跟著改善。

那麼手術後或放、化療中的癌症患者該吃那些東西呢？其實最重要的原則，就是多吃有營養而又容易消化吸收的食物，特別是蛋白質食物（包括：魚、肉、蛋、奶及大豆製品）。當然病人的口味很重要，最好選擇他們喜歡吃又有營養的食物。有人會問：「難道癌症患者都沒有任何飲食禁忌嗎？」我認為只要掌握大原則：「什麼都可以吃，只是不要吃太多油炸、辛辣或冰冷的食物就可以了。」其理由是癌症患者接受放、化療期間，很容易火氣大，因此不適合吃太多油炸及辛辣食物。另一方面，他們的腸胃黏膜受損，吃太冰冷或太刺激的食物，容易引起腹痛或下痢等症狀。有人問：「喝雞精怎麼樣？」喝雞精當然可以，但是比不上將整塊雞肉吃進去。除非病人真的都吃不進去了，否則我不建議完全採用雞精或管灌營養品（如：亞培安素）。我認為這類的營養品只適合於病患胃口很差，無法吃入足夠的食物才使用。有時候病人營養狀況太差，為了促進患者身體的修復，我會建議補充麩醯胺酸等胺基酸營養補充品。

對於那些已經手術或放、化療結束一段時間的癌症患者，如果他們的健康狀況良好，我會建議飲食以均衡及適量（少糖、低鹽及低脂）的原則。飲食的內容應以穀類及豆類為主食，蔬菜及水果為副食，而肉類則為次副食，其比例應為五比二比一最為合適。那麼究竟是吃多少量才好呢？其實應該是根據每個人的胃部感覺為主要判斷。中國人講「吃飯八分飽」，也就是說只要根據上述飲食的比例，吃到肚子裡覺得已有八分飽時，就應適可而止。如此就不會有營養過剩或營養不均衡的問題。烹調的方式最好以燉、滷、水炒的方式，而少用油炸或油煎的方式。多吃五穀、糙米或全麥製品，少吃加工及精緻化或含防腐劑的食物。多吃魚，少吃肉，同時適當的補充有機蔬菜或水果。以上的飲食原則不僅可以減少癌症的復發，還可以預防成人病（高血壓、糖尿病、高脂血症及痛風）的發生。

這裡要特別強調低醣飲食的重要性，因為癌細胞特別喜歡吃葡萄糖，它們利用葡萄糖來轉變為增殖所需的能量。

我們吃進的食物進入人體後，澱粉會被分解成為葡萄糖，而肉類則被分解成為蛋白質及脂肪酸。不管是葡萄糖、蛋白質及脂肪酸都可以供應細胞產生能量，但蛋白質及脂肪酸比葡萄糖能產生更多能量，而且其消耗速度較為緩慢。有很多癌症患者平時不大敢吃肉，只吃澱粉類食物（如：米飯、麵包、麵條等）及蔬果。他們血中的葡萄糖濃度很快升高，但也很快下降，因此很容易有飢餓感，經常在吃完飯二到三個小時後，身體就出現沒力氣、心跳加速、冒冷汗等類似低血糖症狀，趕快吃點甜食或澱粉類食物就會舒服些。如此周而復始，不知不覺中就會吃進太多澱粉類食物。通常這類患者如果能夠調整飲食（尤其是早餐）的內容，增加蛋白質食物（蛋、奶、肉及大豆製品），那些類似低血糖的症狀就會很快消失掉，而他們也會感覺比較有活力。

**在肉類中，我會建議增加魚及海鮮類食物的比例**。因為魚貝類的脂肪酸屬於ω-3脂肪酸，而一般陸地上動物肉（牛肉、豬肉、雞肉及鴨肉等）的脂肪酸則屬於ω-6脂肪酸。和ω-6脂肪酸相比，ω-3脂肪酸比較不會刺激腫瘤細胞的成長。對於素食者而言，蛋白質的主要來源來自豆類食物（尤其是黃豆），他們除了必須注意充分攝取豆類食物外，也可補充海底食物（海帶、海藻、昆布等），以增加體內ω-3脂肪酸及礦物質。

## 運動療法

過去的研究顯示，適當的運動可以改善癌症患者的生活品質，甚至延長生命。很多癌症患者常詢問：「究竟做什麼運動才好？」事實上，癌症患者的運動應視個人體力狀況而定。

通常運動可以分為兩大類：有氧運動（如：跑步、快走或游泳等）及柔軟運動（太極拳、瑜伽等）。前者可增加肌肉的耗氧量及耐力，後者則能達到紓壓的效果。有氧運動的重點在能透過運動使心跳加速，增加身體的新陳代謝。柔軟運動的重點在集中精神於緩慢的肢體運動，並透過深而慢的規律呼吸，使自律神經獲得平衡，達到紓解壓力的效果。通常我會建議兩者合併，先做有氧運動，再做柔軟運動。也可以將兩者的精華結合，譬如：先快走三十至四十分鐘，等到覺得身體已經疲倦時，開始改為慢走，同時進行緩慢的深呼吸。如此不但能達到運動的目的，也能紓解身心壓力。走路是我最常建議給癌症病患的運動，尤其是在綠蔭中的山間小道走路更為理想。

## 深呼吸訓練

在前面講到柔軟運動中強調深而慢的規律呼吸，為什麼在這裡要另外重提深呼吸呢？因為深呼吸是重要的抗癌方法之一。為什麼說深呼吸對抗癌相當重要呢？深呼吸一方面可以增加血液的帶氧量，一方面可以安定自律神經，緩解患者自律神經失調的症狀。

過去的研究顯示，深呼吸可以提升人體自然殺手細胞抗癌的能力。深呼吸訓練建議可以和音樂療法或練氣功結合，則更為理想。

## 中草藥療法

中藥直接抗癌的作用相當有限，其在治療癌症的主要角色是提高免疫力，同時減輕化療副作用。過去的臨床研究顯示，沙參麥冬湯加減可減輕放療口乾舌燥、火氣大的副作用，同時可提高免疫力。小柴胡湯可改善化療引起的肝功能異常。半夏瀉心湯可改善化療引起的噁心、嘔吐及下痢。甘草甜素注射液可預防及治療化療引起的嚴重肝功能異常。

由於中草藥的使用必須根據「辨證論治」的原則，也就是根據患者的體質及症狀選擇合適的藥物。因此，民眾切勿以身試藥，最好找有經驗的中醫師治療。

## 營養及天然物療法

營養及天然物療法乃利用一些營養素、維生素或天然物來輔助癌症的治療。

營養療法當中，最受矚目的有麩醯胺酸（glutamine）、魚油（fish oil）、植物多醣（如：雲芝多醣、黃耆多醣或米糠多醣等）及高劑量維生素C等——各種的營養素及天然物都有其一定的角色。

麩醯胺酸是一種非必須胺基酸，但是癌末病患或放、化療而食慾降低的患者則會有缺乏的現象，患者容易出現嘴巴破、下痢或精神不安定等症狀。補充麩醯胺酸已被發現可以改善癌末惡病體質及化療時引起的口腔及腸胃道黏膜的損傷。

魚油含有豐富的ω-3脂肪酸，而ω-3脂肪酸則可以減少發炎、降低癌症轉移的機會。補充魚油膠囊已經被發現可以改善癌末患者的惡病體質。

各種植物多醣則可以加強患者的免疫力，尤其是自然殺手抗癌的能力。過去的研究顯示，雲芝多醣（PSK）和化療合併使用，可以改善胃癌、大腸癌以及肺癌之患者的疲倦乏力及食慾不振的症狀，同時，還能夠增加五年整體存活率及無病存活率。

## 靜脈注射高劑量維生素C

維生素C在低劑量時具抗氧化作用，但在高劑量時則具促氧化作用，可以選擇性殺害癌細胞。口服的維生素C並沒有直接抗癌的作用，其理由是吾人的腸胃道會對維生素C的吸收進行管控。一般人當口服100毫克維生素C時，其吸收率約80%；可是當口服1000毫克（1公克）維生素C時，其吸收率降為10%。如果增加口服維生素C劑量達2.5公克以上時，其血中濃度並不會繼續增加，因此達不到抗癌的血中濃度。維生素C只有在靜脈注射時才可以到達抗癌的濃度。動物實驗結果顯示，靜脈注射高劑量維生素C具有直接抗癌的效果，同時可以抑制癌症轉移。臨床研究結果顯示，靜脈注射高劑量維生素C（每次10公克，每週一、二次）可以改善晚期癌症患者的生活品質。此外，有些放、化療失敗的癌患者在接受高劑量維生素C靜脈注射後，癌症得到緩解。

靜脈注射高劑量維生素C並不能取代傳統放、化療，但是可以作為放、化療失敗後的另類選擇，或是作為放、化療後預防癌症復發或轉移的暫代方法。

靜脈注射高劑量維生素C雖然安全，仍可能有一些的副作用（口渴、下痢、血壓上升、溶血或誘發腎結石等），因此，最好是在有經驗的專家的指導下使用方為合宜。

## 能量療法

所謂能量療法乃藉由個人自我的鍛練

或外在的方法，提升人體內在自我修復的能量。練氣功是一種自我鍛練提升內在的能量的方法。

有些方法則利用電磁場、遠紅外線或雷射等外在的能量，去提升人體內在自我修復的能力，其中最受矚目的是靜脈內低能量雷射。

## 靜脈內低能量雷射

靜脈內低能量雷射乃是利用一支很細的光纖導管，把低能量紅色雷射光（632.8nm，功率6毫瓦特以下）經由靜脈導入血管內照射約一小時。此能量相當低，約為一般雷射（數瓦特）的千分之一，不至於傷害細胞，但此波長的光可以被血球及血管內皮細胞之粒線體內的光化學接受器吸收，轉換為化學能（ATP），因而增加細胞的能量。

過去的研究顯示，靜脈內低能量雷射可以產生一系列生理反應（包括：改善微循環、提升細胞抗氧化能力、抗發炎、調整免疫系統、調整自律神經失調、促進組織及細胞的修復等），因而提高人體自我修復的能力。

臨床研究指出，癌症患者接受靜脈內低能量雷射，可以改善其疲憊乏力、疼痛、失眠、憂鬱及食慾不振等症狀。他們於手術及放、化療前接受靜脈內低能量雷射治療，可以預防身體正常細胞受到傷害。另一方面，於手術及放、化療後接受靜脈內低能量雷射治療，則可以促進身體正常細胞自我修復的能力。靜脈內低能量雷射並無直接抑制癌症的作用，但卻能改善癌症患者的生活品質，預防或減輕放、化療副作用的產生。

## 根據個人病情及經濟狀況選擇合適的整合療法

由以上可知，抗癌的主要方法乃是傳統西醫療法（尤其是手術、放療及化療），而其他的輔助療法（包括：心靈療法、飲食調整、運動療法、生活習慣的調整、中草藥療法、營養與天然物療法及能量療法等），都是用來減輕傳統西醫療法的副作用、加強療效或改善生活品質。在眾多輔助療法中，心靈療法、飲食調整、運動療法及深呼吸療法是最重要又不必花費很多金錢的療法。中草藥療法、營養與天然物療法及能量療法等療法中有些價格昂貴，必須考量個人家庭經濟狀況，量力而為。所謂「花錢要花在刀口上」，將最有效的資源放在醫學證據越明確的輔助療法才能得到最高的效益。有些患者或家屬道聽塗說，花了很多冤枉錢去買缺乏證據的保健食品或民間草藥，等到真正需要合適的輔助療法（如：營養補充）時卻已彈盡援絕。因此病患及家屬最好和醫師仔細討論，以制定抗癌的整體方針。最重要的是不要本末倒置，捨棄傳統療法而過度期待輔助療法的療效；也不要輕易放棄希望，因為成功只留給不放棄希望的人。唯有掌握黃金的治療時機，接受合適的整合療法，才能創造抗癌成功的新契機！

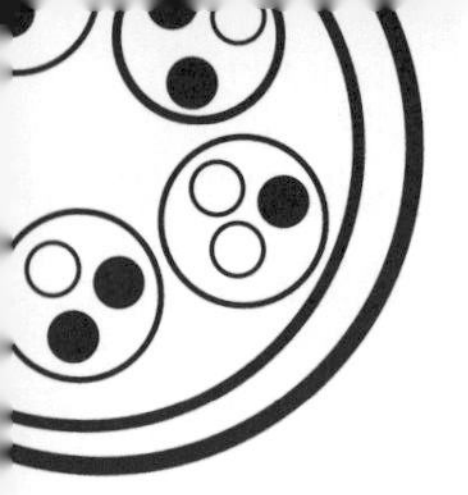

CHAPTER

11

# 抗老防癌的祕訣

（撰文/陳明豐醫師，2012年撰寫）

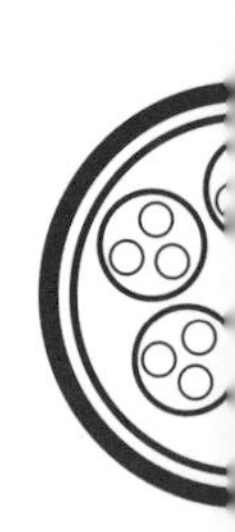

【編按】本會於2012年7月21日、8月4日、18日策辦「2012抗老防癌、養生抗癌系列研習」活動，許多學員反應熱烈，深受啟發。其中一堂課是由義大醫院輔助暨整合醫學中心主任陳明豐醫師主講〈抗老防癌的祕訣〉，緣於很多人常迷惑於如何延緩老化及預防癌症的發生，其實抗老化及預防癌症都是同樣的原理。由於演講內容相當豐富，本刊特別請陳醫師撰成專文，傳授活得健康又有活力的抗老防癌祕訣，以饗讀者。

本演講的目的，乃是個人從事抗老化醫學及抗癌醫學之二十多年的心得結晶，介紹大家抗老化及防癌的祕訣。當我們越深入了解老化及癌症的機制，你就會發現，其實抗老化及防癌的原理是一致的。當我們學會如何抗老化，也就同時學會了抗癌的方法。

## 老化是無可避免的過程？

首先要跟各位討論的議題是：「老化是無可避免的過程嗎？」這個答案是肯定的。即使身為皇帝的秦始皇，也無法逃避老化，最後難逃死亡的命運。但是，「老化是可以延緩的嗎？」要回答這個問題之前，我們要先來了解一下究竟年輕人和老年人的皮膚有何差異？因為歲月在人身上留下的痕跡，最容易由皮膚的變化觀察出來。年輕人的皮膚非常緊實而有光澤，但是老年人的皮膚則失去彈性、乾燥，而充滿皺紋及黑斑。其實皮膚皺紋乃是膠原蛋白纖維被氧化破壞，而失去排列規律及彈性所造成；黑斑乃是皮膚細胞內的酪氨酸，經過多重氧化步驟而形成黑色素聚合物所形成；皮膚乾燥則是皮膚基質中的玻尿酸被氧化破壞減少，而無法保留水分所造成。因此，我們可以說「**氧化是皮膚老化的共通歷程**」。那麼，「**皮膚老化是可以被延緩或逆轉嗎？**」現代醫學的研究已經發現，避免陽光照射及使用某些具抗氧化成分的保養品，的確可以延緩皮膚的老化，甚至部分逆轉皮膚老化的現象。這種現象告訴我們：「**皮膚的老化是可以延緩的。**」那麼其他器官如何呢？

一些科學的研究告訴我們，細胞增殖越快的器官（如：皮膚、腸表皮細胞）越容易老化，但也越容易修復。細胞增殖越慢的器官（如：腦細胞）越不容易老化，不過一旦老化則不易修復。**慢性發炎、缺血或代謝性疾病都會促進組織及器官老化的進行，但積極的健康管理則可以延緩老化，維持正常生理功能。**

# 老化的理論

至目前為止，我們尚不完全知道人體老化的機轉，但有很多老化的理論被提出，它們包括：生理時鐘（老化基因理論）、病毒感染、脂褐素（lipofuscin）累積、氨氧酵素（monoamine oxidase）亢進、內分泌荷爾蒙衰退、自由基學說及粒線體功能衰退學說等。其中**以生理時鐘（老化基因理論）、自由基學說及粒線體功能衰退學說，最被廣泛接受**，其餘則被認為是老化過程中合併的現象，而非真正的原因。

我們可以從觀察周圍的朋友發現，有些人看起來就是比較年輕（娃娃臉），他們比較不會老化，而且他們的家屬似乎也有同樣的傾向。另一方面，有些人看起來就是比較蒼老，他們在年紀很輕時就很容易出現皺紋、黑斑、白頭髮等老化現象，而且他們的家屬似乎也是如此。因此，我們絕對無法否認「**遺傳基因在老化過程中扮演重要角色**」。但是老化也無法全然用遺傳基因解釋，後天因素也佔重要角色。我們都知道伍子胥一夜變白髮的故事，由此可知嚴重的精神壓力會誘發老化現象的出現。另一方面，有肝病、糖尿病及腎病等慢性疾病的病人也比較容易有老化現象。**精神壓力及慢性疾病誘發老化的機轉，被認為與過剩的自由基及粒線體功能的衰退有關。**

## 荷爾蒙的作用及其臨床應用

雖然荷爾蒙腺體的衰退並非老化的起因，但是荷爾蒙功能的衰退卻是老化過程中常見的現象。適量短期的荷爾蒙補充會改善老化症狀，但也可能冒著一些副作用的風險。**在眾多荷爾蒙中，以成長荷爾蒙（growth hormone）與人體的成長發育及**

老化關係最為密切。成長荷爾蒙會刺激骨骼及肌肉的成長，成長期兒童如果分泌成長荷爾蒙不足則會形成侏儒症。成長荷爾蒙的分泌與年齡有密切關係，隨著年齡的增長逐漸衰退。老年人由於成長荷爾蒙減少，所以肌肉逐漸萎縮，而且容易出現中心性肥胖。適量注射成長荷爾蒙可以改善老年人肌肉萎縮及中心性肥胖的問題。雖然如此，目前成長荷爾蒙只被衛生署核准使用於治療小孩成長遲滯，其在抗老化的使用仍有爭議。此乃由於長期使用成長荷爾蒙，可能增加癌症發生的機會，加上其價格昂貴且必須每日睡前皮下注射，因此使用者少。

由於適量的蛋白質會刺激腦下垂體分泌成長荷爾蒙。因此要降低老化引起的成長荷爾蒙減少的速度，最安全的方法就是在飲食中補充適量的蛋白質。

第二類與老化有關的荷爾蒙是性荷爾蒙，包括：女性荷爾蒙與男性荷爾蒙。大家都知道女性荷爾蒙影響女性的一生：當女孩子開始進入青春期，女性荷爾蒙使她們的身體出現女性化的特徵；女性荷爾蒙可以保護血管、促進骨質新生、穩定自律神經。更年期婦女由於卵巢萎縮，女性荷爾蒙急遽減少，因此容易出現高血壓、骨質疏鬆及自律神經失調等病症。過去婦產科醫師鼓勵更年期婦女服用女性荷爾蒙，因為認為女性荷爾蒙不但可以改善上述的病症，而且可以使患者保持容光煥發。後來發現長期使用女性荷爾蒙容易誘發乳癌及子宮癌，很多患者因害怕而不敢服用。最近的醫學研究則顯示，短期（七年內）服用女性荷爾蒙並不會增加乳癌及子宮癌的危機，因此建議若婦女更年期症狀顯著，可考慮短期使用女性荷爾蒙以減緩更年期的風暴。近年來出現一些植物性女性荷爾蒙製劑及專一性促進造骨的女性荷爾蒙製劑，它們比較不會刺激乳癌及子宮癌的成長，因此可以被用來解決更年期所合併的骨質疏鬆及自律神經失調的問題。

男性荷爾蒙也和女性荷爾蒙有類似的情況。男性荷爾蒙會促使男孩進入青春期呈現男性化的特徵。當男人年紀超過50歲，其睪丸分泌男性荷爾蒙會慢慢減少，因此會逐漸出現性慾減退、腰痠背痛及失眠等症狀。其實男性也有更年期，只是其症狀沒有女性那麼明顯。補充男性荷爾蒙可以改善男性更年期的症狀，但長期使用則會增加攝護腺癌的機率。

另外兩種與老化相關的荷爾蒙是DHEA及褪黑激素（melatonin），前者由副腎所製造具抗壓及提升免疫作用，後者則由松果體分泌，具有調整睡眠及抗氧化的作用。兩者都隨年齡的增長而衰減，因此，老年人抗壓能力比年輕人差，也容易有失眠的症狀。目前DHEA在美國當保健食品販售，用以提升抗壓能力，國內則尚未許可販售，因其尚有增加乳癌及攝護腺癌的疑慮。另一方面，褪黑激素在美國同樣是當保健食品販售，主要用於調整時差引起的失眠，但是國內衛生署則尚未許可販售。

總之，目前荷爾蒙製劑並不被建議用

來預防老化，而是短期間用來緩解因荷爾蒙不足所引起的症狀。由於大多數荷爾蒙是由蛋白質或膽固醇所製造，因此，攝取均衡的營養（包括適量的蛋白質及膽固醇食物），是減緩荷爾蒙因老化而減少最有效又安全的方法。

## 何謂自由基？它與人體健康有何關係？

所謂「自由基」乃大自然中具有未配對電子之原子或分子之總稱。自由基參與人體細胞各種生理活動，但過量的自由基則會攻擊周圍的原子或分子，引起氧化還原反應，破壞細胞膜、蛋白質結構、甚至引起染色體基因的變異。自由基的傷害通常是連鎖反應，除非人體內有能提供或接受自由電子的抗氧化劑，否則自由基的反應會持續下去。

## 粒線體是什麼？有何重要性？它與自由基有何相關？

粒線體是人體細胞製造能量的主要胞器。大部分進入人體的食物營養素，最後會被分解成電子及氫離子，然後被送進粒線體中，轉換為生物能量三磷酸腺苷（簡稱ATP）。ATP是細胞的主要能源，它隨時可以分解出磷酸根並釋放能量供細胞使用。粒線體製造ATP的過程以其位於內膜的電子傳遞鏈（簡稱ETC）最為重要。電子傳遞鏈（如下圖）具有四個酵素，它們可以快速接受並傳遞電子，最後由第四個酵素將電子交給氧分子。利用電子流動的力量，將氫離子吸引流經ATP合成酵素，活化ATP的製造。

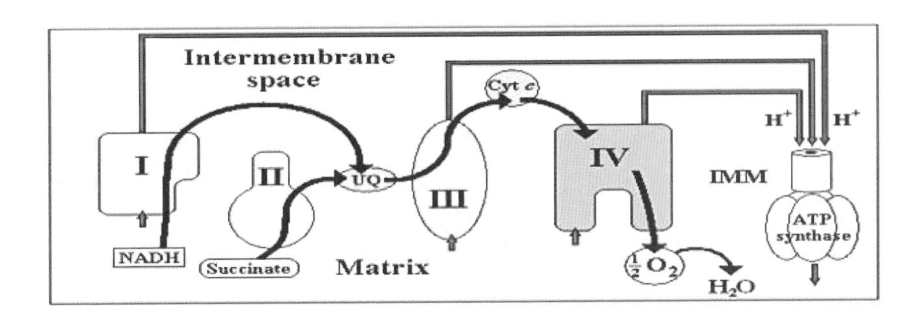

人體內90%的能量都是由粒線體所製造，因此，可以說粒線體是人體細胞的發電廠。但是當粒線體受傷時，其電子傳遞鏈功能會降低，無法順利將電子傳送給氧分子，就會產生氧自由基。這些氧自由基則會進一步傷害細胞膜、蛋白質結構、及細胞核內的DNA。這就好像核子發電廠故障，產生很多致命的反應產物一樣。受傷的粒線體是人體氧自由基最主要的來源，也是老化及癌症的主要凶手。

## 人體自由基過剩的狀況有哪些？

人體內產生自由基過剩的狀況有以下：①熱量代謝過旺。②缺氧狀況。③發炎反應。④酒精或藥物代謝亢奮。⑤放射線或紫外線曝露。⑥新陳代謝異常（高血糖、高脂血、高尿酸）。⑦外來毒性物質或過氧化脂質。⑧交感神經過度緊張狀態。其中以熱量代謝過旺最為重要，主要是因為：當我們吃進太多高熱量食物，粒線體將過剩的營養物質轉換為能量的過程中，就會產生大量的氧自由基傷害細胞。

人體的能量大多數（約90%）由粒線體製造，而絕大部分自由基也在粒線體內產生。

## 如何預防自由基的傷害以延緩老化？

①適當限制熱量食物的攝取是延長生命的法寶。至目前為止，根據動物實驗顯示，適當控制熱量是能延長生命最肯定的方法。

②避免自由基物質的接觸及曝露（如：吸菸及酗酒），少吃油炸食品。

③多吃當季的深色蔬菜水果。深色的蔬菜、水果含有豐富的抗氧化成分，可以說是最佳抗老防癌聖品。有些患者無法大量攝取蔬菜、水果，則需要補充抗氧化劑，但是補充單一成分抗氧化成分，並未發現具防癌或延緩老化作用，另一方面，脂溶性抗氧化劑長期大量補充容易蓄積而出現副作用。抗氧化劑只能當補充劑，不能取代均衡的飲食。如果要補充抗氧化劑，最好選擇多種抗氧化維生素（Vit. E、Vit. C、$\beta$-carotene、CoQ10、lipoic acid）、微量元素（Zn、Se）與天然多酚（茶多酚EGCG、薑黃素Curcumin、大豆類黃酮flavonoid或葡萄仔OPC）結合的產品為佳。

④多吃魚類及海底植物。魚類及海底植物含有豐富的$\omega$-3脂肪酸，可以減少發

炎，進而減少自由基的產生。建議盡量選擇海魚，尤其是小型或中型的海魚（如：鯖魚及秋刀魚），可以減少被重金屬污染。

⑤**養成規律生活、適當運動及學習紓壓方法**。規律生活、適當運動及紓壓可以減緩交感神經的緊張，避免自由基的過量產生。另一方面，適當運動同時可以提升粒線體的功能。運動以適量為佳，避免過度激烈的運動。個人建議以快走或慢跑為優先選擇，並且根據個人體能狀況逐漸增加。

⑥**控制慢性疾病**。體內假使有長期發炎、缺血或高血糖的狀態都會增加自由基的產生。因此建議如果有發炎性疾病、腦心血管疾病及糖尿病等慢性疾病，都應該積極治療，以延緩老化及預防癌症的發生。

# 有什麼方法可以促進粒線體的修復？

最近的研究顯示，限制飲食中的熱量及補充抗氧化劑（如：葡萄皮成分白黎醇），可以改善粒線體功能，防止細胞的老化。適當的運動也可以提升粒線體的功能。除此之外，**新的醫療技術——靜脈內低能量雷射治療，也可以修復及提升粒線體的功能**。

## 什麼是靜脈內低能量雷射？

靜脈內低能量雷射乃利用一支很細的光纖導管，把低能量（功率6mW以下）的紅色雷射光（波長632.8nm）經由靜脈導入血管內照射，每次約一小時。平均每小時全身循環中的血球可被照射七、八次。由於照射的能量相當低（約黑斑雷射的千分之一），所以此雷射的光並不會傷害細胞。血液中的白血球及血管內皮細胞內的粒線體可吸收此波長的光能量，將之轉換為化學能量（ATP），因而增加細胞的能量，產生一系列生理反應，提高人體自我修復的能力 。

靜脈內低能量雷射同時會刺激細胞釋放一氧化氮（NO）以擴張微血管，改善全身血流。另一方面，此雷射光的照射也可以提升細胞的抗氧化能力、調整免疫力、改善發炎、促進各種組織及細胞的再生及修復。

簡單的說，**靜脈內低能量雷射的原理，乃利用細胞粒線體將低能量紅色雷射光的能量吸收，進而轉換為生物能量，以促進身體的修復**。

## 靜脈內低能量雷射有哪些臨床效益？

根據研究報告，靜脈內低能量雷射短期使用可以改善疲憊乏力；減輕疼痛、調整睡眠及促進傷口癒合。長期使用則可以輕度改善高血壓、高血糖及高血脂。此外，在部分病人身上甚至可以看到有回春現象（如：滿頭白髮長出黑頭髮）。

在臨床上，靜脈內低能量雷射的角色並非用來取代現代醫藥，而是當輔助療法，促進身體自我修復的能力。靜脈內低能量雷射常被用於改善癌症患者的疲憊症狀、減輕放、化療副作用及促進腦心血管疾病的修復。

# 如何預防癌症的復發及轉移？

癌症的復發常與過剩自由基的產生及免疫力低下有關。

德國 Frank Andrä 博士於2007年發表，**以靜脈內低能量雷射合併免疫療法可以促進惡性腫瘤細胞的再分化。**

雲芝多醣（PSK）是由雲芝（靈芝的一種）所萃取出的多醣體藥物。過去的研究顯示，它不但可以提升人體的抗氧化能力，而且可以加強免疫細胞（特別是自然殺手細胞）殺害癌細胞的能力。

我們的臨床觀察發現，**結合靜脈內低能量雷射及雲芝多醣，可以顯著的降低放、化療的副作用，使病患順利完成放、化療，增加抗癌成功的機會。**

**另一方面，癌症患者在放、化療結束後，如果能進一步接受靜脈注射高劑量維生素C、合併雲芝多醣或靜脈內低能量雷射，則可以減少癌症復發，增加癌症痊癒的機會。**

這種合併治療的模式不但使癌症患者的復發及轉移有減少現象，而且使患者比過去顯得更年輕而有活力。

## 預防癌症的方法與抗老化的方法是相同的

要預防癌症必須盡量避免過量自由基的產生，同時提升體內抗癌的免疫能力。另一方面，要延緩老化則要盡量維持身體細胞粒線體的功能，維持體內抗氧化的能力。由以上可知，**預防癌症和延緩老化的方法是一致的，當我們學會如何抗老化，也就同時學會了抗癌的方法。**讓我們共同努力學習抗老防癌之道，雖然年齡會逐漸增長，但身心卻越發健康而充滿活力！

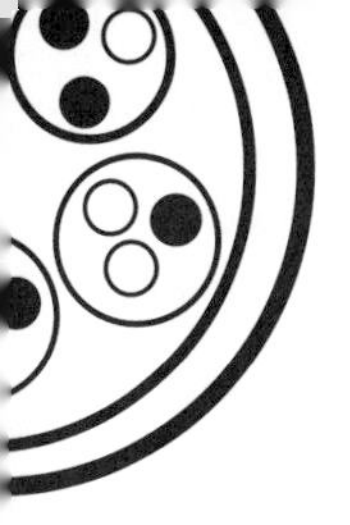

CHAPTER

# 12

# 腫瘤標記的臨床意義及迷思

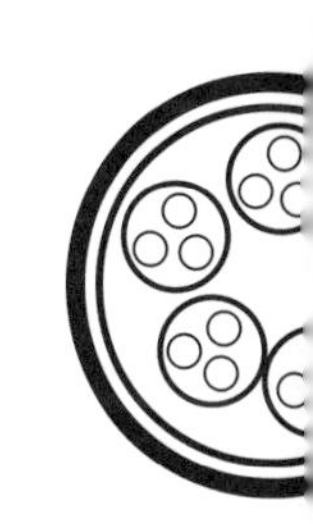

（撰文/陳明豐醫師，2013年）

林先生來到本院整合醫學門診迫不及待說：「醫師，請替我抽血測腫瘤標記，我要篩檢癌症。」

我愣了一下問他：「為什麼想要篩檢癌症？」

他回答道：「我爸爸死於大腸癌，哥哥在上個月也被發現是大腸癌，所以我想抽血驗驗看是否自己也有癌症？」

我看看病歷上的記錄，他的年齡已經超過50歲，於是問他：「你是否曾在醫院或診所接受過免費癌症篩檢？」

他回答：「沒有。」而且反問道：「那有用嗎？不是抽血測腫瘤標記就可以篩檢癌症嗎？」

像這樣誤以為檢測腫瘤標記就可以篩檢癌症的民眾相當多。然而事實上，大多數的腫瘤標記並不適合作為癌症篩檢的工具。那麼，什麼是腫瘤標記呢？

腫瘤標記大多數是醣蛋白（蛋白質和少量糖類的結合物）。它們是某些癌細胞在生長過程中，本身所製造分泌出來的。有些癌細胞本身雖然不會製造或分泌腫瘤標記，但它們會影響鄰近正常細胞產生類似的物質。

在這裡要強調的是：並非所有癌細胞都會釋放或誘導腫瘤標記，只有少數癌細胞才會促使人體內腫瘤標記升高。當人體內有這類癌細胞時，血中腫瘤標記濃度會升高；但其他的生理因素或疾病（如：發炎），亦可能造成腫瘤標記的上升。

目前常用的腫瘤標記如下：癌胚抗原（CEA）、CA19-9、甲基胎兒蛋白（AFP）、癌抗原125（CA-125）及PSA五種，它們各有其臨床意義，但都有其臨床使用上的限制。

癌胚抗原（CEA）是一種癌胚原抗原。正常黏膜細胞也會製造CEA，但是腺癌細胞會製造更多，特別是大腸癌及子宮頸腺癌，而其他惡性腫瘤（如：肺癌）也會使CEA指數升高。另一方面，非腫瘤性狀況（包括：抽菸、消化性潰瘍、腸胃炎、胰腺炎、甲狀腺功能低下、阻塞性黃疸、肝硬化等）也可能會造成CEA指數輕度偏高。

CA19-9指數偏高常見於胰臟癌及骨盆腔或腹腔內之腫瘤，但有些肺癌或胃腸道癌也可能上升。另一方面，有些腹腔內發炎（如：急慢性胰臟炎及膽管炎等）也會上升。

甲基胎兒白蛋白（AFP）是胎兒血清內的主要蛋白質，但是在出生後即測量不到。肝癌及少數生殖細胞癌（如：睪丸癌）會製造大量AFP，但肝硬化或病毒性肝炎急性惡化的患者也可能會有AFP指數異常偏高。此外，妊娠婦女也會有AFP指數升高現象。 雖然大多數（約80%）肝癌患者的AFP指數會異常偏高， 但仍有20%左右的肝癌患者血中AFP仍維持在正常範圍內。

癌抗原125（CA-125）是檢查卵巢上皮細胞腫瘤最常用的腫瘤標記，但有些腸胃道的癌症及良性疾病（子宮內膜腺瘤、子宮內膜異位症等）也都可能有CA-125指數偏高的現象。

前列腺特異抗原（PSA）是檢驗前列腺癌最常用的腫瘤標記，但良性的前列腺腫大及生殖系統發炎的患者會有PSA值會升高現象。

由以上可知，腫瘤標記通常特異性不高。血中腫瘤標記數值升高並不表示一定罹患癌症，而數值正常也不表示一定沒有癌症。腫瘤標記通常不能直接用於診斷或排除癌症，而是和症狀及影像學檢查結合，作為癌症診斷、評估進展狀況及追蹤是否復發的輔助參考指標。

那麼，究竟如何進行癌症篩檢才是理想的呢？

最好的方法就是善於利用國民健康局所提供的免費癌症篩檢。30歲以上婦女，每年一次接受子宮頸抹片檢查以篩檢子宮頸癌。45至69歲女性，以及40至44歲具乳癌家族史女性每兩年一次接受乳房攝影檢查以篩檢乳癌。50至69歲中老年人，每兩年一次接受定量免疫法糞便潛血檢查，以篩檢大腸癌。30歲以上吸菸或吃檳榔民眾，每兩年一次接受口腔黏膜檢查，以篩檢口腔癌。

目前國內每家大醫院都設有癌症篩檢單一窗口，只要攜帶身分證及健保卡就可免費接受檢查。根據研究調查，以上四種癌症都可以透過篩檢來早期確診。如能在零期就發現，乳癌五年存活率高達97.3%，子宮頸癌為96.4%，大腸癌為85.4%，口腔癌為76.5%。

除了定期篩檢以外，早期發現癌症最重要的是靠平時提高警覺，及對某些慢性疾病的追蹤。有慢性病毒性肝炎或肝硬化的患者，須定期抽血追蹤AFP及腹部超音波，以早期監測肝癌的發生。有胃部不適超過一個月的人，就必須找腸胃科醫師安排胃鏡檢查，以排除胃癌的可能性。有咳嗽超過一個月或咳嗽帶有血痰的人，最好找胸腔科醫師檢查胸部X光檢查，以排除肺癌的可能。有長期小便不順或有血尿的人，須找泌尿科醫師進行攝護腺指檢及超音波檢查，以評估攝護腺癌的可能性。連續數星期突然出現腹痛或排便異常（排便頻率或大便形狀不正常或有血便）的人，最好趕快找腸胃科醫師接受大腸鏡撿查，以排除大腸癌的可能性。另一方面，長期有下腹部不適或月經異常的婦女，應該找婦產科科醫師進行內診或超音波檢查，以排除卵巢癌的可能性。有些人平時懶得到醫院接受免費癌症篩檢，有慢性病或身體有症狀也不願找醫師追蹤或進一步檢查，卻只願到檢驗所抽血測腫瘤標記，那絕對是不明智的選擇！

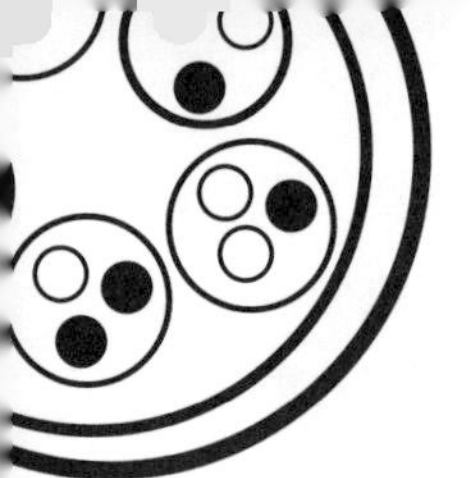

CHAPTER

# 13

# 《安寧緩和醫療條例》立法通過之我見

（撰文/陳明豐醫師，2013年）

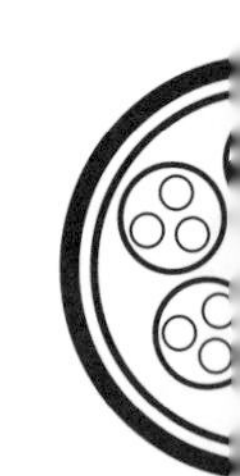

【編按】歷經社會輿論多年來討論，立法院2012年12月21日終於三讀通過《安寧緩和醫療條例》修正案，明訂瀕死且意識不清的病人被診斷為「末期病人」（指包括癌症末期者或因車禍、腦溢血或嗆咽缺氧，導致意識昏迷插管的末期病人），經親屬一致簽署「終止心肺復甦術同意書」，再由醫學倫理委員會認可後，醫師可進行拔管、終止生命，讓安寧臨終邁向「預防受苦」的一大步。

本篇作者陳明豐博士，擁有中西醫雙執照、安寧緩合專科醫師等資格，曾協助臺南市立醫院成立中西整合醫學科，專攻中西醫結合肝病治療，最後調往彰化秀傳紀念醫院擔任腫瘤中心副院長，專攻中西醫結合癌症治療。

最近立法院三讀通過《安寧緩和醫療條例》修正案，癌症末期病患經實施心肺復甦術之後，假使經兩位專科醫師研判無法活過半年，家屬簽署同意書，再經醫院醫學倫理委員會審查通過之後，即可進行拔管。

此法案可以說是安寧緩和條例的進化版，過去的規定是這樣的：已經插了管的病患，那怕是末期病患，除非是病患意識清楚自己表達拔管的意願，或是病患在意識昏迷前，就已經簽署放棄心肺復甦術的意願書，否則就算家屬不願意讓病患繼續痛苦掙扎，也只能眼睜睜看著病患受苦，直到生命的終點。

## 讓癌末病人選擇有尊嚴的醫療照護

修法原為良善美意，沒想到法案一通過，就遭到部分醫界人士的質疑，認為可行性不高，理由是醫師可能不願意承當這個替病患拔管讓病人死亡的責任，而且醫學倫理委員會審查，究竟是要採取多數決或共識決才好，尚未能明確，恐怕難以執行。衛生署則表明將對這些爭議進行討論及規範。

我個人是相當支持這個法案的通過，因為的確有許多的病患，因來不及好好考慮就被急救插管，這不但讓病患陷入痛苦之中，也讓其家人內心飽受折磨。通常會出現這種插管之痛的情形，常常是因為病人或家屬在插管之前，對心肺復甦術不夠了解，不明白其中的痛苦，因此選擇了插管；要不然就是病人或家屬對病情不夠了解，沒想到病人突然不能呼吸，在慌亂之中無法做明智的抉擇；有些則是病人病情突然惡化時，家屬不在現場而又無法聯絡上，醫護人員只好先替病患進行心肺復甦術以挽留生命。像這些情況，病人已經被插上管，而且失去意識，家屬看著病患痛苦的掙扎卻無能為力，那種心酸折磨大概只有當事人才能體會吧！新法規的通過讓家屬能替病患做一個新的選擇，讓他們能夠有尊嚴的選擇醫療的模式！

## 「安寧緩和醫療」不同於「安樂死」

有些人會困惑，把病患賴以維生的氣管內管拔掉是否就是「安樂死」？事實上這並不是「安樂死」。

所謂「安樂死」乃是用積極的行為（如：打針或吃藥）促進病人的死亡。將已經安置的氣管內管拔掉，只是讓病患靠自然的方式去存活，而不用人工的方式積極救治，這是一種對病患及家屬之生命選擇權尊重的表現。有些人會說：「眼睜睜看著病人死亡，那不會是一種很殘酷的行為嗎？」會有這樣的反應的人，是因為不知道拔管並非一個魯莽的行為——不是說拔就拔，那必須是在醫師與家屬充分的溝通，並在使用鎮靜劑減少病患的痛苦反應下才能實施的。國內過去較少實施，不但醫師缺乏經驗不知如何應對，而病患家屬也可能心生恐懼。將來為了此法的實施，醫師勢必得接受此方面的訓練，而自然的死亡也將不再是那麼讓人心生畏懼的事。

有人會問：「萬一家屬要求拔管，是出於個人的利益，希望能夠早日繼承財產，那麼醫院豈不是為虎作倀？」其實醫院應該關心的，只有病患的利益。繼續的插管下去，是否能增加病患痊癒的機會，或只是增加病患的痛苦。像這樣的倫理問題，不僅是要經過兩位專科醫師的認定，還要經過醫院倫理委員會的討論及投票通過。目前醫院的倫理委員會規定，除了要各臨床科部派資深人員參加外，還要有社工及法律專家參加，同時，也要有院外公正人士（通常是德高望重的社會人士）的參與，就連男女比例也都考量在內，因此，很難因個人的利益而被買通。

我認為不管是多數決或共識決都沒關係，只要明確的規範即可。最重要的是開會時間必須靈活，必要時能快速召開臨時會，否則會緩不濟急。

## 安寧緩和醫療精髓，每個人都應熟悉

總之，新法案的通過讓《安寧緩和醫療條例》更加的周全，但仍有很多的困難必須去克服，才能讓法規具體落實。我認為這條新法規只是一條救濟條款，去彌補未經妥善考量而被插管的末期患者的遺憾，讓家屬有重新選擇的機會，但最好的方法是，每個人都能及早去了解安寧緩和條例，在未得不治之症之前，就在個人意願之下簽署預立選擇安寧緩和醫療意願書，及預立醫療委任代理人委任書，提早替自己表達疾病末期選擇不急救之意願，那就根本用不到這條法規。讓我們共同來努力，讓自己的生命不但活得精彩，最後也能夠走得很有尊嚴！

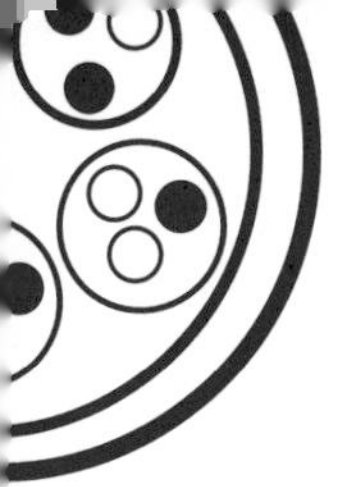

CHAPTER

14

# 抗老化新發展：內因性幹細胞活化療法

（撰文/陳明豐醫師，2014年）

## 什麼是幹細胞？

人體內有上兆的細胞，這些細胞會隨著疾病及老化慢慢衰退甚至死亡，而擔負著各個組織及器官的細胞更新及受傷修復等重責大任，則是潛藏在組織及器官內極少量的幹細胞。

幹細胞（stem cells）具有多功能及自我更新的特性，它們能分裂增殖成為另一個與本身完全相同的細胞，也可以分化成為多種特定功能的體細胞，也就是說它們具有「再生」及「分化」的功能。由於幹細胞有這種特性，因此在組織的再生及修復佔重要角色。可惜的是人體內很多幹細胞就像冬眠一樣，沒有被活化。如何活化潛藏的幹細胞去修補受傷的組織，是抗老化及再生醫學熱門的話題。

## 幹細胞療法的種類及問題點

在幹細胞療法當中，胎兒幹細胞（自八至十二週墮胎胎兒分離）被認為最具分化成多種組織細胞的能力，但由於宗教及倫理的限制，目前被世界各先進國家（包括臺灣）的政府衛生行政單位禁止，不可應用於臨床。

除了胎兒幹細胞以外，科學家也發現成年人各個組織中仍然存有少量幹細胞（稱成人間質幹細胞），它們平時處於安靜狀態，但當身體組織受損時，會被活化而參與組織的修復。

從各種組織（包括：骨髓、胎盤、脂肪、牙齦、臍帶血、及周邊血液等）分離出成人間質幹細胞，並加以培養增殖，又重新打入別人體內（異體移植） 或自己（自體移植），以促進組織的再修復，已成為目前生物科技發展的焦點。

異體成人幹細胞移植因安全性的疑慮，除了骨髓幹細胞及周邊血幹細胞應用於高劑量化療後，癌症患者骨髓的修復之外，目前尚在進行臨床試驗，而未見到具體的臨床應用。

另一方面，由病患的骨髓或脂肪組織分離出幹細胞，再重新打入自己的體內（自體間質幹細胞療法），則是比較容易被接受的方法。

自體間質幹細胞療法（包括：骨髓幹細胞、脂肪幹細胞、臍帶血幹細胞等）在動物實驗中被證實，可以促進心肌梗塞、腦中風及肝硬化之老鼠之組織的再生及修復，而且其中少數已經進行臨床試驗。在臨床應用方面，臍帶血幹細胞由於來自剛出生的嬰兒之臍帶血，其數量相當有限，因此臨床應用受到限制。最近較受重視的是自體脂肪幹細胞移植，因由抽脂所獲得的幹細胞數量較抽骨髓來得多，而且也比較容易培養，但因培養過程中必須加入各種成長因子，幹細胞是否產生改變尚未可知，因此，許多脂肪幹細胞臨床試驗案皆未獲得衛福部的核准。

## 臨床上被核准的幹細胞療法

目前衛福部只許可「骨髓幹細胞」及「周邊血幹細胞」應用於臨床。

「骨髓幹細胞移植」早已被應用於血癌患者，經大量根治性化療後骨髓的修復，但由於抽骨髓時相當疼痛，病患須全身麻醉，因此，此方法逐漸被周邊血幹細胞所取代。

所謂周邊血幹細胞移植，乃患者接受皮下注射白血球生成素（G-CSF），它會促進骨髓間質幹細胞（bone marrow mesenchymal stem cells）的增生，並移動至周邊血液的方法，再經由儀器分離血液中的幹細胞，再打入人體內，它比骨髓幹細胞移植更容易應用於臨床。

## 白血球生成素是什麼？

人體內很多幹細胞潛藏在骨髓裡頭，簡稱「骨髓幹細胞」。

骨髓幹細胞不但可以分化成各種血球細胞（包括：白血球、紅血球及血小板），也可以分化成為造骨細胞、肌肉細胞、神經細胞及肝細胞等。

當人體組織或器官受傷時，受傷器官組織會發出訊號（細胞激素或荷爾蒙），吸引潛藏在骨髓裡的幹細胞移動至周邊血液，再集中入受傷組織內進行修復，而這些訊號中，最重要的是「顆粒性白血球集落刺激因子」（簡稱：白血球生成素；英文： granulocyte colony stimulating factor，簡稱G-CSF）。

G-CSF是一種細胞激素，它會誘發骨髓釋放白血球前趨細胞，並且分化為成熟的白血球，同時也會趨動骨髓中的造血幹細胞以及間質幹細胞釋放至周邊血液中。G-CSF也可刺激中樞神經的神經元新生，並增加神經的可塑性，有效延緩神經細胞凋零。

臨床上，G-CSF（皮下或血管內注射）被用於升高白血球，以預防癌症患者接受化療，所導致的白血球嚴重低下而增加感染的機會。另一方面，注射G-CSF以誘導骨髓釋放大量的幹細胞至周邊血液，再透過周邊血液採集幹細胞的方式，已是各大醫學研究中心所使用的「周邊血造血幹細胞移植法」。注射G-CSF可使個體周邊血幹細胞的數量增加到數十倍，甚至數百倍。

## 白血球生成素的臨床研究

臨床試驗已證實，G-CSF不僅可以有效且安全的將正常健康人、腫瘤及晚期肝硬化病患之骨髓幹細胞增加，並移動至周邊血液，而且對晚期肝硬化患者的病情有一定改善的效果。短期皮下注射低劑量G-CSF（5μg/Kg）被發現可以顯著改善慢性肝病急性惡化患者的三個月存活期，並減少自發性腹膜炎、肝腎症候群及肝腦病變等合併症的發生率。

## 白血球生成素安全嗎？

皮下施打G-CSF最多的副作用是輕度身體痠痛，少數則有微燒，但都可以服用退燒止痛藥（如：普拿疼）預防或緩解。2011年初血液期刊發表一篇G-CSF安全性的臨床試驗，近四千名受試者在接受G-CSF注射後，追蹤長達十二年，沒有任何嚴重不良反應。

## 何謂內因性幹細胞活化療法？

由於傳統周邊血幹細胞療法，患者須接受較大量G-CSF注射連續五天，而且須在最後兩天，連續兩次以儀器分離幹細胞，每次四至六小時。此法由G-CSF產生的副作用較大，而且相當不方便。

本院輔助暨整合醫學中心最近則發展出「內因性幹細胞活化療法」。此法乃是將「低劑量G-CSF療法」與本院常用「靜脈內低能量雷射」結合的新療法。它是利用皮下注射低劑量G-CSF，使骨髓內幹細胞移動至周邊血液內，同時利用靜脈內低能量雷射去活化，跑至周邊血液內的幹細胞，使它們更有活力去增殖，並跑至受傷組織進行修復。

## 靜脈內低能量雷射是什麼？

所謂「靜脈內低能量雷射」乃是將微細的光纖放進人體周邊一條靜脈血管內，再將光纖接上可以釋放低能量的雷射儀器，如此就能將雷射的能量導入到血液。由於導入的雷射光之能量相當低（小於5毫伏特），相當於一般打斑之雷射的千分之一，並不會傷害正常血球細胞，但其特定波長（632.8nm）的紅光剛好可以被人體細胞的粒線體吸收，轉換成生物能量（ATP）。

過去的研究顯示，低能量雷射具有改善微循環、降低發炎、提升免疫力及促進組織修復的功能。**近年來的研究則發現，低能量雷射能活化並促進各種幹細胞的增殖，同時提升幹細胞移動至受傷組織進行修復的能力。**

## 內因性幹細胞活化療法和一般幹細胞療法比較，有何好處？

目前幹細胞療法之安全性尚未確認，所以受到法規的限制。有些人跑到中國、俄羅斯或東歐等國家接受幹細胞療法，但其細胞的來源皆非自己的細胞，安全性如何無法保證。即使是最近被重視的脂肪幹細胞，也因必須經過培養，培養過程中由於有加入各種成長因子，幹細胞是否產生改變尚未可知，因此，許多臨床試驗案皆未獲得衛福部的核准。

「內因性幹細胞活化療法」所誘導的是自己內部本身的幹細胞，不必經過手術或血液分離與培養的步驟，所以相對性的安全，而且價格上也相對便宜。

## 內因性幹細胞活化療法要如何實施？

基本上患者須接受每天一次（每次一小時）的靜脈內低能量雷射共十次，通常建議於兩週內施打完（連續兩週，每週一至週五），而於前五次的靜脈內低能量雷射前則接受一支G-CSF皮下注射。

另一方面，在第一次G-CSF注射之前以及第五次G-CSF注射之後，則須接受抽血檢驗，以確認幹細胞在周邊血液增加的比率。

## 內因性幹細胞活化療法的適應症為何？

「內因性幹細胞活化療法」主要用於治療因疾病或老化，引起的組織或器官的退化所導致功能失調。其適應症範圍相當廣泛，如：第二型糖尿病、腦中風後遺症、冠心疾病後遺症、肝硬化等疾病，以及老化引起的疲憊無力、頭暈、耳鳴、記憶減退等。

## 內因性幹細胞活化療法有何禁忌症？

通常施打G-CSF很少有禁忌症，但由於G-CSF為一種蛋白質結構，因此少數人仍有可能引起過敏。過去施打疫苗有出現過敏症狀者要特別小心。施打G-CSF引起的過敏症，通常只是輕微的紅色疹子，不需藥物處理，但若出現嚴重皮膚紅疹，甚至呼吸困難等嚴重過敏反應者要立刻到醫院處置，並且停止繼續施打。**「內因性幹細胞活化療法」必須先經專業醫師審慎評估後才能實施。**

CHAPTER

15

# 穴位內注射增生療法：慢性疼痛的福音

（撰文/陳明豐醫師，2015年）

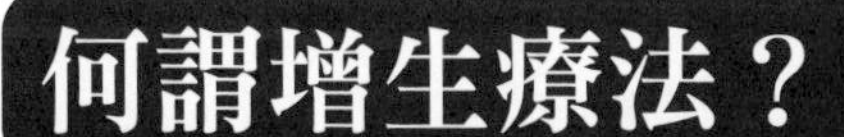

## 何謂增生療法？

劉老太太因過度肥胖，兩膝關節嚴重退化變形，導致膝蓋疼痛行動困難，同時右側腰部疼痛，早上很難從床上爬起來。這幾年來，她長期服用消炎止痛藥，導致胃潰瘍疼痛。有時膝關節嚴重疼痛時，她也會到大醫院打類固醇，但疼痛只能獲得短時間的緩解，很快又復發，最後經由朋友的介紹，至本院整合醫學門診接受「增生療法」約一個半月後，她的兩膝關節疼痛明顯緩解，開始有力氣，可以走比較長的路程。

所謂「增生療法（prolotherapy）」乃是針對受傷、退化、鬆弛或修補不完全的肌腱或韌帶注射安全的刺激劑（如：高濃度葡萄糖），以引起輕度發炎，進而誘導受傷肌腱或韌帶的修復及增生，強化肌腱或韌帶，進而達到緩解或治癒慢性疼痛的目的。

此有別於一般類固醇注射，類固醇雖可短暫改善肌腱或韌帶的發炎，但卻會使肌腱或韌帶的強度減弱，經常注射反而容易產生肌腱或韌帶的萎縮或斷裂，甚至誘發糖尿病或骨質疏鬆等合併症。

目前最常用的增生療法之刺激劑是10%～25%的葡萄糖，每二至四週注射一次，每一個療程約需注射四至六次。其安全性高，很少有嚴重的副作用。最常見的副作用是注射後引起肌腱或韌帶輕度的發炎，導致輕到中等度的疼痛（約三至七天），但大多數病患可以忍受，必要時則可以服用普拿疼緩解疼痛。

## 義大醫院輔助暨整合醫學中心所使用的「增生療法」有何特色？

義大醫院輔助暨整合醫學中心所使用的「增生療法」稱「穴位內注射增生療法（acupoint prolotherapy）」，乃是結合中西醫學的原理，**將增生刺激劑打入傳統穴位的新治療方法。此方法的優點是可減少增生注射療法所需施打的數量，同時減少施打的次數**。傳統的增生療法必須對受傷的肌腱或韌帶進行多點注射，每個部位注射針數常達四至八針，甚至高達數十針，造成病患在接受治療時的恐懼。**穴道是人體氣血匯集及調節氣血的地方，將增生刺激劑打入穴位更能發揮療效，促進肌腱或韌帶的修復**，採用穴位內注射增生療法，每個部位施打的針數不必很多（通常一至三針），卻能發揮更佳的效果。除了在施打部位進行改革外，我們也對所施打的增生劑進行改變，除了使用高濃度（10%～25%）的葡萄糖，同時合併低濃度的局部麻醉藥以減少注射時的疼痛，另外也添加維生素B12以促進神經的修復。這些改變都使「穴位內注射增生療法」可以達到少針數、少疼痛、少次數及效果佳的特色。**對於疼痛部位相當多的病患，我們則進一步點滴高劑量維生素C**。維生素C具有改善發炎、緩解疼痛，同時促進組織膠原蛋白的合成的作用，因此可以和局部穴位內增生療法產生相加成作用，促進肌腱或韌帶的修復。

## 目前有哪些醫院有提供增生療法？哪些患者適合使用？

國外很多著名的醫學中心（如：美國梅約醫院、哈佛大學醫院等）都有提供增生療法。國內有些醫學中心（如：臺中榮民醫院、高雄醫學大學附屬醫院等）的復健科，也有提供增生療法，但**只有義大醫院輔助及整合醫學中心，提供中西醫結合的「穴位內注射增生療法」及靜脈注射高劑量維它命C**。國內外的醫學文獻顯示，增生療法是慢性肌肉關節疼痛安全又有效的輔助療法。增生療法無法取代開刀，但可以緩解無法開刀或不願開刀之退化性關節炎，或肌腱韌帶外傷者的疼痛。有需要的患者歡迎至本院輔助暨整合醫學中心詢問（07-6150011轉內線5960）。

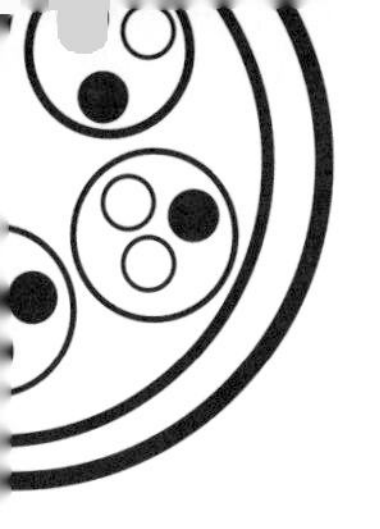

CHAPTER

16

# 中西藥結合治療胃食道逆流的效果

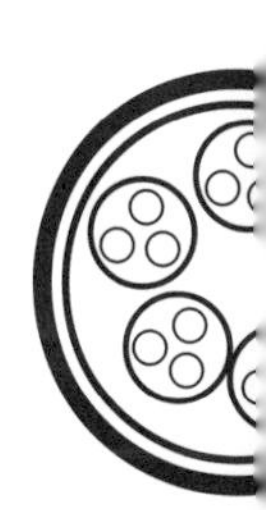

（撰文/陳明豐醫師，2015年）

胃食道逆流疾病（gastroesophageal reflux disease，GERD）指的是胃甚至十二指腸內容物逆流入食道下端，所引起一系列逆流症狀，或是造成食道黏膜組織損害。它對罹患者的傷害，並不僅止於胃食道逆流本身的結果，而是因逆流所導致合併症的發生，其中包括有食道炎症病變（如：食道糜爛、潰瘍、出血、纖維化甚至狹窄）、短食道、具癌化傾向的Barrett食道。

另一方面，胃食道逆流也被發現可能與慢性咽喉炎、慢性支氣管炎、慢性乾咳、反覆性發作的氣喘、非心源性胸痛或胸悶、甚至夜間睡眠呼吸中止症候群等疾病的發生有關。

胃食道逆流疾病在歐美國家是十分常見的疾病，美國的盛行率約在25%～36%之間。至於在臺灣，其盛行率則由三十年前的2%～5%逐漸增加至近年的12%～16%，而且有逐年增加的趨勢。因此，胃食道逆流疾病已成為臨床上重要的課題。

那麼，胃食道逆流疾病究竟是如何發生的呢？

雖然其致病機轉尚未完全清楚，但目前醫界主要認為與病患之食道下括約肌（lower esophageal sphincter, LES）的抗逆流功能的降低有關。其他因素（如：食道黏膜清除作用失調、食道黏膜屏障完整性受損、胃排空功能障礙、逆流物本身的傷害、及胃酸與膽汁混合的加成傷害）則加速胃食道逆流疾病的發生及惡化。

胃食道逆流疾病的症狀千變萬化，其中以胸口燒灼感或胸骨後燒灼感為最多，食道發炎嚴重時則會出現吞嚥障礙，以及吞嚥疼痛等症狀。此外，一些消化道以外的症候如：喉嚨痛、聲音沙啞、咳嗽、呼吸困難、胸悶、胸痛等常被誤以為其他毛病而延誤治療。因此，醫師必須對這些症候提高警覺，必要時幫病患安排胃鏡檢查或合併二十四小時食道內酸鹼值偵測。如此才能迅速且準確的診斷疾病，提供病患正確的中西醫藥治療模式。

胃食道逆流的治療，西藥主要以質子幫浦抑制劑（PPI）為主，其主要作用為抑制胃酸分泌，臨床上有效率為60%～80%，但仍有20%～40%的病患因胃酸以外的症狀無法緩解。

西藥治療胃食道逆流的另一個問題是：停藥約一年後有將近80%的復發率，而長期服用質子幫浦抑制劑的安全性仍有疑慮，因此，有待其他輔助療法來彌補其不足，中藥方劑正可以用來彌補其缺口。傳統中醫治療胃食道逆流強調辨證論治原則，乃根據病患不同的體質及症狀選擇不同的中藥方劑。

## 中醫經過多年臨床經驗，發展出針對各種特殊證型的處方

雖然目前中醫界尚無對胃食道逆流之辨證論治的分型有共同的標準，但最普遍接受的是分成五型：肝胃鬱熱證、膽熱犯胃證、氣鬱痰阻證、瘀血阻絡證、中虛氣逆證。

從西醫的觀點來看，這五型分別代表了胃食道逆流患者特殊的體質及臨床表現：①肝胃鬱熱證是常見的證型，主要症狀是燒心及泛酸，其胃及食道的發炎較為嚴重；②瘀血阻絡證代表胃酸逆流至中部食道，因而產生嚴重的胸部悶痛；③膽熱犯胃證代表胃酸逆流嚴重，連同膽汁也一起逆流至嘴巴，因此口苦咽乾特別明顯；④氣鬱痰阻證則代表胃酸逆流跑到咽喉，甚至進氣管，因而產生咽喉異物感、咳嗽、多痰等症狀；⑤中虛氣逆證則代表胃腸蠕動能力較低，因而食慾不振、食後腹脹的症狀特別明顯。

中醫經過多年的臨床經驗，發展出針對各種特殊證型的處方。中藥抑制胃酸的效果，遠低於西藥質子幫浦阻斷劑，因此，單獨用中藥治療胃食道逆流的效果，遠不如西藥質子幫浦阻斷劑，但若根據證型選擇適當中藥方劑和西藥質子幫浦阻斷劑合併使用，則可改善西藥難以解決的特殊症狀。

我們過去的研究發現，中藥方劑香砂六君子湯，和西藥質子幫浦阻斷劑合併使用，比單獨使用西藥質子幫浦阻斷劑，更能改善胃食道逆流患者的症狀，尤其是食慾不振、食後腹脹等症狀。

最後要強調的是，胃食道逆流的治療不可以只靠藥物，飲食及生活習慣的改變是預防復發最重要的原則。細嚼慢嚥、吃飯八分飽、戒菸、避免咖啡、濃茶等含咖啡因飲品，飯後勿平躺，以及飯後勿急著工作等習慣，需經長年歲月的養成，如此才能真正擺脫胃食道逆流的煩惱！

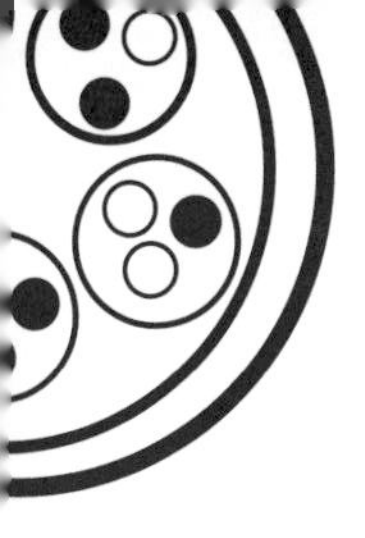

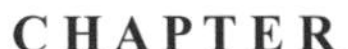

CHAPTER

# 17

# 高劑量維生素C 靜脈注射——一條治癌康莊大道

（撰文/老柳，2015年）

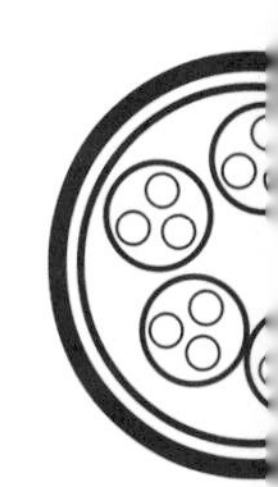

【編按】本文刊登於2015年12月1日作者老柳之部落格，獲作者授權轉載（轉載於本會2016年1月號《會訊》），電子信箱是：liuwilson168@gmail.com。值得一提的是，現任義大醫院輔助暨整合醫學中心主任陳明豐醫師，目前是本會的理事。

今日去高醫癌症中心複診，也是追蹤剛剛由「癌症」轉變成「癌前病變」細胞的發展情形。

醫師診視以後說了一句話：「非常好，下個月再來看看追蹤一下。」

罹患口腔癌近一年，拒絕了手術，改採用高醫癌症中心獨特的「動脈化療注射」，這是裝設一條人工血管，注射低劑量化學藥物，對癌的病灶會形成高達一百倍左右高濃度的化學藥物，但是分布到全身的化學藥劑，卻是一般靜脈注射的三分之一量不到，因此能將對身體的傷害減至最輕，卻對癌病灶處形成強大的殺傷力，這是高醫癌症中心非常出色的地方。

縱使如此，在高醫經過八個月化學治療，癌的病灶沒好，但也沒變壞，只能說維持現況，這情形也發生在眾多癌友身上，令人感到有些挫折。

很早以前就聽說過：高劑量維生素C靜脈注射能治療癌症，但是，該報導又指出，臺灣目前沒有醫院有這種療法，因此沒太關心這訊息。

後經癌友介紹，義大醫院整合醫療科陳明豐醫師有提供高劑量維生素C靜脈注射服務癌友，這在歐美是非常出眾的癌症治療手段，僅僅對癌細胞產生殺傷力，對於正常細胞完全無害。我感到很高興，立即採取看診行動。

今年（2015年）9月，跑去義大掛號，開始實施每週二次的注射，同時，高醫的化療依然持續。大約六至八次高劑量維生素C靜脈注射後，病灶起了大改善，令高醫主治的沈醫師驚訝，要求切片，檢驗後證實，已非癌症，非常令人振奮。

這個月（104年11月）去義大看診拿藥，順道進一步與陳醫師聊天，報告摘要如下。

## 陳明豐醫師十年研究心得

陳醫師很欣慰，並告知以下重點（編按：此文是作者老柳在醫院聽陳醫師口述而自己將之撰成文字刊登於部落格上）：

①他曾經以十年時間專門研究這高劑量維生素C消滅癌細胞實驗。高劑量維生素C治療癌症，是國外整合醫療治癌的主流，相關論文有三千篇以上。

②在實驗室，他使用高劑量維生素C浸泡癌細胞，大約一小時，再沖洗，觀察發現癌細胞大量受傷、死亡——但是對正常細胞無害！

③一次維生素C浸泡癌細胞讓癌細胞死亡、受傷，效果在實驗室中，能持續七天之久，換言之，注射一次，最多能維持七天效果（更長的時間他沒試過）。所以他建議癌友每週注射兩次，一次50公克。

④實驗室試驗過對各種癌細胞，通通都有效——不是侷限少數癌症。

⑤對癌症病患，實施化學治療，再輔助使用高劑量維生素C注射，治療效果最棒。另外，這治療方法對「癌前病變」細胞，效果最佳！

⑥一旦將癌病灶消除，要繼續維生素C注射一年，再視狀況延長注射周期，或是用藥量。

⑦高劑量維生素C注射，在臺北、臺中診所有相同服務，一次收費4,000多元，但是義大醫院，一次收費約600元。

⑧高劑量維生素C靜脈注射，一般是一個半小時注射完畢，陳醫師希望加速注射，濃度越高，殺癌細胞效果越佳。若能四十分鐘完成注射，提升效果。

⑨注意：對各期癌症病患，都有治療功效，可惜健保未給付 。

⑩對於外地癌友，義大可以一次領大量藥材，自行帶回家，找地區診所、醫院代為注射。

目前，在高醫癌症中心癌友，已有四位轉移到義大醫院找陳醫師，大家私下交換意見，獲得「一致好評」，甚至有癌友放棄高醫化療，僅僅依賴義大高劑量維生素C，如今已超過三個月，仍然未發現惡化現象，但是，化療帶來的副作用，卻全都消失了。

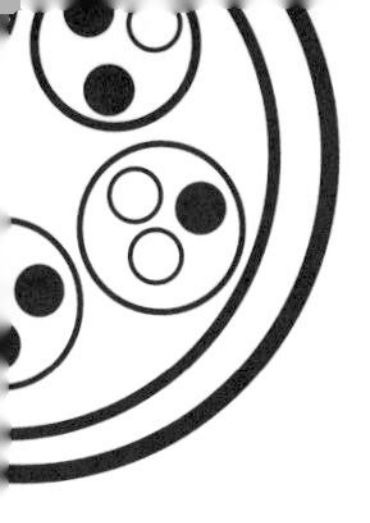

CHAPTER

# 18

# 高劑量維生素C的抗癌祕密

（撰文/陳明豐醫師，2016年5月）

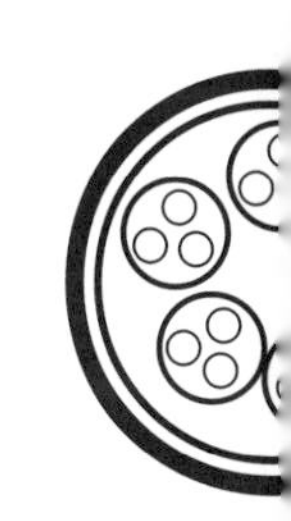

【編按】本刊上一期《會訊》刊載由一位癌友（老柳）撰寫的〈高劑量維生素C靜脈注射——一條治癌康莊大道〉之後，針對陳明豐醫師的治癌經驗與研究心得，獲得許多病友的回響，本期特別邀請陳醫師針對高劑量維生素C的抗癌祕密，再做更完整的說明與解析，以嘉惠讀者。

## 與維生素C偶然相遇

我會研究及使用高劑量維生素C治癌是很意想不到的事。

就在二十多年前，我擔任秀傳紀念醫院副院長，負責推動癌症的中西整合醫學研究。那時候有一個心願，就是能研發出一種安全、有效又便宜的抗癌方法，能夠嘉惠所有的癌症病人。這種治療方法最好是單獨就有其特定的效果，而且可以和化療藥物或放射治療合併，加強其抗癌作用且同時減輕其副作用。

我最早想到的就是維生素C，因為它很便宜而且安全。

當時我指派研究室內兩位較資深且精明的研究員，分別進行維生素C合併化療藥物5-FU抑制肝癌細胞的實驗，主要目的是要看看維生素C是否可加強5-FU抑制肝癌細胞增殖的效果。隔一週後兩位研究員都跟我回報：根本無法觀察維生素C加強5-FU抗癌的效果，因為只單獨加入維生素C和肝癌細胞一起培養，全部的癌細胞都死光光了。

這樣的結果真的令我非常的驚訝，因為我指示她們所做實驗的維生素C之濃度（1～100 μM），是非常低的濃度，也就是一般口服維生素C製劑很容易達到的血中濃度。

我半信半疑的進一步檢查她們的實驗

記錄本，看看數據是否正確。赫然發現兩位研究員都同時犯了錯誤，她們所使用的維生素C濃度（1～100mM）居然是我原指示的濃度（1-100 μM）之1,000倍。

從她們的實驗記錄可以發現，如果將高濃度維生素C（1～10mM）放入培養皿和肝癌細胞一起培養四十八至七十二小時，就會明顯導致肝癌細胞死亡的現象。維生素C濃度從1mM就開始有誘導肝癌細胞死亡的作用，當濃度高到5～6mM時則會使肝癌細胞全部死亡。

## 維生素C抗癌的作用不限於肝癌

為了進一步觀察高濃度維生素C的抗癌作用，是否也發生在其他癌細胞，我們進一步做實驗，觀察高濃度維生素C是否可對抗肝癌以外的各種癌細胞。

結果發現，發生於肝癌細胞的現象，也同樣發生於肺癌細胞、乳癌細胞、大腸癌細胞、胃癌、子宮頸癌等各種癌細胞，但是對正常細胞（如：纖維母細胞）卻沒有明顯的影響——也就是說，只要維生素C的濃度高達5～10mM，大多數癌細胞都會被誘導死亡，然而卻不會影響正常的細胞。

## 維生素C抗癌的機轉透過誘導癌細胞自我凋亡

那麼，高濃度維生素C究竟是如何誘導癌細胞死亡？

我們在顯微鏡底下仔細觀察經維生素C處理而死亡的肝癌細胞的形狀，發現它們和一般化療藥物引起的細胞破裂死亡的形狀不同，而是細胞縮小，同時細胞核濃縮。經過特殊染色發現死亡的肝癌細胞內出現特殊的凋亡小體，也就是說，高濃度維生素C會誘導肝癌細胞啟動自我凋亡的自殺機制。

## 究竟維生素C如何誘導癌細胞自我凋亡？

經過一系列實驗的研究及文獻查考，我們進一步發現：

維生素C（ascorbate）會先轉換為氧化型維生素C（dehydroascorbate；簡稱DHA），其化學結構很像葡萄糖一樣。

由於癌細胞比正常細胞喜歡吃糖（約十五至二十倍），其細胞表面有很多葡萄糖轉換器，於是大量吞吃氧化型維生素C（DHA）。氧化型維生素C（DHA）在癌細胞表面或內部會被轉換為還原型維生素C（ascorbate），在此轉換過程中，會產生自由基——過氧化氫（H2O2），剛好癌細胞比正常細胞缺乏清除過氧化氫的酵素（catalase），於是過多的過氧化氫會傷害粒線體及一些分解酵素，啟動了癌細胞自我凋亡的機制。由於其過程太複雜，在此不進一步贅述。

## 高濃度維生素C可以提升化療藥物抗癌的效果

那麼，維生素C是否可與化療藥物合併使用，以加強其抗癌作用？

為了解答這個問題，我們進一步做實

驗，探討維生素C是否影響化療藥物抗癌的效果。

我們發現，維生素C在低濃度下（小於200 μM）會輕度降低化療藥物抗癌的效果；在中等濃度（200 μM ～1mM）之下，雖然本身只有輕度的抗癌作用，卻可以加強各種常用化療藥物（包括：5-FU、cisplatin（順鉑）、adriamycin（小紅莓）、gemcitabine（健擇）及taxol（紫杉醇）的抗癌效果。也就是說，維生素C在200 μM ～1 mM的濃度下可以加強各種常用化療藥物的抗癌效果，但在更高濃度（2～10mM）的濃度則可以單獨誘導各種癌細胞自我凋亡。

## 高劑量維生素C抗癌的動物實驗

細胞實驗的結果，鼓舞我進一步找中興大學食品科學研究所胡淼琳教授共同合作，進行動物實驗探討高劑量維生素C抗癌的效果。

我們將一種很會轉移的肺癌細胞打入特殊品種小黑鼠的背部，這些癌細胞不但會在小黑鼠的背部長大，而且很快（一至二週內）就會轉移到肺部及肝臟，小黑鼠會在四至八週內死亡。

我們將接種肺癌細胞的小黑鼠分成四組，一組從腹腔打生理食鹽水（對照組），另外三組則分別打低劑量維生素C（相當於60公斤人體的20公克）、高劑量維生素C（相當於60公斤人體的50公克）及抗癌藥物cisplatin（順鉑），每週兩次共打四週。

結果發現，和打生理食鹽水（對照組）相比較，打抗癌藥物順鉑及打低劑量或高劑量維生素C都會明顯抑制小黑鼠背部腫瘤的長大，同時也會抑制肺部及肝臟的轉移。此抑制腫瘤長大及轉移的作用，以抗癌藥物順鉑最強，其次是高劑量維生素C，然後才是低劑量維生素C。高劑量維生素C的抗癌效果，雖然略遜於抗癌藥物順鉑，但是它不像順鉑會明顯降低小黑鼠的體重，且影響其腎臟功能。

我們再進一步對接種癌細胞的小黑鼠之肺部以及肝臟的組織進行檢測，結果發現維生素C的注射會抑制癌細胞金屬蛋白質分解酵素（metalloprotease）的活性，而此酵素則會分解癌細胞周圍正常組織促進轉移。

我們又進一步做了另一個動物實驗，也就是觀察注射高劑量維生素C，是否會加強化療藥順鉑對抗肺癌長大及轉移的效果。雖然我們並未發現注射高劑量維生素C加強順鉑的抗癌效果（此可能因順鉑的抗癌效果已經很強），但卻會明顯降低順鉑所誘發小鼠體重降低及腎功能異常的副作用。

## 人體投與維生素C抗癌效果的一些爭議

雖然細胞實驗及動物實驗研究結果顯示高劑量維生素C有一定的抗癌效果？但是人體投與是否可以達到那麼高的濃度？其安全性又是如何？是否人體投與大量維生素C仍能顯出抗癌效果？這些都是在進

行臨床使用大劑量維生素C之前必須去釐清的問題。

從文獻查考可以發現，最早開始使用高劑量維生素C治療癌症的是一位蘇格蘭外科醫師Ewan Cameron，他在基礎研究中發現癌細胞容易轉移與它能夠釋放一種酵素hyaluronidase（玻尿酸酶），此酵素能水解癌細胞周圍組織中的玻尿酸以利癌細胞轉移。

維生素C是能抑制玻尿酸酶的藥物中唯一安全的藥物，因此他開始嘗試給癌末病患投與大劑量維生素C，意外發現大部分病患的精神及體力都大大好轉，而且存活期比預期延長。其中有一位無法開刀，且體力狀況無法接受化療的轉移性卵巢癌患者的腫瘤居然完全消失！

Ewan在一次演講會中聆聽曾經得過兩次諾貝爾獎的化學家 Linus Pauling的演說。Pauling認為維生素C的化學結構非常類似葡萄糖（glucose），而癌細胞的特色就是喜歡吃葡萄糖，因為它們必須靠大量葡萄糖分解（glycolysis）才能產生細胞複製的能量。維生素C因為化學結構類似葡萄糖，或許可以和葡萄糖競爭進入癌細胞，影響癌細胞的能量代謝，進而抑制癌細胞增殖。

由於兩人英雄所見略同，Pauling和Cameron兩人於是共同合作在蘇格蘭的醫院進行研究，觀察100位接受高劑量維生素C的癌末病患和1,000位未接受高劑量維生素C的癌末病患，比較兩組之間的存活期。**高劑量維生素C的投與乃是先靜脈注射10公克的維生素C連續十天，而後改為每天口服10公克的維生素C。**

他們發現，接受高劑量維生素C的病患之存活期（平均約一年）比未接受高劑量維生素C的病患（平均約半年）多出一倍，而且生活品質也都獲得明顯改善，其中少數患者（五位）腫瘤有縮小甚至消失的現象。

他們的研究論文（西元1976～1980年）在當年的醫學界引起震撼，其後陸續在日本及加拿大都有小規模的臨床研究報告指出，高劑量服維生素C的確會改善癌末病患的生活品質及延長患者存活期。

然而，這些研究也同時引起很多的批評，認為他們的研究缺乏很好的對照組及雙盲試驗。於是美國梅約醫院（Mayo Clinic）也進行高劑量維生素C的臨床試驗，他們將放／化療失敗的癌末患者，根據相對應年齡及性別分成兩組，一組每日口服10公克的維生素C，另一組則服用安慰劑，比較兩組之間存活期的差異。他們在短短數年內發表兩篇雙盲對照臨床研究報告，證實高劑量維生素C並無法延長癌末病患的存活期。

雖然Pauling抗辯指出：**他們的研究所使用的維生素C的投與方法，與梅約醫院所使用方法有所不同**，但醫學界似乎對高劑量維生素C抗癌的研究失去了興趣。

## 高劑量維生素C抗癌研究的復活

維生素C抗癌的臨床研究沉寂了約二十年，直到西元2004年美國國家衛生研究院（NIH）的研究小組針對維生素C的藥物動力學進行研究。

他們給予十七名志願接受研究的正常人經口服或靜脈注射不同劑量的維生素C，然後定時抽血檢測其血清維生素C濃度，比較經口服及經靜脈注射是否血中維生素C濃度的變化有所差異。

他們意外的發現，**維生素C經由口服及靜脈注射的不同途徑所產生血中維生素C的濃度有非常大的差異**。

人體腸胃道似乎有一個機制會限制口服維生素C的吸收。當受試者口服100毫克的維生素C時，腸胃道的吸收率約80%，也就是說大約有80毫克的維生素C會被吸收；但是當受試者口服1000毫克（相當於1公克）的維生素C時，其腸胃道的吸收率降低為20%，也就是說只有200毫克的維生素C會被吸收。隨著劑量變大，口服維生素C的吸收率會更加下降。當每次口服維生素C劑量達2.5公克以上時，受試者血液中維生素C濃度不會再增加了（達到飽和，低於0.22mM），而且口服太高劑量的維生素C會引起受試者上腹部不適，甚至拉肚子，將維生素C排泄出去。

**靜脈注射維生素C可以使血中藥物濃度達到口服維生素C的十倍——甚至七十倍以上的濃度**。口服維生素C無法達到抗癌濃度（小於1mM），只有靜脈注射維生素C才可以使患者血中濃度達到抗癌濃度（大於1mM）。

研究者認為，Pauling與梅約醫院之間研究結果的差異之關鍵可能在於：**前者合併靜脈注射高劑量維生素C，而後者則只有口服高劑量維生素C**。因此，他們呼籲醫學界應該重啟靜脈注射高劑量維生素C抗癌的臨床研究。自此靜脈注射高劑量維生素C的抗癌臨床研究開始如雨後春筍般的增加。

美國Riodan Clinic的研究團隊進一步以高劑量維生素C（10～75公克）經靜脈注射到癌症患者體內，然後定時抽血測量維生素C濃度，同時，他們也將抽出的血液離心分離出血清，再將血清與癌細胞一起培養。

他們發現，高劑量維生素C靜脈注射的確可以使患者血中維生素C濃度升高達抗癌濃度（5～15mM），而且血中維生素C濃度越高，其血清直接抗癌的作用就越強。

他們也根據過去的臨床經驗及所研究出的藥物動力學結果制定出了高劑量維生素C靜脈注射的方案（protocol）：**每公斤體重0.5～1.5公克，每週施打一至三次**。他們又進一步以上述的治療方案，進行第一期（phase I）臨床試驗（2005年），確認此治療方案的安全性，自此高劑量維生素C的靜脈注射方式開始有了比較統一的標準。

同時，他們也以同樣的方案治療850名各種不同類別的癌症患者，並且進行臨床研究。

在一個臨床研究中（2012年），他們發現**高劑量維生素C注射，可以顯著降低**

癌症患者的發炎蛋白質（CRP）指數，而且CRP指數的下降和部分腫瘤指標（如：PSA）的下降有相關性。

除此之外，他們也陸續發表了五名原本放、化療已經失敗，而在接受靜脈注射高劑量維生素C之後導致腫瘤長期消失的個案報告。

在諸多臨床研究中，靜脈注射高劑量維生素C的效果，以改善癌末病患的生活品質獲得最大肯定。韓國（2007年）及日本（2012年）的研究團隊皆以癌症生活品質量表（EORTC30）評估靜脈注射高劑量維生素C對癌末病患生活品質的影響。兩個研究的結果皆顯示，靜脈注射高劑量維生素C顯著提升癌末病患的生活品質，使他們更有活力，而且減輕疲憊、疼痛及改善食慾。

另外，德國多個醫學中心的研究（2011年）也顯示，合併靜脈注射高劑量維生素C顯著提升接受化療之癌症病患的生活品質，同時減輕放、化療副作用，尤其是噁心、食慾不振、疲憊、憂鬱、睡眠障礙、頭暈及出血等症狀。另外，美國有一個第一期臨床試驗（2013年）顯示：靜脈注射高劑量維生素C合併抗癌藥Gemcitabine治療第四期胰臟癌患者是安全的，而且似乎可以延長患者的存活期。而另一個小型人體試驗（2014年）則顯示：靜脈注射高劑量維生素C，可以減輕卵巢癌患者接受傳統化療藥物太平洋紫杉醇及卡鉑治療的副作用。

以上這些研究都顯示，靜脈注射高劑量維生素C可以和某些化療藥物合併使用，以減少化療藥物的副作用，使化療得以順利完成。

## 靜脈注射高劑量維生素C之安全性如何

靜脈注射高劑量維生素C並非完全沒有副作用，只是其副作用通常比較輕微，在患者能忍受的範圍內。有些患者在施打過程中仍有可能出現噁心、嘔吐、畏寒、頭暈、心悸、甚至拉肚子等症狀。這些副作用的出現與維生素C施打的劑量及速度有密切關係，只要適度調整就可避免副作用的出現。

此外，並非每位癌症患者皆適合施打高劑量維生素C。慢性腎衰竭、蠶豆症（紅血球缺乏抗氧化酵素）及心臟衰竭等都是絕對禁忌症（不建議施打），而肋膜積水及腹部積水則必須小心使用。總之，必須在有經驗的醫師指導及監督下，才能使靜脈注射高劑量維生素C成為有益的抗癌輔助利器。

## 我們的臨床經驗及建議

我們在臨床上使用靜脈注射高劑量維生素C至今至少有十五年之久。

猶記得第一個接受高劑量維生素C施打的是一位乳癌患者，她因接受化療而出現明顯疲憊乏力及皮膚變黑（色素沉著）、因而來整合門診尋求協助。她在接受一次靜脈注射高劑量維生素C後，疲憊乏力的症狀明顯獲得改善且皮膚也變白，讓她非常高興。之後，她每次化療後就趕快來接受靜脈注射高劑量維生素C，終於很順利的完成了化療，而且腫瘤長期沒有復發。

很多化療中的癌症患者在接受靜脈注射高劑量維生素C後，化療的副作用明顯降低，使他們順利完成可怕的化療，也度過人生的難關。

我們也常碰到一些癌症患者，原來已長期接受化療，但腫瘤卻仍壓制不下來。當他們合併接受靜脈注射高劑量維生素C後，腫瘤竟然縮小。在這種情況下，患者通常會把功勞全歸給靜脈注射高劑量維生素C，但我會告訴他們：其實真正的抗癌效果還是來自化療藥物，而高劑量維生素C只是助化療藥物一臂之力。這就好像有一位警察和強盜搏鬥，但卻勢均力敵難分勝負，此時來了一位助理參與戰鬥，終於把強盜制服了，這時我們不能說全是助理的功勞。

我曾經治療過一位80多歲的肺癌患者（右肺一顆3公分腫瘤），其腫瘤切片因測不到表皮細胞受體基因突變，因此，老人家無法接受口服標靶藥物治療。腫瘤科醫師建議病患接受全身性化療注射，但是，家屬考量病患身體狀況不佳而加以拒絕。腫瘤科醫師只好開給病患每天一顆小劑量的口服抗癌藥鬼臼毒素（etoposide）治療。

經過兩個月後，病患除了有輕度疲憊的症狀以外，其胸部的腫瘤未見縮小反而稍微變大。家屬帶患者至整合門診要求輔助療法，我們給予合併高劑量維生素C靜脈注射。

經過治療一個月後，病患的肺部腫瘤居然完全消失了，而且精神體力維持的相當好。比較可惜的是，老人家不願意繼續吃抗癌藥，也不願意繼續打針，因而停止了治療，但是他肺部的腫瘤仍然維持消失達一年之久。

我們也治療過一位口腔癌患者，他在南部某醫學中心接受動脈化學灌注療法達八個月之久，但腫瘤一直維持在沒有變大也沒有變小的穩定狀態。他至本院整合門診接受合併靜脈注射高劑量維生素C治療。沒想到經兩個月治療之後，原本的主治醫師發現到他的口腔腫瘤外觀已經發生轉變，於是幫他進行口腔腫瘤的切片，卻意外的發現：其口腔的病變已經轉換為癌前病變。

這些個案的變化告訴我們，靜脈注射高劑量維生素C不但可以減輕化療的副作用，似乎仍有一種力量可以加強化療藥物的效果。

由於目前尚缺乏大規模的臨床試驗，此效果仍須進一步驗證。

有些患者由於接收到網路或媒體的宣傳，過度相信靜脈注射高劑量維生素C的效果。他們常常要求只要注射高劑量維生素C，而放棄應有的傳統治療（包括：手術、化療及放療）。

我個人並不支持這樣的做法。雖然至目前為止，文獻舉出有部分患者因單獨接受靜脈注射高劑量維生素C，而獲得短期或長期的腫瘤縮小或完全消失，但那畢竟只是少數個案報告。大多數效果顯著的都是那些將靜脈注射高劑量維生素C合併化療、放射治療或標靶療法的患者。因此，**靜脈注射高劑量維生素C療法仍不足以取代現有的抗癌療法（開刀、化療、或放療等），只能當輔助的角色**。只有當患者的體力已無法接受開刀、化療、或放療的情況下，我才會建議單獨使用靜脈注射高劑量維生素C，以改善病患的生活品質，進而延長生命。

## 未來展望

近年來許多研究顯示，人體內血糖狀態及抗癌免疫能力會影響高劑量維生素C的效果。

少數動物實驗及個案報告也顯示，合併低糖飲食、植物多醣（雲芝多醣、黃耆多醣）或高壓氧，都可以提升高劑量維生素C的抗癌效果。

除此之外，我們最近的研究也發現，低能量雷射合併高劑量維生素C，對癌細胞有相加乘的抑制作用，但卻不傷害到正常細胞。

因此，我們正努力研究一個更完整的治療模式，全方位的提升病患內在的抗癌能力，以協助他們遠離癌症的威脅！

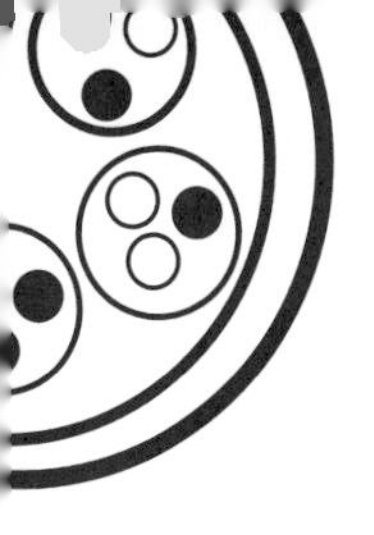

CHAPTER

19

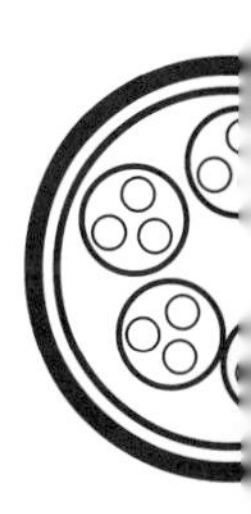

# 癌症微環境調整法

（撰文/陳明豐醫師，2016年11月）

眾所皆知，**癌細胞的特色乃是細胞基因突變，導致細胞不受限制的不斷複製及增殖；接著脫離原來的環境，進行局部或遠處轉移。**目前治療癌症最好的方法是「早期發現早期治療」。如果腫瘤還小且尚未發現轉移，最好的治療方法是開刀切除；但是大多數惡性腫瘤發現時，已有局部擴散或淋巴結轉移，此時最好以手術清除腫瘤及擴散淋巴組織，再進行化學治療或局部放射治療，以追殺肉眼看不到的癌細胞。有些患者被發現癌症時癌細胞已有遠處轉移，只能先以化學治療或標靶療法控制病情，等腫瘤縮小或數量減少後，再看看是否有手術切除的機會。

不管是手術、化學治療、放射治療或標靶療法，我們常發現，腫瘤在治療縮小或消失後，很快的復發或轉移。其原因相當多，有些是由於手術沒有完全清除腫瘤；有些則是癌細胞因基因發生突變，對化療藥物、放射線或標靶藥物產生了抗藥性，因此得以存活下來；另一個常見的原因則是吾人身體內部微環境一直是屬於適合癌細胞生長的環境，此稱**「癌症內在微環境」**。癌症內在微環境如果沒有獲得改善，不但會影響各種癌症治療的效果，也會導致日後癌症容易復發或轉移。因此，**如何調整癌症內在微環境，已成為治療及預防癌症復發重要的課題。**

## 癌症內在微環境的三大特色

那麼癌症內在微環境究竟有什麼特色呢？**癌症內在微環境的改變主要有以下三種特色：代謝異常、慢性發炎及免疫低下。**此三種內在微環境的改變都會促進癌細胞的增生及轉移，同時增加癌細胞對傳統抗癌療法之抗藥性的產生。

## 癌細胞的代謝異常

我們的細胞，必須利用各種營養素（如：葡萄糖）進行代謝產生能量。正常的細胞利用葡萄糖產生能量時，是先以酵素將六個碳的葡萄糖（glucose）分解成兩個三個碳的丙酮酸（pyruvate）；此過程稱糖酵解（glycolysis），可產生兩個ATP（生物能量單位）。丙酮酸的代謝衍生物進一步被送進粒線體（細胞發電廠），利用氧分子（O2），製造三十六個ATP。也就是說，我們身體細胞產生能量的來源主要來自粒線體，少數來自糖酵解。**大多數癌細胞由於粒線體受傷，無法充分利用氧氣來產生充足能量，因此，必須利用大量葡萄糖進行糖酵解來產生能量，供其細胞複製及分裂使用。另一方面，糖酵解產生的丙酮酸（pyruvate）會進一步分解成為二氧化碳及乳酸（lactic acid），後者會使癌細胞周圍環境變成酸性，有利於癌細胞的擴散及轉移。癌細胞喜歡吃糖的程度是正常細胞的十五至二十倍。**由於癌細胞強烈強奪葡萄糖，其周圍環境會變成低糖狀態，導致免疫細胞（如：毒殺性T淋巴球細胞）缺乏葡萄糖去產生能量，降低殺害癌細胞的能力。

我們可以說，**糖代謝的異常是癌細胞第一個特色。**我們常使用正子掃瞄（PET-scan）來偵測癌症，乃是利用一種類似葡萄糖的化合物（FDG）和同位素結合，由於癌細胞喜歡吃糖，所以就會將結合同位素的FDG大量吞吃進去，於是我們就可以核醫掃描儀器，偵測惡性腫瘤所在部位。通常正子掃描反應越明顯，也代表癌細胞的糖代謝活性越強烈。

## 慢性發炎反應

**癌症內在環境第二個特色就是「慢性發炎反應」**。長期慢性發炎很容易誘發癌症，另一方面，癌細胞本身也會誘導慢性發炎反應。我們都知道，當我們的身體那裡有發炎時，一開始就會有紅腫反應，那是受傷組織分泌一些細胞激素，來誘導血管擴張，同時吸引許多白血球集中到受傷部位。它們一方面殺死入侵的病毒或細菌，同時清理壞死掉的細胞或組織。最後開始進行組織修復，發炎反應就會自然消退。癌細胞則會誘導慢性發炎反應，不但釋放血管新生因子去誘導更多新生血管，以利癌細胞吸收更多營養長大，也有利於癌細胞的轉移。

因此，身體任何部位若有慢性發炎，應該積極治療以避免誘導癌症發生。目前已經知道，積極治療慢性B型或C型肝炎，不但可避免形成肝硬化，也可以降低肝癌的發生率。已經罹患癌症的患者，若積極透過飲食或藥物去減輕炎症，一方面可以提升癌症的治療效果，也可以減少復發的機會。

## 抗癌免疫功能低下

**癌症內在環境第三個特色就是「抗癌免疫功能低下」**。事實上，正常人身體內每天也都會有許多癌細胞出現，只是我們的免疫細胞會發現它們，並將它們摧毀。當我們體內持續糖分過高、慢性發炎或長期精神壓力時，免疫細胞殺癌的能力會降低，讓癌細胞有生存及擴張的機會。另一方面，癌細胞本身也會產生一些蛋白質（如：PD-L1）或釋放一些細胞激素，去抑制免疫細胞的攻擊。提升癌症患者的抗癌免疫能力，不但可以延長患者的存活期，還能夠減少復發或轉移的機會。

# 六大癌症微環境調整法

那麼如何透過飲食、生活習慣或藥物去調整癌症內在微環境呢？本人在此提供一些意見供參考：

## 飲食盡量採用低升糖指數飲食

所謂「**高升糖指數食物**」乃是指吃下去後會很快引起血糖升高的食物。這類的食物不但會引起血糖上升，而且會誘導大量胰島素的分泌，導致血糖降低，使血糖上下震盪的幅度變大，同時引起嚴重飢餓感。高血糖或過多的胰島素都會刺激腫瘤的成長。相反的，所謂「**低升糖指數食物**」乃是指吃下去後血糖緩慢上升的食物。這類食物不但比較不會引起高血糖，也不會誘導過多胰島素的分泌。相對的，也比較不會誘導血糖降低，引起嚴重的飢餓感。

典型的「**高升糖指數食物**」之澱粉性食物如：白米飯、麵包或麵條等，至於未加工的澱粉性食物（如：糙米、五穀及全麥麵包等）則屬於「**低升糖指數食物**」。平時應盡量以未加工的糙米或五穀當主食，減少含糖食物的攝取，並且少吃太甜的水果 （如：西瓜、哈密瓜）。有血糖偏高的患者應積極以降血糖藥物（如：metformin）協助控制血糖。

## 均衡的營養，但增加魚類及海底植物的比率

均衡的營養包括穀類（主食）、蛋白質與脂肪食物及蔬菜水果。魚、肉、蛋、奶及豆類製品都可吃，但建議增加魚肉比例（尤其是中、小型海魚，如：秋刀魚、鯖魚、鰹魚等）。若無甲狀腺機能亢進，可多吃海帶、海藻、海菜等食物。**魚肉及海底植物可增加身體ω-3脂肪酸的比率，減輕發炎。**

## 補充益生菌及含多醣的食物

適當補充益生菌，不但可以調整腸胃功能，同時可以提升抗癌免疫力。若無痛風或高尿酸血症，可多吃菇類或海藻類食物，其中的多醣體可以提升抗癌免疫力。癌症患者接受化學治療時，若經濟許可，建議可服用雲芝多醣（PSK），一方面可以減輕化學治療所引起的神經及骨髓的傷害，另一方面則也可保護免疫細胞維持正常功能，減少將來的復發及轉移。

## 運動及鍛鍊深呼吸

若患者體力許可的話，建議每天運動（如：快走），至少三十分鐘。每天鍛練深呼吸，至少兩次，每次至少十分鐘。運動及深呼吸皆可降低精神壓力，有助免疫力的回升。

## 注射高劑量維生素C

靜脈注射高劑量維生素C不但具有直接殺傷癌細胞的作用，而且可以保護正常細胞，減少化療或放療引起的副作用。此外，靜脈注射高劑量維生素C還可以改善癌症患者體內的發炎，並提升免疫力，可以說是改善癌症內在微環境安全、便宜又有效的治療方法。

## 靜脈內低能量雷射

靜脈內低能量雷射是讓血液中的白血球的粒線體吸收光能量，轉換為生物能量（ATP）。它是一種提升免疫力、改善循環、降低發炎又能促進組織修復之治療方法。過去我們常建議患者於放療或化療結束後，接受靜脈內低能量雷射，以修復全身受傷的細胞（特別是免疫細胞），同時調整癌症內在微環境。我們的研究室最近的細胞培養及動物實驗發現，注射高劑量維生素C與靜脈內低能量雷射兩種療法合併，有相加乘對抗癌症的效果，但對正常細胞卻沒有傷害。臨床上注射高劑量維生素C與靜脈內低能量雷射合併的治療效果，值得進一步觀察。

特別收錄

# 醫師與會員進行Q&A座談實錄

（撰文/彭遠，第九屆第一次會員大會暨理監事改選特別報導）

【編按】本會第九屆第一次會員大會，於2017年3月26日假高雄市金園飯店翠苑餐廳舉辦完畢，今年大會最重要的議程是第九屆理監事改選工作，會後並正式推選出吳景崇醫師連任第九屆理事長。大會圓滿落幕，期盼在理事長睿智領導下，各理監事、顧問群、志工團熱心協助的力量凝聚下，大家發揮所長，使本會依舊是會員們倚靠的溫暖港灣。

……經在場會員熱情參與投完票之後，利用計票空檔期間，特別邀請本會理事長吳景崇醫師、理事陳明豐醫師、理事邱鎮添醫師與在場會員諮詢座談並進行Q&A，以下摘錄部分重點內容：

**會員提問：有關癌症病患在化療期間是否一定要服用左旋麩醯胺酸（常見商品名為速養療）？因為有正反兩派的意見，有的說可以服用，因為可減輕化療的副作用，可是又有另一派醫界認為，對身體反而有害，很多癌友因此有疑惑，藉這樣的機會詢問現場醫師，幫大家解答。**

陳明豐醫師（以下簡稱陳醫師）回答：在做化療的時候，身體會有很多正常細胞被破壞掉，特別是腸胃道的黏膜。比如有人做完化療之後，他的嘴巴會破，或者會拉肚子，其實都是黏膜作怪，因為黏膜隨時在產生細胞並會再脫落，所以他需要更多的營養，特別是蛋白質，我們一般吃蛋、肉或是喝牛奶，裡面是蛋白質，但這還是需要經過腸胃道的分解，才能產生胺基酸，為身體應用。然而，因為我們身體本身的腸胃道的消化功能已經不好了，所以最理想方式就是剛才講的補充麩醯胺酸，因為麩醯胺酸本身就是一種胺基酸，它在化療期間會大量的缺少，就必須要補充。

但是有人持另一個意見，若給癌細胞更多胺基酸，它也會長得更快。所以，我們一般的做法就是要根據病人的胃口跟症狀來做判斷，如果他已經有症狀了，我們才會鼓勵去補充，而且補充的量，是根據他吃東西的量來決定。如果病患自己還可以吃東西，我們鼓勵他盡量吃，尤其是吃一些蛋白質的食物，麩醯胺酸的補充量就可以不要多；如果他已經沒有辦法吃東西了，量就得多。

所謂多跟少，一般分成口服和注射，口服大概就是一天三包（一包是10公克，如果你希望省錢一點可以買一整瓶的，通常會附有湯匙，一匙就是10公克），通常麩醯胺酸是沒有什麼味道的，但如果單獨泡在開水裡面，有的病人吃起來會覺得怪怪的，所以通常都會加在果汁和牛奶裡面來喝。結論是：如果癌友還能夠吃東西的話，而且嘴巴沒破，還是可以補充，但不用補充那麼多（例如一天一湯匙或二湯匙），如果真的相當嚴重，連吃東西都不行的話，那我們甚至會用到打針的（因為滲透壓比較高，所以打的速度不能太快，通常要打三到四個小時，只有到了不得已的時候，才會用打針的）。

吳景崇醫師（以下簡稱吳醫師）補充回答：剛才講到麩醯胺酸的吸收，因為在化療裡面，腸胃道的傷害很大，他的傷害不光是在胃、口腔黏膜，甚至其他器官黏膜傷害都很大，剛剛提到胺基酸補充跟病人的胃口，我站在中醫立場，有幾個方面可以幫忙，先看他的腸胃症狀傷害到什麼程度，我們會協助病人緩解，至於在營養上的補充，會用一些銀杏的膠原蛋白（用口服喝的），讓病人瞬間能夠補充，這在臨床上是有相當幫助的。

邱安勤會員提問：我罹患肺腺癌至今剛好屆十年了，之前我的治療過程，在協會前年的《年度特刊》抗癌鬥士專訪中已敘述清楚；但去年因某件事故，受到一點刺激，覺得非常煩悶與煩惱，於是未和醫師討論就擅自停用藥物已五、六個月了，癌症患者真的不能受到刺激，要快快樂樂的……。可是今年再到榮總追蹤的時候，醫生告訴我必須要再化療，我很驚訝回說：「吃藥可以接受，但化療我就不要了！」（當初就是因為接受傳統化療，全身太痛苦，差點命就沒了），我認為能救就救，救不活也不必勉強，寧願死也不再化療了，並藉這個機會我要請教醫師，詢問肺腺癌是否還有別種藥物可以服用？

陳醫師回答：最後是吃「得舒緩」標靶藥？（是）一般抗癌鬥士是不會自動放棄吃藥的，除非你吃的藥有非常多的副作用，讓妳受不了，或者又出現抗藥性，否則是不應該停藥的。也許妳被情緒困擾，或者妳還要再挑戰一次，如果沒回醫院化療會死嗎？（上一次沒死！）但是妳不能用未知的身體狀況去做判斷，因為說實在的，目前的標靶藥物，不是殺死癌細胞，它是壓制而已，所謂的標靶跟化療的差別就在於，化療就像機關槍，癌細胞殺死了，正常細胞也跟著受傷，標靶則會比較專注在癌細胞，但它的副作用其實跟皮膚最有關係，剛才妳提到有嚴重的皮膚症狀，比如長痘痘、長疹子，有的會乾燥，甚至皮膚會裂開，這時須用一些藥膏去緩解，有些人會慢慢去適應它。基本上會有這些副作用，一則以憂，一則以喜，因為皮膚的副作用表現得愈明顯的人，它抗癌的作用其實也就愈好，因為它就是抑制表皮成長因子，醫院是可以提供一些藥膏，或者加上維生素K1（會促進皮膚成長因子，可以改善）。所以，標靶藥一般如果有效的話，會建議要繼續吃，是因為有效才可以繼續吃，它不是一次就給妳一、二年的藥，它是每次給妳三個月的藥。但是妳申請健保是每三個月，如果你在影像學上，看到腫瘤有在進展，就算醫師要幫妳申請，也申請不過，所以妳又沒有抗藥性的產生，如果我是那位醫師，我會建議妳繼續服藥，為了妳的家人，不只是為了妳自己，還是繼續吃。因為妳吃了一段時間之後，可能健保局就不見得會讓妳重新申請了。

最後我再補充一點，通常化療藥和標靶不會合併服用，先吃標靶就吃標靶，標靶有第一線、第二線和第三線，一般吃到第三線有抗藥性出來的時候，都是已經經過好幾年了，吃完了以後，沒有效才重新打化療。最近有一些研究，就是免疫療法，它的副作用比化療小很多，但是健保還沒有給付，目前大概一個月就要花將近二十萬元。

**會員提問：剛剛提到的左旋麩醯胺酸，因為個人現在有在吃攝護腺的藥，副作用是感到胃腸不適，此外，麩醯胺酸可否針對腸躁症？第二個問題就是諾麗果，可以當平常保健食品用嗎？**

**陳醫師回答：**首先要看你現在的腸胃道症狀到底如何？因為腸胃症狀未必是代表是腸胃黏膜受傷，理論上你現在吃的藥物，應該不大會去傷害腸胃道的黏膜，很多人會有一些腸胃道的症狀，或是腸胃的蠕動問題，或是跟壓力有關，所以也不一定要吃麩醯胺酸，還是要根據症狀找腸胃科的醫師，去解決腸胃科的問題。

提到諾麗果，其實都是一些抗氧化劑，至於它是否真的能夠抗氧化，可能還沒有臨床的佐證，但這個製品如果太甜的話，就不會抗氧化；若沒有太甜的話，應該是無妨。

**吳醫師回答：**身體如果沒有什麼症狀，是不需要服用麩醯胺酸。至於諾麗果，坊間傳說可以治癌，但我不認為！嚴格上它是抗氧化劑，諾麗果本身是在南太平洋種植出來的，最近幾年臺灣有很多人把它當作是一種保健食品，這應該可以，但把它當成是治癌的水果可能就有點超過了。

**邱鎮添醫師補充回答：**剛才邱女士的想法讓我有所啟發，當你得到癌症的時候，醫生一定會告訴你這是什麼癌、哪一期，我想請教大家，你覺得第四期就一定是末期，就等於生命的終點嗎？應該不是。為什麼？因為他是根據你有沒有轉移或腫瘤大小來評斷，但這個標準是醫學上的標準，並不是你生命的標準，不代表你的生命就到末期，所以大家要有一個正確的觀念，不管你是第幾期的癌症，只要你選擇一個正確的治療方式，我相信都會有治療效果在。

第二個是，我們在臨床上看到很多在打化療或是放射線治療之前——嗯，我想強調的是癌症治療，必須是一個團隊，包括患者、家屬都希望一起納進來——針對接下來面對的情況共同討論，比如：化療或標靶治療的好處在哪裡？可能面對什麼問題？遇到什麼狀況？用了這個藥之後可能會影響到什麼功能？包括剛剛提到的皮膚、腸胃道、免疫力……方面的問題，怎麼處理？中醫有他的角色在，尤其當我們擬定要怎麼樣治療的時候，有些中藥就已經開始用了。為什麼？因為當你開始做化療的時候，我們的身體有些部分已經被破壞了，一旦破壞，我們要恢復，事倍功半！比如說我們可以先用一些藥物，讓你的免疫力可以提升，等到打化療之後，你的免疫力一定會下降，這樣至少可以讓你維持在一個水平線之上，不會因為你的免疫力受到抑制，當抑制到你的白血球偏低的時候，你的治療一定會中斷，這是我們最擔心的，也很可惜。

第三點是，在很多大醫院，都有中西醫整合的輔助治療，給大家推廣一個觀念和現況，現在健保署對於癌症治療，特別有一個專案，今天只要住院，接受化療或放射線治療，或者跟癌症相關的手術，你都可以用健保給付彙整中醫，減輕大家的負擔，而且這可以讓大家有一個更佳治療的輔助方式，用各種方法來面對難纏的癌症，不僅讓我們多一層健康的保障，多一個治療的選項。我想這對民眾的健康是有益的，這個專案計畫一直持續到現在，因此希望大家多了解目前的趨勢，也希望能對大家的健康有幫助，感謝。

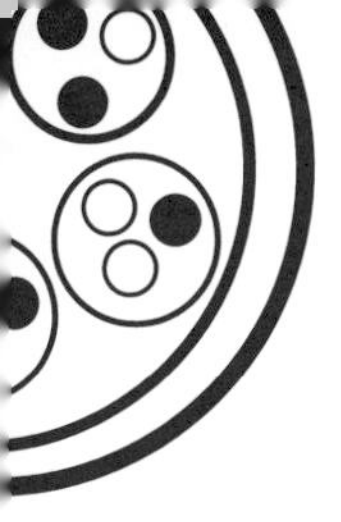

CHAPTER

20

# 癌因性疲憊的症狀、成因及治療

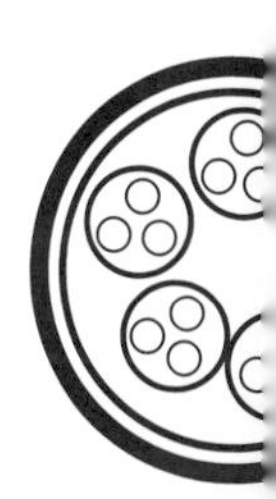

**陳明豐醫學博士於2017.11月在義大醫院演講廳之專題演講**

（撰文/彭遠，2017年11月）

疲勞是現代人常見的現象，然而累（Tiredness）與疲憊（Fatigue）兩者在臨床醫學上仍有根本上的區別；一般而言，「累」是指每個人在過度活動後，可預期的感受，並透過充分休息或睡眠便可解除。「疲憊症」則是指某些人感受異常的累（真的很累），無法藉由休息或睡眠得以緩解，並區分為「急性疲憊症」——短時間消耗體力後引起以及「慢性疲憊症」——持續復發的虛弱，癌因性疲憊症屬此類。陳明豐醫師強調，事實上，癌因性疲憊症不是「累」而已，這是因為癌症所引起的情緒或生理上的精疲力盡，無法藉由休息緩解。

陳醫師表示，癌因性疲憊是一種因癌症本身或癌症治療引起的肉體、情緒、或認知相關之持續性疲勞，或耗竭的主觀性感覺。它和病患最近的活動不呈正相關，但卻會影響日常生活機能。世界衛生組織訂出了以下癌因性疲勞的診斷條件，條例如下：①顯著疲勞感。②整體虛弱感。③注意力下降。④從事平常活動的動機或興趣下降。⑤睡眠異常。⑥無法藉由睡眠恢復精神。⑦感覺需要努力才能活動。⑧因疲勞有明顯的情緒變化。⑨因疲勞而難以完成日常生活活動。⑩短期記憶障礙。⑪活動後的不舒服感持續數小時。只要過去一個月內有連續兩週，每天或經常出現其中六項以上的症狀，即可診斷為癌因性疲勞。

## 癌因性疲憊嚴重困擾患者生活

依據臺灣癌症登記中心統計結果顯示，隨著近年來醫療的精進，超過50%的新發癌症病友存活率都高於五年，但這些癌症病友當中，卻高達80%有活動困難、影響日常生活運作的問題，例如行走、彎腰取物、搬運物品……等，根據臺灣癌症基金會的一份廣泛的調查結論報告指出，癌友普遍對於「疲憊」問題的認知相當薄弱，有高達九成的癌友不知道什麼是「癌因性疲憊症」，七成六的癌友認為其為必然現象。

此外，癌友深受「疲憊症」的困擾，七成病友常常感到疲憊，而且五成得不到紓緩；尤其有三成癌友認為，「疲憊」比掉髮、嘔吐或疼痛更讓自己困擾。無論治療是否正在進行，造成困擾的比例都是一樣的。

值得一提的是，不同癌種的癌因性疲憊症嚴重程度也都不相同，綜合各種調查，癌因性疲憊症對病人有如下三大影響狀況，值得病友和家屬重視：

①**疲憊對身體功能的影響**：影響最大者包括步行一段距離、清掃家裡、日常家務、運動、提重物、社交活動、爬樓梯、照顧家庭、專注事物、準備餐食……，有時累到連吃飯都有問題。

②**疲憊對情緒的影響**：做事沒有動力、對事情沒有動機、因為疲憊而沮喪易怒、對事情提不起興趣、精神耗竭、再也不覺得自己是正常的、認為不會有人了解你的疲憊、注意力不集中、沮喪、無望、記憶障礙……，以致對病人造成心理衝擊頗大。

③**疲憊嚴重影響患者的工作**：嚴重疲憊者無法回到工作的時間是輕度疲憊者的2.5倍，因此癌因性疲憊症甚至會影響患者的社會機能，包括工作和人際關係的障礙……。

癌因性疲憊的可能機轉

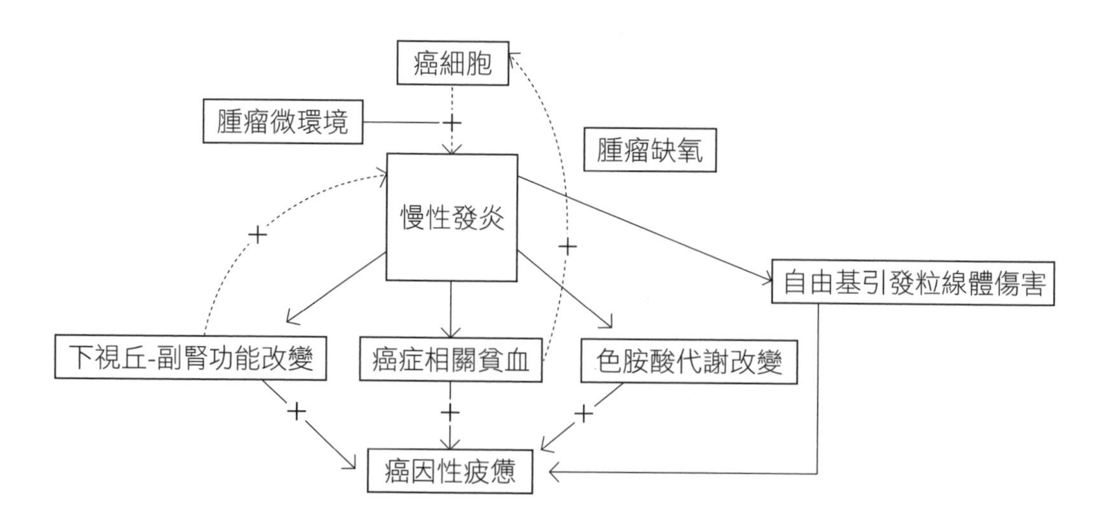


來源：European J of Cancer, 44(175-181), 2008

## 粒線體是人體細胞的發電機

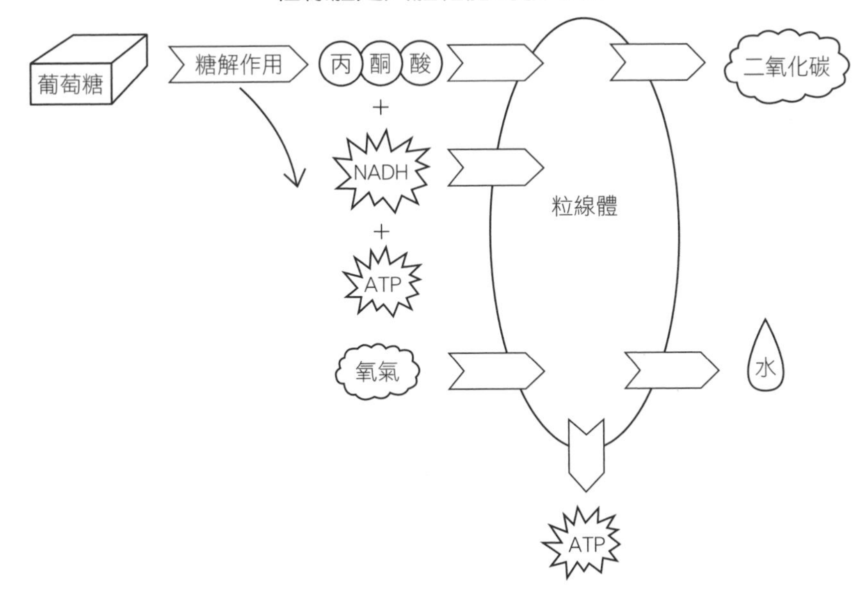


陳明豐醫師進一步表示，癌因性疲憊症的影響層面相當廣泛，除了影響癌友的生活品質，也可能造成癌症治療中斷而降低存活率（編按：臺灣癌症基金會針對癌因性疲憊症進行癌友調查，發現其中三分之一患者曾因此造成治療中斷）。因此在癌症的急性或慢性期都需要針對癌因性疲憊進行復健治療，以達到最好的治療效果。然而，在治療之前，如果能夠對癌因性疲憊的可能機轉有充分的認識（左頁圖），對改善疲憊症將有更大的效果。

一般人都知道，當化療、放射治療及許多抗癌藥常會影響病人的食慾，減少營養的攝取；它們也會直接傷害正常細胞的粒線體，使其無法有效產生細胞能量ATP（三磷酸腺苷），這是癌因性疲憊症產生的重要原因。

由上圖可知，癌因性疲憊就是人體發電機起火，當細胞的能量發電廠——粒線體，失去發電的功能，人體就無法正常運作。陳醫師舉幾個月前臺灣發生大停電的事故做譬喻，全臺幾乎無法正常生活一般（細胞失去能量），一旦發生大停電，要採取的補救措施，包括滅火、關電源、更換發電機等，才能重新發電。

癌因性疲憊的改善方法，陳醫師建議先從非藥物治療試著着手，再視情況進行藥物治療。癌因性疲憊可以利用非藥物性的治療方式，例如：運動、節能、紓壓（針灸、瑜伽、音樂……），以及營養補充等。研究證實，運動會活化肌肉細胞核內PGC-1alpha基因，進而增加粒線體的修復及複製，故運動能夠改善癌症病患的癌因性疲勞，運動治療可維持癌症病友的動作能力、促進活動耐力與恢復日常生活自理功能。唯癌症病友的運動以循序漸進為

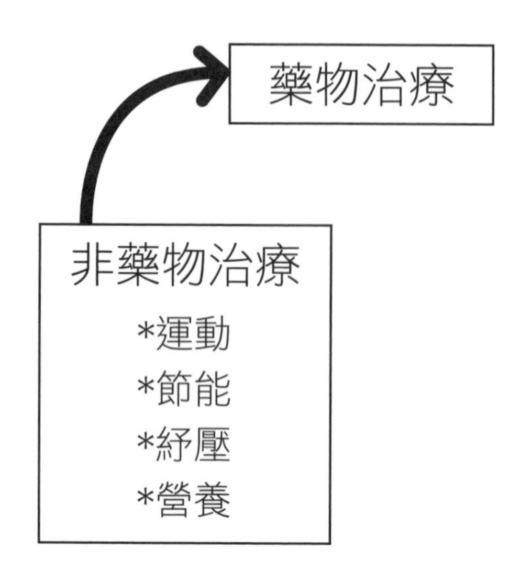


原則，以進行有氧運動合併放鬆運動為主。故對於正在接受化學治療的病患，建議每天進行三十分鐘的有氧運動，將有助於減少癌因性疲勞與改善情緒問題。

「節省體能」是因為癌症患者體力已顯虛弱，更要懂得節能勿虛耗體力！所以只在一天當中的最佳狀態下工作，利用最少的力氣做好大部分的日常活動，達到自我照護。

此外，也可以透過「營養」攝取來改善疲憊情況，改善疲憊的營養三要件：

①攝取足夠的熱量和蛋白質，因為足夠的熱量和蛋白質可以幫助身體的修復，在必要的情況下還可以攝取高熱量及高營養密度的食物。

②攝取足夠的水分，一天至少要攝取超過2公升的水分，盡量避免咖啡因的攝取，若有腹瀉或嘔吐的症狀，則需要更多的水分攝取。

③攝取足夠的維生素，各種維生素在身體扮演重要的角色，故應充分攝取。

至於癌因性疲憊可以利用藥物治療改善的方法，包括：①精神興奮劑、抗憂鬱劑、乙醯膽鹼酯酶抑制劑、腎上腺皮質固醇都曾被用做臨床試驗的藥物，用以確認這些藥物對癌因性疲憊的治療效果；②針對貧血造成的疲憊，如鐵劑、紅血球生成素；③神經傳導或類固醇藥物；④植物多醣及抗氧化劑——黃耆多醣注射液及靜脈注射高劑量維生素C。

陳明豐醫師說明，臨床研究顯示，靜脈注射高劑量維生素C可以顯著提升癌末患者的整體生活品質指數，同時對改善疲憊、噁心及食慾不振等症狀有顯著效果，對經濟困難者而言，可以說是最便宜的自費用藥。

> 靜脈注射高劑量維生素C，可以顯著改善癌症患者的發炎指標及細胞激素：
>
> ▶75%患者接受靜脈注射高劑量維生素C後發炎指數下降。
>
> ▶腫瘤指數下降與發炎指數下降有相關性。
>
> ▶發炎細胞激素與發炎指數CRP於治療後顯著下降。

黃耆在中藥當中被列為上藥，素有「補中益氣之王」封號。研究顯示，從黃耆萃取出的「PG2」多醣成分（注射液），可有效改善癌因性疲憊。

> 黃耆多醣注射液的功能機轉：
>
> ①可提升正常細胞粒線體內抗氧化酵素的活性，清除自由基，保護粒線體。
>
> ②NK細胞被活化。

陳醫師進一步指出，為了緩解癌因性疲憊症對患者造成的困擾，研究人員從黃耆中萃取多醣成分，研究發現，黃耆多醣具有雙向調節免疫功能的效用，且可使免疫及細胞功能趨於正常，改善紅血球、白血球及血小板的造血功能，進而改善癌症患者不適及疲勞的情形。國內的雙和醫院曾針對接受安寧緩和照護、且具中重度疲勞症狀的晚期癌症病患，施以注射黃耆萃取物進行研究，結果顯示，接受黃耆萃取物的患者有六成症狀獲得改善，效果可維持八週的時間。

陳明豐醫師最後強調，癌症治療後引起的「癌因性疲憊」並無法藉由休息獲得緩解，且對患者的影響甚至超過疼痛、暈眩與憂鬱。尤其，癌友在治療期間莫名的「疲憊」不只帶來生活上極大的不適，更嚴重影響其療程的進行及抗癌信心，讓七成以上患者累到無力、放棄治療，嚴重者甚至走上絕境。

因此，高達七成六的癌症病友對於「疲憊」的改善皆有強烈的渴望，所以不僅醫護人員，包括病友自己以及照顧家屬，都應該正視且認識改善癌因性疲憊的上述種種方法。

【編按】陳醫師最後用一張圖表譬喻，癌因性疲憊症就像是人體發電機起火，失去發電的功能。這時，若注射高劑量維生素C，就是「滅火」之舉；而施打黃耆多醣注射液正是「關電源+更換發電機」，兩者都能讓細胞的能量發電廠——粒線體，重新發電，產生能量。

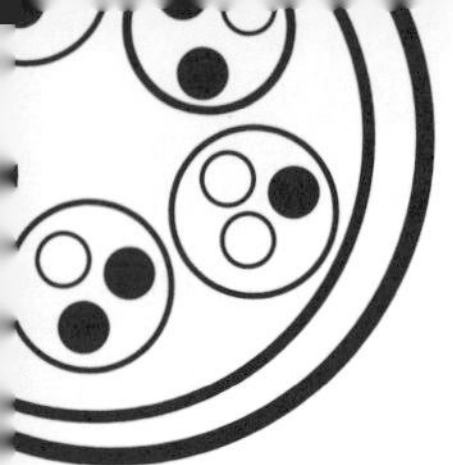

CHAPTER

21

# 癌症康復之路——逆轉癌體質

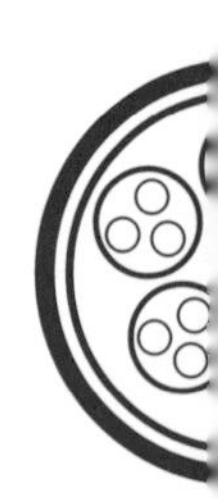

（撰文/陳明豐醫師，2018年）

【編按】本會於今年（2018）7月22日假新興區里民活動中心，舉辦7月份醫學健康講座，邀請本會理事陳明豐醫學博士主講〈癌症康復之路——逆轉癌體質〉，演講內容相當豐富，尤其有關逆轉癌症發炎、免疫低下體質之處方及療癒方式，內容非常精彩，特別邀請陳醫師親自撰文，以饗讀者。

## 前言

在每二人之中就有一人「罹癌」的時代中，大家都有必要了解逆轉「癌體質」的祕訣，這不僅是每位癌症患者、也是健康的人都不可不知的抗癌、防癌知識。

據統計，全臺平均每三人就有一人死於癌症。癌症的治療是令人刻骨銘心的旅程，很多患者經過開刀、化療及放療後，好像經過了一場烈火的考驗，但緊接著如何預防癌症的復發仍是讓患者提心吊膽。事實上，癌症的復發轉移除了與癌細胞本身惡化的程度有關外，也與腫瘤周圍微環境（tumor microenviroment）有密切關係。如果腫瘤周圍微環境，充滿各種適合腫瘤細胞成長的因子（如：發炎、免疫低下、糖代謝異常），那麼腫瘤就很容易復發與轉移。這個腫瘤周圍微環境受到我們身體體質的影響，而適合癌細胞成長的體質就簡稱為「癌體質」。

記得幾年前，美國知名女影星安潔莉娜・裘莉因外祖母和姨母罹患癌症奪走了生命，而母親也在56歲時死於乳癌，使得她害怕自己得到癌症的遺傳，於是在37歲時要求醫師幫她進行乳房切除手術。她在39歲時又因接受癌症基因檢測，發現具有BRCA1及BRCA2等基因突變，被認為是乳癌及卵巢癌的高風險族群，於是毅然決然要求醫師幫她進行卵巢和輸卵管摘除手術。像這樣的真實故事，你覺得安潔莉娜．裘莉的手術值得嗎？如果是你，你會怎麼做？

## 慢性發炎是癌症變身擴張的主要原因

其實癌症的形成不是只有遺傳基因的問題，有癌症的基因並非一定就會得癌症。癌症基因就像電燈一樣，雖然有電燈，但是如果沒有打開開關，電燈是不會亮的。**癌細胞是不會突然形成的，必須是正常的細胞因遺傳或受到致癌物質的傷害，引起基因突變，再加上周圍環境促癌因子的不斷刺激，癌細胞才會不斷增殖、長大、進而擴散到全身。這種能夠幫助腫瘤形成、變大及轉移的環境，被稱為腫瘤微環境（tumor micro-environment），也相當於腫瘤的體質**。我們即使是早期發現惡性腫瘤，而且接受了手術及放、化療，但如果沒有將腫瘤微環境調整好，也很容易出現腫瘤復發或轉移的現象。

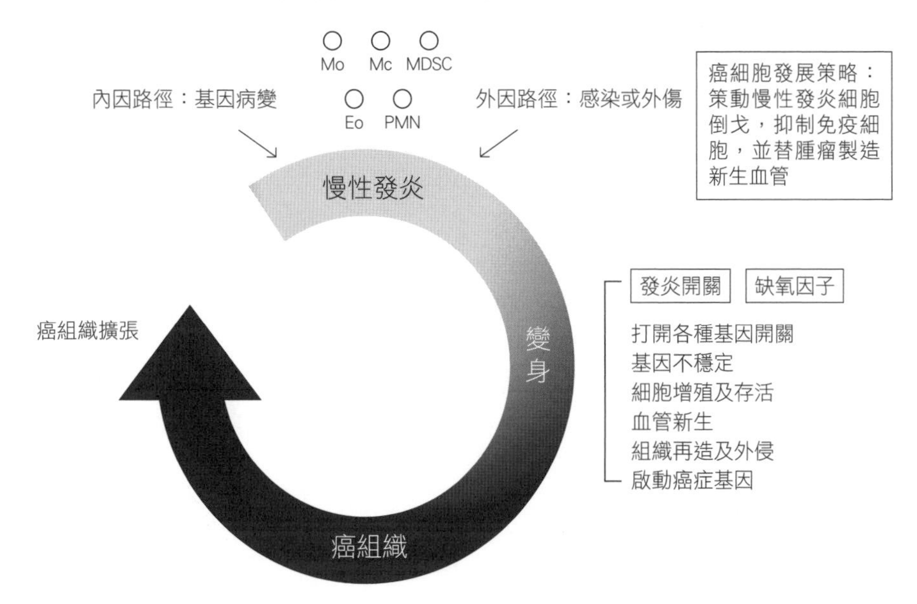

**那麼，究竟什麼是腫瘤微環境的特徵呢？其實腫瘤微環境最重要的特徵就是慢性發炎**。很多惡性腫瘤的發生都跟慢性發炎密切相關。譬如：慢性B型或C型病毒性肝炎容易誘發肝癌；EB病毒引起慢性鼻咽發炎容易導致鼻咽癌；而人類乳突病毒（HPV）的感染引起的慢性子宮頸發炎，則與子宮頸癌的發生有密切關係。**發炎會誘發癌細胞的產生，而持續的發炎會促進腫瘤長大，並增加轉移的機會**。

然而慢性發炎為何會誘發腫瘤的形成、長大及轉移呢？主要原因是慢性發炎時，許多白血球（如：巨噬細胞及中性白血球）會產生一些發炎相關的細胞激素（如：IL-6）及氧自由基，它們會傷害正常細胞的基因導致突變，還會活化很多癌症相關的基因，導致癌細胞的出現、長大及擴散。這些癌症相關的基因所誘導的蛋白質中有一種特殊蛋白質稱**轉化成長因子**（Transforming growth factor；簡稱TGF），它不但會改變細胞的形狀，使規則的柱狀的上皮細胞（epithelial cells）轉換為葉片狀形狀不規則的間質細胞（mesenchymal cells），而且會改變細胞的特性，使它們彼此不願連結在一起，而喜歡獨立遊走，甚至到處轉移。另一方面，轉化成長因子也會改變細胞產生能量的方式。正常的細胞主要靠粒線體利用氧氣產生能量（ATP），但癌細胞則轉變為依賴糖分解產生能量（ATP），這就是癌細胞嗜葡萄糖的原因。

**轉化成長因子除了會改變癌細胞的形狀及特性外，也會影響我們身體內部的抗癌免疫力。它會誘導巨噬細胞及中性白血球由原來具抗癌能力的型態，轉換為會產生血管新生因子幫助腫瘤成長的型態，這就好像叛軍投降不去攻打敵人，反而幫敵人造橋修路一樣**。另一方面，轉化成長因子也會誘導抑制性T-淋巴球，降低其他淋巴球（如：自然殺手細胞及毒殺性T-淋巴球）抗癌的能力。由於抗癌免疫力受到壓制，腫瘤就更容易擴大並到處轉移。

那麼我們怎麼知道自己的身體處在發炎狀態呢？剛才提到的發炎細胞激素

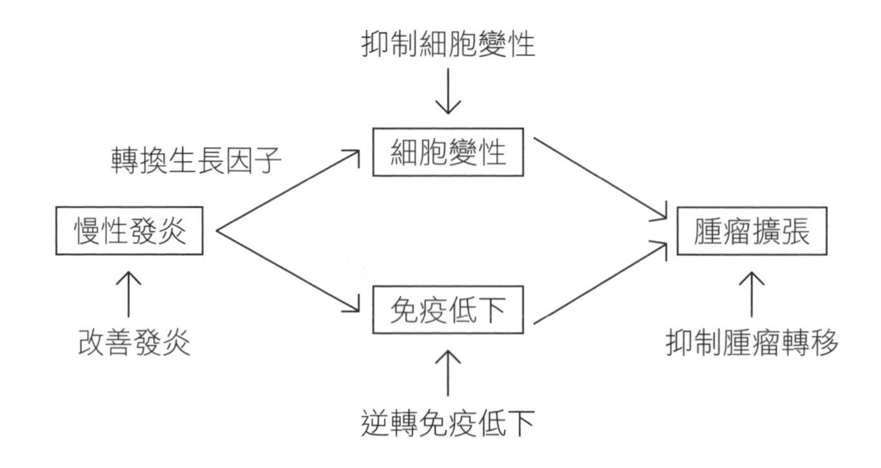

（如：IL-6）會刺激肝臟產生一種發炎反應蛋白質稱CRP，另一方面，IL-6也會刺激骨髓釋放更多與發炎有關的中性白血球（neutrophil），而後者則會進一步抑制淋巴球的增生，使血中中性白血球與淋巴球比值（neutrophil to lymphocyte ratio，簡稱NLR）升高。因此，**當我們抽血看到血中發炎反應蛋白質（CRP）或中性白血球與淋巴球比值（NLR） 持續升高，就知道身體內部正處於慢性發炎狀態，必須積極處理，否則就會給癌細胞有復發或轉移的機會。**

# 如何改善發炎及提升免疫力？

以下構圖是透過抽血檢驗可得知人體是否處於發炎情況，當癌症患者被發現具有發炎體質，應該如何去調整？戒掉不良習慣（吸菸、酗酒、嚼檳榔），避免容易引起發炎的食物（如：油炸食品），多吃具抗氧化活性的黃綠色蔬果及魚肉（含豐富的ω-3脂肪酸），都可以減少發炎。另一方面，規律的生活作息、適當的運動、紓解精神壓力及充足的睡眠都可以改善發炎體質。國人常有維生素D不足現象，癌症患者缺乏維生素D者更是高達70%左右。維生素D缺乏除了會造成骨質疏鬆，也會促進身體發炎，增加癌症復發轉移的機會。所以癌症患者最好抽血檢測維生素D濃度（正常值30～100ng/ml），若發現有明顯維生素D不足，除了飲食上多補充含維生素D食物（牛奶、蛋、魚肉、香菇等）及多曬太陽（每天曬十五分鐘日正當中的太陽），購買維生素D製劑補充是快速恢復的捷徑。

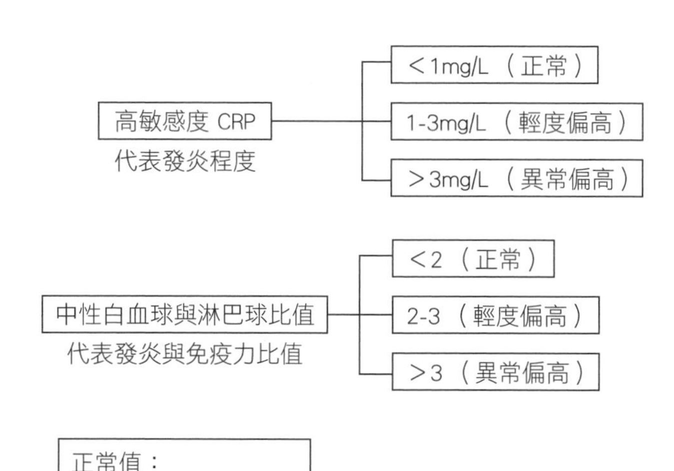

至於有關「逆轉癌症發炎、免疫低下體質」之處方及療癒方式，內容非常多，如果發炎嚴重時，我通常會建議選擇以下藥物治療：

①**抗發炎藥物希樂葆（celecoxib）**：此發炎藥具消炎止痛作用，但它與一般的消炎止痛藥不同，只作用於腫瘤及發炎細胞，對胃及腎臟較少影響，因此較不會引起胃潰瘍或腎臟傷害。

②**高劑量維生素C靜脈注射**：高劑量維生素C可以活化一種叫TET2的蛋白質，關閉從骨髓來的巨噬細胞製造發炎激素IL-6之基因，進而降低發炎反應。過去的臨床研究顯示，**癌症患者接受高劑量維生素C靜脈注射後，70%～80%患者血中發炎指標CRP顯著下降，而且CRP的下降程度和腫瘤指標的下降呈正比**，顯示高劑量維生素C靜脈注射，可藉由改善癌症患者的發炎體質，進而影響腫瘤的進展。

③**中藥甘草甜素複方注射液**：甘草是最常用的中藥，一般中醫師開的中藥處方中60%～70%含有甘草。甘草的主要成分為甘草甜素，除了具有保肝、解毒及抗過敏的藥理作用，也具有很好的抗發炎作用。甘草甜素的抗發炎作用與一般的抗發炎藥物不同，它不會引起胃潰瘍或腎臟傷害，甚至還會保護胃黏膜及腎臟。癌症患者接受化療或放射治療時會有大量細胞壞死（支離破碎），而壞死的細胞會釋放出一種特殊的蛋白質HMGB1。HMGB1原來的功能是讓DNA在細胞核內維持穩定，然而一旦被釋出到細胞外，就會誘發很強烈的發炎反應，這就是化療或放療引起嚴重組織傷害的原因。奇妙的是，**甘草甜素剛好可以專一性的和細胞外的HMGB1結合，阻止HMGB1引起嚴重發炎反應。**過去的臨床研究顯示，甘草甜素注射液（含抗氧化胺基酸）可以顯著預防或治療化療或放射治療引起的副作用（包括：肝功能異常、白血球低下，以及口腔潰瘍等）。

④**口服雲芝多醣**（編按：多糖或多醣，兩個都適用，通常多以「多醣」為通用）：靈芝是常用的養生保健中藥之一，自古以來被認為可以延年益壽，多醣是靈芝提升抗癌免疫力的主要成分。雲芝則是靈芝的一種，其多醣體已被日本開發成為一種藥物，用來與化療藥物合併減輕化療副作用。當胃癌或大腸癌患者接受口服化療時，若合併口服雲芝多醣，不但可以減少疲憊乏力及食慾不振等副作用，而且其存活期會延長，而復發的機率會降低。雲芝多醣的抗癌機轉主要來自其抗氧化作用及提升抗癌免疫作用。它可以保護淋巴球細胞（包括：自然殺手細胞及毒殺性T-淋巴球）避免受到化療藥物傷害。另一方面，雲芝多醣可以直接和轉化成長因子結合，降低其免疫抑制作用。長期接受口服化療藥物的胃癌或大腸癌患者，若同時合併雲芝多醣，其血中轉化成長因子濃度會下降，

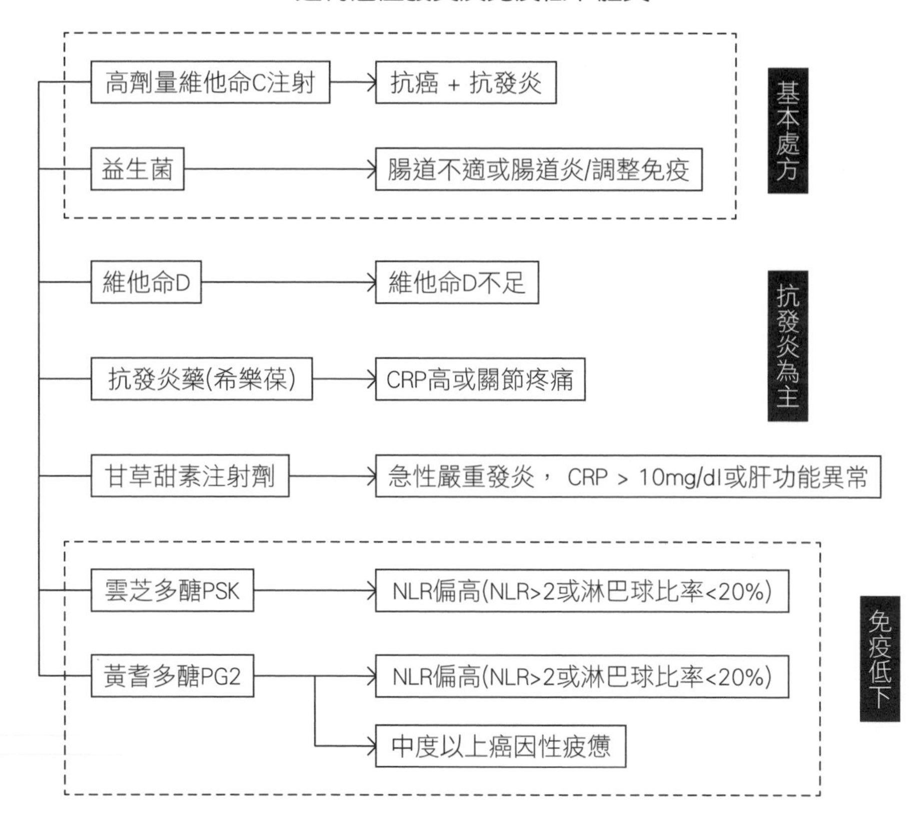


而且中性白血球和淋巴球（NLR）比值比較會維持在正常範圍內，此顯示雲芝多醣可以逆轉癌症患者體內慢性發炎引起的免疫低下現象。

⑤**注射用黃耆多醣：**黃耆是常被使用的補氣中藥之一。黃耆能夠提升抗癌免疫力的其主要成分是多醣成分。近年來的研究顯示，黃耆多醣不但能調整免疫，而且可以提升正常細胞抗氧化酵素的能力及促進粒線體的增生，因此，可以改善放療或化療引起炎症所誘發的疲憊症狀。所謂「癌因性疲憊」乃是癌症患者因腫瘤本身的進展或治療（包括：化療、放療及標靶藥物等）所引起的嚴重疲憊乏力，它不但會影響患者的工作及生活自理能力，同時也會引起憂鬱情緒。**當癌症患者具有發炎現象（CRP或NLR偏高），而同時合併明顯疲憊症狀時，靜脈注射黃耆多醣是最佳選擇。**

以上是各種改善腫瘤發炎微環境的方法，究竟採用哪種方法對病患最有利，須依病患的症狀、抽血檢查結果及經濟狀況來決定。

由於多醣類藥物價格較為昂貴，因此我們通常將希樂葆及靜脈注射高劑量維生素C等較便宜的治療方法擺在優先選擇；當病患的發炎嚴重時，才加上靜脈注射甘草甜素複方，其改善發炎的效果優於注射維生素C；而病患有合併明顯疲憊乏力症狀及免疫力低下（淋巴球比值偏低）時，才考慮口服雲芝多醣或注射黃耆多醣。

近幾年來的研究顯示，發炎的腫瘤微環境不但會降低放、化療及免疫療法的治療效果，而且會誘發化療藥及標靶藥的抗藥性產生。長期的發炎狀態會促進腫瘤進展，增加癌症復發及轉移的機會，進而縮短癌症病患的存活期。因此，**唯有積極的監控及改變癌症的發炎微環境，才是癌症患者走向康復的最佳途徑！**

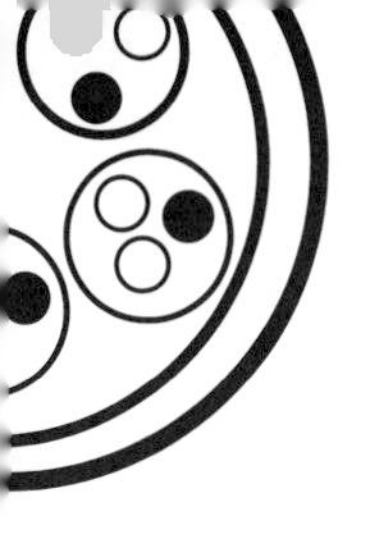

CHAPTER

22

# 腫瘤微環境對癌症治療及復發的影響

（撰文/陳明豐醫師）

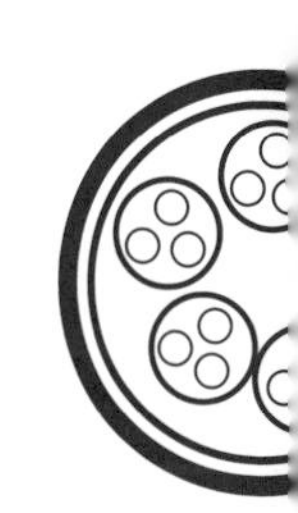

【編按】本會於2019年8月18日舉辦「2019抗癌、防癌養生系列研習」活動，演講內容相當豐富，其中一堂課邀請本會理事陳明豐醫學博士主講，對於如何預防癌症復發或轉移，必須關注腫瘤周圍微環境如發炎、免疫低下等問題立論精闢，本刊特別請陳醫師撰成專文，以饗讀者。

## 慢性發炎是癌症變身擴張的禍首

有很多癌症的病患常納悶的問道：「我發現癌症時還是早期，為什麼依照醫師的指示接受開刀，也做了化療及放療，沒想到經過幾年後，腫瘤又復發了！」他們對目前的癌症治療失去了信心，也充滿著絕望。其實他們過去所接受的治療並沒有錯，然而只把看得到的腫瘤處理掉，卻沒有好好調整身體內部失調的微環境，腫瘤是無法根治的！

癌細胞就好像我們家的小孩，原來很乖可是卻變壞了。當小孩變壞時，你每天罵他打他，並無法讓他變回原來的樣子。你應該要去深入了解，他到底都是怎樣變壞的？是否跟那些不良份子在來往，這就是他學習的環境。如果環境沒有改變，孩子是很難變好的。相類似的情形，癌細胞也不會單獨在我們體內成長，它們會跟組織內的其他細胞互動。如果組織內存在了很多會促進腫瘤成長的細胞，那麼腫瘤就容易復發轉移。

這個容易促進腫瘤成長及轉移的環境，醫學界稱為**腫瘤微環境**（tumor microenvironment）。近幾十年來的研究顯示，腫瘤微環境不但會影響癌症的治療效果，也會影響癌症的復發及轉移。那麼，我們身體的內在環境中什麼因素，最容易促進腫瘤的成長及轉移呢？其實最重要的就是**慢性發炎**。

如果將一種纖維肉瘤細胞（QR32）直接打入小鼠皮下或血管內，腫瘤並無法在小鼠體內生存下來；但如果先於小鼠背部皮下注射凝膠棉球去誘發局部發炎，再於發炎部位接種纖維肉瘤細胞，則很快形成皮下腫瘤。若將此皮下腫瘤分離出來的細胞打入小鼠血管內，則會引起腫瘤全身性的擴散。由此可知，只有腫瘤細胞的存在，並無法在動物體內形成腫瘤，但組織內的發炎則會促進腫瘤形成，甚至於促進其具有遠處擴散的能力。

那麼，究竟是什麼因素使發炎組織內的腫瘤容易存活？上述實驗經仔細分析發現，原來是發炎組織內的發炎細胞——**中性白血球**釋放大量氧自由基，去刺激腫瘤細胞產生一種特殊荷爾蒙——成長轉換因子（TGF），後者會促進腫瘤細胞的增殖及惡性化，而且會抑制免疫細胞（包含：毒殺性T-淋巴球及自然殺手細胞）抗癌的能力。另一方面，成長轉換因子（TGF）也會誘導巨噬細胞及中性白血球背叛，使它們不但不去殺癌細胞反而製造血管新生因子（VEGF），幫助腫瘤產生新生血管，獲得更多營養以利長大。

另一方面，若給老鼠餵食雲芝多醣，則會誘導小鼠體內抗氧化酵素的增加，清除過剩氧自由基，抑制腫瘤產生成長轉換因子。雲芝多醣也會刺激白血球產生干擾素（interferon），提升免疫細胞抗癌的能力，因而抑制腫瘤的增殖及轉移。也就是說，我們可以透過天然藥物去調整負荷腫瘤之動物體內慢性發炎及免疫能力低下的狀況，進而阻止腫瘤的進展。

由以上可知，如果要預防腫瘤的復發及轉移，最好的方法就是監控我們體內是否處在慢性發炎及免疫功能低下的狀況，並且透過天然藥物結合運動、飲食、生活習慣的改變去逆轉身體內部適合腫瘤成長的不良微環境。

## 如何預防腫瘤復發——定期追蹤發炎指標，改善腫瘤微環境

臨床上是否有什麼好方法，可以讓我們簡單地發現身體是否處在慢性發炎及免疫低下的狀況呢？最實用而方便的方法就是：抽血測量血液中的高敏感度發炎指標

（hs-CRP），及中性白血球與淋巴球數量的比值（簡稱：NLR）。

CRP是肝臟製造出來的一種蛋白質，當身體不管何處有發生明顯發炎反應時，發炎白血球（尤其是中性白血球及巨噬細胞）會產生一些細胞激素（cytokine）傳達到肝臟，誘導製造大量CRP蛋白質釋放到血液中。因此，CRP就好像大樓裡的警報器，發生火災時就會發出訊號提醒我們注意。癌症患者體內的炎症反應通常是慢性而輕微，因此檢測血清CRP時最好選擇具高敏感度CRP（hs-CRP）的方法，它比一般性的CRP增加了十倍的敏感度。

另一個可以反應身體發炎狀態的檢驗是血液內中性白血球與淋巴球數量的比值（neutrophil to lymphocyte ratio，簡稱：NLR）。中性白血球（顆粒白血球）是血液中佔最多比例的白血球，負責殺害外來的細菌及清除身體異物。**中性白血球在血液中的比例偏高，即代表身體處在發炎狀態。**另一方面，淋巴球則是佔第二高比例的白血球，其功能主要是對抗病毒及直接殺害癌細胞。因此，淋巴球百分比率偏低，代表人體內抗病毒及抗癌白血球的減少。由於過多的發炎中性白血球會抑制具抗癌作用的淋巴球，因此，**中性白血球與淋巴球比值（NLR）升高，就代表身體處於發炎而抗癌免疫力低下的狀態。**

過去的研究顯示，NLR偏高的癌症患者有較差的存活期，而且不管對化學治療、放射治療、標靶療法、血管新生抑制劑及免疫療法（包括：免疫檢查哨抑制劑及免疫細胞療法）等，都有較差的治療反應。因此，NLR可以作為癌症治療前預估療效的指標。另一方面，治療過程中NLR早期下降的癌症患者比較會得到好的治療反應，因此，NLR也可作為治療中監測早期治療反應的指標。手術後NLR持續偏高的癌症患者會比較容易復發，因此，長期監測NLR有助於預防癌症的復發。對於癌症患者而言，最好血清hs-CRP濃度能維持在3mg/L以內，而NLR則維持在3以下。如果超過以上數值則需進一步探討發炎的原因，並且加以治療。

那麼，有什麼方法可以改善癌症患者體內的慢性發炎呢？這裡提供我們整合門診最常使用的三個治療方法：靜脈注射高劑量維生素C、靜脈注射甘草甜素複方及靜脈注射黃耆多醣（下頁圖）。雖然其他方法（如：口服消炎止痛藥、口服維生素C、口服維生素D補充或魚油等），也可以改善癌症患者的發炎狀態，但其效果及改善速度都比不上以上三種注射方法，而長期服用消炎止痛藥，則可能有消化性潰瘍及腎功能受損的風險。

維生素C本身是一個重要的水溶性抗氧化劑，高濃度維生素C同時具有輕度抗癌作用。維生素C的藥物動力學非常特別，隨著口服劑量增加，其腸胃道吸收的比率越低。不管口服多高劑量的維生素C，血中維生素C都無法達到抗癌的濃度，唯有靜脈注射高劑量的維生素C才能達到直接抗癌的濃度。過去的臨床研究報告指出，每週施打一至三次高劑量維生素

改善腫瘤微環境的方法

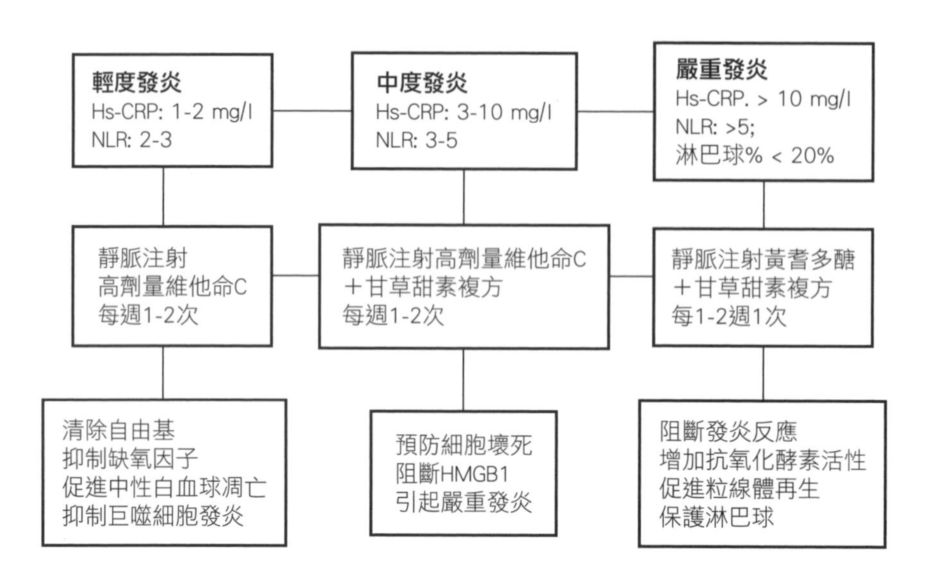


C（10～75公克），可以使70%～80%的癌症患者血中發炎指標CRP下降達50%以上，而少數癌症患者（如：攝護腺癌）之血清腫瘤指標（如：PSA）也會下降，而且其下降程度和CRP下降成正比。此結果顯示，**靜脈注射高劑量維生素C可以改善癌症患者體內的發炎現象**。另一個研究指出，每週施打一次高劑量維生素C，可以使癌症患者低下的淋巴球上升，此作用在嚴重淋巴球低下的患者更為明顯。此結果顯示：**靜脈注射高劑量維生素C可以提升偏低的淋巴球。我們多年的臨床經驗也發現，靜脈注射高劑量維生素C不但可以改善癌症患者的發炎指標（hs-CRP及NLR），而且可以改善其疲憊症狀及生活品質。**由於靜脈注射高劑量維生素C相當便宜，因此，我們把它當成改善癌症患者發炎狀況，第一線使用的治療方法。

## 預防腫瘤進展成為癌症治療的終極目標

第二種可以改善癌症患者發炎的治療方法，就是靜脈注射甘草甜素複方。甘草甜素複方是由甘草的有效成分，甘草甜素（glycyrrhizin）及兩個胺基酸：甘胺酸（glycine）及半胱胺酸（cysteine）所組成。甘草甜素本身具有很好的抗發炎作用，而甘胺酸及半胱胺酸則是合成重要的抗氧化劑谷胱甘肽（glutathione）的材料。甘草甜素複方對於正常的細胞具有很好保護作用，可以避免正常細胞（尤其是肝臟細胞）受到化療傷害引起細胞壞死（necrosis），而細胞壞死所釋放的物質（HMGB1）則會進一步引起嚴重的發炎反應。我們通常把甘草甜素複方與高劑量維生素C合併使用，應用在發炎反應嚴重的癌症患者，因為其抗發炎效果比單獨使用高劑量維生素C還要好。

第三種可以改善癌症患者發炎的治療方法就是靜脈注射黃耆多醣。靜脈注射黃耆多醣原來被應用於改善癌症患者的疲憊，我們發現它同時具有逆轉偏高的NLR之作用。靜脈注射黃耆多醣比高劑量維生素C，或甘草甜素複方更能提升患者血中淋巴球的百分比，也就是說，黃耆多醣有較佳提升抗癌免疫力的作用。由於注射用黃耆多醣的價格相對昂貴，因此，我們通常只用於NLR相當偏高（大於4）或疲憊感嚴重的癌症患者。

以上是我們在整合醫學門診，常用來調整癌症患者體內慢性發炎，合併免疫力低下的方法，當然均衡的營養、適當的運動、規律的生活及呼吸訓練，都可以有助於癌症患者體質的調整。這些調整癌症患者內在體質的方法，並無法取代現有治療癌症的方法（如：化療、放療或標靶治療等），但卻能使癌症的治療更順利，而且減少日後復發轉移的機會。不管那種輔助的治療方法，也都必須在專業醫師評估指導下實施方為可靠！

CHAPTER

# 23

# 穴位注射增生療法——疼痛及自律神經失調福音

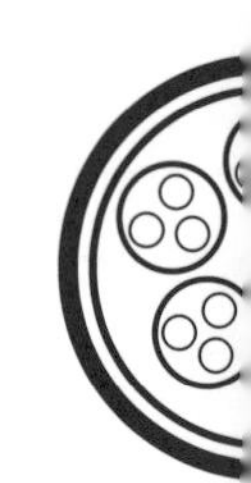

（撰文/陳明豐醫師，2020年1月）

## 「穴位注射增生療法」令人期待

劉先生最近半年來經常左側下腰及屁股部位嚴重疼痛，疼痛有時會擴散到左大腿後方，同時合併左腳麻木感。經骨科醫師檢查發現在腰椎第四節及第五節有明顯骨刺（退化性關節炎）壓迫到神經，醫師建議他要接受開刀手術，但他卻擔心開刀後的後遺症拒絕手術。他到復健科做牽引治療達三個月，但左下肢疼痛及麻木感卻沒有明顯改善。

經由朋友的介紹，劉先生到本院的整合醫學伯爵門診接受「穴位注射增生療法」，在左側腰部志室穴及臀部環跳穴注射，每週一次，約一個月後，他的左下肢疼痛及麻木感都獲得明顯的改善，而且可以開始做運動。

劉小姐是一位左側乳癌患者，她於接受乳房全切手術之後，也接受了六次的化療。由於她的乳癌細胞呈現女性荷爾蒙受體強陽性，因此，醫師建議她服用女性荷爾蒙合成抑制劑復乳納（leterozole）。她於服用復乳納後全身痠痛，尤其是左側肩膀疼痛難耐。同時，她也逐漸開始出現夜間潮熱、盜汗、難以入睡，也陷入憂鬱情緒，偶而會有輕生的念頭。

乳房外科主治醫師幫她轉診到精神科醫師開立抗憂鬱藥及安眠藥。服藥後雖然症狀稍微緩解，但夜間潮熱、盜汗、睡不深及疼痛仍一直困擾著她，有時會出現煩躁情緒（類似躁症），讓她無法自我控制，到處刷卡購物。後來，劉小姐至本院的整合醫學伯爵門診接受「穴位注射增生療法」，在左肩的肩井穴及人迎穴（深部有星狀神經節）同時接受穴位注射。

在接受治療後的隔天，她就開始感覺疼痛大大緩解，夜間潮熱、盜汗、睡不深及憂鬱情緒也獲得明顯改善，但效果只維持五天左右。患者繼續每週一次，連續四週接受「穴位注射增生療法」後，目前已能擺脫類似更年期症狀及憂鬱症的陰影，開始參加戶外運動及各種社交活動。

楊先生最近一年來受到兩側（尤其是右側）耳鳴的苦惱，耳鳴不但影響睡眠，導致隔天精神不佳，而且逐漸影響聽力。雖然他經過努力接受各種療法（包括：循環改善劑、維生素$B_{12}$及鎮靜劑等），但是耳鳴仍然未見明顯改善，甚至引起焦慮情緒。

他到整合醫學伯爵門診接受「穴位注射增生療法」，在兩耳前的耳門穴及右側人迎穴（深部有星狀神經節）接受穴位注射，每週一次。經過三週治療後，他覺得耳鳴及聽力獲得明顯改善，而睡眠、精神狀態及體力也獲得顯著好轉。

## 增生療法緩解或治癒慢性疼痛

那麼什麼是增生療法呢？

**所謂「增生療法（prolotherapy）」，乃是針對受傷、退化、鬆弛或修補不完全的肌腱或韌帶注射安全的刺激劑（如：高濃度葡萄糖）及營養劑（如：維生素$B_{12}$），以引起輕度發炎，誘導受傷肌腱或韌帶的修復及增生，進而強化肌腱或韌帶，達到緩解或治癒慢性疼痛的目的。**

此有別於一般骨科或神經科之局部施打消炎止痛藥，或是類固醇治療疼痛的方法。消炎止痛藥或類固醇兩者皆可以短時間抑制發炎反應以改善疼痛，但卻會阻礙組織（肌腱、韌帶或肌肉）的修復。此兩者長期反覆施打，都會帶來一些副作用，消炎止痛藥容易引起消化性潰瘍及腎功能障礙，而類固醇長期經常施打，則可使肌腱或韌帶的強度減弱、萎縮或斷裂，甚至誘發消化性潰瘍、糖尿病或骨質疏鬆等等合併症。

過去認為退化性關節炎的治療以復健及消炎止痛藥為主，而嚴重關節變形時則須開刀處理。最近的觀念則認為，骨頭的退化始於關節與關節之間固定的韌帶及肌肉退化或受傷，使關節在運動時無法維持很好的穩定性（stability）。

由於關節穩定性不佳，在進行活動時骨頭和骨頭的軟骨會彼此摩擦，導致發炎而退化。因此，要治療退化性關節炎，應該先以增生療法去治療受傷或退化的韌帶或肌肉，再配合積極的復健，如此才能阻止關節持續退化。除非關節嚴重變形，才考慮開刀置換人工關節。

## 三種增生療法與最新突破

目前各大醫院的復健科都有提供增生療法服務。最常被使用的增生療法是「高濃度葡萄糖增生療法」，乃將10%～25%的葡萄糖打入疼痛區域，神經支配肌肉或韌帶部位。

高濃度葡萄糖增生療法有效率約80%左右，通常每二至四週注射一次，每一個療程約需注射四至六次。其安全性高，很少有嚴重的副作用。最常見的副作用是注射後引起短暫的肌腱或韌帶輕度發炎，導致輕到中等度的疼痛（約三至七天），但大多數病患可以忍受，必要時則可以服用普拿疼緩解疼痛。

另外一種增生療法則為「自體血小板血漿增生療法（platelet rich plasma，簡稱PRP）」，所謂自體血小板血漿增生療法乃將患者周邊血液抽出，經離心後取出富含血小板部分的血漿，再打入患者受傷的軟組織或關節腔內。其原理乃利用血小板釋放出多種的成長因子，去促進受傷組織的修復及增生。

一般而言，自體血小板血漿增生療法的效果被認為優於高濃度葡萄糖增生療法，而疼痛的副作用較小，只不過，其操作比較繁雜（需抽血離心），價格較昂貴（每次約一萬五千至二萬元），再加上效果可能有個體的差異，並不是對每位患者都有效果，所以必須謹慎評估其使用的需要性。

老年人、虛弱病患及長期服用消炎止痛藥的患者，由於其血液中血小板數量通常較少或功能比較差，因此，施行的效果會比健康的年輕人差。

自體血小板血漿增生療法通常每月施打一次，約需治療一至三次。治療後出現最多的副作用為施打處出現腫脹疼痛，約三至七天就可緩解。

第三種增生療法則是「神經增生療法」。「神經增生療法」是最近幾年被研發出的增生療法，其理論乃認為肌肉及韌帶受傷會變成慢性疼痛，乃由於支配肌肉及韌帶的表淺神經受到壓迫引起神經性發炎，而神經發炎緊張又會刺激肌肉收縮，進而壓迫神經，使疼痛陷入惡性循環。若沿著受傷的表淺神經之皮下施打低濃度的葡萄糖（5%），則能使浮腫的神經恢復正常，並且促進其修復，因而阻斷疼痛的惡性循環。

神經增生療法通常每週一次，約需治療一至四次。其有效率高達80%～90%，而且相較於高濃度葡萄糖的增生療法，比較不會引起強烈發炎及疼痛反應。它的缺點是醫師必須熟悉表淺神經的路徑，在超音波指引下找出受傷的神經，然後沿著神經路徑皮下施打多針（通常超過十針）的低濃度（5%）的葡萄糖。也就是說，此療法不但花費時間，而且需多針施打常引起患者的恐懼。

## 穴位注射增生療法結合中西醫學精華

增生療法新突破——「穴位內注射增生療法」。穴位內注射是十多年來，中西整合醫學界發展出來的新的治療方法，乃用蒸餾水、維生素或中藥打入穴位。過去的研究顯示，穴位內注射療法比單獨使用針灸、靜脈或肌肉注射藥物更能發揮止痛及其他療效。穴位內注射增生療法則是義大癌治療醫院整合醫學科近年來研發出的新的增生療法。

我們將一種神經營養素（由豬腦經酵素水解的胜肽及胺基酸混合液，以下簡稱天然腦源性神經成長因子），打入疼痛組織的穴位內。如此不但能刺激穴道達到通經活絡的效果，另一方面，天然腦源性神經成長因子本身就具有抗氧化、抗發炎及促進組織修復的作用，因此可以幫助肌腱、韌帶、肌肉及神經的修復，其效果遠勝於傳統使用高濃度葡萄糖注射的增生療法，或低濃度葡萄糖注射的神經增生療法，也遠遠優於傳統的針灸療法。

在穴道內被吸收的天然腦源性神經成長因子，可以隨血流運送到全身及腦部，幫助腦細胞及周邊神經的修復。靜脈注射天然腦源性神經成長因子，已被證實可以治療老人失智、腦中風、腦外傷及各種周邊神經病變，同時具有改善焦慮、憂鬱及疲憊的效果。因此，穴位注射天然腦源性神經成長因子除了可以緩解疼痛，及促進局部韌帶及肌腱的修復，同時還可以改善慢性疼痛患者經常伴隨的疲憊、焦慮、憂鬱及記憶減退等症狀。

穴位注射增生療法通常每週一次，約二至四次。每次施打針數依疼痛部位多少而定，通常二至四針，施打後除了有短時間輕微腫脹感，無其他明顯副作用。

除了能夠改善疼痛以外，我們發現到穴位注射增生療法還有改善自律神經失調的作用。

由於穴位注射增生療法乃是施打在穴位，因此，可因施打的穴位產生不同的效果。將天然腦源性神經成長因子打在嚴重胃食道逆流患者的下肢足三里穴及手部內關穴，可以改善火燒心、胃酸逆流及打嗝等症狀。將天然腦源性神經成長因子打在癌症患者的足三里穴及內關穴，不但可以改善化療所引起噁心、嘔吐、下痢及疲憊等副作用，同時也可以預防化療引起的白血球低下，進而提升自然殺手細胞（NK cells）抗癌的能力。若將天然腦源性神經成長因子，打在耳鳴及重聽患者的耳前的耳門穴，及耳後的翳風穴則可以改善耳鳴及重聽的症狀。另一方面，將天然腦源性神經成長因子打入更年期婦女，或服用復乳納之乳癌患者的人迎穴（深部有星狀神經節），則可以顯著地改善交感神經過度亢奮所引起的更年期症候群（潮熱、盜汗及失眠）。

除此之外，穴位注射增生療法也可以顯著改善肩頸上肢疼痛，及眼耳鼻等疾病（如：視神經損傷、梅尼爾氏症及慢性鼻過敏）。

總之，穴位注射增生療法乃中西醫學結合的精華，不但可以應用於緩解慢性疼痛，改善自律神經失調，而且可以促進各種神經損傷的修復，但醫師必須對中西醫學能夠同時貫通了解，才能選擇合適的穴道及藥物治療。另一方面，並不是所有疼痛都可以用穴位注射增生療法治療，有些退化性關節炎關節的患者其關節已經嚴重變形，只有開刀才能解決問題。所以，使用穴位注射增生療法前，必須醫師在患者的疼痛部位進行按壓檢查，確定疼痛來自韌帶或肌肉的損傷，才能真正有效。有些憂鬱症單獨靠穴位注射療法也無法完全解決問題，但合併穴位注射則可以緩解交感神經的過度緊張引起的各種症狀，使憂鬱症的控制更加理想。因此，穴位注射療法必須經過中西整合專科醫師仔細評估，才能發揮最合適及最理想的效果！

# PART 3

# 癌症飲食與生活抗癌

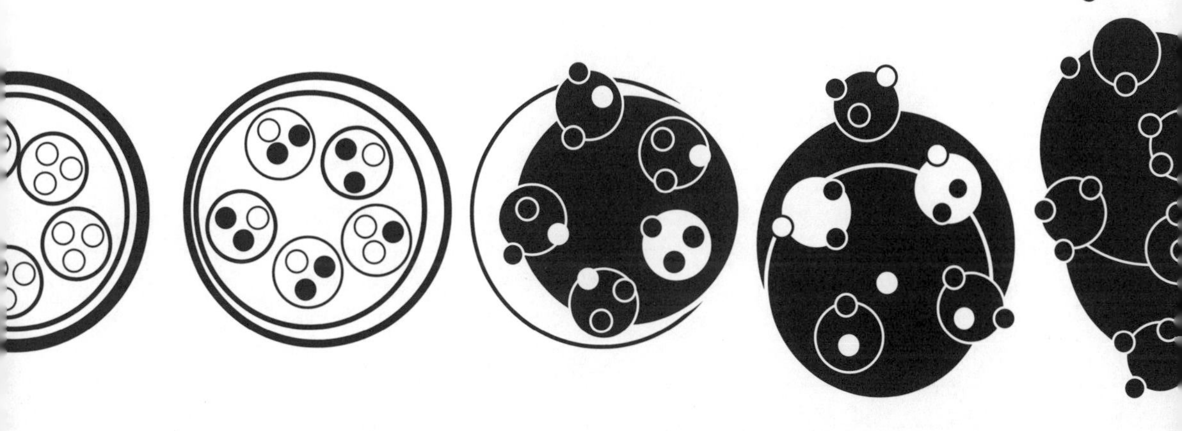

# 前言

陳明豐醫師曾在一次受訪中提過：欲治療好癌症必須藉助「去邪扶正」（中醫「扶正袪邪」原理）治本之道，可讓一般大眾很快明白治癌、防癌的淺顯道理。

陳醫師表示：90%以上的惡性腫瘤都必須靠正統醫療的「去邪」——開刀、放療、化療、栓塞、標靶治療、抗癌藥劑……等方式來克服，之後就要靠改善病人的抗病能力——稱為「扶正」，讓病患自己的正常細胞活化、強壯，亦即提升人體的免疫力，將癌細胞抑制或弱化，無法在我們身體裡面作怪。「去邪」與「扶正」兩者同時並進，才是根治癌症的最佳途徑。因為免疫功能強化之後，才能讓身體產生真正強力的自癒功能。

然則，要提升自己的免疫力，卻不是輕而易舉的事，包括適當的營養（研究顯示，每三位癌症患者就有一位營養不良）、適度的運動、健康的生活作息、好的睡眠品質、心靈能量的提升、健康知識的吸取、甚至是和諧的家庭關係，都值得持之以恆修行。

本章節特別收錄多篇代表性文章，針對「扶正」——提升人體的免疫力、自癒力皆有概括深入報導。其中電影欣賞《姊姊的守護者》是一部探討照顧者與被照顧者的抗癌心路經典影片，會後分享更值得省思。此外，文榮光醫師演講〈身心靈整合：做自己的好主人〉，對當今身心方面的疾病（憂鬱症）與身心靈三合一療癒有精闢的闡述，提出「正念減壓」也可以用在抗癌方面，增強抵抗力、紓解壓力、減少身體發炎的反應……，每篇都值得讀者細細體會。

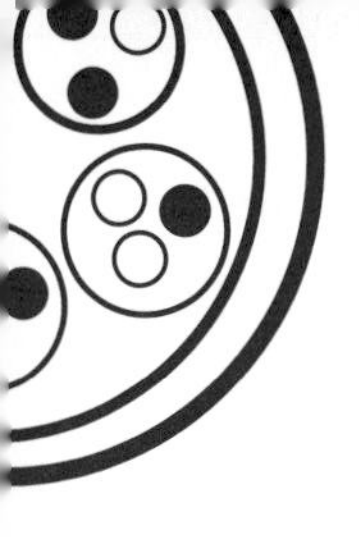

CHAPTER

24

# 生活抗癌：談免疫力＝抗癌力

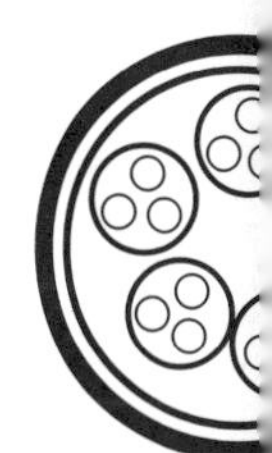

（撰文/彭遠，2010年5月演講座談報導）

【編按】5月座談會主講人葉名焮醫師簡介：本會理事、高雄榮總一般外科主治醫師（現為中山醫學大學附設醫院乳房腫瘤外科主任），陽明大學醫學系畢、英國南安普敦大學腫瘤免疫學博士。以下是葉醫師的演講精華摘要，內容精闢，如能身體力行，必能有效防治癌症。

正常細胞變成癌細胞的自然發展過程，要經歷致癌、促癌和癌演進三個不同而又連續的階段，因此腫瘤的發生是一個多因數、多步驟的複雜生物學過程。但多數癌症的產生，更多是來自「飲食、生活習慣及居住環境」三者交互影響造成。美國臨床腫瘤學會的巴奇說：「我們首次有科學證據顯示，患者為自己改變生活型態，可以大幅提高存活率。」

西方研究癌症專家認為：免疫力＝抵抗力＝抗癌力，因此，從日常生活當中增強個人免疫力是防治癌症之鑰。研究也告訴我們，在免疫反應的過程中，若能提高B-淋巴細胞、T-淋巴細胞及NK-細胞（天然殺手細胞）的功能與量，就能大大提高人體的抗病力、免疫力，尤其NK-細胞，它能直接殺死腫瘤細胞、病毒和胞內菌。那麼，提高NK細胞及T-淋巴細胞到一定足夠的量，不就可以殺死腫瘤細胞治療癌症了嗎？難！就難在這裡，這也正是各專家學者揮汗努力向前的目標——常常可以聽到玩笑話說，誰研發了可殺死腫瘤細胞、進而治療癌症的藥物，誰就可榮獲諾貝爾獎。

## 強化個人免疫力——防癌／抗癌七大要點

①新鮮且有變化的均衡飲食：吃新鮮、均

衡且有變化的飲食，可確保人體所需的每一種營養素不容易缺乏。導致癌症形成的原因其實很多，不只單一因素或單一食物所導致的，所以無法從單一營養素的攝取來達到防癌效果，因為很多食物的營養素，都是相輔相成而缺一不可的，所以應攝取完整的食物，才能發揮其營養價值。

②**適量蔬果及纖維質是防癌的捷徑：**防癌飲食的新觀念為「低脂、高纖、多蔬果」，我們的生活環境，在食衣住行等方面，都充斥著許多自由基，而蔬果中含有天然的抗氧化因子，是對抗自由基與減少癌細胞產生的好幫手；蔬果中的維生素C、E以及β胡蘿蔔素，還有微量的礦物質硒、鋅、錳等等都是天然的抗氧化物。另外，蔬果中的植物性化學成分例如：多酚類、類黃酮素、植物固醇、蔥蒜素等，皆是抗癌的菁英分子。此外，全穀、全豆類也是纖維質最佳的來源之一。

③**避免經常進食醃製、煙燻和燒烤食物：**醃製、煙燻的食物中常常含有亞硝酸鹽致癌物質，另外火烤食物容易產生多環芳香碳氫化合物（PAH）致癌物質。（編按：倘若一時無法避免吃煙燻、油炸和燒烤食物時，可同時配合食用蔬菜水果的維生素A、E 與C等抗氧化物質，就可達到抑制致癌因子的合成。）記住：1公斤炸豬排＝600支香菸的危害。

(4)**避免其他食物中的致癌物質：**農藥的殘餘、抗生素的濫用、不當的食品添加物、黃麴毒素的污染、包裝與容器的品質不當等等，都會令人曝露在高致癌物質的環境中。清洗蔬菜時先浸後沖——先浸泡五分鐘，將水溶性農藥溶解在水中；然後在水龍頭下沖一分鐘，連續三次，就可以把大部分農藥沖乾淨。用水清洗蔬果，迄今仍是最有效的方法。

⑤**限制攝取酒精性飲料，禁絕香菸、檳榔：**酒精除了含有一些致癌物質，也會誘發、刺激黏膜組織的發炎反應產生組織變異。過量的飲酒習慣更會導致營養不良、免疫力下降，增加癌症罹患的機會。研究者發現，如果乳癌存活者每週喝超過三杯酒，癌症復發機率比禁酒者或喝酒量較少者增加34%。此外，吸菸者以及其吐出的二手菸霧和炒菜的油煙等，更使得罹患肺癌的機率相對增高，而檳榔族罹患口腔癌的危險性，也是比一般人還要高。

⑥**增加體能活動以維持正常體重：**研究顯示，婦女定時運動的話，罹患乳癌的機率或可下降20%～30%。因此，謹守「運動333」原則：一週至少三天，每次維持三十分鐘適度的運動，每次期使心跳達130，如：健走、游泳、爬山、騎單車……等，適度的心肺運動可以增強個人免疫力。並記住「腰圍愈粗，生命愈短」概念，當男性腰圍超過100cm（39吋），女性腰圍超85cm（33吋）時，罹癌風險明顯升高，包括乳癌、腸癌，以及侵略性前列腺癌尤烈。

⑦**睡眠品質和保持心情愉快非常重要：**根據丹麥哥本哈根的癌症流行病學中心發現，晚上常加班工作或是熬夜的女性，患乳癌的機會比起一般正常工作女性高了1.5倍，而且隨著夜間工作的總工時越增長或是越晚睡，患乳癌的危險隨之增加！美國科學家追蹤將近24,000名婦女的生活習慣長達八年顯示，每天睡眠不足六小時的女性，罹患乳癌的風險將會增加超過60%。除此之外，長期生活在壓力之下，也會增加癌症發生的危險率，因此，隨時讓自己保持心情愉快的態度去做任何事，避免因憂鬱而造成能量的耗損。

⑧**維生素D非常重要：**維生素D協同鈣質的吸收可以防止骨質疏鬆，可以增進淋巴球T細胞功能，增強免疫力。要增加維生素D的攝取，除了可以靠吃維生素丸外，在含油脂量高的魚類中（如鮭魚、鮪魚或鯖魚）也含有微量的維生素D，同時在牛奶、一些穀物早餐及柳橙汁中，亦含有維生素D。此外，曬太陽也是維生素D的來源，在陽光曝曬下可以讓身體自己製造維生素D。

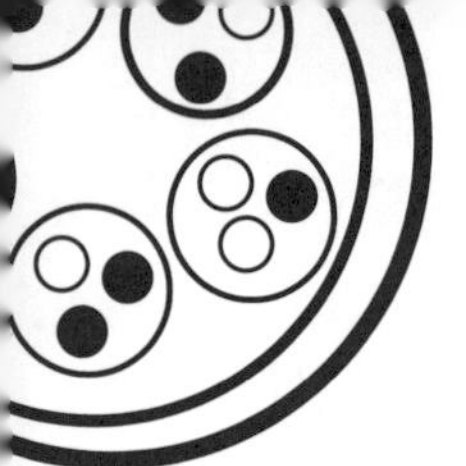

CHAPTER

# 25

# 《姊姊的守護者》感人肺腑、扣人心弦：一部探討照顧者與被照顧者的抗癌心路經典電影

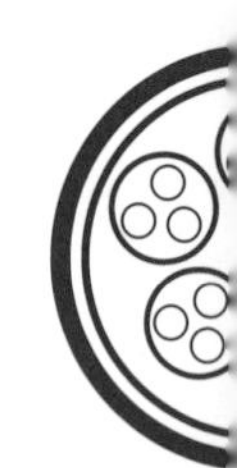

（撰文/彭遠，2012年10月「電影欣賞」特別報導）

【編按】本會於2012年10月6日在高雄市立圖書館的中興堂，舉辦了電影欣賞，播放奧斯卡金獎影片——《姊姊的守護者》（My Sister's Keeper），全片探討癌症的奮戰故事，所帶出的劇情轉折感人至深，而所牽引出的親情衝撞與醫療倫理等問題的爭議，表達得絲絲入扣、令人震撼。感謝會後許多來賓及會員的心得感言，尤其主持人楊博名理事的真情分享，鞭辟入裡，深獲大家共鳴。

《姊姊的守護者》改編自美國文壇暢銷天后茱迪・皮考特的原著小說，於2004年出版，並翻譯成五十多種文字，全球熱賣一千三百萬冊。電影劇情描寫莎拉（卡麥蓉迪亞飾）與布萊恩（傑森派屈克飾）這對夫婦原本育有一子一女，當他們得知2歲的女兒凱特（蘇菲亞瓦希麗娃飾）得了急性骨髓性白血球（血癌）之後，原本幸福小康的家庭從此變了調。夫婦倆為了拯救女兒的生命，經過主治醫師的安排，花了極大代價再懷孕，生一個具有完美基因配對的孩子。對某些人來說，這樣透過醫學科技與遺傳基因來改造生命的做法，會面臨道德與法律的雙重爭議，但對愛女心切的莎拉而言，她卻毫不遲疑、勇往直前只為救凱特，而代價卻是犧牲凱特的妹妹安娜（艾碧貝絲琳飾），讓新生的妹妹安娜成為凱特的救命符，只要姊姊凱特一發病，安娜就得跟著進出醫院，陪著做各種治療，不斷的提供凱特醫療上所需的藥糧，包括：臍帶血、幹細胞、骨髓……等。如此的安排，讓凱特與安娜比一般的姊妹情誼還深厚，因為凱特雖是姊姊，但卻十分依賴她的妹妹，確切的說，她的生命完全是靠著妹妹安娜的不斷「輸血」而存活下來的。

## 姊姊罹癌，全家深陷痛苦漩渦

這部影片是一個「永不放棄」搶救自己女兒生命，卻衍生出一個家庭倫理至深衝擊的感人故事。

母親莎拉為了照顧女兒，放棄了人人稱羨的律師工作；先生布萊恩亦因為妻子強勢的性格，凡事顯得順從消極，使夫妻間的感情漸生疏離，亦因而忽略了年幼兒子傑西的成長與照顧，使他成為四處遊蕩欠缺關心的小童；一家人的關係因為大女兒罹患癌症而身心受創。

令人歎息的是，在照顧凱特的過程當中，莎拉往往陷於迷思而不自知，她的眼裡只有日漸衰弱與死神賽跑的大女兒凱特，卻忽略了兒子傑西與小女兒安娜的感受。這樣的故事既簡單又矛盾，而種種矛盾都出自於要挽救生命瀕臨癌症末期的愛女凱特。母親為了患病的女兒放棄律師一職，為了女兒的性命不惜犧牲另一個女兒的身體自主權，為了女兒忽略了兒子的需要，為了女兒而與丈夫陷於關係低潮。

直至妹妹安娜11歲那年，有一天，姊姊凱特的腎衰竭了，需要再跟安娜要一個腎臟，她終於受不了長期為生病的姊姊而受盡醫療折磨，於是鼓起勇氣隻身去找律師（亞歷鮑德溫飾）協助，希望他能幫她爭取自己的身體使用權。然而，在她追求自由、自主權的同時，卻使罹患血癌的姊姊生命危在旦夕。

安娜的舉動頓時讓全家人陷入空前的風暴中，原本關係緊密又有點緊張的一家人，因為這場官司而產生了裂痕，但同時間，面臨死亡威脅的凱特卻有了重新審視生命的機會，她跟同樣遭遇殘酷命運折磨的癌症男孩交往，男孩的開朗與豁達讓凱特暫時忘掉化療的痛苦。

讓人印象深刻的是，凱特陷入初戀的這一段插曲，既很甜蜜，又很傷感。莎拉看著女兒談戀愛，看見女兒的笑容，她知道，這種快樂的感覺是女兒當下最值得珍惜的。她靜靜地在一旁守候，希望這份純真的愛得以繼續維繫住。電影中，為了讓劇情突顯親情以外的愛情力量，對凱特而言是另一種生命的意義與期待，然而，最後卻以泰勒（癌症男孩）不告而別選擇離開人世，進而說明凱特其實已明白即將不久於人世的心情寫照。

## 妹妹訴訟，劇情出人意表轉折

安娜的訴訟過程雖痛苦冗長，但結局卻有出人意表的轉折。當凱特想死的願望（真相）在法庭上被弟弟傑西忍不住公開時，莎拉一時之間完全無法接受這樣的事實，在她心中，一直都認定凱特一定會繼續活下去，卻不自知這個心念卻長期以來讓全家一直跟著受苦、喘不過氣。其實大家都有暗示莎拉應該要學著放開，只是她的執著，讓她沒有辦法接受女兒即將死亡的現實。凱特知道必須要有人讓母親看清事實，讓她學着適時放手。

凱特或許已經厭倦病痛的折磨了，但她更明白的是自己的病痛其實真正折磨著的是她的家人。她對傑西感到抱歉，當傑西因語言障礙需要關愛時，她奪走了父母所有的關愛。她感謝母親為她放棄一切，每天陪她對抗病魔。她很抱歉讓安娜因她而受到身體的傷害，還讓安娜來照顧她。凱特知道自己無法再承受一次換腎手術，而安娜其實是深愛著姊姊，但凱特卻要求安娜去解除自己的醫療監管權，這個訴訟太荒謬，對安娜也太不公平了！

凱特終於走了。凱特決定不接受任何急救，選擇寧靜的到另一個世界去。凱特已能夠坦然面對死亡，家人們包括媽媽莎拉最後也體認到，凱特以及安娜畢竟都是一個獨立的個體，而試著按照凱特喜歡的方式，走完人生最後的旅程，她的靈魂或許才能真正的安息……。

劇情最後的結尾，一邊不斷反覆呈現凱特為母親整理家人多年來一起合照的畫面，一邊又呈現凱特嚮往的，正是小時候留下美好時光的蒙大拿州畫面，她念念不忘海邊與親人的嬉戲與愛戀，此刻，搭配著絕美的景色、極佳的音樂伴奏，讓人深刻感受到的是，凱特喚起了自己走向人生最後舞臺的美好回憶，甚至可以說是心願已了而無遺憾。

## 楊博名理事會後分享，感同身受

整個故事中家人的感情衝擊，高潮迭起，後來反而緊緊相連，透過每位演員精湛的演技，撥動觀眾的情緒，讓每一段衝突的情節都足以令人感動落淚，電影欣賞會的現場到最後，幾乎每個人都是眼眶一片泛紅。

楊博名理事在電影結束後跟所有觀眾分享：「其實，這部片子給我們最大的啟示，就是當家中有人得到癌症，剛開始時一定都會打擊到自信心，而且家人的作息可能都跟著亂掉，可是從這部片子我們看到父母對孩子的愛，想盡辦法要把孩子救回來，然而做為媽媽的卻沒有感受到，在這樣的過程裡面，對生病的人而言其實是痛苦的，同時，對幫助她的妹妹又何嘗不痛苦？最後，這對姊妹可能也在這過程中理解媽媽的困境，所以用了一般人比較不能理解的方式——以訴訟方式來爭取身體的自主權。透過劇情的極大轉折點，我們卻從中驚訝地看到了人性光輝的可貴，因為每一個家人都是愛著這個家、愛著凱特的，只是愛她的方式不一樣罷了，包括媽媽愛她的方式，爸爸、妹妹、弟弟愛凱特的方式都不一樣。

不過最要緊的是，凱特自己終於先走出陰影，在面臨生命很多的困頓、糾葛、困難的過程中，她最後做了最想要做的選擇。我認為，這正是這部片子最大的意義之處，亦即她沒有留給家人負面的痛苦，最後她終於安慰了媽媽、也安慰了妹妹、爸爸和弟弟。

故事的結尾，凱特在要走之前，整理了一大本的相簿，那就是她以及整個家人對生命的回顧；也許她的生命很短暫，但在這過程中，她享受了家人給她最溫暖的陪伴和相處，這時候對凱特而言，生命的長短已經不是最重要，而是這個過程中充滿著家人對她的愛，有陪伴、有重生、有奮鬥的希望，可是又碰到幻滅。最後，她的家人，都在這個告白的心聲（編按：留下許多美麗的回憶）中接受了她已經遠走的事實……。

然而，現場有觀眾提出另一種疑惑：姊姊最後會「放棄」，難道是感到人生已經無望？還是不捨家人沉重的負擔？或是看到家人因為她生活都亂掉了，想結束自己與家人面對的種種壓力，或許是解脫一切最好的方式？「不是！」楊理事斬釘截鐵表示，「應該說凱特她還是想活下去的，可是她知道自己已經活不久，無法治好了，因此她跟家人的一些爭執，其實她是釋懷的，她告訴媽媽不要這樣子了，但是媽媽還是沒有聽進去，硬是要用她的方式繼續治療；她是想活下去的，可是又知道活不成了，所以反而回過頭來安慰媽媽。至於是不是想解脫？不是，應該說是凱特的生命過程自然結束了，她們的家庭，這一家人自然就解脫了！」

# 照顧者與被照顧者都需要覺知

「至於為什麼有些癌症病人到最後會想不開，寧願選擇不再做積極的治療？也許是太痛苦了，無法承受下去；但也有更多的人選擇勇敢的活下去。因此，這部電影歸結給大家的啟示：癌症病人必須勇敢面對死亡的恐懼，以及照顧者也必須理解被照顧者的心理狀態和需求，然後，找到彼此的對應該要用什麼樣的方式，才比較不會有壓力。

一個家庭只要有人生病，對其他人來講，其實是很難受，但又必須承擔下來。

這部電影告訴了我們，生命的意義在哪裡。第一是過程，當中有很多的困境必須去克服；第二是覺知，須知道生命有沒有可能再活下去，當知道沒有可能的時候，你就必須懂得去釋放，換一個角度說就是去釋懷，釋放是釋放你心裡的壓力，釋懷是去理解對方（照顧者）的處境。」

最後，這部電影還有一個值得探討的問題，就是照顧者（包括父母、配偶或子女）本身也是需要被教育的。楊理事也以自己抗癌過來人的經驗表示，被照顧者應該要能適度的獨立，不要全然依賴照顧者，必須讓病人慢慢覺得自己已經是漸漸恢復健康的人。那麼，要如何教育被照顧者有自我獨立的覺知呢？楊理事有感而發慨然指出：「生病的人即使在痛苦的時候更必須擁抱有兩種心態：第一要感恩，第二反而要鼓勵照顧他（她）的人。這是生命一個很大的課題，有些人會認為這在現實生活可能很難做到，可是很多愛的力量就是這樣產生的，電影片中的凱特就是做了最佳的示範。」

楊理事給了大家極好的建議：基本上人都有他能力的極限，在照顧者與被照顧者之間，常常都會面臨情緒上的挫折或疲乏，要克服這個盲點，最好的方式就是，兩者都要走出去，包括旅行、交朋友、運動、看畫展、看電影、聽音樂、聽演講、逛街、吃美食、爬山踏青……都可以，因為生活瑣事做久了都會累，兩個人情緒一旦磨擦，就會有壓力，它的方法就是靠第三者的力量，借力使力。總之，一句話，癌症患者也包括照顧者，絕對不要悶在家裡走不出去，一旦心情放開，精神自然就會變好，對恢復病情有極大的幫助。

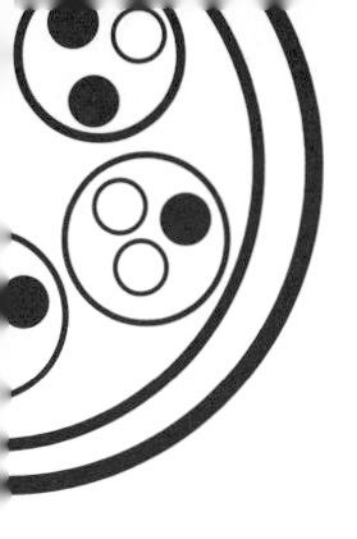

CHAPTER

26

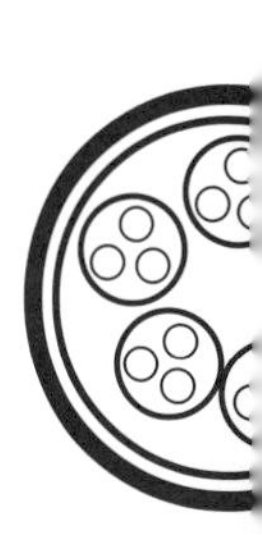

# 樂活最前線

（撰文/彭遠，2014臺中霧峰、臺南吳園秋季之旅）

【編按】本會於2014年11月1至2日（星期六、日） 舉辦兩天一夜的年度戶外踏青旅遊活動，來到臺中霧峰的林家花園、亞洲大學美術館、雲林劍湖山世界、嘉義檜意森活村、臺南吳園等景點遊覽，參與此次知性文化之旅的八十七個會員及眷屬，大家都暫時拋卻煩憂，兩天下來樂此不疲，滿載而歸。

中部向來是臺灣觀光旅遊的精華勝地，好多耳熟能詳的旅遊景點廣受國人的青睞。

然而，本會今年規劃的行程和景點與往年大為不同，既結合了古蹟、美學的參觀行程，尤其更融入了詩與音樂的對話，過程中令人有意想不到的感動與體會，博得眾多會員的熱烈讚賞。

## 霧峰林宅洋溢古蹟風貌，令人追憶

接近十點半，遊覽車抵達第一個目的地霧峰林家花園，由於人數眾多，下車之後馬上分成兩組，林家花園的接待人員派出兩位親切的導覽為我們逐步一一解說。大家一時都被呈現在眼前好幾座古意盎然的臺灣早期園林傳統建築深深吸引，除了佔地寬廣、充滿古色古香，也因為導覽一句「了解整個霧峰林家歷史，就如同了然半部臺灣史」，突然有一種期待，隨著導覽進入時光隧道中。

值得一提的是，從清朝同治年間就開始陸續興建的臺中霧峰林家花園，在1999

年的九二一大地震幾近全倒，不僅震撼林家後代子孫，對臺灣的古蹟保存無疑亦令人無限傷感。然而，林家花園畢竟是臺灣重要的歷史文化資產，為了延續這意義重大的古厝，在林家後代子孫不斷的持續努力，以及臺中市政府、內政部相關單位的通力合作下，經過十幾年的整建、重修，終於在今年（2014）7月1日讓這座佔地五甲多的林家花園重新對外開放，再次呈現當年的歷史原貌。

其中最為人傳頌的一段歷史是，自十九世紀中期以來，霧峰林家因掌有數千精良兵勇協助平定太平天國、戴潮春事件而有功於朝廷，之後獲得臺灣樟腦專賣特權，進而成為清治時期臺灣社會最具影響力的家族之一。之後在日治時期，霧峰林家與基隆顏家、板橋林家、鹿港辜家、高雄陳家並列為「臺灣五大家族」。

霧峰林宅包括頂厝、下厝及萊園等三大部分組成，目前下厝仍在重建階段。至於明臺高中所在之「萊園」，即由林氏舉人林文欽為侍奉其母親所建，後來以霧峰林家花園之名盛傳全臺。目前三處整座林家花園被政府列為國家二級古蹟。

將近一個半小時的導覽，由於時間有限，來不及參觀壯麗景致、依山傍水的萊園，聽聞園內林木蒼鬱，地形優美，若登上花園前的山丘，便可俯瞰霧峰全景。該古蹟臺灣罕有，或許他日可再擇時各自前往遊覽。

接近中午十二點半用餐時間，遊覽車開進第二站亞洲大學校園內，大家拿著豐盛的便當各自帶開，有的三五好友在樹蔭底下石桌旁乘涼，有的一排排直接坐在草皮上享受陣陣秋風，全團八、九十人四處散開在大學校園內用餐，此番景象，讓人想起三年前在花東海岸國家風景區遊客中心用餐的閒情逸致，好不熱鬧。

## 美術館建築和展品，令人驚奇

休息過後，在下午一點半大家準時回到亞洲大學校園內的美術館，這座由揚名國際的日籍建築師安藤忠雄所設計、臺籍建築師姚仁喜負責在地工程，臺日雙方聯合打造的亞洲現代美術館，從設計到完工，歷經六年時光，2013年終於在中臺灣的亞洲大學校地落成啟用！

誠如姚仁喜建築師在落成時的感言：「在現今的時代背景下，多數人都在追求大而怪異的建築設計時，亞洲大學很認真地、很用心地致力於做好一棟小而精準的清水混凝土建築作品，在我看來是非常難能可貴的。建築物的生命相當長久，許多好的建築物可以保存好幾個世代。我由衷地希望，來參觀或使用這棟建築物的人們，能夠真正去體會空間與構造、材料上的搭配，以及其所呈現出來的結果，自己判斷、體會這是不是一座好建築。」

結束參觀這座獨特的建築物和藝術品之後，大家接著在美術館的大廣場前留下團體紀念照。

大夥兒接續前往第三站「劍湖山王子飯店」，沿途林蔭夾道，遠山環繞，抵達飯店呈現在眼前的是，猶如東南亞峇里島的休閒風格。

分配房間後，接續是自由活動時間，有的留在飯店休息，有的開始逛飯店的休閒娛樂設施，有的結伴到飯店外的劍湖景點踏青健行，有的到飯店周遭的園外園散步談心，一股自由自在的舒暢感令人開心極了；這是一處能讓人遠離塵囂、用力呼吸的森林園地。

傍晚的秋末時節，天色昏暗得快，晚上六點整大家都走向飯店的七樓享用半自助式的精緻晚餐，不是合桌用餐，是讓大家三、五成群自由自在享用火鍋和buffet料理，餐後結束前，吳景崇理事長特別向大家親切問候和簡短致詞，尤其吳理事長週末從早上看診到下午二、三點，結束後匆匆偕同夫人特別趕來飯店跟大家會合，時間剛好是晚上六點整，博得在場所有會員的熱烈掌聲歡迎。

## 精彩特技表演秀，令人驚歎

晚餐結束後，大家前往園外園的彩虹劇場觀賞俄羅斯秀，四十分鐘的精彩表演讓大家讚歎連連，尤其許多高超的特技動作，讓人看了目不轉睛，博得臺下爆滿觀眾的熱情歡呼，盛讚不虛此行，甚至有人還調侃說，沒來看秀的，這趟旅遊就白來了啦！

看完表演，人潮陸續散去，回程中遇到一位自彈自唱的歌手快活地歌唱，許多會員包括吳理事長與楊博名理事，也情不自禁跟著加入，隨著音樂節奏帶領大家盡情餘興，一下子引吭高歌，一會兒載歌載舞，讓一天的旅遊疲憊一掃而空⋯⋯。

隔天清晨的劍湖山散發著鄉野的恬靜與閒適，接近秋末的晨曦，大多數會員都起個大早出來散步、健走。早晨的劍湖風光、周遭的環湖步道，都吸引了不少會員早起運動去。

享用過飯店準備的早餐，休息片刻之後，大家依然興味不減，開始第二天遊樂區的首站行程。或許大多數的人曾來過劍湖山世界了，加上有些遊樂設施過於刺激，其中包括了亞洲最長的雲霄飛車「衝瘋飛車」、世界第一座高速奔馳自由落體的「飛天潛艇」，以及亞洲唯一高達65公尺極速上升與瞬間墜落的雙塔式「擎天飛梭」⋯⋯，也許滿足酷愛速度與驚險度的青少年族群，但對心臟不強、上了年紀的人來說，恐怕不宜太盡興啦！然而也有老少咸宜的「大船塢」、「目利威漂漂河」，隨風搖曳的棕櫚，浪漫的夏威夷舞蹈⋯⋯，只見許多會員閒逛談心的居多。

接近上午十一點，會員陸續完成退房手續之後，繼續往下一個行程。因臨中午用餐時刻，先轉往嘉義甚有名氣的「噴水火雞肉飯」，享用道地的在地美食，休息一會兒後便抵達第二站嘉義檜意森活村。大家一步下遊覽車，便看到現場遊客如織的畫面，原來今年剛開放的景點早已口耳相傳，已成為嘉義的另一新地標了。

此地是當年日據時期，基於為開發阿里山林業所蓋的官方宿舍。因為建材多以阿里山檜木為主，使整個區域仿如檜木村，因此當時名為「檜町」。森活村全區佔地約3.4公頃，保留下來的二十八棟檜木日式建築群，其風格仿造歐洲十七世紀英國都鐸式建築，如今歷史遠離，唯檜木香氣依舊襲人。因此，嘉義市政府於2005年將上述建築群登錄為市定古蹟及歷史建築。行政院農委會林務局特別花費四年時間整修森活村，並於去年委外經營，2014年4月1日正式對外開放。

約莫下午三點四十五分抵達最後一站目的地——臺南吳園，吳園是清道光年間經營鹽業致富的地方士紳吳尚新所建，百年前與板橋林家花園、新竹北郭園和霧峰萊園號稱臺灣四大名園。由於歷史悠久，建築有些毀損，改建過後的吳園，內有整片的草坪，有池塘、造景，襯托著臺南古城的風華氣息，整個景致讓人心曠神怡，是個適合休憩、駐足的好景點。

# 葉東泰戀上府城老屋，開奉茶寫傳奇

當我們一行人來到吳園，臺南奉茶主人葉東泰先生及三個歌手早已在此久候，偌大的廣場備著十幾席茶座，待我們坐定位，隨著音樂的節拍及點心、茶水陸續上場，大家才慢慢感受何謂「奉茶」文化。在楊博名理事及葉東泰先生簡短致詞後，接著靜靜聆聽「詩與音樂的對話」。

說起葉東泰先生，只要是活躍藝文界的人對他都不陌生，他既是文人、茶迷，更是個老屋迷，「古老這件事對臺南很正常，臺南人認為古老是價值，但其實老不是時間老去，而是新意再生。」葉東泰說，他真正要表達的是，從生活當中醞釀出新精神。拿十八卯茶屋來說（編按：葉先生兩年多前租下吳園大樹底下的老屋成為「十八卯茶屋的主人」），他完全保留了原建築架構，以藤製家具、榻榻米坐椅等勾勒清雅的日式風味，二樓更是原封不動地保留原味，再舉辦各式茶道、文創聚會等活動，讓十八卯茶屋成了新藝文據點。

也因為這個緣故，楊博名理事特別為這次兩天一夜的行程，安排最後壓軸的節目，負責吟詩誦詞的是葉東泰先生，另外擔任歌唱表演的是陳景昭先生、吳珮嘉小姐、以及吉他伴奏的邱清文醫師。

## 用臺語吟詩搭配動人的音樂，瘋迷全場

葉東泰先生用最道地的臺語（或稱閩南語），念出第一首詩《感恩》，讓大家頓時融入於前人的詩詞作品中，腦海中呈現的是臺灣古早社會的風俗民情；搭配歌手唱著《秋天的野菊花》、《安平追想曲》，大家的心情也跟著舒暢起來。

緊接著又唸第二首詩《旅行》：「人生本來就是一齣戲，位這個所在，行到彼個所在，位現實的生活，渡過到輕鬆快活；旅行，像一塊吸鐵，咱去冒險，冒險不知名的遠方，有一個所在，是佇心內，只要自在……。」葉先生念完，馬上博得現場會員的熱烈掌聲，此時，他突然介紹一位來臺旅行的日籍女歌手米娜，用中文歌唱一首《月亮代表我的心》，唱畢，立刻掌聲如雷。

當第三首詩《紅茶的芳味》與第四首詩《紅茶》吟誦完畢，並搭配歌唱甚有古意的《紅茶的芳味》、《桂花巷》，以及江蕙的經典歌曲《甲妳攬牢牢》之後，大家都著魔似地深深吸引住，尤其女歌手清亮的歌聲特別有磁性，加上葉先生迷人的嗓音念出臺語詩歌的獨特味道，兩者奇妙的結合，竟是如此有著藝術般的穿透力。黃昏時刻一陣陣風吹來，看著每一個人專注的神情，沉浸在感動莫名的氛圍中；此時四周更是擠滿了前來駐足觀賞的臺南在地朋友，包括學生、年輕人、中老年人，還有推著輪椅的老伯伯……，跟著我們一起共賞美妙的時刻。

接續念完第五首詩《天光》，歌唱《秋風夜雨》，以及最後第六首詩《臺南人》，並搭配最後一首歌《你是我所有的回憶》，唱畢，大家歡聲雷動，激動不已，encore（安可）聲不絕於耳，兩位主唱者也順應大家的熱情，再度獻唱《思慕的人》，讓大家回味無窮！此外，日籍旅人米娜也唱著日本歌《紅蜻蜓》，令人開心極了。

時間過得如此飛逝，活動結束前，楊理事特別邀請吳理事長致謝幕詞：「很感謝葉老師和幾位歌手的精彩表演，讓我們抗癌協會的朋友能夠在這裡享受到最幸福的時刻，實在太感動了，令人如癡如醉。身為協會的大家長，第一次能夠參加這趟充滿知性與感性的秋季之旅，內心感到很充實、很快樂，希望以後還有機會來到這裡聆聽，謝謝大家。」

## 詩與音樂對話，令人發思古幽情

在楊理事宣布下一個時段的集合與用餐時間的空檔，趁著大家的心情依然興

味不減之際，隨機採訪了多位會員對這個活動的心得分享，值得大家細細咀嚼。

周燕芬（會員）：只能用三個字形容，好感動，感動到會飆淚！

王淑珍老師（志工黃明華老師的同事）：非常有水準的演出，然後會有一種發思古之幽情的緬懷情愫，內心真的很感動，沒想到會有這麼的動人的演出。我非常慶幸能夠參加這趟知性文化之旅，充滿了藝術的饗宴，也是一趟很有愛心、很溫暖的友誼聚會之旅。

沈芸桂（白宇森總經理夫人）：很溫馨，很想哭。不論是念詩或唱歌，那種氣氛太感人了，有一種很深的感觸：過去跟先生一直為了事業拚命賺錢，結果先生卻拚出一身病來！這場詩與音樂的對話，讓我跟先生有一種過去譬如昨日死的歎息，以前的生活都不知道是怎麼過的，真的有一種很想哭的感慨！我們夫妻也決定要向楊理事購買雲門舞集的票了（一笑）。

花玉省（新加入會員歐志榮先生的太太）：每念一首詩便搭配一首歌，太精彩了，若沒有長期浸潤這樣的文化，就不可能展現出這樣的深厚氣息，太棒了。文化就是資產，不傳下去，下一代就沒辦法傳承發揚。

凃志興總經理（本會愛心顧問）：雖然今年才剛加入本會，第一次參加秋季之旅，感覺行程安排得真棒，所以我主持的另外一個協會「中華液壓氣動協會」將跟著協會的腳步學習，明年也決定要來這裡辦活動了！

林如瑩（會員楊素貞女兒）：我最喜歡的是詩的部分，第一次聽到用臺語吟詩，很有想像的畫面感，可以深刻感受臺灣先輩們以前是怎樣生活的，以古鑑今，可以互相學習之處很多，我挺喜歡這樣的感覺。

楊郁英（會員）：他們用詩詞、歌聲讓人融入對整個古城的追思和懷念，實在是太美妙了，扣人心弦；然後把我們帶進古城的歷史回憶，包括它的美、它的善、它的純真，令我動容。已經有兩、三年沒參加楊理事主辦的旅遊活動了，再次參加，讓我感受到一種真切的歸屬感，協會就是我的大家庭，我不能離開她。

林武雄（會員）：很值得回味的文化氣息，無法用言語來表達，真的令人陶醉其中。

陳惠雀（志工）：真的可以感受他們都是用真情在唱歌、吟詩，包括米娜唱的《月亮代表我的心》也唱得很有感情。

劉興樹（本會監事會召集人）：這是一場別開生面的文化饗宴，用吟詩與音樂來詮釋地方人文、歷史、建築及小吃，一直延伸，令人沉思、飲水思源，讓平靜的心靈對這片土地的耕耘者、疼惜者（也包括楊理事），充滿了感激之情，也喚起人們自發性奉獻一份心力的激盪和衝擊，相信這粒種子終將慢慢遍地開花！

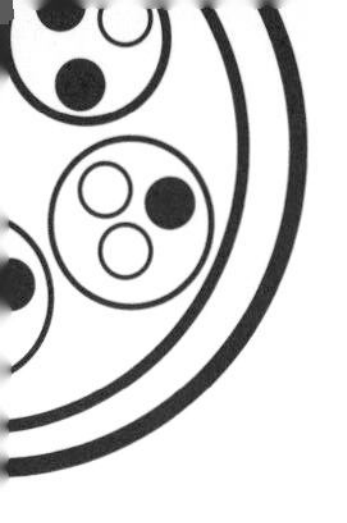

CHAPTER

27

# 「癌症～病從口入」——兼談免疫力的強化與促進

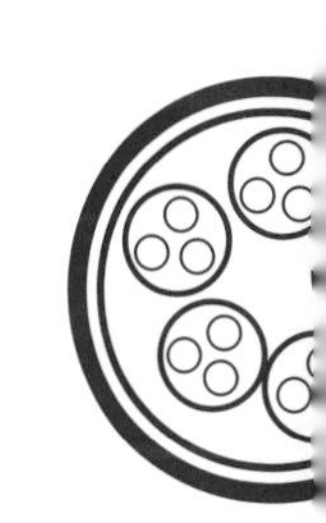

（撰文/彭遠，2015年5月醫學健康講座特別報導）

【編按】本會於2015年5月17日（星期日），假新興區里民活動中心舉辦醫學健康講座，首次邀請現任臺北中心診所綜合醫院臨床腫瘤科主任楊友華醫師蒞臨演講，主講〈癌症～病從口入〉，楊醫師個人著有《當醫師罹癌時》乙書，認為醫生不只醫病，也會被醫！這是一本病人和醫生都非常受用的癌症指引專書。當天聽眾踴躍出席，以下是演講內容精華摘要報導。

## 所謂「病從口入」要重新定義

一般人從學生時期大概都聽過「病從口入」的意義，但楊友華醫師根據多年的臨床醫療經驗，在演講的開場白有感而發指出，我們必須對「病從口入」重新定義：病從口入並非只是傳統我們熟悉的吃壞東西，導致身體腸胃不適那麼簡單罷了，楊醫師鄭重表示，「病從口入」反而往往指的是大家天天常在吃的、而且那些東西通常都很好吃、愈吃愈想吃的食物、甜點或飲料……，而且吃了幾十年之後「累積」成慢性病，進而得癌症，或者免疫力大大衰退了！

為什麼人會得癌症？「環境因素佔九成。」楊醫師從流行病學的角度分析，80%或80%以上的癌症起因，和後天的生活環境、飲食習慣有很大的關係。而「病從口入」→就是指不健康的飲食或者所謂「美食陷阱」，防不勝防，至今仍然是疾病的主要原因。

## 為何有那麼多慢性病？代謝症候群所致

楊醫師特別舉國家衛生研究院於今年（2015）初發表的研究報告，由該院院長龔行建、清華大學教授王雯靜及博士王鴻俊所組成的研究團隊，針對癌症發表最新研究指出，癌症可能是一種「新陳代謝疾病」，也就是癌細胞是正常細胞的新陳代謝途徑產生變異所致。國衛院指出，這項新發現提醒民眾維持人體新陳代謝正常運作的重要性，而防治癌症，均衡飲食、適度運動以及審慎選擇糖分攝取是非常重要的方法。

為了印證上述說法，楊醫師進一步對「癌」說文解字，「癌」字中的三個口→吃（了什麼）、喝（了什麼）、吸（了什麼）→堆積如山→最後得到癌症。而所謂新陳代謝途徑產生變異，無非就是不良的生活環境以及飲食習慣，日積月累之下，讓人的新陳代謝能力變差，其實就是人的免疫功能衰弱退化之故。所以，問題都在免疫力！

楊醫師進一步歸納三大環境因素，觸發癌症的發生：

①**酸性的體質**：長期不良的「吃、喝、吸」習慣，導致身體趨於酸性化，造成身體容易生病的體質。

②**缺氧的問題**：缺氧的結果造成我們的身體進入一種無氧呼吸，無氧呼吸→導致身體的產能不足、發電量不夠、身體機能便慢慢退化衰弱，久了就累積成病（編按：缺氧還會造成酸性體質、酸性體質又更缺氧→環環相扣）。

③**環境的毒素**：例如三氯氰胺、豬肉精、農藥、重金屬、黃麴毒素、廢食用的毒油……等等。毒素從生活周遭環境進入身體，破壞身體的細胞器官，恐怕比我們知道的更嚴重。

上述三者讓我們身體產生自由基，而這些自由基就是我們的健康殺手（慢性病的原凶）→因為環境污染、食物污染、錯誤的飲食生活習慣，導致身體出現以上種種不利情況，以致百病叢生，高血壓、糖尿病、癌症、加速老化……。

# 如何強化促進免疫力？

楊醫師表示，我們無法去改變生活周遭大環境的污染問題，但是污染的小環境（身體）則是可以改變的！包括減少毒素進入我們的身體，加速毒素排出身體（例如流汗是一種排毒的過程），強化身體的排毒功能（例如肝臟與腎臟的解毒排毒功能），改變不好的生活習慣（例如減少酒精飲品、菸草、少吃油炸食物……）等。

第二，從檢討生命五要素——吃喝拉撒睡（吃飯、喝水、拉屎、撒尿、睡覺）來監控身體狀況，因為一個人的新陳代謝好不好，背後代表你的免疫力好不好，也是疾病的早期信號。

第三，嚴控身體器官發炎狀況。現在臨床已經證實，也逐漸被民眾重視，癌症的發生和身體發炎有關，特別是慢性發炎（細胞癌化）。發炎可說是癌細胞的助燃環境，如果能好好控制身體發炎的過程，癌細胞就不會長得快、長得活躍。某種情況，也增加病人局部的控制率和治癒率，降低病人的原位復發率。

楊醫師指出，一個長時間慢性發炎的組織，加上重複不斷的病毒感染，細胞自然就容易癌化，所以一個簡單的防癌措施，就是抗發炎。如果能成功發揮有效的抗發炎效果，把癌化過程中斷，就不會變成癌症。

第四，多吸氧氣。造成身體細胞缺氧的原因：①細胞吸收氧氣不夠；②體內消耗增加。現代人壓力大，腫瘤專家猜測罹癌比率提高是否因過勞、壓力大有關，因為過度操勞、精神壓力緊繃，容易造成無氧呼吸，這一點不可不知。

# 充足氧氣與扶正祛邪

楊醫師表示，癌症其實是身體細胞缺氧的後遺症，經過研究證實，充足的氧氣有助於降低癌症轉移，所以，讓身體帶氧量充足是治療、保養、預防癌症很重要的一環。氣功就是藉由呼吸吐納的過程幫助身體帶氧量提高，但要提醒大家，**在密閉的空間做氣功會得不償失，身體的耗氧情況反而變高，身體的缺氧量將更嚴重。**

總之，氣功、瑜伽、拉筋等有氧運動，對於癌症病人促進循環、帶氧量增強都很有幫助。

癌症病人的心情也值得重視，焦慮、暴躁的心情更容易增加身體的耗氧量，而所有慢性病，包括癌症，都是因為身體缺氧才使疾病壯大起來。癌症的發生不會是單一要件，但身體的耗氧量是關鍵之一。

楊醫師最後表示，有癌細胞不一定會得癌症，若不想得癌症，那麼你的免疫力（身體內的防禦軍隊）就要夠強大。如同中醫所說的「扶正祛邪」，祛邪就是去掉你身體內不好的細胞、去掉身體內的毒素；而其扶正的「正」就是提升我們身體的免疫力。免疫力不強，壞細胞就會有機可乘，特別是癌細胞，唯有強化促進免疫力，才是防治癌症最根本的方式。因為免疫功能強化之後，就能讓身體產生強力的自癒功能。

**楊友華醫師 ●●●**

現任：臺北中心診所綜合醫院臨床腫瘤科主任
臺北醫學大學臨床醫學講師

經歷：署立桃園醫院腫瘤科主任醫師
臺北醫學大學／萬芳醫院醫學中心 放射腫瘤科主任
臺灣安寧緩和醫學會理事長

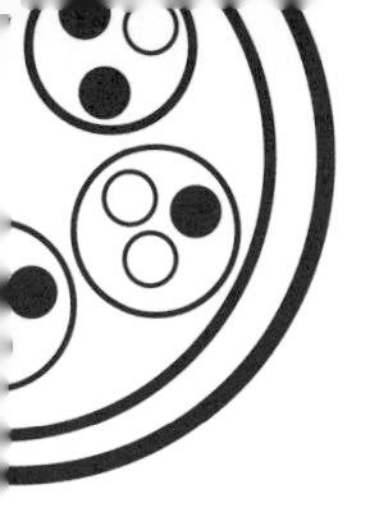

CHAPTER

# 28

# 癌症的預防與癌症飲食

（撰文/彭遠，2016抗癌、防癌養生系列研習特別報導）

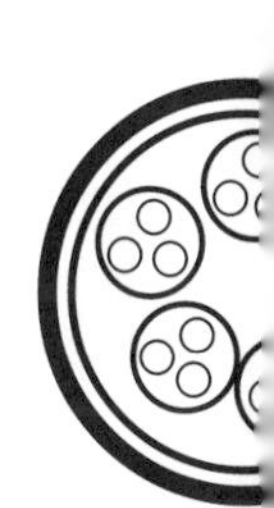

【編按】本會於2016年8月14、28日舉辦兩場「2016抗癌、防癌養生系列研習」活動，第二天課程整個上午由本會理事長吳景崇醫師（醫師簡介請見P008）主講〈癌症的預防與癌症飲食（一）、（二）〉，由於內容極為豐富，應會員要求，特登載較完整內容於本期2016《年度特刊》中，以饗讀者。

吳醫師開場白，首先聊起1981年在臺大醫院服務期間，目睹醫學院學長罹患淋巴癌而英年早逝的心理震撼，激發了他投入癌症防治領域的決心與意志。直到1986年負笈美國深造，取得博士學位，開啟了近三十年對癌症防治深有獨到的中西醫整合醫療保健之道。

吳醫師表示，癌症治療的過程中，一直環繞在兩個棘手的問題：

①癌細胞是否再跑出來（復發）。

②癌細胞是否跑到別處去（轉移）。

癌症可怕之處在於癌細胞的侵犯及轉移的能力，包括淋巴轉移、血管系統轉移（編按：惡性腫瘤長到0.2公分就會釋放微量的癌細胞到血液中微轉移）、體液移行（編按：比如胸腔、腹腔，1公克癌組織每天釋放出100萬顆新生癌細胞到血液、到身體各處生長茁壯，影響身體運作而使重要器官衰竭導致死亡）。至於癌細胞成長過程，吳醫師補充說明：「癌初始細胞」（Initial cell）增長期約十幾年，「癌前期細胞」（Pre-neoplastic cell）進行期約一年多。比如每一天每個人自體會產生3,000個癌細胞（變異），要長大到0.5cm需要有1億～10億的癌細胞聚集，但更可怕的是，大多數癌細胞會在身體內躲藏起來，是您無法發現的！總之，癌症的生成非一朝一夕，在醫藥科技一日千里的二十一世紀，癌症已非絕症，但讓人懼怕的是它早期沒有症狀，不痛不癢，會讓多數人完全忽視其存在，這正是癌症防治的一大挑戰，所謂「預防勝於治療」其理在此。

針對癌症的預防，吳醫師特別舉出中外醫界，對癌症致病因素的歸納總結：飲食因素佔75%、病毒及黴菌10%、輻射線5%、老化5%、遺傳5%。可見飲食在癌症防治的位階上具舉足輕重的關鍵地位。

## 現代社會吃飽容易，吃得健康不容易

然而，你是吃真「食物」還是吃「毒藥」？現代社會，每個人平日的三餐到處充斥著農藥、化學肥料、甲醛、硼酸、防腐劑、生長激素、人造色素、調味素、抗生素等致癌物，比如，根據聯合國統計，全球每年累積有300萬噸的農藥撒在地球表面（接近101大樓的高度），但只有1%的農藥量可以殺死害蟲。可見，想吃一頓純淨營養的一餐真的很難！

此外，值得警惕的是，根據日本「食品標準成分表」一份研究報告指出，菠菜100公克所含維生素C的含量，以現在的和過去的菠菜比較，1950年是150公克，但到了1994年則只剩下13公克的含量，差距之大令人難以置信！而食物本身之所以缺乏營養素，根本問題在於土地酸化、土地貧瘠、人類土地過度使用等因素所導致，也才會有現今「土地休耕政策」的現實性。

## 人為什麼會生病？

從以上分析，可以再進一步探討現代人為何會生病？包括細胞自癒功能減弱（機能失調）、血液品質不好、交感與副交感神經失調、免疫力衰弱、病毒感染、營養素不足、毒素入侵、天生體質欠佳、脊椎結構、情緒低落等等。

其中身體毒素的來源，包括：**①飲食中的毒素**：例如高溫烹調的食物、燒烤食物中含有致癌物質丙烯醯胺，蔬菜、水果、稻米中殘留的農藥、殺蟲劑，還有肉類荷爾蒙、長肉劑及抗生素等。**②飲水中的毒素**：化學廢料、重金屬、微生物、腐壞物質、病菌等。**③日常接觸的毒素**：油漆顏料、化妝品、清潔劑、石油化學產品等。**④空氣中的毒素**：諸如戴奧辛、輻射、紫外線、自由基等。**⑤心靈毒素**：包括壓力、煩躁、怨恨、負面思考、不安全感、嫉妒爭強等。

# 想擁有健康，唯有「改變」

如果健康是人生的根本，那麼飲食就是健康的源頭，只要肯改變不良的飲食和生活習慣，就能改善疾病和老化狀況。比如恢復細胞的自癒功能、血液品質變好、交感及副交感神經平衡、免疫系統雙向調節、觀念正向積極……。

## 「改變」飲食療法

①好細胞需要的營養，大量攝取：食用天然粗食、充分咀嚼、吃八分飽，飲用含有大量礦物質的好水，食用天然無污染的蔬果，蔬果對於「防癌」與「預防文明病」是一體兩面的，對抗自由基、酸血都少不了它（比如多吃富含維生素A的紅色蔬果番茄、胡蘿蔔、葡萄、櫻桃……，對抗癌、防癌都有很大的助益）。

②壞細胞需要的，盡可能禁食：減少食用澱粉類（份量）、加工食品、糖類、精緻食物的攝取……。

## 運動是改善體質、強化的不二法門

當人體疲倦時，大部分人都懂得充分休息；唯現代人威脅健康的另一大敵則是缺乏持之以恆的運動。臨床經驗證實，患有慢性病與癌症重症的人，其身體內的細胞皆嚴重缺氧，而適當的運動是恢復細胞自癒功能、提升人體免疫力的重要方法。

## 身、心、靈療法——改變生活態度

現代人無論在工作或生活層面，經常都得面對來自四面八方的壓力，如何學習寬恕、包容、諒解，試著貼心、關愛，懂得放下、謙卑、悔改等等的生活態度，進而尋求心靈的寄託，讓自己的身、心、靈得以安頓，其實更是現代人進階的養生保健之道。

2001年世界衛生組織發表研究報告：全世界因營養過剩而死亡的人數，超過營養不良而死亡人數，吳景崇醫師首先點出，癌症的發生絕大部分跟錯誤的飲食有關係，尤其罹患癌症之後的調養和復健，正確的飲食更是首要。

吳醫師特別表示，世界衛生組織推薦「地中海式飲食」，並於1990年開始號召世人接受並推廣，包含：高碳水化合物、低脂肪食品、豐富蔬菜和水果。

三大營養素（蛋白質、脂肪、碳水化合物）總熱量的百分比為：10%～15%、20%～30%、60%～65%。

特別是蛋白質，如同身體細胞核心的建築師，當人受到重大壓力時，體內蛋白質在一天之內破壞可達135克之多，而且也無法很快合成。然而，每天早餐只吃一個蛋、晚餐吃些肉類的飲食只能攝取25克的蛋白質。

因此，病情較輕時蛋白質的攝取每天

80～120克即夠。至於富含蛋白質的食物依序為蛋、牛奶、奶製品、瘦肉、魚、雞肉、酵母、麥胚芽、黃豆和一些核果。此外，蛋白質的分解仍需靠膽鹼和$B_6$來幫忙，若少了其中之一，吃下的蛋白質很快轉化成脂肪。

值得一提的是，1997年歐美學者，因對酵素可以儲藏並轉化動能，做先驅性的研究而獲諾貝爾化學獎。其中波以爾博士更指出，酵素就好比細胞的貨幣（或能量食物），所以缺乏酵素的細胞不是死亡，便是基因突變（癌化）。再次證明了酵素對人體的重要性：

▶酵素不是益生菌，更不是優酪乳，而是具有消化和代謝作用的催化物質。

▶身體如果缺少了酵素，任我們吃再多的食物，也無法取得必需的營養，這點常是癌友疏忽的。甚至吃了一堆保養品也是白吃，反而成了身體負擔。

▶奇異果、木瓜、鳳梨這三樣水果號稱酵素三大天王。

## 你的食物就是你的醫藥

根據最新癌症營養新趨勢，營養不良其實是癌症的最大敵人，西方醫學之父波克拉底說：「你的食物就是你的醫藥。」正確的癌症飲食，才能獲取強大的身體自癒力。以下是吳醫師針對各種癌症病患，特別點出應加強的營養素：

▶**蜂蜜代糖有益健康：**能增加免疫力，使代謝正常，有滋養、消除疲勞的作用。蜂蜜當中含有大量鉀離子，進入人體內有排除納離子的功效，有助於維持血液中電解質平衡，對於高血壓性心臟病和動脈硬化的老人，有保護血管、通便、降壓的作用。

▶**海帶：**所含的褐藻酸能抑制放射性物質鍶的吸收，並將其排出體外，同時還具有排除重金屬鎘的作用。

▶**綠豆：**綠豆蛋白具有特殊的解毒功能。解毒功能對重金屬、農藥中毒等均有防治作用。

▶**無花果：**含有豐富的葡萄糖、果糖、胡蘿蔔素、酵素、苯甲醛、維生素C、胺基酸等。日本醫學科學期刊研究指出，無花果的果汁中提取了一種芳香物質「苯甲醛」有防癌、抗癌作用。

▶**木瓜：**能健脾益胃，含蛋白質、果膠、蘋果酸多種維生素、礦物質和多種酶。經常食用木瓜可治胃消化不良，並預防胃癌，然多食有害。

▶**鳳梨：**含豐富果糖、葡萄糖、胺基酸和有機酸；除具消化作用外，能將阻塞機體的纖維蛋白和血塊溶解掉，可防炎症和消腫塊。有胃潰瘍、腎病和凝血機能不全者，不宜多食。

▶**柑橘**：含葡萄糖、果糖、蔗糖、蘋果酸、檸檬酸很豐富。日本從柑橘皮中提取一種抗癌物質，能顯著延長負荷瘤小鼠的生命，科學家並做實驗，連續七週加入15%脫水柑橘纖維的飼料餵大鼠，然後每週注入致癌劑，二十週後處死動物，結果腸癌、乳腺癌發生率低。但口瘡、食慾不振、陰虛火旺者，慎食。

▶**桑椹**：本草綱目至初，能利水消腫。含芸香苷、花色素、葡萄糖、果糖、蘋果酸、多種維生素、胡蘿蔔；能預防腫瘤細胞擴散，補益肝、腎，滋陰養血。民間多晾乾以糖蜜為果，如此食法，利多於弊，不致寒中作泄。

▶**番茄**：煮過後茄紅素才能釋放出來，茄紅素是一種非常耐熱的營養素，即使加熱烹調也不易流失，反倒加熱後變得更強。各種維生素含量比普通水果高二至四倍，可保護血管和皮膚、維持胃液的正常分泌、防止高血壓、促進紅血球的形成。此外，維生素A可防止多種上皮腫瘤的發生和發展，檸檬酸可幫助胃液對脂肪物質的消化。經過研究，番茄食用量很大的義大利地區，口腔癌、食道癌、胃癌和大腸癌的發病機率，比其他地區低60%；在夏威夷番茄攝取量多的人，胃癌的比例也比較低。

▶**甘藷**：即番薯，其營養價值及抗癌效用比一般蔬菜有較高的膳食纖維、蛋白質及維生素$B_2$。比一般主食有較高的膳食纖維、鈣質、維生素A、B群、C及較低的熱量。含大量黏液蛋白，可增強組織抵抗力；另外，含類雌激素脫氫表雄酮，可降低荷爾蒙相關癌症的發生。

▶**檸檬**：富含能讓體內正常代謝的檸檬酸，也的確能夠消除會致癌的活性氧，因此對預防癌症有著極大的作用。

▶**蘋果**：蘋果果膠能促進有益腸內環境的乳酸菌和雙歧桿菌的增生，並抑制致癌物質亞硝胺的產生。

▶**高麗菜**：含有能抑制致癌物質的異硫氰酸酯、富含能增強免疫力的維生素C，含有能保護胃黏膜的維生素U。

▶**紅蘿蔔**：胡蘿蔔素可說是預防癌症的最強助手。

▶**綠花椰菜**：含有抗癌作用的蘿蔔硫素、能提高免疫力的維生素C；能抑制對胃癌成因之一的幽門螺旋桿菌的增殖。

▶**雞肉**：人體若完全不攝取動物性蛋白質的話，不但細胞的新陳代謝會變差，導致免疫力降低，血管也會變得脆弱，所以，癌症患者事實上也需要酌量攝取有動物性蛋白質的食物。

▶**蛋**：雞蛋的蛋黃當中，含有一種叫做膽鹼（choline）的成分，對於活化腦部功能、預防失智症具有值得期待的效果。美國北卡羅來納州大學曾經調查3,000多名女性的飲食及身體狀況，經過統計及研究，結果發現，飲食中若能攝取較多膽鹼的話，罹患乳癌的風險，整體來說約可降低24%左右。

▶**蒜頭**：具增強體力、消除疲勞之效，強化身體免疫力。蒜頭中所含的二丙烯基硫化物，有助於維生素$B_1$的吸收，維生素$B_1$能使檸檬酸代謝正常，提高體內能抑制致癌物質的酵素的作用。

▶**蕈菇類**：日本國立癌症中心已經從β聚葡萄醣中開發出抗癌劑。蕈菇類食材還富含能改善腸內環境的膳食纖維，幫助身體排出毒素。

▶**海藻類**：海藻類食材的黏滑成分中的褐藻糖膠，經過研究證實，具有讓癌細胞自然滅亡（細胞凋亡）的作用，對癌症治療的效果值得期待。褐藻糖膠不會攻擊正常的細胞，只會攻擊癌細胞，破壞其DNA，導致癌細胞自然滅亡。

▶**薯芋類**：山藥和南瓜可提高免疫力，馬鈴薯可維持體內礦物質平衡。

▶**大豆**：蛋白質是維持生命所需的不可或缺的營養素，因此若減少了動物性蛋白質的攝取份量後，一定要積極地攝取植物性蛋白質，以維持人體正常運作。

▶**青椒、甜椒**：各種彩色甜椒中，均富含具強力抗氧化作用的β胡蘿蔔素、維生素C和維生素E。β胡蘿蔔素的含量因彩色甜椒的顏色而有所不同，在每100g中——青椒含有400μg，黃椒含有160μg，紅甜椒含有940μg。

▶**菠菜**：菠菜中所含的葉黃素，證實了菠菜的確具有抑制癌症發生的作用。針對各種蔬菜在預防癌症上的效果，結果發現，菠菜的效用最強，它能使乳癌、肺癌和肝癌的細胞死亡。

▶**白蘿蔔**：白蘿蔔的根部含有一種辛辣成分——是一種稱為異硫氰酸酯的硫磺化合物，具有抑制癌症發生的作用。氧化酶具有消除魚類烤焦後產生的致癌物質的作用。

▶**綠茶**：所含的兒茶素，在研究中發現，具有抑制致癌物質、防止身體細胞癌化的作用，甚至還能使突變的細胞恢復正常。對食道癌、十二指腸癌、胃癌、乳癌、大腸癌、肺癌、肝癌、小腸癌、皮膚癌等癌症具有治療的效果。此外，兒茶素還具有抑制胃潰瘍和胃癌成因的幽門螺旋桿菌的作用。

▶**咖啡**：所含的綠原酸具強力的抗氧化作用，能消除身體內的活性氧。在動物實驗中也證實，它能抑制結腸癌、肝臟和舌癌等癌症的發生。此外，研究發現咖啡具抑制癌細胞的增生和浸潤之效。

▶**可可**：所含的一種名為可可多酚的抗氧化物質，確認其具有強力抗氧化作用。以實驗鼠進行實驗，證明了可可具有各種抗癌效果，比如能夠降低乳腺癌的發生率，抑制胰臟癌的癌前病變（癌症初期的異常細胞）。

▶**黑木耳**：現代醫學認為，黑木耳營養價值高，維生素$B_2$的含量是米、麵和大白菜的十倍，比豬、牛、羊肉高三至五倍；鐵質含量比肉類高一百倍；鈣質含量是肉類的三十至七十倍；有「素中之王」稱譽，昔有「樹雞」之稱，指木耳營養素豐富，如同雞肉般滋補，被認為「益氣不飢，輕身強志」。此外，黑木耳屬於膠質菇類，可以吸附油脂、刺激腸道蠕動、抑制血小板凝集，對於改善肥胖、高血壓、動脈硬化、降低膽固醇、防止血栓形成皆有幫助；並可改善久病體虛、抗腫瘤、抗發炎、抗氧化、美容等價值。

▶**白木耳：**又稱銀耳，菌中之冠，被稱為平民的燕窩，含有豐富的膠質、維生素、氨基酸及膳食纖維，可通腸順暢，更能降低血糖。此外含有多醣體，可以加強白血球、巨噬細胞的吞噬能力，以及興奮骨髓的造血功能，所以能夠增強人體免疫力。

▶**紅龍果：**味道甜美，有很高的食療、藥用價值。花青素含量比葡萄皮、紅甜菜高，有此胡蘿蔔素強十倍以上的抗氧化能力，能在人體血液中保存活性七十五小時，是一種強力的抗氧化和提升免疫力的物質。具有解毒、滋潤腸胃、 清血、降血壓、降低膽固醇、防止血管硬化、可預防便祕、促進眼睛健康、增加骨質密度、幫助細胞膜生長、預防貧血、抗神經炎、預防口角炎、美白皮膚、延緩衰老的作用。功能獨特，又被譽為長壽果。（編按：摘自維基百科）

## 罹癌後的調養，正確飲食是首要

吳景崇醫師最後指出，罹癌後的治療調養，充分的營養佔有重要的關鍵。以下是吳醫師針對各種癌症病患，特別點出應加強的營養素：

▶**胃癌：**忌食醃漬、燒烤食物，優格含有能抑制幽門螺旋桿菌的物質，因此建議多攝取無糖優格。此外，兒茶素被認為能保護胃黏膜、抑制胃癌的發生。

▶**大腸癌：**高纖低油飲食為主，番茄對抑制大腸癌的發生有很好效果。食用無糖優格能改善腸內環境、增強免疫力。

▶**食道癌：**可多攝取黃綠色蔬菜。過去曾有每天食用少量鮭魚，經過半年後，食道癌竟痊癒的案例。

▶**肝癌：**忌食酒、潛藏黃麴毒素製品。大量的攝取維生素$B_1$（糙米），被認為對治療肝癌是有效果的。自古以來，蜆能夠增強肝功能的食物。

▶**胰臟癌：**攝取大量的檸檬，一天要攝取兩個檸檬。白蘿蔔的根富含有助分解澱粉、蛋白質和脂質的消化酵素。

▶**肺癌：**長期處在空氣污染的環境者，可適量補充維生素A與維生素C。在青蔥、洋蔥和蒜頭等食材中所含的二丙烯基硫化物，對預防和改善肺癌有效果。清肺食物包括蓮藕、黑白木耳、山藥、水梨、蘑菇、蘿蔔、豬血。

▶**攝護腺癌：**減少紅肉及高脂食品（如：起士、全脂牛奶、乳酪、美乃滋、人造奶油）的攝取，可吃含茄紅素的食物，茄紅素可抑制攝護腺方面的疾病及減少發生率。大豆中所含的異黃酮，具有抑制前列腺癌的作用——一天食用兩塊以上的豆腐，約有八成的前列腺癌會受到抑制。

▶**乳癌：**忌攝入高脂肪（動物脂肪）、高動物蛋白的食物。忌當歸、川芎、四物湯、八珍湯、十全大補湯。

▶**卵巢癌：**證明飲用含大量蔬菜、水果的蔬果汁，能提高治療效果。

▶**惡性淋巴瘤：**攝取大量的蔬果汁，對改善惡性淋巴瘤應能奏效。此外，大量攝取檸檬（一天二至五個）也應有效果。

（編按：以上演講資訊有部分參考濟陽高穗醫師所著《這樣吃，讓癌細胞消失》）

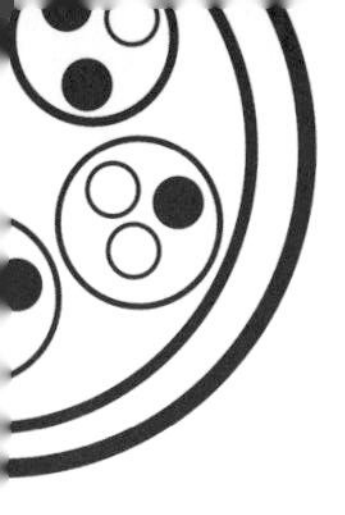

CHAPTER

29

# 身心靈整合，做自己的好主人

（撰文/彭遠，2016年10月文榮光醫師演講特別報導）

【編按】本會與全民健康關懷協會等單位，於2016年10月22日下午2點到4點，假高雄佛光山南屏別院（左營區忠言路28號）5F國際會議廳，共同舉辦專題演講，特別邀請高雄市文心診所院長文榮光醫師主講〈身心靈整合：做自己的好主人〉，對當今身心方面的疾病與身心靈三合一療癒有精闢的闡述，參加聽講來賓多達250人左右，會後大家互相交流，獲益良多。

沒有精神的健康，不算是真正的健康。文榮光醫師在演講中先破題指出，健康的內涵應包含身心靈三方面，如何整合身心靈的力量並做自己的好主人，是掌握全人健康的關鍵功夫。

以現代社會大家熟知的憂鬱症為例，患者自己的身心靈已難以作主。長期生活壓力與挫折、或重大創傷、或慢性心理創傷，都會引起自律神經、內分泌及免疫系統的失調、睡眠與情緒中樞系統產生障礙。由於憂鬱症患者心智功能負向運作，加上自我調適與家庭社會支持不足，以及缺乏靈性修養的力量，結果病發，甚至有生不如死、想不開的念頭。

## 「自我調適」和「自我療癒」

在臺灣，憂鬱症的終身盛行率，男性大約佔5%～12%，女性大約10%～25%，會呈現這樣的差異，和男女之間性別角色的不同，以及選擇的抗壓模式不同有很大的關係（男女性抗壓的模式不一樣，男性死於酒醉、酒駕或意外死亡的比較多，賭博及毒品濫用的多是男性，所以紓壓的方式不一樣）。根據統計，大約有15%的憂鬱症患者如果沒有治療好會死於自殺（自殺死亡者，生前曾被醫師診斷憂鬱症者高達87%）。而要治療憂鬱症，就必須訓練自己鼓起勇氣來面對，最終極的目標，就是要做「自己的好主人」。所以，現在要和大家分享的就是「自我調適」和「自我療癒」。當然，如果患者能夠學會認知身心靈三元兼顧，整合三向度的資源與力量，活用源自本土文化的療癒活泉，學習做自己的好主人，將可趨吉避凶，獲得適當的醫療，學習自我療癒方法而苦盡甘來，重享健康。

## 善用壓力測量表

憂鬱症診斷方法：第一個診斷是焦慮症，焦慮症反映出壓力的關係。第二個診斷是失眠，患者多數都是因失眠而來，而失眠是很多疾病共同的症狀。第三種診斷，比如說有憂鬱和失眠，就會請他說出壓力來源，有很多是因為家庭問題，如分居、離婚、單親或隔代教養，甚至是死亡失蹤，以及伴侶關係、配偶關係裡面姻親婆媳的壓力等等。

我們用簡易量表來測試患者的壓力，以及詢問睡眠狀況，這點很容易反映出問題，是緊張不安或是很容易伴隨煩躁不安、動怒？然後第四點是不是心情低落、無精打采和憂鬱，是不是覺得自卑、比不上別人？這四個題目加總分數若在中度以上，就需要就醫，治療的方法不見得靠藥物，最好能身心靈三方面都兼顧。這個簡易量表的要點，還須特別察覺有無自殺的想法，若有就要特別關注。

人要尋求身心靈的修煉，學會為自己而活。西方人的看法以心理學家馬斯洛的研究為代表，比較偏向個人主義，所以追求自我實現；東方人講求關係主義，華人的我是存在人際關係裡面，像竹子一樣，從根部會慢慢的擴張，會衍生出去變成一叢一叢，所以，華人的我，是活在關係裡面的。西方人個人主義的我是比較像實心的楓樹；一棵一棵獨立發展。

今天的主軸，是談要學會做自己的主人。我們必須能把握自己，然而，我們活在關係裡面，壓力是百病之源，我們要預防和治療的話，策略上應該是去紓壓和減壓，避免壓力過多。主軸是在這個根，我們最後是要尋找心靈的根，既然我們活在本土文化（關係網）裡面，就要認同傳統的價值，如果價值觀搖擺不定，被西方的全球化理論跟技術影響，讓你忘了本的話，你就比較不能夠承受壓力。

壓力對身體和心理的影響很大，人在面對不可預測的壓力時，即使是輕度的壓力，長期累積下來也會發生憂鬱症。還有一種就是不可控制的情況、無助，也會引起憂鬱症，還有重複社交的挫敗、低聲下氣、委屈求全，這種壓力也是。壓力導致憂鬱症，憂鬱症最嚴重後果就是自殺。慾望喪失和情緒低落，這兩個是憂鬱症核心症狀。研究之後發現，負向情緒的生成是由於血清素、神經傳導素發生異常，導致負向情緒增加，然後正向情緒減少。目前有效的藥物是血清素的再吸收抑制劑，會提升血清素的濃度跟活力，這樣負向情緒就會減下來，慢慢恢復正常情緒。

此外，壓力會引起免疫系統的反應，飲食不良和病菌感染都會影響腸道的微生物作怪。因為腸道結構弱化，會產生體內荷爾蒙的發炎反應和不良後果，不良後果又會再使得發炎的反應更嚴重，而發炎反應就是產生憂鬱症的一個原因，因此，飲食跟壓力和生活型態是否健康，就變成一種互動關係；如果要對抗壓力、發炎反應和憂鬱症的發生，就需要運動並注意飲食，以及適時使用抗發炎和抗憂鬱藥物，才能阻止這種惡性循環再運轉。

至於何謂發炎的反應，發炎就是所謂細胞激素在壓力之下，壓力荷爾蒙會刺激腎上腺素啟動免疫反應，白血球的巨噬細胞就會產生細胞激素，然後又會回頭去影響腦的中樞，再影響到海馬迴、記憶中樞跟杏仁核，而情緒的管控中樞，也會抑制我們腦神經的滋養素——神經傳導素。若要避免壓力荷爾蒙的過度分泌，壓力最好能早點紓解掉，一旦持續下去，身體就會發生發炎的反應，接著就會產生憂鬱、睡眠障礙，最後又引起肥胖。

## 要有抗壓策略、治療策略

既然如此，我們要預防、對付這個疾病，策略上是去紓壓和減壓，同時避免壓力過多。要有治療計畫、適當的評估——好的評估才能對症下藥。以美國現在治療憂鬱症為例，有少數憂鬱症治不好，後來他們有發現用神經外科手術，針對藥物、毒癮和酒癮的人，用電去刺激快樂中樞這個位置，發現效果還不錯。

將佛洛伊德和榮格等西方心理治療大師的理論和技巧用在臺灣的患者身上，只有少部分人能接受，因此要增進個人適應能力的關鍵，還是要以傳統文化的價值觀為主的支持系統（包括佛教、道教的宗教影響力）；另外對於心理治療，「自我療癒」也要注意到文化的影響力。

中醫方面，通常會批判西醫的觀點，認為西醫總是把憂鬱當成大腦神經傳導出問題，忽略掉身心失調，還有人體神形合一，因為中醫比較講究天人合一，所以要從心、肝和脾三個臟腑去下功夫，古代中醫書籍多半認為是氣血鬱住了，也就是情志三鬱，怒鬱、思鬱還有憂鬱。中醫的治療方法很多，針灸和氣功都是西方國家所認同的。

更妙的是臺灣的民俗醫療文化，對於廣大的庶民，有信仰就有力量，在鄉下如果有精神分裂、夫妻失和……，這些都可以透過民俗醫療適時的幫助。我們民間社會相信靈魂附身的人很多，靈魂可以來附在你身體上，然後仙佛濟世，最流行的是收驚文化。

「禪修」是我們最值得去體會、練習的，這個道理可用「十牛圖」來解說：一位年輕牧牛者，他的牛不見了，所以去「尋牛」，看到「牛的足跡」，接著「見到牛」，並牽住而「得牛」，就是我們的成長過程。好不容易得到牛了，還得「牧牛」，馴服牛後，就「快樂地騎牛回家」，可是人生境界不是到此為止，禪修的人進一步，在達到「功利主義」的境界後還要修煉到「道德境界」——「人牛俱忘」，變成無我。無我後「返本還原」，就是天人合一，然後就可以入禪、「布施做功德」。現在西方的心理治療學家回過頭來學習禪修，向東方的智慧取經，過去是我們向西方取經，現在倒過來。

## 自我調適之道：天人合一

自我調適終極的目標是要學會天人合一，禪修就是要突破是非對錯、心裡的執著、價值和框架，突破後才能自由，然後才能淨化自己，放下一些過多的慾望。禪的修養是講究開悟，如果沒有開悟，就達不到那些境界。禪修的應用在西方世界就是正念減壓，正念意味著心胸開放，時時刻刻不帶批判的覺察，活在當下。這種禪修正念的修養，可以去影響遺傳基因的運作，基因的遺傳密碼雖然不能改變，可是我們的信念修養，可以透過「表觀遺傳學」來影響這個基因的表現，所以我們後天的努力可以改變先天的問題，這是很振奮的一種發現。

正念減壓的新法，也可以用在抗癌方面，增強抵抗力，紓解壓力、減少發炎的反應。西方世界的主流文化已經把「正念減壓」當成一種自我調適、修身養性的方法，可以改變身體神經迴路、神經通道。神經迴路可以透過正念減壓改變，可以創造出新的迴路，而且是正向的，亦即大腦的神經系統是可塑的，不是不可塑的。

此外，久坐而缺乏運動的生活型態，也會提高身體發炎的風險因素，所以ω-3型的脂肪酸、深海魚油等輔助性的營養食品可以保護身體免於憂鬱，此外，曬太陽增強維生素D，也可以幫助抗憂鬱。另一種自我療癒，是地中海型飲食方法，加上每天運動，多吃蔬菜水果，適量雞肉、魚和海鮮，少吃烤肉和紅肉，盡量不要過食，紅酒少量，忌甜食等。

總結而言，面對憂鬱症，我們要把聖

嚴法師的四句名言：「面對它、接受它、處理它、放下它」謹記在心。然後試圖整合身心靈的力量，希望大家能夠認同本土文化價值，我們在心理上要有信心，然後面對你該承受的壓力、病痛，並且要懂得求助，不要排斥全球文化的醫療，也不必排斥本土民俗醫療，然後學會禪修、正念減壓，最後就是放下。

# 結論

學做自己的好主人：身心靈整合，自我調適之道

| | 身 | 心 | 靈 |
|---|---|---|---|
| 面對 | 壓力　現實 | 信心　求助 | 認同本土文化價值 |
| 接受 | 苦難　病症 | 全球文化＋本土文化<br>專業醫療 | 隨緣　順變 |
| 處理 | 溝通　治療 | 調整生活型態<br>心理諮商治療 | 民俗療法 |
| 放下 | 執著　物慾 | 正念減壓<br>心無所住 行於布施 | 靈修　禪修<br>天人合一 |

和本土文化相容的心理治療方法──「要神也要人」與身心靈兼顧模式：

- ▶建立好的治療關係。
- ▶應用適合本土文化脈絡的心理治療理論模式。
- ▶值得認識靈學與民俗醫療。
- ▶仁心仁術的心理治療者。

韓國心理治療界提倡的「道」心理治療，就是要求治療者先淨化自己的心靈，摒除私心和私欲，並且發揮仁愛同感（empathy）的精神，以悲憫熱情去化解患者冰凍顫抖的心靈，帶給他們溫暖的春天，可說是融合儒道哲理與倫理美德而成的本土深度心理治療。

**文榮光醫師**

1973年自臺大醫學院醫學系畢業，1987年曾獲國科會遴選前往美國哈佛大學進修醫學人類學一年、1990年取得教育部部定教授資格，臺灣精神醫學界的拓荒者之一。曾任臺大醫院精神科主治醫師、高雄醫學院附設中和紀念醫院精神科主任兼教授、高雄長庚紀念醫院精神科系主任，現為高雄市文心診所院長。

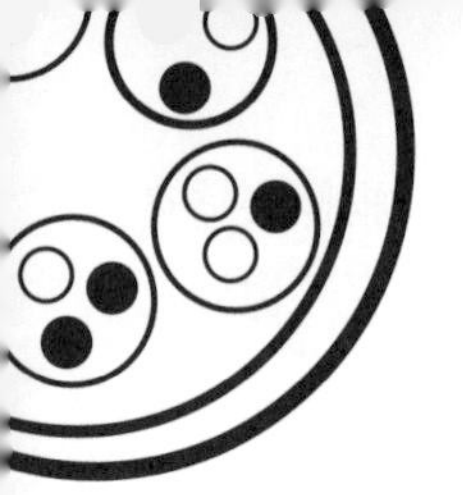

CHAPTER

30

# 遠離癌症的食安密碼——從「友善大地社會企業」談起

（撰文/彭遠，2017年5月份醫學健康講座特別報導）

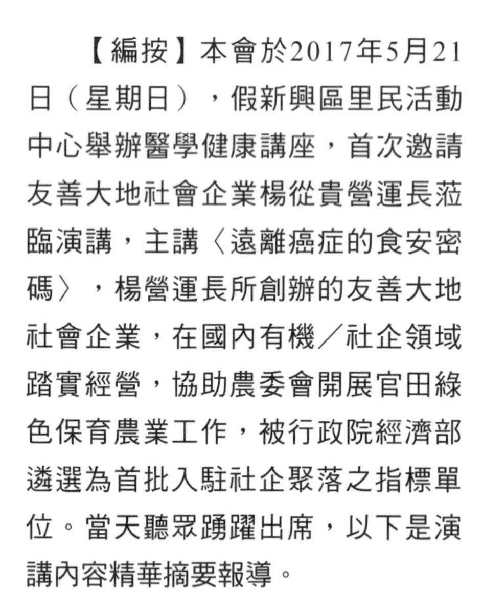

【編按】本會於2017年5月21日（星期日），假新興區里民活動中心舉辦醫學健康講座，首次邀請友善大地社會企業楊從貴營運長蒞臨演講，主講〈遠離癌症的食安密碼〉，楊營運長所創辦的友善大地社會企業，在國內有機／社企領域踏實經營，協助農委會開展官田綠色保育農業工作，被行政院經濟部遴選為首批入駐社企聚落之指標單位。當天聽眾踴躍出席，以下是演講內容精華摘要報導。

記得日前新聞發布民調報告，目前年輕人對政府最不滿意的施政問題，除了第二、三名的低薪、高房價以外，最感痛心的竟然是食安問題！食品安全攸關每個人的健康問題至鉅，因此，為了自己和家人的健康，我們都應該更了解綠色有機的耕作與飲食，對於人類健康和生態保育的重要性。

楊營運長表示，一望無際的農地是餵養人類的糧倉、野生或飼養動物的天堂，曾幾何時，肥沃土地不再。我們每天的三餐源溯於此，然而，臺灣的農業發展經過幾十年的發展演進，由於高速的工商業發展，往往忽視、甚至傷害了農業生態，日前政府公布了蔬果農藥殘留的抽驗結果，不合格率竟然高達11.3%，原來每日三餐中，人人都要面對農藥超量這風險！從塑化劑、餿水油、毒萵苣、病死豬肉、戴奧辛蛋……，一連串的食安風暴中，值得我們大家一起來學習如何「認識食安、食得健康」，為我們的健康把關。

## 吃的不安心？食安密碼問題在哪裡？

楊營運長指出，環境荷爾蒙種類繁多，包括殺蟲劑（如DDT）、工業用化合物（如PCB與烷基酚類）、塑化劑、重金屬，及燃燒或化學品製程之副產物（戴奧辛物物質等）。目前已知的環境荷爾蒙至少有七十種，其中四十餘種為農藥，而我們每天吃的蔬果深受農藥污染，可見環境荷爾蒙這些物質危害我們的健康甚鉅！

記得有一則新聞報導，近年來許多縣市首長曾喊出國中小「一週一天有機營養午餐」，而行政院農委會也擬推動農藥處方箋制度，減少化肥農藥似乎是政府共同目標，但反映在農藥市場上卻不是這麼一回事！楊營運長特別整理一份資料：①國內一項研究報告，臺北地區兒童長期接觸低劑量的有機磷農藥，可能會導致過動症、甚至會造成神經系統的退化。②在受檢測的孩子中，98%的孩子尿液中可以檢測出低劑量的有機磷農藥。③美國研究發現，體內含有有機磷農藥的孩童，改換成無農藥有機飲食，五天後體內所含有機磷農藥大部分會消失。

## 臺灣各地嚴重濫用農藥、除草劑

「臺灣農地就像躺在加護病房，只剩農藥、化肥兩根呼吸管在維繫生命。」楊營運長引用臺大農藝系郭華仁教授的研究表示，臺灣現今以農企業為主流，往往忽略生產之外，糧食安全、生態環境等外部成本，想要落實友善土地，將是一場「觀念的革命」。

根據郭華仁教授的長期觀察，在追求產量時大量使用化學肥料，造成土壤硬化、微生物死亡，而農藥、除草劑更傷害生態，蚯蚓、蜜蜂、青蛙都在消失，全臺農地土壤正在「慢性自殺」（編按：嚴重超量使用五倍的水稻田、果園會讓雜草畸形、快速死亡）。但大家重視的有機農業卻進步緩慢，民間單位若要透過草生栽培、生態農法搶救農業，卻緩不濟急。

## 臺灣有機農業成長有限

楊營運長引用農委會的資料進一步指出，臺灣有機農業面積從1996年的159公頃，年年往上攀升，2000年突破1,000公頃；2004年達到1,426公頃。轉眼間，

2001年突破5,000公頃，2012年達5,849公頃。雖然看似增加4,603公頃，約是一百七十七個大安森林公園；但若以臺灣耕地面積81萬公頃計算，十年來，有機農業成長只是1/1,000～7/1,000。

現行友善土地政策以有機農業為主，嚴格要求農藥、化肥「不得檢出」；其次則實施吉園圃安全蔬果標章、CAS食品安全標籤、產銷履歷等作為，並以安全用藥及追溯源頭為目標，各產地則輔導農民合理化施肥等一系列做法，希望能擴大有機農業的栽種和規模。

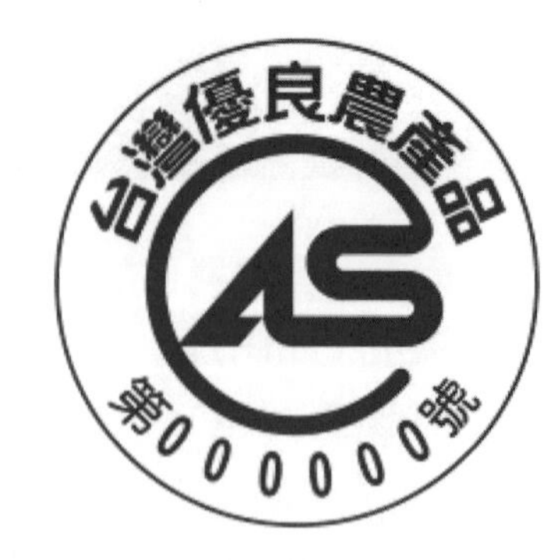


**楊營運長建議：消費者在選購蔬果時，最好選擇具有良好信譽之商家產品，或具全有機、有機轉型期、綠色保育、產銷履歷等驗證標章，以確保飲食安全。**

## 何謂「有機/綠保農法」？

- ▶**重點一：**用**天然無毒**的原料做成肥料與防治病害的資材，例如：葵無露＝葵花油＋無患子，用途：殺蟲、殺菌。
- ▶**重點二：**重視**生態平衡**與**水土保持**，育苗定植、肥培防治、採收出貨等過程都有詳實記錄可以追溯核考。最重要的是對天地的敬畏與對生命的尊重！

楊營運長表示，有機綠保益身利生：

- ▶**小麥：**多出二倍的鈣、四倍的鎂、五倍的錳、十三倍的硒。
- ▶**玉米：**多出二十倍的鈣及錳，二至五倍的銅、鎂、鉬、硒，以及鋅。
- ▶**番茄：**多出二倍的硼、硒、矽、鍶，以及高出60%的鋅。
- ▶**梨子：**多出三倍的鉻、碘、錳、鉬、矽及鋅。

整體來說，在二十二種有益身體的微量礦物質裡，有二十種在有機作物裡的含量顯著高於一般的作物。不僅如此，有害的微量元素如鋁、鉛、汞等在有機作物裡的含量也是較低的。有機綠保農業照顧您我的健康，更讓萬物平安！

**楊從貴先生 ●●●**

**學歷：**東海大學企業管理學系畢
**經歷：**日商旗勝科技蘇州工場 廠長
水菱有機農場 營運長
**現任：**友善大地社會企業 營運長

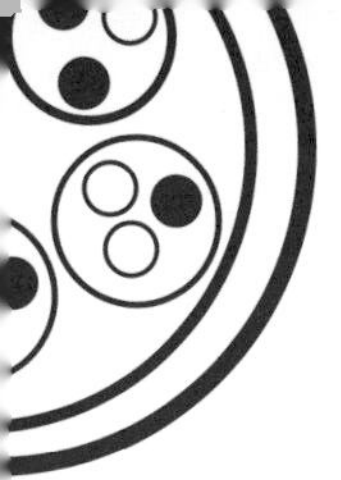

CHAPTER

31

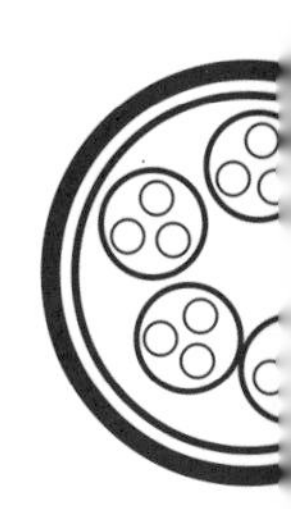

# 保健營養品於癌友復健之路扮演的角色

（撰文/彭遠，2018年8月抗癌研習系列報導）

【編按】本會於2018年8月19日假新興區里民活動中心，舉辦8月份抗癌防癌系列研習活動，第二堂課首次邀請漢馨科技有限公司創辦人劉景文博士主講〈保健營養品於癌友復健之路扮演的角色〉，內容精彩實用，博得與會者共鳴，以下是演講內容精華報導。

## 癌症治療與營養輔助

劉景文博士首先為保健營養品在癌症治療所扮演的角色，開宗明義表示，癌症的正統療法（手術、化療、放療……）是根本，就像紅花；而保健營養品則是輔助支持，就像綠葉，但若沒有綠葉，紅花就沒有辦法行光合作用。

劉博士特別舉現在很多醫師行醫多年之後，頗遺憾當年在醫學院讀七年書很少涉獵「營養醫學」的知識，談到「營養醫學」（Nutraceutical）係由美國醫藥創新基金會主席Dr. Stephen DeFelice於1989年所創立出的營養輔助概念，由營養（Nutrition）和藥物（Pharmaceutical）所結合而成。其核心定義：能提供醫療以及健康功效，包括預防或治療疾病的食品或成分，其中營養學知識和保健營養品為主要核心。

劉博士進一步說明，「營養醫學」的目的包括：①足夠養分（熱量、蛋白質）。②維持體力（生活品質）。③舒緩治療癌症的副作用。④調整改善體質。

針對第一項足夠養分這點而言，劉博

士指出，75%的癌症患者在診斷出癌症時就已經產生營養不良的狀況；此外，根據統計，有20%的癌症患者是死於營養不良，而非癌症本身。至於攝食量減少的原因：多由於口腔潰瘍、口腔乾燥、腸道阻塞、吸收不良、便祕、腹瀉、噁心、嘔吐、腸道蠕動減少、治療改變味覺、疼痛和藥物副作用等等。

因此，足夠的養分第一首重熱量，熱量可提供體力來源，若生病後體重無嚴重減輕時，建議每天每公斤體重應攝取25至35大卡熱量；假使體重明顯減輕，或是正在接受癌症治療時，則需至40大卡/公斤體重。

足夠養分第二需特別強調蛋白質，根據文獻建議，建議癌症患者蛋白質的攝取量應超過1g/kg/天，如果可以，劉博士建議，為提升體內蛋白質代謝平衡，應攝取2g/kg/天。（此建議量〔2g/kg/天〕對於腎臟功能正常的癌友是安全的。對於有急性或慢性腎衰竭癌友，建議每日蛋白質攝取量為1～1.2g/kg/天。）

# 支鏈胺基酸及麩醯胺酸的重要性

談到保健營養品，劉景文博士從多年實驗室經驗中特別提出支鏈胺基酸（Branched-chain amino acid，英文縮寫為BCAA）及麩醯胺酸（L-Glutamine）這兩樣特殊胺基酸（與人體優質蛋白質的攝取、吸收密切相關）。

支鏈胺基酸是人體胺基酸的組成物質，含有單一的三種胺基酸組合。這三種胺基酸分別為：纈胺酸、白胺酸以及異白胺酸——皆為必需胺基酸，人體無法自行形成，需要從食物中攝取；是構成骨骼肌中胺基酸的主成分，亦可以作為體內能量來源。

劉博士歸納吸收支鏈胺基酸對人體的三大益處：

①支鏈胺基酸在體內代謝時會進入細胞中的TCA cycle（克氏循環）產生更多能量提供肌肉使用。可增強肌肉耐力、減少運動產生的疲勞。

②支鏈胺基酸經TCA cycle轉化為丙酮酸，之後再轉為丙胺酸，並將丙胺酸運輸到肝臟供使用。可保護肝臟損傷、對抗中樞神經疲勞。

③支鏈胺基酸改善癌友等重病者的食慾：包括瘦弱者、營養不良者、長期慢性病導致變瘦者、長期臥床病人、臥床褥瘡病人……，皆可酌量食用。

至於麩醯胺酸，劉博士表示，麩醯胺酸是人體非必需胺基酸中的一種，它可以在骨骼肌肉、肝臟及脂肪組織快速被合成。研究指出，麩醯胺酸是人體在壓力狀態下的條件必需胺基酸，對於調節壓力狀態下的細胞代謝和調節免疫細胞的功能，具有重要的意義。此外，人體內有60%的麩醯胺酸存在骨骼肌肉，因此麩醯胺酸可由骨骼肌肉釋放到其他需要的組織。

## 益生菌助調整體質、維持腸道健康

第二類保健營養品，則是攸關人體免疫系統的腸道益生菌。腸道是人體內最大的微生物環境，有五百多種不同的益生菌與害菌，總數達十兆個細菌。

劉博士指出，日常飲食中，應經常攝取富含膳食纖維及寡糖的食物，比如全穀根莖類、新鮮蔬菜及時令水果等食物，以幫助益生菌在腸道的繁殖，減少壞菌滋生、幫助排除毒素、調整體質。益生菌對於維持人體腸道菌叢平衡扮演了重要的角色，不僅可以輔助癌症患者，幫助維持腸道健康、調節免疫力，更有助於幫助身體維持平衡與減少疾病的傷害。文獻分析指出，癌友於手術期間可能面臨的腸道問題，包括治療後脆弱腸道，病菌、毒素、病毒等外來抗原容易直接穿過腸道細胞縫隙，直達血管導致腸道細胞破損，引起腸漏症，可能導致全身感染與發炎；此時給予患者使用益生菌，能降低呼吸道、泌尿道等傷口的修復、幫助腸黏膜健康、降低發炎以及術後傷口的感染機率。

### 癌友可能產生的發炎不適

癌症患者體內處在「慢性發炎」和「代謝異常」的狀態，會使得肌肉與脂肪組織不斷的分解流失（體重減輕），除了攝取足夠的熱量與蛋白質（一般配方營養品），還需要補充能改善發炎、調節免疫的營養素才能改善這種情況。

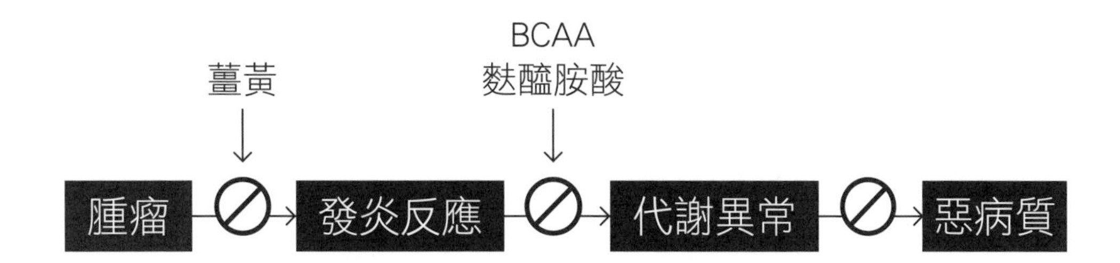

# 抗發炎劑——薑黃素

第三類保健營養品，值得介紹的是：天然的抗氧化劑＋抗發炎劑＝薑黃（Turmeric），2500年智慧的藥食同源，屬薑科草本植物。現代醫學研究得知薑黃萃取物中的薑黃素（curcumin）具有很高的保健價值，自公元2000年以後，科學家開始大量發表近萬篇的薑黃素相關研究，到目前為止，薑黃是科學家最愛的草本類原料之一。

劉博士表示，天然薑黃裡的成分具有良好的抗氧化、抗發炎效果。薑黃中的薑黃素與薑黃精油是很好的抗氧化與抗發炎劑，所以對於癌症及許多慢性病都很有益處。然而，一般薑黃素存在吸收率低、半衰期短、代謝快的缺陷，導致保健效果大打折扣，這是特別值得注意之處。

談到薑黃的作用機制，近來科學研究發現薑黃可降低體內導致疼痛的前列腺素，改善發炎引起的關節疼痛不適。薑黃素通過抑制發炎反應，亦可以調節自體免疫疾病。例如類風濕性關節炎、紅斑性狼瘡、炎性腸症等。

劉博士最後還額外提到褐藻醣膠、水解柑橘醣膠，亦有提升癌友免疫力、讓癌細胞凋亡、降低化療副作用、改善生活品質等效果。

**劉景文博士**

學歷：東海大學畜產與生物科技學系博士畢

現任：漢馨科技有限公司創辦人兼總經理

東海大學食品科學系兼任助理教授

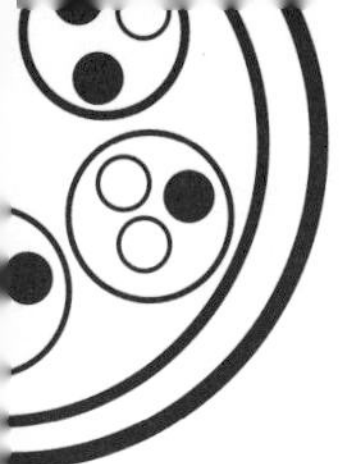

CHAPTER

32

# 凹仔底森林公園健行——讓關懷走出去

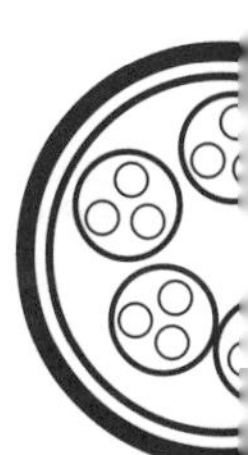

（撰文/彭遠，108年度健行活動特別報導）

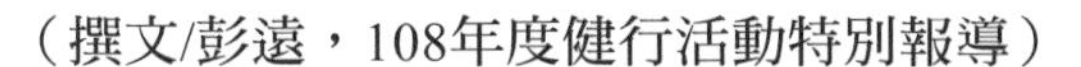

【編按】本會於2019年2月24日（星期日）下午三點到五點，配合二十五週年慶特舉辦「讓關懷走出去～凹仔底森林公園健行暨美食活動」，參與會員攜眷、呼朋引伴踴躍出席，多達二百七十餘人，大家都對被譽為高雄市的「都市之肺」之大面積多功能休憩綠地感到身心舒爽，尤其藉這個機緣跟會員、親友聯絡情誼，更感溫馨熱絡。

凹仔底森林公園又稱農十六森林公園，座落於高雄市位於鼓山區農十六重劃區、至聖路及南屏路交叉口，為北高雄第一座森林公園（面積約10公頃），亦是高雄市政府歷經多年都市計畫，所打造的一座擁有生態濕地、木棧道、自行車道、生態解說中心的休憩空間。

這次二十五週年的健行暨美食活動，本會籌劃多時，特別邀請國立高雄餐旅大學中餐廚藝系、奇窯學堂、苓雅區林泉里翁炯訓里長等共同舉辦；並邀請高雄市健康協會、星光合唱團、蓮馨關懷協會、翁里長所屬林泉里里民、吳理事長所屬高雄市忘年讀書會、健康聯誼會、新興高中退休老師等共襄盛舉，加上本會會員及眷屬報名踴躍，當天報到破紀錄超過二百七十餘人。為此，本會動員近二十位志工及餐旅大學中餐廚藝系十名學生在現場幫忙招呼和服務，鄭梨華諮詢理事長所屬公司亦支援大量桌椅運送至現場，讓這次的大會活動圓滿落幕，所有參與者都大讚精彩有料、別具意義。

當天下午還不到三點開始，參與健行活動的會員與家屬陸續抵達「凹子底公園捷運站4號出口」空地廣場報到，領取點心餐券之後，大家見了面都興致高昂的寒暄聊起天來，交流聲不絕於耳。

三點半開始整隊集合，由本會理事張汝惠老師擔任主持人，在輕鬆的開場白之後，依序介紹主辦單位以及受邀參與的團體；接續由本會理事長吳景崇醫師、高雄餐旅大學林致信老師、奇窯學堂李志勇總經理等共同致歡迎詞，感謝大家共襄盛舉，在新春伊始，又有這麼好的天氣，希望藉著健行活動，大家彼此關懷，也彼此照顧自己的身體健康。

## 帶動唱節目歡樂又豐富

接續是健行活動的暖身，本會再度邀請擅長帶動遊戲和氣氛的黃銘恭先生蒞臨主持，藉著音樂的翩然起舞，帶領大家又唱又玩又跳，好不熱鬧。二百七十多人的大陣容中，感受全員的投入和壯觀，不一會兒功夫又拍下了好多張紀念照，也為此次健行活動留下了許多珍貴的特寫境頭。

緊接著全體大集合，整個健行隊伍由本會理事長及受邀團體帶隊開始健行，在冬末透著初春氣息的涼風中，心情愉悅地往棕櫚大道緩緩而行。

**走在棕櫚大道上，映入眼簾的，是滿滿的綠意，讓人有一種放鬆的自在感**，沿途經過南屏路、至聖路、博愛路、神農路的人行道，環繞著凹子底森林公園——前園，步道寬敞平緩，大夥兒邊走邊欣賞，每個人的心情既輕鬆又愜意，談天說地，暢快不已……。

周圍許多民眾看到本會舉起的「讓關懷走出去」紅布條旗桿，以及壯觀的健行隊伍，都投以好奇又羨慕的眼光，更有一位女癌友直接進來隊伍中詢問，並親身感受熱鬧的氛圍。

一路走著走著，健行隊伍蜿蜒人龍，人聲鼎沸，大家不時交頭接耳，聽到幾位會員述說著：高雄是一個工業城市，因此需要更多綠色來調和，也需要更多人文的氣息來陶冶，凹仔底森林公園的誕生是一個城市永續發展的象徵。因為住這附近，**無論是來閒情漫步，或是跟朋友說說笑笑，還是靜靜地駐足，都是一件讓人舒心的事**。尤其感受公園內的樹木、花卉、流水及步道之幽雅環境，在週末或假期中，走進森林公園享受這自然人文饗宴，讓忙碌的心情沉澱放鬆，都感到舒爽宜人。另有會員的家屬附和著：公園內其實**每個區域都有大片的草皮，很適合跟朋友或家人一起鋪個野餐墊，坐在草地上野餐或話家常，享受愉快的時光。**

走著走著，大家步履都很輕盈矯健，約莫四點半就到達終點站（靠近神龍路人行道）集結休息，好多會員及受邀來賓都迫不及待要領取美食點心了，只見志工伙伴及餐旅大學學生早就忙進忙出，招呼大家憑兌換券領取餐盒，隨後大家拿起餐盒中的披薩、棒棒雞腿、麵包吃起點心來，還包括水果、烏梅汁，有的坐在本會準備的椅子、有的團體坐在草皮上席地圍坐開始用餐、談天說地……。

健行活動結束前，吳理事長有感而發向在場會員道出，鼓勵大家有空就多來這邊散散心，不管是健康或生病的人，活著就是要出來多走動，尤其和親人、三五好友一起悠閒的健走，就是最好的休閒、運動啦！

## 參與來賓受訪心聲，感受極為真切

在歡樂的氛圍裡，趁著大家輕鬆用餐聊天的時刻，特別訪問了現場幾位會員和來賓的心得分享，共同見證這次二十五週年慶的健行活動，以下是訪談摘要：

黃永雄（高雄市忘年讀書會會長）：參與這次的活動很Happy！走出戶外跟大自然為伍，有音樂帶動還結合美食，大家氣氛都很融洽，還有社團聯誼，覺得這樣的健行活動很有意義，應該要多舉辦，感謝邀請。

李世仰（高醫鼻咽癌聯誼會會長）：今天主辦單位十分用心，會員很熱心，大家以愛的關懷共襄盛舉，我們大家一起走出來，走向陽光，接近大自然，追求身心健康。

會員蔡曉雯及其夫婿：在都市難得有這樣的機會，出來走一走散散心、聯絡一下感情，感覺很舒暢，而且全身都有運動到，很棒！

戴素珠（本會前志工團團長）：我覺得大家都走得非常快樂，難得協會舉辦了一次這麼大的健行活動，有吃有喝有得玩，很高興，可以促進身心靈的健康，大家都收穫很多，覺得辦得很成功。

葉麗月（高雄市蓮馨關懷協會榮譽理事長）：受邀參與貴會的健行活動，覺得非常活潑有勁、輕鬆愉快，在這樣美好的天氣，蓮馨有幸共同參與，也提供我們的活力，更讓我們參與的姊妹顯得開心，在這個活動當中釋放出她們的能量來，而送給我們的餐點也非常可口，感覺協會辦得非常有用心，讓癌友們都真誠感受到，謝謝您們。

李貴裕（高雄市健康協會常務理事夫婿）：辦得很好，讓我們有機會出來運動，並配合音樂的帶動，讓困頓的心靈有個宣洩的機會！不僅有團體聯誼的友善氣氛，還可以享受到美食，身體和心靈都照顧到了，感覺很棒。

會員陳佩彤（救國團高雄市三民區團委會會長）：這是一個很有意義的活動，不管是健康人士，還是現在正在恢復健康的朋友，出來走一走都是對身心健康很有幫助的，尤其有這麼多善心人士投入這麼棒的活動，值得鼓勵，多多益善。

**會員張介能教授**（星光合唱團執行長）：我覺得今天的活動真的是天時地利人和啊，天氣陰涼沒有很大的太陽，地利是這麼大的廣場又有這麼多的花草繽紛，人和是鼓勵病友出來健身並聯誼，而且還盛況空前，這個活動辦得很十分意義、很快樂。

**賴進德**（本會監事）：這次的健行活動比以往辦的內容更加豐富，無論是帶動唱或美食都很用心準備，也很感謝高雄餐旅大學的學生來幫忙，大家都很愉快，參與人數也最多。

**陳臣乾**（高雄市忘年讀書會的前會長）：今天的天氣非常棒，風和日麗，加上有很多團體的配合，安全也顧慮周到，也讓不少癌友和家屬感到溫馨，不簡單，所以今天辦的活動很圓滿成功。

**餐旅大學學生倪國恩、翁于茜**：很高興能來服務大家，希望每個人都覺得我們準備的餐點好吃最要緊，利用課餘之暇出來長長見識也很棒，只要大家都快樂我們就很開心。

**孔美珍**（本會志工）：受到老天爺的眷顧，早上天降甘霖洗淨大地；活動開始前三十分鐘也飄著細雨，只因我們的熱情感動上天，太陽出來了，徐徐涼風吹來，走起來順心順暢。我當志工雖然忙碌，心是歡欣鼓舞的。總而言之，本會事前準備充分，大家各司其職，事後圓滿結束。真棒的團隊。

# PART 4

# 精準醫療與癌症免疫療法新進展

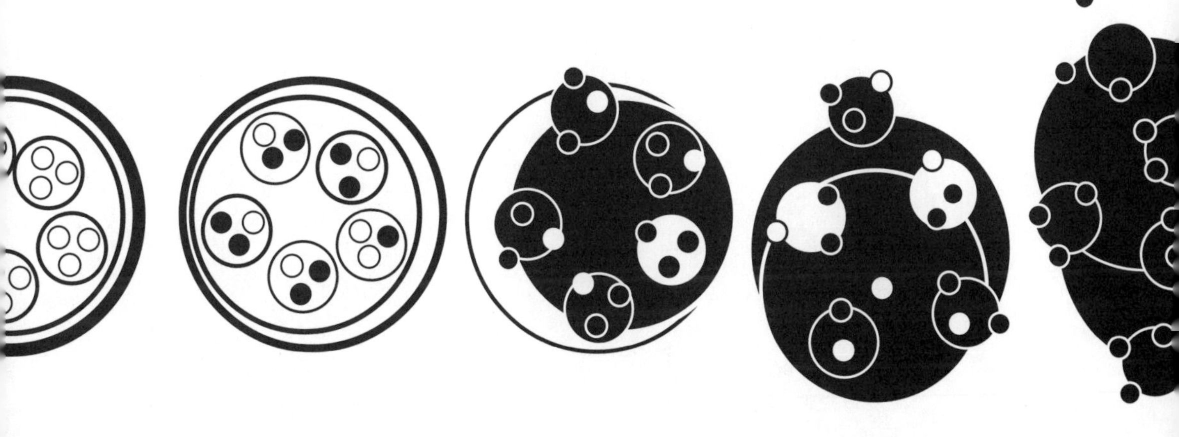

# 前言

自2001年標靶藥物問世，近十餘年來已廣泛運用在乳癌、肺癌、大腸癌、淋巴癌等癌友身上，除了有效殺死癌細胞、短時間內讓腫瘤縮小外，也大幅改善病人的存活率，因而受到全球矚目。然而，不是每一種癌症都有標靶藥物可用，尤其標靶治療大部分要先接受基因檢測，以肺癌患者為例，有EGFR基因突變或ALK基因融合的患者，使用標靶藥物，才能真正達到效果。

此外，癌症免疫治療亦堪稱是劃時代的進步。當身體長出惡性腫瘤後，透過免疫治療提升病人的免疫系統功能，等於找到關鍵指揮官，指揮免疫系統消滅腫瘤以抗癌。以美國前總統卡特罹患晚期轉移性黑色素瘤（皮膚癌）為例，透過新型免疫治療藥物抑癌，轉移至大腦的癌細胞消失，讓癌症免疫療法自此聲名大噪，也成為許多癌症患者的新希望。

然而，標靶藥物及免疫療法，二者副作用雖較小，也是晚期癌症患者的福音（被視為抗癌史上的新篇章）。儘管治療癌症利器不斷問世，但標靶藥物及免疫療法定價卻也十分昂貴。在各界大聲疾呼下，部分標靶藥物已可健保給付；而免疫療法藥物也於2019年4月1日起，針對八項癌症、十一個適應症列入健保照顧範疇，但由於經費有限，因此給付標準相當嚴格。衛福部中央健保署並於2019年11月初公布首份治療成果報告，有約30%患者腫瘤穩定或明顯變小，以肺癌、肝癌用藥患者最多，約有10%患者腫瘤情況穩定、20%明顯好轉，和臨床試驗結果差不多，但這樣的結果是否具增治療效益，俟健保署每三個月評估一次，召開專家會議，由各科醫師共同評估。

截至2020年3月底，健保署延續給付癌症免疫新藥的政策，預算從8億增加到8.4億元，但將胃腺癌及晚期肝癌剔除，因反應率不佳（其中晚期肝癌完全或部分反應率為19.8%，胃腺癌反應率為9.5%）。然而，由於胃腺癌及晚期肝癌治療用藥選擇不多，醫師及病友團體為病人叫屈，希望健保署考量病友用藥權益尚有轉圜空間。

值得一提的是，精準醫療又稱個人化醫療，需與大數據配合才能擦出火花（能從病人行為模式、飲食習慣預測疾病的發生），未來每個人都可能有張基因序列表，助醫師更精準揪出病灶。因此，在使用特定抗癌藥物之前，先幫癌友檢測特定的基因，以確定療效，及預估副作用高低，如果副作用偏低，就可提高藥物劑量，提升治療效果。這正是精準醫療的未來趨勢。

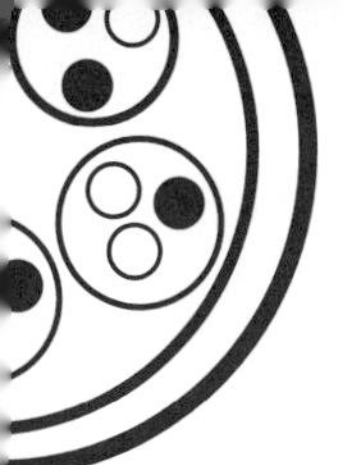

CHAPTER

33

# 基因檢測與精準醫療

（撰文/彭遠，2017年2月醫學健康講座特別報導）

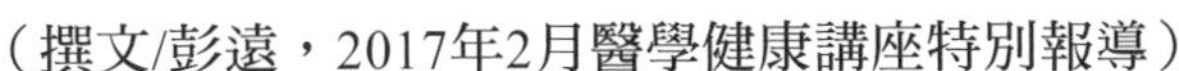

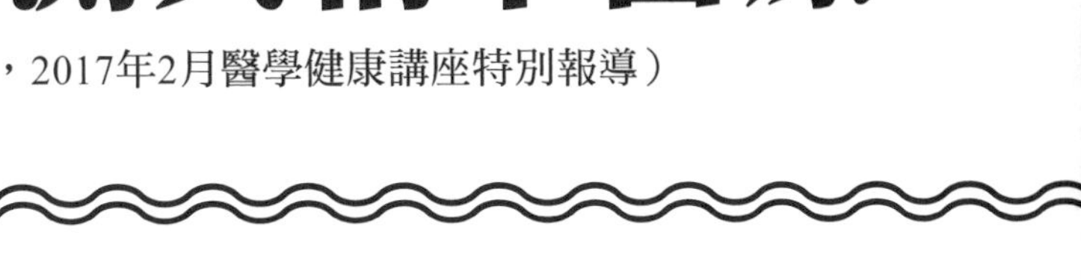

【編按】本會於2017年2月19日（星期日），假新興高中演講廳舉辦醫學健康講座，邀請義大醫院內科部副部長彭道雄醫師蒞臨演講，主講〈基因檢測與精準醫療〉，伴隨生物醫學的進步，疾病不再只是治療，而需要防範未然，基因不只是組成人體的基本元素，透過解讀基因的密碼了解自身體質，進一步分析對多種疾病的罹患風險機率，讓癌症不再是絕症。更可利用自身基因類型對症下藥，免去當試藥白老鼠的痛苦，達到精準醫療效果。

癌症始終是國人十大死因的第一名，且癌症時鐘年年快轉，依據105年衛生福利部癌症登記報告，平均每4分鐘58秒就有1人罹癌。專家預測未來二十年，全球罹癌人數將再增加50%以上，儼然成為新一波的癌症海嘯。

「本身就是胃腸肝膽科主治醫師，最重要的工作就是幫助病人獲得最好的醫療。」彭道雄醫師表示，雖然這是我們臨床醫師最主要的工作任務，但從事臨床醫學三十幾年來的工作經驗，他一個很深的感觸就是：「身為胃腸肝膽科醫師，我常常需要幫病患做胃鏡、大腸鏡、腹部超音波等檢查，其中罹患胃癌、食道癌、大腸直腸癌、肝癌、胰臟癌等病症者，單單這幾項就佔了常見癌症的近一半比例，但是令人遺憾的是，這些病人80%～90%證實為惡性腫瘤時，都是三期或四期居多，難免為此感到有些無力感！在如此情況下，能手術的就手術，不能開刀的就做電療或化療，辛苦非常，效果卻是有限的，所以我一直在深思，有沒有什麼東西或方法能幫助我們更早期發現病灶、甚至於可以及早預防？這便是二十一世紀醫療院所必須走的方向，其一就是預防的醫療；其二，如果疾病發生了，我們便要求精準的醫療，而精準的治療，正是二十一世紀醫學發展最主要的一個趨勢。

# 同樣的基因，不一定得同樣的病

那麼，要如何達到精準的治療？如何達到預防的醫療？

自從2001年基因定序解密之後，就露出了一道曙光。

事實上，經過這十幾年來的不斷努力研究，科學家和醫界發現，我們人類很多重要的疾病，是跟我們遺傳的基因有密切相關；從受精卵發育胚胎到出生，就決定了我們先天的體質。舉例而言，同一個家庭出來的五個兄弟姊妹，他們的媽媽是B型肝炎患者，經由產道傳染給這五個小孩子，都變成B型肝炎帶原；然而這五個兄弟姊妹，經過三十年、五十年、七十年之後，有的發生肝癌、有的發生肝硬化、有的卻連發生肝炎都沒有。為什麼？關鍵就在於承襲祖先的基因不同！當然也跟你後天生活飲食習慣及環境有關，如果你有不好的基因遺傳下來，檢測出來是肝癌的高風險族群，加上媽媽是B型肝炎帶原，你又工作生活非常勞累疲倦，且常常喝酒交際應酬，加上如果有這樣基因，就要懂得如何去避免這個疾病不斷惡化！

因此，彭醫師歸納，疾病的發生，來自於三個因素：①先天的遺傳基因。②個人的生活飲食習慣。③個人所處的環境（包括空氣、水污染等問題）。

彭醫師進一步指出，人體內各種生理機能是由數萬個基因來執行運作的，這些基因掌管指揮著各種細胞的生物功能。以基因的層面來說，癌症就是體內抑制腫瘤的基因失效了，而導致癌症的基因被活化了；這些抑制腫瘤的基因就叫腫瘤抑制基因（Tumor Suppressor Gene），而這些導致癌症的基因就叫致癌基因（Oncogene）。

致癌基因和腫瘤抑制基因原本就是存在於我們體內的基因，早在媽媽的子宮內孕育成人時，致癌基因的活性就漸漸地處於被壓抑的狀態，但由於飲食污染、環境污染日益嚴重等種種因素，使得被壓抑活性的致癌基因獲得機會活動起來，並且變得不受控制，導致正常細胞轉變為癌細胞，開始侵略滋長；同時，外在的污染也使得扮演保護角色的腫瘤抑制基因產生突變，失效了。在數個致癌基因活化起來，數個腫瘤抑制基因喪失功能之際，癌症就如脫韁野馬般開始成長了。

一般而言，細胞歷經變異的累積變為癌初期細胞，再轉變為癌前期細胞，最後轉變為癌細胞約莫需要十年的時間；以大腸直腸癌為例，從大腸瘜肉演變為大腸直腸癌，需要五至十年的時間。

因此，即使是每個人體內都有癌細胞的存在，只要事先知道自己的風險所在，注重自身健康狀況，遠離癌症的威脅並不這麼困難！

# 基因檢測造就精準醫療時代來臨

彭醫師表示，基因檢測包括生殖醫學檢測、孕婦檢測、個人化基因檢測、罕見疾病基因檢測、新生兒檢測等項目。在可預見的未來，基因檢測會在三個領域取得突破性的進展：

①**輔助生殖醫療：**應用於生殖健康，顯著降低新生兒出生的缺陷。

②**無創產前診斷：**篩檢胎兒是否染色體異常或缺失疾病。

③**精準醫學：**腫瘤診斷與藥物開發，而精準醫療正是目前醫學界中最共同關心的議題。

彭醫師進一步表示，2015年1月20日美國總統歐巴馬宣布啟動「精準醫學計畫」（Precision Medicine Initiative PMI）之後，呼籲美國要增加醫學研究經費，推動個體化基因組學研究，依據個人基因信息為癌症及其他疾病患者制定個體醫療方案，之後便成為各國政府踵繼推動精準醫療的重要參考指標。

特別值得一提的是，歐巴馬的講話中特別引用了一項研究提供的數據：投入人類基因組計畫的每1美元的回報是140美元。「這一創新已得到巨大的經濟回報，為這一創新的鼓掌絕對沒有錯。」他還特別提到，現在分析一個人類個體基因組的成本只要2,000美元，因而「啟動精確醫學的時機已成熟，就像我們在二十五年前所做出人類基因組計畫的決定一樣」。

其實嚴格來說，精準醫學的發端始於十三年前（2004年），《新英格蘭醫學雜誌》發表的一篇精準醫學的標誌性論文，在這篇文章中，描述了一個癌症患者的治療過程——

用基因測序的方法找到患者突變的靶標，再輔以有針對性的化療藥物治療小細胞肺癌，即所謂的精確打擊，以代替腫瘤治療中的放療、化療、手術等地毯式轟炸手段，不僅可以提高治療效率，還能降低患者痛苦程度和經濟負擔。

再深入分析，一般認為，會在這個時間點提出精準醫學，也跟近四至五年來癌症免疫療法的突破與大數據精準醫療的成熟有關。

精準醫療的成熟，要歸功於2005年美國國家衛生研究院啟動癌症基因圖譜計畫，進行癌細胞的基因定序，並分享超過二十種癌症樣本的分子與臨床資料，以利癌症治療與研究。

彭醫師解釋，美國有位重量級的學者曾對精準醫學做了解讀：「精準醫學的願景主要是由兩項重要技術——DNA測序和基因組技術來驅動的。」精準醫療離不開基因檢測的科學依據，人與人的基因序列不盡相同，若能經由序列預卜未來，就可事先預防各種疾病的發生。因此，未來基因研究將成為醫學的一部分，而非另一個學門。（編按：臺灣人體生物資料庫透過Taiwan view網站，已開始釋出基因型相關資訊提供給有需要者參考研究。）

# 如何達到乳癌的精準治療？選擇最適當的藥物

彭醫師表示，近二十年來，乳癌可說是女性朋友們的最痛，其高發生率令人愕然，但慶幸的是，隨著醫藥的不斷研發改進，乳癌整體存活率相對提升很多，從下面四張圖表可以依序看出，無論是那一期的乳癌、甚至是第四期轉移，其存活率都不斷提高，這要歸功於癌症精準化醫療概念的發展，包括首先標靶治療須找到對的「靶」，才有最佳療效；第二，同樣是乳癌，每個人的腫瘤卻有不同的突變，必須透過基因檢測來診斷用藥標準（編按：精準醫療即貫徹在對的時間給對的病人對的藥），就好像為什麼有些人吃藥會有嚴重的副作用、甚至造成藥害？因為人的體質（基因）不同。

總之，結合過去的電腦斷層、核磁共振、正子攝影、切片檢查……，確認是惡性腫瘤之後，治療上再經由基因檢測，結合目前傳統的手術、化療、放療，以及最新發展的標靶治療與免疫療法，將形成一套更完整的精準治療體系，造福所有癌症病人。

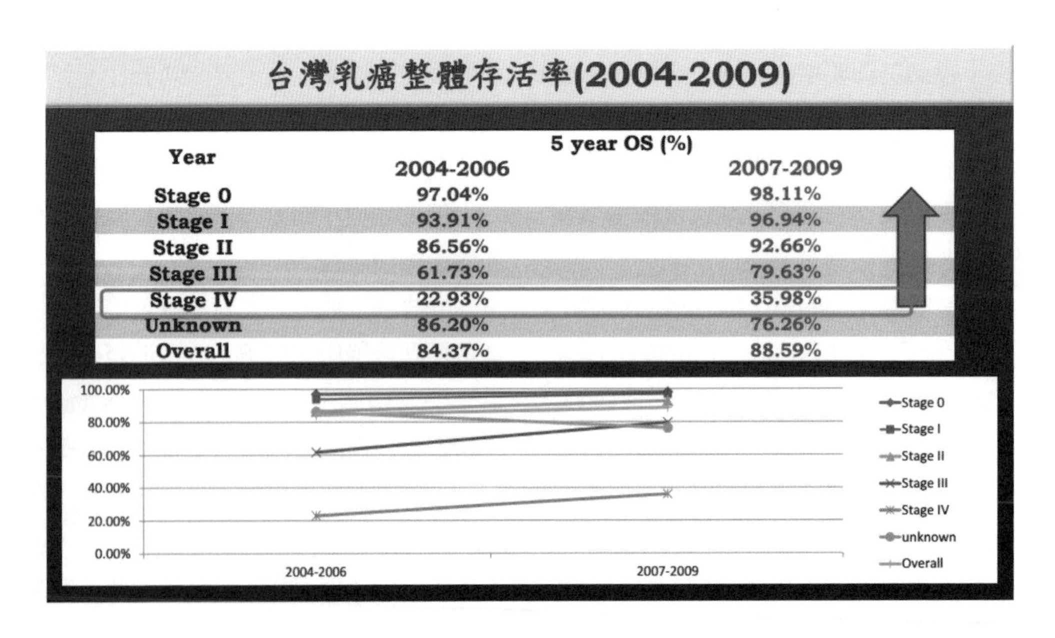

台灣乳癌整體存活率(2004-2009)

| Year | 5 year OS (%) 2004-2006 | 2007-2009 |
|---|---|---|
| Stage 0 | 97.04% | 98.11% |
| Stage I | 93.91% | 96.94% |
| Stage II | 86.56% | 92.66% |
| Stage III | 61.73% | 79.63% |
| Stage IV | 22.93% | 35.98% |
| Unknown | 86.20% | 76.26% |
| Overall | 84.37% | 88.59% |

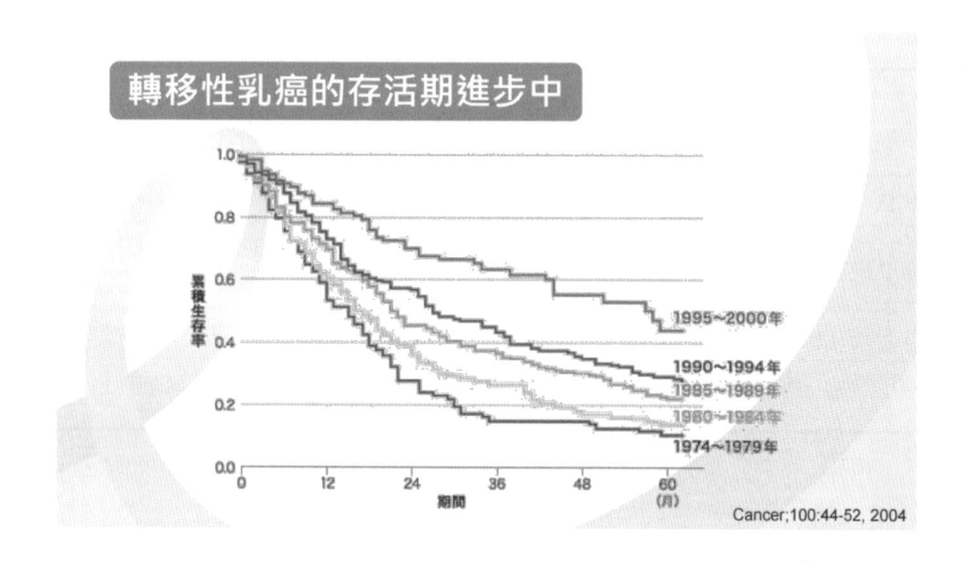


面對惡性的HER2陽性乳癌
醫界持續研發抗HER2陽性乳癌新標靶藥物

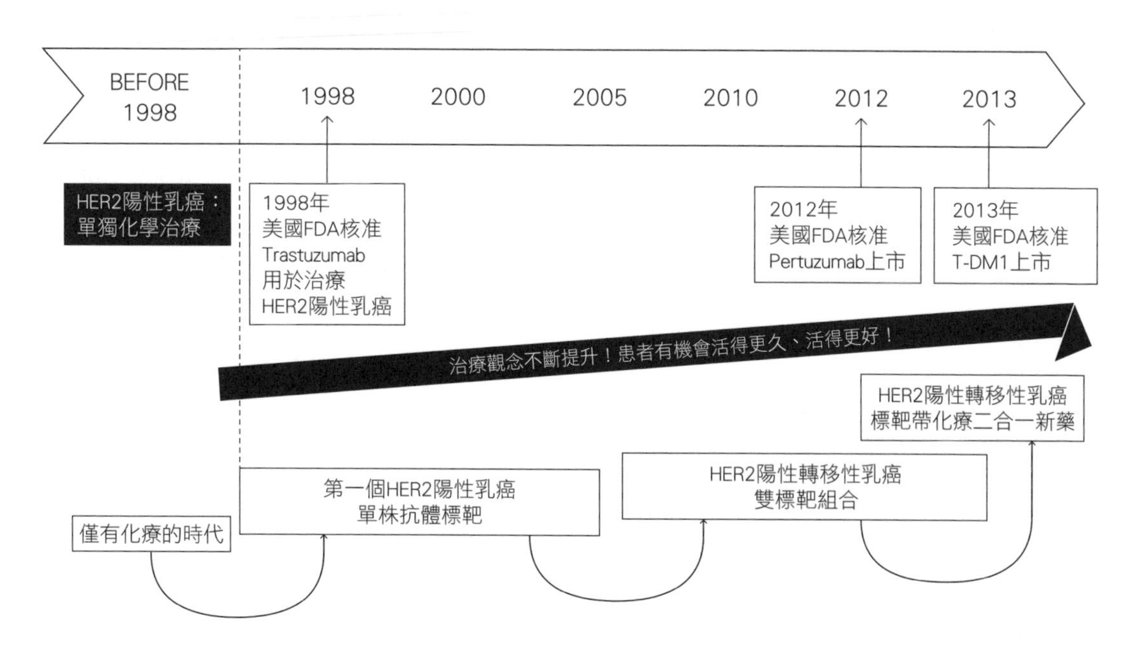

在過去化療永遠是王牌

2016治療乳癌依受體類型區分給予治療

| 次分類 | 雌性激素受體（ER）<br>黃體素受體（PR） | 第二型人類表皮<br>生長因子受體（HER2） |
| --- | --- | --- |
| 管狀A型（Luminal A） | ER陽性及／或PR陽性 | HER2陰性 |
| 管狀B型（Luminal B） | ER陽性及／或PR陽性 | HER2陽性（或HER2陰性但Ki67分數高） |
| HER2過度表現型 | ER陰性及PR陰性 | HER2陽性 |
| 三重陰性／類基底細胞型 | ER陰性及PR陰性 | HER2陰性 |

不同乳癌次分類的臨床表現及存活率都不同，治療的方式也有所不同。

# 個人化醫療將不再是夢

彭醫師特別指出，基因檢測不是一切，更重要的是建立「基因與疾病」，或「基因與藥物」間的關係。「精準醫學」強調個人化醫療與轉譯醫學的整合，以分子層次的證據做癌症治療的決策參考，從而建立基因量身訂做的個人化用藥、並針對個人差異進行預防，才是最終目的。

因此，基因檢測數據的解讀是精準用藥的基礎。對於乳癌、肺癌、大腸直腸癌以及黑色素瘤、白血病患者而言，基因檢測已成為診療、預後判斷不可或缺的一部分。基因檢測有助於醫生選擇合適的治療方案，同時也有助於提示患者疾病風險，進而整體提高患者的生存率。以下是預測轉移性大腸直腸癌使用標靶藥物治療的KRAS基因檢測結果與治療方式示範。

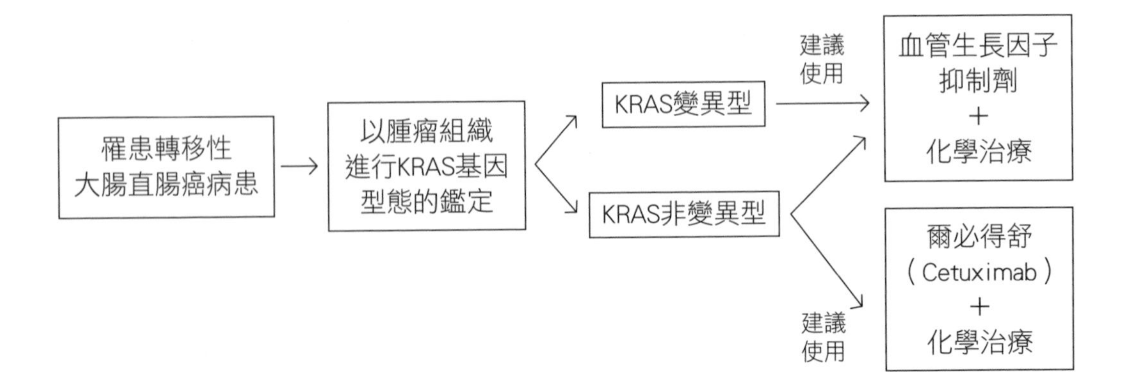

# 精準醫療帶來一場革命性的變化

隨著人類基因組測序技術的革新、生物醫學分析技術的進步和大數據分析工具的出現，精準醫療的時代已到來。彭醫師強調，精準醫療是以人體基因組信息為基礎，結合蛋白質組、代謝組等相關信息，為患者量身制定出最佳治療方案，以期達到治療效果最大化和副作用最小化。

彭醫師最後表示，自從美國歐巴馬總統2015年宣示推動「精準醫學」以來，「精準醫療」成為全球醫學界、生醫界積極投入的方向，被視為提升醫療成效的一大關鍵。可以預見人類在基因解碼的努力，透過準確的基因檢測，讓對抗疾病的方式已向前邁進了一大步，更大大降低對重大疾病的恐懼。而如何量身打造「個人化精準醫學」，其祕密就在「基因檢測」中。以腫瘤防治為例，腫瘤是一種基因組疾病，它是正常細胞中基因突變的不斷積累而導致的細胞惡性增殖；而每種癌症都有自己的基因印記、腫瘤標記及不同的變異類型。

癌症基因組檢測成為病患的常規檢測

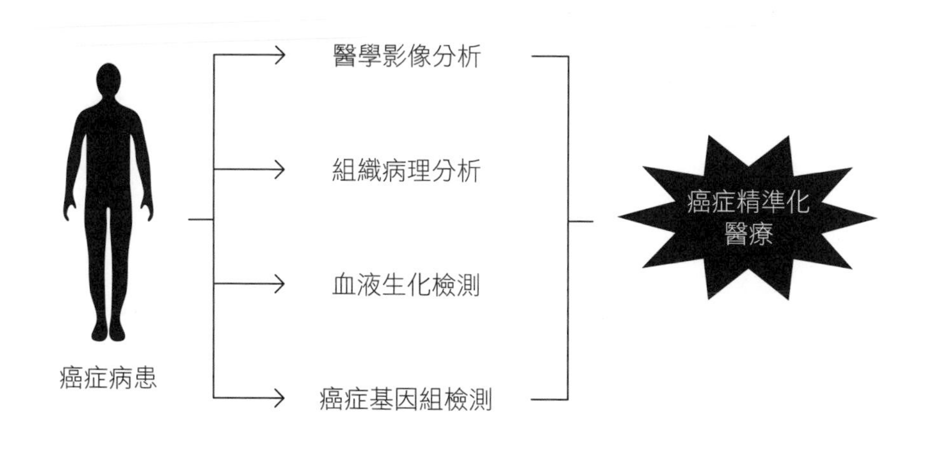


利用血液和組織檢體，從預防、診斷、治療
到追蹤，精準化的全面照護

目前全國內共有近50萬癌症病人，過去診治癌症過程充滿了「不確定」，醫師無法事先預知治療對哪些病患有效，而哪些卻無效。由於癌症化學治療的副作用，讓不少病人擔心恐懼，甚至因此抗拒化療，最後造成病情惡化。但透過基因檢測，選擇合適的化療藥，並且調整劑量，可得到最好的治療效果、降低病患的不適感。如今，隨著基因等分子檢測技術的進步，醫療上的「不確定、不精準」有望變的「精準」。

彭醫師最後下結論：一個「對人、對症」的醫療新時代已來臨，「個人化精準醫療」勢必將成為下一波的醫療主流。

**彭道雄醫師 ●●●**

經歷：義大醫院胃腸肝膽科主任
義大醫院癌治療內科部部長
高雄醫學大學附設醫院內科主治醫師

現任：義大大昌醫院醫事副院長

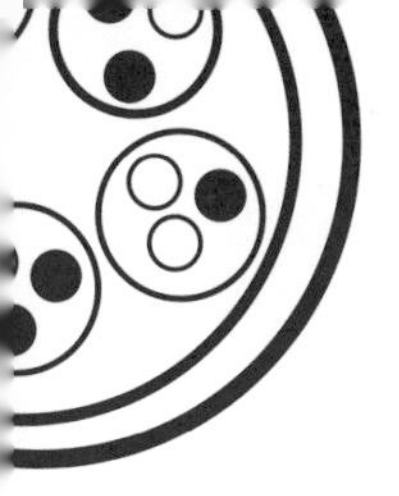

CHAPTER

# 34

# 癌症治療新趨勢

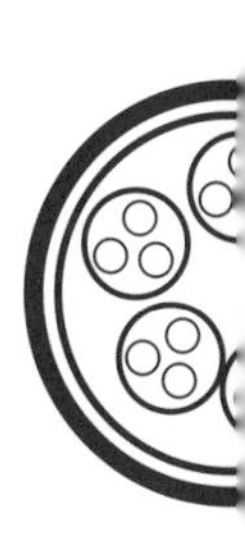

（撰文/彭遠，2017年度抗癌、防癌研習特別報導）

【編按】本會於8月6日假新興區里民活動中心，舉辦「2017抗癌、防癌養生系列研習」活動，今年研習會主題〈癌症免疫治療〉，切合當今癌症治療新趨勢。演講內容豐富生動、深具啟發，大獲學員共鳴讚賞，獲益良多。

## 前言

在治療癌症的進程上，醫學界奮鬥了近百年，除了外科手術切除外，藥物治療一直無法突破，直到幾十年前才開始有化學治療及放射治療的出現，然而，此兩種療法在殺癌細胞的同時，也會破壞正常細胞，導致患者必須承受很大的副作用。自從2001年以後，標靶藥物陸續出現，讓癌症的治療進入新的紀元。

只不過，並非所有癌症皆有標靶藥物可以治療，再加上標靶藥物使用一段時間之後，有些癌細胞會基因突變，而對標靶藥物產生抗藥性，致使癌症的治療再度碰到瓶頸。

此外，免疫治療更是劃時代的進步。免疫治療其實超過一百年歷史，例如種牛痘、打疫苗等，就是免疫治療的一種。癌症免疫治療，則是身體長腫瘤之後，藉著提升病人的免疫系統功能，等於找到關鍵指揮官，指揮免疫系統消滅腫瘤以抗癌，療效快又好，存活期長，舉世矚目。

目前癌症免疫療法多被放到第二線治療，但近來研究有往第一線走的趨勢。有鑑於癌症免疫治療日益受到全民重視，本會基於增進抗癌治癌的知識傳播，特舉辦此研習活動。

## 癌症免疫療法未來發展深受矚目

第一場課程，首先由陳明豐醫師登場，主講「癌症免疫療法新進展」。陳醫師首先指出，癌症的轉移與復發，除了與癌細胞本身的惡性程度有關外，也與人體的免疫力有密切關係。

遠在1890年，美國醫師（William Coley）發現，有一位罹患肉瘤的病人在一次嚴重的細菌感染之後，腫瘤居然不見了。他認為此病患腫瘤自動消失，可能因為細菌感染誘發病人體內免疫細胞去攻擊腫瘤所致。因此，他開始嘗試用各種處理過的細菌打在癌症病患身上，並且發表了少數成功的個案。可惜因為其效果仍然有限，免疫療法的研究後繼無力。直到二十多年前，美國國立癌症中心的醫師Rosenbergh從病人血中分離出T-淋巴球，在體外培養，經大量繁殖活化後，再度打入癌症患者體內，少數黑色素細胞瘤患者腫瘤縮小甚至不見，開啟了免疫細胞療法的開端。然而此療法因副作用太大，大藥廠並未積極投入。

此後二十多年以來，陸續有各種免疫療法被發展出來，例如：細胞激素（Interleukin 2）、干擾素（Interferone）或癌症疫苗等被研發出來，但是皆因效果不夠顯著或副作用太大，未受到醫界的特別注目。

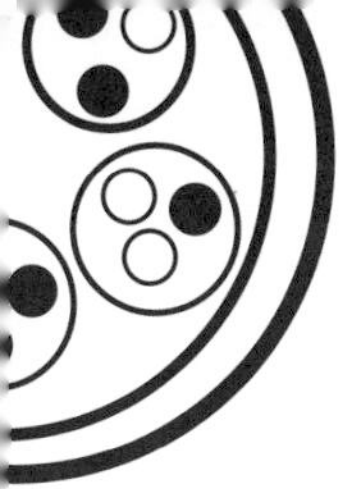

CHAPTER

# 35

# 癌症免疫療法新進展

（撰文/陳明豐 醫師）

## 前言

癌症治療主要有手術、放療、化療及標靶等方法，但並非每位患者的腫瘤皆可以手術切除，此時只好依賴化療或放療控制腫瘤。然而，不管是化療或放療，都常有明顯的副作用，導致有些患者無法順利完成治療，因而影響治療的效果。當放療或化療失敗或出現抗藥性時，少數比較幸運的患者，其腫瘤經基因比對可以用標靶藥物治療。標靶藥物的副作用遠低於化療或放療，但它們通常只能控制腫瘤一段時間，而後腫瘤就會產生基因突變，導致抗藥性的出現，常讓病患陷入治療的困境。這個困境在最近幾年，因為免疫療法有突破性的發展而出現了一道曙光！

## 人體免疫系統運作的模式

什麼是免疫療法呢？在介紹免疫療法之前，我們必須先了解吾人體內的免疫系統是如何運作，以及腫瘤細胞究竟如何利用我們的免疫細胞去壯大自己的聲勢。我們的免疫系統主要有天然的屏障構造及免疫細胞。皮膚的角質層、腸胃道及呼吸道的黏膜及其所分泌的黏液與分解酵素、胃酸、膽汁和腸胃道內的益生菌等，都是人體天然的屏障，阻止細菌、病毒或其他外物侵入身體。當這些天然的屏障受損時，外物就容易侵入人體，這就是皮膚燒燙傷病患很容易受到細菌感染的原因。

當外來物突破天然的屏障而侵入人體時，我們的身體會啟動第二道防線，那就是免疫細胞。免疫細胞又分兩道防線，第一道就是先天免疫系統（包括：中性白血球、巨噬細胞、樹突狀細胞及自然殺手細胞等），他們不須經過特殊訓練，就能快速啟動，去打擊外來入侵物。第二道防線則是後天免疫系統（包括：T-淋巴球細胞及B-淋巴球細胞等），他們必須經過特殊訓練，所以能夠精準的打擊敵人，甚至產生記憶，只要是相類似的敵人再度入侵，就能快速啟動大批部隊去消滅敵人。事實上，先天免疫系統和後天免疫系統常合作無間，去攻擊入侵的異物，同時維持免疫的平衡，避免免疫系統過度反應去傷害正常的細胞。

## 癌細胞如何突破免疫封鎖？

那麼癌細胞究竟是如何形成？它們又如何在免疫系統嚴密監督下壯大聲勢呢？事實上，癌細胞就像一個國家內部的叛軍一樣，他們善於利用偽裝、欺騙及誘拐的技巧，以擴張勢力範圍。**癌細胞的形成與基因的多重突變有關，但它們的進展及轉移卻與慢性發炎有密切關係。**當人體內有外物（如：細菌）入侵時，受傷的組織會

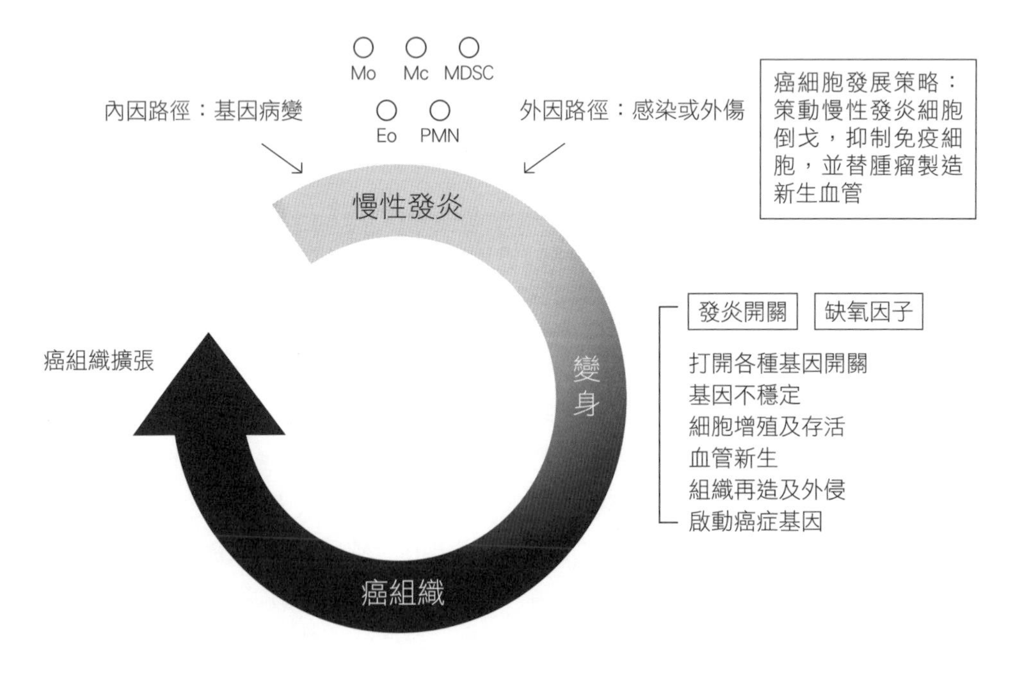

釋出許多發炎物質，誘導中性白血球迅速從骨髓進入血液。他們會聚集到病變部位吞食細菌，並釋放很多酵素及氧自由基來殺害細菌，然後巨噬細胞會進一步吞食受傷的中性白血球及壞死組織，最後終止發炎反應，此為「急性發炎反應」。然而我們的體內部常有一些發炎反應無法完全終止，因而導致慢性發炎反應。**慢性發炎的白血球（如：中性白血球或巨噬細胞）所產生的細胞激素（cytokine）及自由基，不但容易引起基因突變誘導癌細胞的產生，也會促進腫瘤的成長及轉移。**

過去的臨床研究發現，有很多癌症的發生常與慢性發炎有關。B型肝炎病毒或C型肝炎病毒感染會引起慢性肝炎，最後常誘發肝硬化及肝癌的發生；胃幽門桿菌除了會引起慢性胃炎外，也容易誘導胃癌的出現；子宮頸癌與HPV病毒長期感染所引起的慢性發炎有關；鼻咽癌則與HBV病毒感染引起的慢性發炎有關。

## 慢性發炎促進腫瘤發展的機轉

慢性發炎為什麼會誘導癌細胞的發生，甚至促進生長及轉移呢？腫瘤組織內部活化的中性白血球及巨噬細胞會釋放大量的氧自由基，再加上癌細胞本身也因缺氧及粒線體受傷而產生大量的氧自由基，這些**過量的氧自由基不但會傷害正常細胞的基因，產生突變導致癌細胞，同時也會刺激腫瘤組織產生一種特殊的荷爾蒙——轉化成長因子**。轉化成長因子會促使已經有基因突變的上皮細胞轉化成惡性的癌細胞，不但使它們形狀改變，而且也使它們的個性大大改變。它們不喜歡彼此連結在一起，而且會無視周圍細胞的存在，無限制的增殖向外擴張地盤，甚至轉移至遠處。另一方面，轉換成長因子會誘導中性白血球及巨噬細胞見風轉舵（歸降），它們原來會攻擊癌細胞，但卻轉向不但不殺害癌細胞，反而釋放血管新生因子，幫助腫瘤產生新生血管以獲得更多營養，有利於腫瘤的長大及轉移。這就好像許多投降的叛軍不但不殺敵人，反而幫敵人修橋造路一樣。

另一方面，轉換成長因子也會抑制樹突狀細胞、毒殺性T-淋巴球細胞、B-淋巴球細胞及自然殺手細胞的功能，並誘導抑制性T-淋巴球細胞的產生，使抗癌免疫系統陷入癱瘓狀態。也就是說，慢性發炎會誘發氧自由基的過量產生，而過量的氧自由基會刺激大量轉化成長因子的產生。後者不但會誘導癌細胞的惡性化，同時使免疫系統歸降或陷入癱瘓，使腫瘤更容易成長及轉移。所以，**如果要徹底抑制腫瘤的發生，阻止腫瘤的復發及轉移，除了現有的開刀、放療、化療及標靶治癌的方法以外，還必須解決腫瘤內在環境發炎、自由基過剩及免疫系統被抑制的問題。**

# 什麼是免疫檢查哨抑制劑療法？

目前的免疫療法包括疫苗、樹突狀細胞注射、免疫細胞療法及免疫檢查哨抑制劑等，其中最受到注目的是免疫檢查哨抑制劑療法。所謂「免疫檢查哨」乃是細胞表面的某些蛋白質分子，它們能調控免疫細胞是否執行其功能，以避免過度的免疫反應。當免疫系統啟動免疫反應（如：細胞毒殺型T-淋巴球）要去殺害癌細胞時，癌細胞會利用其細胞膜的一種蛋白質PD-L1，去與T-淋巴球細胞膜的另一種蛋白質PD-1結合，此兩者的結合不但會阻止T-淋巴球細胞去殺害癌細胞，甚至會誘導T-淋巴球細胞的自我凋亡（計畫性自殺死亡）。這就像是日本武士在戰敗後不會投降，反而切腹自殺以維護自己的尊嚴。這類會誘導免疫反應終止的蛋白質分子被統稱為免疫檢查哨分子。它們就好像車子的煞車板（或煞車系統）一樣，當它們被啟動時，車子就無法行駛，甚至於由於過度煞車，而使車子損毀。

為了克服癌細胞誘導免疫檢查哨分子阻止免疫細胞（毒殺性T-淋巴球）的攻擊，近幾年科學家研發出了免疫檢查哨抑制劑來治療晚期癌症，並且獲得令人振奮的成果。

所謂「免疫檢查哨抑制劑」乃是針對免疫檢查哨分子的抗體，它們能和免疫檢查哨分子結合，進而阻斷免疫檢查哨分子抑制免疫的效果。這就像將車子煞車板（或煞車系統）拿掉，讓車子重新啟動。免疫檢查哨抑制劑可以讓腫瘤周圍被抑制的T-淋巴球重新活化，進而攻擊癌細胞。

# 免疫檢查哨抑制劑的臨床療效及優點

免疫檢查哨抑制劑的臨床研究最受到矚目的個案是美國總統卡特，他罹患了惡性黑色素瘤，而且轉移至腦部及肺部。主治醫師原本對他的病情不甚樂觀，但他在接受了免疫檢查哨抑制劑後，腫瘤居然完全消失了，而且療效維持至今已好幾年。近幾年來的臨床試驗顯示，免疫檢查哨抑制劑對轉移性黑色素細胞瘤、腎細胞癌、惡性淋巴瘤、膀胱癌、非小細胞肺癌及頭頸部癌有不錯的效果，其有效率（可使腫瘤縮小至原來的一半以上或完全消失）介於20%～40%之間。或許有些人會覺得這樣的有效率似乎偏低了一些，但要知道，這些加入臨床試驗的患者都是經過放／化療或標靶藥物治療已經失敗的晚期癌症個案，能夠有這樣的效果，已經突破過去醫藥治療癌症的瓶頸。

免疫檢查哨抑制劑的最大優點是，其

副作用低於放、化療，而且一旦有效，它們的效果可以維持長久，不像化療或標靶藥物常在使用一段時間後就出現抗藥性。事實上，罹患轉移性惡性黑色素瘤的患者在接受免疫檢查哨抑制劑後，有三分之一左右的患者體內腫瘤明顯縮小或完全消失。他們在治療兩年後停止治療，追蹤至開始治療五年後，大部分患者的腫瘤仍維持縮小或完全消失。

# 免疫檢查哨抑制劑的未來

事實上，免疫檢查哨抑制劑的研究才在發展的初步階段，醫藥界目前仍不斷努力致力於如何提升療效。有些是尋找可作為效果預測的標誌（如：腫瘤組織PD-L1），來篩選使用免疫檢查哨抑制劑治療比較可能有效的對象。

根據近年來的研究，腫瘤內部PD-L1表達高達50%以上的轉移性非小細胞肺癌的患者，他們接受免疫檢查哨抑制劑（Keytruda）的有效率可高達50%左右，其效果高於單獨使用化療，而且副作用也比較小。假使將免疫檢查哨抑制劑（Keytruda）與特定化療藥物（alimta及carboplatin）結合來治療轉移性非小細胞肺癌，其治療有效率也可高達50%左右，但只增加一些副作用——也就是說，適當的合併化療會增加免疫檢查哨抑制劑的效果。另一方面，結合兩種免疫檢查哨抑制劑（nivolumab以及ipilizumab）治療轉移性黑色素細胞瘤，則可提升有效反應率達50%以上，但其副作用也相對增加一倍以上。

如今各種不同的免疫檢查哨抑制劑、篩選方法及合併療法不斷的出現，並進入臨床試驗，將使免疫檢查哨抑制劑的治療效果更加提升。學者專家們預期，在未來五至十年內，免疫療法將成為抗癌主流，而現有的抗癌方法（放射療法、化學療法及標靶療法等）將會退居為輔助的角色。

# 免疫檢查哨抑制劑的缺點

至今免疫檢查哨抑制劑的缺點，除了治療有效率偏低、價格相當昂貴（一個月平均約二十萬元）以外，少數的患者（5%～10%）會出現嚴重發炎（肺炎或肝炎）及各式各樣的自體免疫性疾病，所以治療過程中必須小心監控，必要時必須使用類固醇控制嚴重的發炎及自體免疫性疾病，否則也會有影響生命的可能性。

# 輔助療法與免疫檢查哨抑制劑合併使用的經驗

我們這些年來致力於開發改善腫瘤微環境的治療方法。我們發現使用高劑量維生素C靜脈注射合併多醣類藥物（雲芝多醣或黃耆多醣）可以改善癌症患者體內慢性發炎及免疫抑制的狀態，如此不但可以提升病患的生活品質，而且可以減少放療或化療產生的副作用（包括：疲憊、疼痛、食慾不振及失眠等）。由於多醣類藥物（如：黃耆多醣）除了可以改善癌因性疲憊以外，本身也有提升免疫作用，而動物實驗則顯示可以加強免疫檢查哨抑制劑的抗癌效果。

在近一年多來，有兩位接受免疫檢查哨抑制劑治療的患者（一位轉移性肝癌，一位舌癌）來本院整合醫學門診尋求協助，他們期待是否有什麼輔助療法可以減輕免疫檢查哨抑制劑所引起的疲憊症狀，同時可以提升治療腫瘤的效果。我建議他們在每次免疫檢查哨抑制劑注射前三天內，先接受黃耆多醣靜脈注射。結果發現，黃耆多醣靜脈注射不但顯著改善他們接受免疫檢查哨抑制劑引起的疲憊感，而且腫瘤縮小的反應都相當明顯（腫瘤縮小超過一半以上）。

那位轉移性肝癌的患者的療效更令人驚奇。她的原發性肝癌雖然已切除，但卻轉移至兩側肺葉而且呈多發性，以至於無法開刀切除。她曾接受過全身性化療及標靶療法，但兩側肺部腫瘤不但未減少或縮小，反而增多而且變大，血中腫瘤指標

免疫輔助療法

| | |
|---|---|
| 1.100 mg Avastin in 100 cc NS iv drip for 1 hr (癌思停) | 腫瘤血管正常化／提升免疫 |
| 2.6-10 Amp of Ascorbic acid(5g)+ Astragalus polysaccharide 500mg in 200 cc 0.45 NS iv drip for 3hrs (維生素C+黃耆多醣) | 抗發炎/抗氧化<br>改善耗竭免疫細胞功能<br>增加記憶性T-細胞 (memory T-cells) |
| 3.The above treatments areperformed 24 hr before injection of Anti-PD-1Ab every 2-3 weeks (24小時後，注射免疫檢查哨抑制劑) | 去除免疫細胞煞車板 |

（胎兒蛋白）飆升超過2萬。她在接受免疫檢查哨抑制劑合併黃耆多醣靜脈注射約三個月後，兩側肺部腫瘤除了一顆稍微變大以外，其他的腫瘤明顯數目減少而且變小，血中胎兒蛋白也降至6000左右。經外科手術將那顆變大的腫瘤拿掉，而且持續注射免疫檢查哨抑制劑合併黃耆多醣，其血中胎兒蛋白很快降至正常範圍內，而且在其後的多次核磁共振及斷層攝影檢查都未發現異常腫瘤。在治療過程中患者的肝功能指數（GPT）雖曾飆升至200以上，但經靜脈注射高劑量維生素C合併甘草甜素後持續下降，至今維持在正常的範圍內。患者自接受免疫檢查哨抑制劑合併黃耆多醣治療迄今已超過一年，目前她仍每月一次持續接受治療，預計再繼續接受一年的治療。我們雖然無法預測這位患者的轉移性肝癌是否能完全根治，但是這些以輔助療法（多醣類藥物）與免疫檢查哨抑制劑合併的治療經驗，卻開啟了我們對難治性癌症治療的新方向！

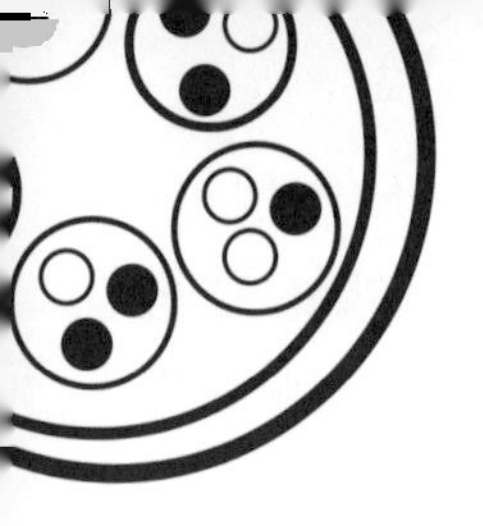

CHAPTER

36

# 中醫免疫療法強化抗癌本錢

（撰文/彭遠，2017年度抗癌、防癌研習特別報導）

【編按】本會於8月6日假新興區里民活動中心，舉辦「2017抗癌、防癌養生系列研習」活動，今年研習會主題〈癌症免疫治療〉，切合當今癌症治療新趨勢。演講內容豐富生動、深具啟發，大獲學員共鳴讚賞，獲益良多。

接續第二場課程，由本會理事長吳景崇醫師（前高雄榮民總醫院傳統醫學中心主任，現為榮景中醫診所院長）主講「中醫免疫療法」。吳醫師首先點出，傳統醫學講求陰陽平衡，營衛氣血調和，為什麼人體會得到癌症，老祖宗已經跟我們講了「正氣存內，邪不可干」，用現代醫學角度來看，就是我們的免疫系統防禦工程建構得好，身體自己便會對抗外來的邪氣，包涵了細菌、病毒跟自己產生的癌細胞。

吳醫師綜合分析，致癌的內在因素包括遺傳因素（例如家族性大腸瘜肉症）、免疫系統因素（例如免疫缺陷，長期使用免疫抑制劑）、荷爾蒙刺激（例如乳癌、子宮內膜癌）。至於致癌的外在環境因素，包括①**化學致癌物質**：多環芳香烴碳氫化合物、亞硝胺、黃麴毒素、農藥等。②**物理性致癌物質**：紫外線、游離輻射等。③**生物致癌物質**：病毒（B型肝炎、C型肝炎、EBV病毒〔編按：EBV病毒與鼻咽癌、兒童淋巴癌的發生有密切相關性〕、HPV人類乳突病毒〔編按：經研究，99.7%的子宮頸癌都是因感染HPV人類乳突病毒所造成〕）。④**飲食習慣**：少纖維素、酗酒、多醃漬食物、高脂食物、檳榔等。

值得一提的是，吳醫師認為，要防治癌症，對癌細胞的血管新生能力這一點必須要有深刻的認識：癌細胞會分泌血管內皮細胞生長因子（VEGF），吸引新生血管持續向腫瘤內部生長（正常細胞不會）；癌細胞也會透過血液、淋巴等途徑向外擴散去侵犯其他組織。

因此，吾人要特別注意癌細胞是如何生長、增長的。

## 癌細胞的養分來源

**缺氧**：誘發、促進癌細胞生長和轉移的重要因素。癌細胞在缺氧的環境下，會傳遞訊號，使缺氧誘導因子（HIF1-$\alpha$）產生活性，進而誘發血管內皮細胞生長因子（VEGF）、介白素、血小板源性內皮細胞生長因子、誘導型一氧化氮合成酶等基因，引發血管新生，讓癌細胞獲得更多的氧氣及養分，加快轉移速度。

**高糖分**：當血液流過腫瘤，其中約有57%的血糖會被癌細胞轉化為養分。 瑞典一研究機構曾經針對64,000名受試者的研究報告：空腹血糖最高的前25%，罹癌的相對風險比後25%的人還高，胰臟癌提升49%，子宮內膜癌86%，尿道癌69%。此外，高血糖促進體內發炎反應，產生活性氧，產生細胞癌變；高血糖也會促使胰臟分泌胰島素，胰島素會促進分泌「類胰島生長因子」，加速癌細胞生長。

腫瘤擴張勢力藍圖

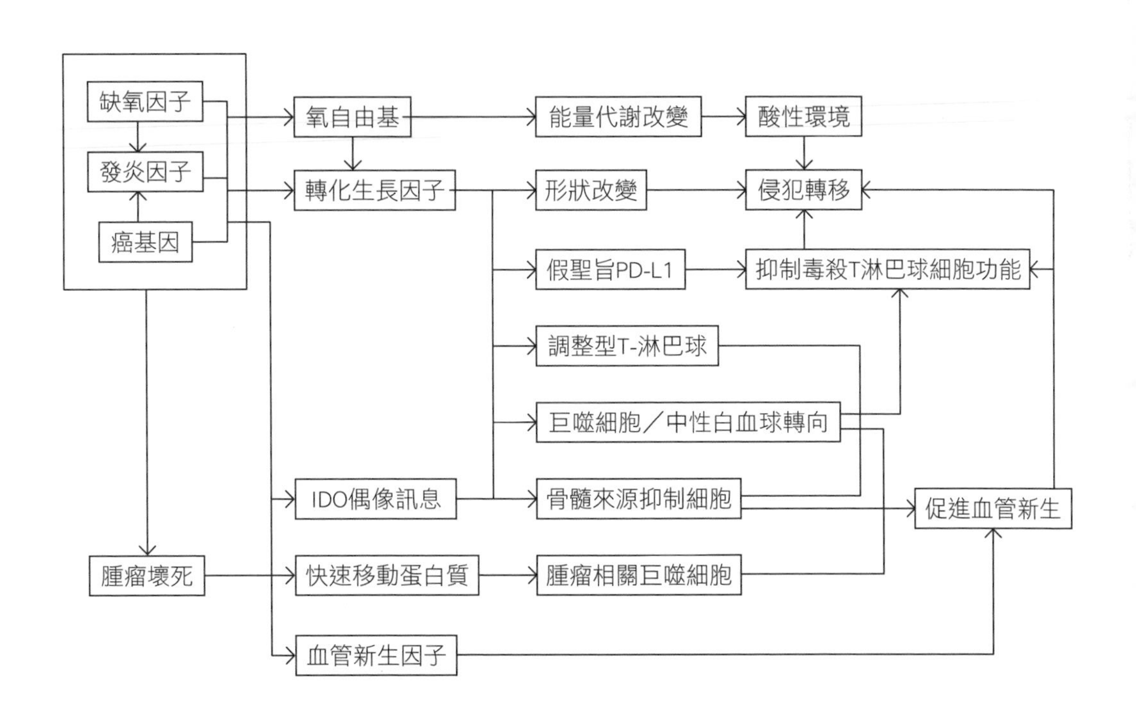


以上圖解，引自陳明豐主任醫師《癌症免疫療法新進展》。

吳醫師特別指出，中醫的治療方式為散腫潰堅、清熱解毒，以及固本培元等，讓人在對抗癌細胞的同時，也調理體質，也就是在調理我們的免疫系統——透過中藥，重新喚醒不會作戰的免疫細胞的作戰能力。

這跟現代免疫療法研究出來的原理不謀而合，現代的免疫療法是透過各種方式喚醒我們自身T淋巴球對抗癌細胞的能力，純化自然殺手細胞的數量並加以訓練，殺死及清除癌細胞，使得腫瘤得以控制及治療；傳統醫學則是利用藥物調理我們體內的環境，使好的細胞更健康，壞的細胞加以消滅。

針對副作用最少、成效值得期待的「癌症免疫療法」，吳醫師表示，傳統的癌症治療方式，多著重於移除腫瘤或縮小腫瘤體積，而癌症免疫療法則是人體天生的最佳武器，在免疫系統裡有幾個重要的器官，包括：

①骨髓生產各類血細胞，從骨髓裡產生的細胞，會被送到胸腺裡。

②胸腺就像一個訓練營，會主動訓練出足夠的軍隊捍衛身體組織。

③淋巴就像一個過濾器，將所有的敵人集中起來，然後免疫細胞就會將其消滅。比如說，感冒的時候淋巴摸起來會硬硬的，這說明了身體裡的免疫系統正在打仗，待感冒過後，淋巴自然而然就會軟下去了。

④血液裡的白血球都是免疫細胞，白血球分為兩大類，第一類稱為T細胞，另一類稱為B細胞。B細胞的功能在於產生各種抗體，這相當於軍隊裡的武器、子彈。而有戰爭，就會有死亡的軍人，就必須將死亡的細胞清除——這就需要依賴我們胸腺訓練出來的一批細胞。

⑤脾臟裡面有很多B細胞，產生各類抗體。當人感冒或小孩注射疫苗以後，脾臟會稍微地腫大，這是很自然的現象，因為它是在拚命地生成武器來抵禦外來的敵人。

⑥自然殺手細胞：佔淋巴細胞中的5%～10%，屬於非專一性免疫系統，擁有毒殺腫瘤細胞的能力。

⑦巨噬細胞：免疫反應的許多刺激都能活化巨噬細胞，而活化第一步就是對抗原的吞噬作用，特定的抗體或補體也會與抗原結合，產生調理作用，進一步強化巨噬細胞的能力，巨噬細胞在消化處理完所吞噬的抗原之後，會與MHC II 分子結合，再呈現給T細胞受體辨識，以此促進T細胞活化。

| 提高T細胞功能的藥物 | 香菇、淫羊藿等等。 |
|---|---|
| 提高巨噬細胞吞噬功能的藥物 | 靈芝、黃耆、山藥、刺五加、淫羊藿等等 |

## 如何強化身體免疫功能：固本培元

吳醫師進一步表示，隨著年紀增長，人體免疫力慢慢開始走下坡，40歲可能衰退至20歲的一半，65歲衰退至40歲的一半。所以，如何增強人體免疫力就是中醫免疫療法的基本功；中醫用各種途徑提高調節免疫功能，其基本法則就是：固本培元。因此，從中醫的角度，我們必須清楚明確認識影響人體免疫力的各種因素，才能掌握「上醫治未病，中醫治已病，下醫治末病」的精髓。

**影響免疫力的因素1：營養狀況**

①蛋白質：能修補組織損傷，加速傷口癒合，是人體重要的營養素。白血球與抗體也是蛋白質所構成，蛋白質也參與許多酵素的構成與作用，使免疫系統發揮效用。

②維生素C：抗氧化劑，能清除體內自由基，合成膠原蛋白，維持皮膚及呼吸道黏膜的完整性。維生素C能增強自然殺手細胞的活性，促使血液中干擾素濃度上升，人體並不能自行合成維生素C，需要藉由食物取得。

③維生素B群：輔酶作用，參與各種營養素代謝過程，參與淋巴細胞、免疫球蛋白及補體等免疫細胞的製造。

④維生素A：維持皮膚及黏膜中上皮細胞完整性的功能，促使T細胞生長及分泌細胞激素。

⑤維生素E：抗氧化劑，可以抑制脂質過氧化，以保護人體免疫系統不被自由基破壞。

**影響免疫力的因素2：睡眠**

①一個晚上沒睡好，殺手T細胞的數量就會減少。

②長期睡眠不足的人，體內淋巴球的數量開始減少，甚至白血球的吞噬細菌能力會大幅減弱。

**影響免疫力的因素3：藥物**

①2011年8月，美國紐約大學在《自然期刊（nature）》發表，過度使用抗生素將讓肥胖、第一型糖尿病、腸炎、過敏及氣喘等疾病的發生率大幅增加。

②濫用抗生素會造成人體有益菌減少，有益菌對於促進腸道健康、增強免疫功能方面都扮演重要的角色。

③活血化瘀藥在免疫系統之作用： 升高白血球作用（川芎、莪朮）。提高血清溶菌酶活性（蒲黃）。促進淋巴細胞轉化（川芎、紅花、王不留行）。以上藥方除了增強免疫功能、本身含激活免疫成分外，亦能改善血液循環，促進免疫器物代謝和功能，使病灶處吞噬細胞增多，抗體濃度提高，在對殺滅病原體、中和毒素、殺傷瘤細胞、促進病理物質清除等方面皆有效。

④抑制抗體生成或減少抗體形成細胞數：單味的桃仁、當歸尾、蒲黃，母草、當歸、赤芍、桃仁、紅花、製大黃、甘草組成的複方以及由丹參、赤芍、紅花組

成的複方及益腎湯、桃紅四物湯、血府逐瘀湯、膈下逐瘀湯。

**影響免疫力的因素4：運動**

①身體溫度每上升攝氏1度，免疫力可以提升三成。

②每星期運動三次，每次持續半小時至一小時。

**影響免疫力的因素5：環境與心理壓力**

①人體面臨壓力時腎上腺皮質會分泌腎上腺皮質醇，又稱為壓力荷爾蒙，能迅速將肝醣或蛋白質分解為葡萄糖，提升血壓及血糖濃度，這種壓力反應會導致自然殺手細胞與巨噬細胞數量減少，抑制毒殺型T細胞的活性。

②1987年臨床腫瘤期刊發表報告，乳癌病患體內自然殺手細胞數目越多，癌細胞的擴散速度越慢。相對的，心情憂鬱、求生意識低落的患者，自然殺手細胞的數量明顯減少，癌細胞擴散的速度也比預期更快。

吳醫師最後表示，中醫治療癌症方法中，固本培元是其中一項很重要的治療原則，也就是我們常聽到的補氣滋陰，黃耆就是一個很代表性的藥物，近年發展出治療癌因性疲憊症（CRF）的處方藥「血寶注射劑」（PG2）即是從黃耆萃取出，藥理研究顯示，黃耆萃取物注射劑具雙向免疫調節作用，調整癌病患者體內的抗發炎反應，具有雙向免疫調節作用。

換個觀點，中醫治療的武器比較全面化，但也因此比較複雜，較難用現代的科技去一一解釋全部的機轉，但也有一部分被解密出來，例如許多天然草藥發現有抗癌效果，就被提煉出化療用的藥物，像是紫杉醇、長春花等等，黃耆被萃取出來調節我們的免疫系統，傳統醫學似乎沒有想像中的不科學，其實已經在幾千年來被我們的祖先做過不少的人體試驗，因此我相信中醫互補療法對於癌症的病人是有相當的幫助，不管是在抗癌上面，在體質的改善與生活的品質都有一定的幫助效果。

# 結尾

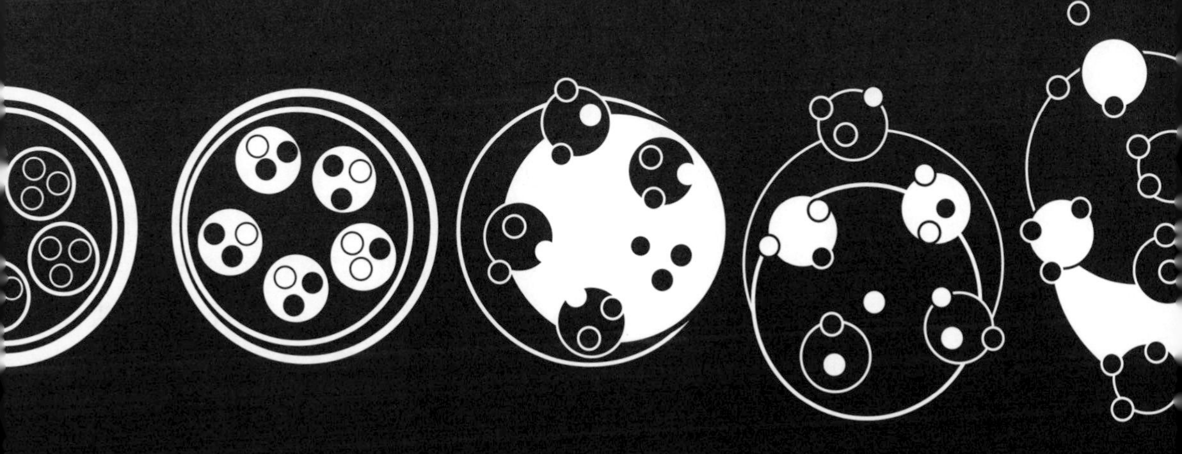

# 書末後記

癌症治療千變萬化，包括傳統的手術、放射療法、化學藥物治療，還有較不會抑制造血機能的標靶藥物治療、以及最新的免疫治療，讓癌症治療進入百家爭鳴的時代，病人有更多的選擇及治療機會，但也讓許多人更為困惑：免疫治療一定更好嗎？傳統治療一定會被取代嗎？本會特別於2019年8月抗癌防癌年度研習中，邀請義大醫院血液腫瘤科主任楊文祺醫師（高雄醫學大學醫學博士、美國哈佛大學醫學院博士後研究員）演講〈化學治療、標靶藥物、免疫治療……，如何正確選擇治療〉，提供深入淺出的論點，破除民眾新藥舊藥及高價即是好藥的迷思。

如不幸罹癌，該如何選擇治療？楊文祺醫師指出，一般而言，若能手術治療，當然選擇手術為優先，這也表示病患的病情尚可控制。

至於放射線治療就是針對生長分裂比正常細胞快速的腫瘤來加以摧毀，所以醫師會審慎的規劃治療的位置及適當的放射強度與劑量，便可使癌細胞受到控制，並且避免正常細胞受到傷害而引起副作用。對絕大多數的癌友而言，放射線治療是相當有效的。

值得一提的是，有些病患必須配合外科手術、化學治療或其他生物療法來提高腫瘤的控制率。像手術前的放療或化療有助於縮減腫瘤大小，使切除手術更容易進行；而手術後的放療或化療，可消滅手術無法完全切除的殘留組織。

談到化學治療，楊醫師指出，化療是全身性抗癌治療的一種，在臨床上已運用逾五十年，它能針對癌細胞的生長特性進行破壞，以達到抑制或殺死腫瘤細胞的效果。然而，許多人仍然停留在化療「副作用大、令人難以忍受」的傳統印象，事實上，化療目前仍是對抗癌症的主流做法之一，經過多年來的演進，其藥物無論在療效的增加或是副作用的降低，都已有相當大的進步與改善。

## 標靶治療還不能完全取代化療

2005年臺灣正式引進標靶藥物治療，這種抗癌藥物就好像射箭一般，藥物（弓箭）非常精準的射向箭靶的中心，非常專一性的對準癌細胞生存所需的重要機制加以抑制或破壞。所以，必須先知道標靶，才能夠治療。

目前許多癌症有標靶藥物可治療，如大腸癌、肺癌、乳癌、骨肉瘤、淋巴癌，及血癌……等。

楊醫師接續表示，臨床上確實有不少病人發現癌症時已經是晚期，卻因為接受標靶治療後腫瘤縮小；但也有許多病人接受標靶藥物起初有效，過了一段時間便出

| | 化學治療 | 標靶治療 | 免疫療法 |
|---|---|---|---|
| 優點 | ▶證據較完整，目前仍為癌症治療的主軸<br>▶較便宜（大部分） | ▶較無骨髓抑制副作用（除BCL2 inhibitor）<br>▶某些腫瘤效果較好 | ▶副作用少 |
| 缺點 | ▶副作用較大<br>①骨髓抑制<br>②有些藥物會掉髮 | ▶價錢較貴 | ▶效果不明<br>▶價錢昂貴 |

現抗藥性而復發，僅多換得幾個月或幾年的生命。

此外，即使相同的癌症診斷，也不一定每個病人都適用標靶藥物，關鍵在於病人的癌細胞有沒有特定腫瘤基因。例如：①肺癌病人中，必須是肺腺癌、且表皮生長因子接受器（EGFR）有突變的患者，用標靶藥治療才有效。②大腸癌病人中，沒有KRAS基因突變野生型的病人，接受標靶藥物療效顯著。

因此，是否需用標靶藥物，主治醫師須先了解病患的癌症有沒有特定的腫瘤標記再說。現在已發展出越來越多腫瘤基因檢測，幫助醫師找到對的病人。

最後必須強調的是，化學治療和標靶治療並沒有孰優孰劣的問題，只有誰先誰後，以及如何適當搭配的衡量。

## 免疫療法療效仍待突破

免疫療法是近十年發展出來的一種新療法，其療效仍待突破，這已在先前的內容言中表述，唯值得補充的是，過去免疫療法大多為單獨使用，現在也開始嘗試和其他治療方法合併使用，希望對患者能有更多幫助。總之，在癌症治療運用上，仍需仰賴更多的臨床研究才能加以突破。

楊醫師引用上面的圖表，各種治療方法都有其效果、適應症及副作用，但不必迷信貴的、新的就是好的；最好與主治醫師充分討論治療方向及用藥選擇。

最後值得強調的是，臺灣罹癌總人數及新確診人數逐年增加，治療費用越來越高，衛福部健保署長李伯璋於2020年3月在「2020精準防癌數位高峰論壇」中指出，2019年臺灣共有75萬7000多名癌友接受治療，健保支出1108億元，等於每6元健保預算就有1元用在癌友身上，抗癌藥費289億元，其中標靶藥物171億元，佔比最高。因此，為減輕健保或病人本身的醫療費用，以及提高治療上的效益，透過大數據來落實精準醫療，幫癌友找到最適合治療方法，成為臺灣醫界的普遍共識，更是全民的共同心聲。

精準醫療的精神在於針對不同病患量身打造適合的療法與藥物，與傳統「一體適用」的策略不同，精準醫療可透過基因檢測，找到對病人最有效益的治療方式。

李伯璋署長表示，精準醫療有其必要

性，大數據跨進癌症醫療領域，精準分析國內各大醫院癌症治療數據，舉例來說，臺大、林口長庚在乳癌治療上成果優異，進一步分析療程中用了哪些藥物、癌友存活期延長的原因，就能夠提升國內治療品質。此外，新藥費用昂貴，健保署必須積極開源節流，現透過雲端影像，癌友若到另一家醫院尋求第二意見，不必再重新檢查，節省影像檢查費用也減少輻射風險。

總之，精準醫療就是以病人為核心，最終目的不外是以提升癌症病友的存活率為最高目標，輔之減輕癌友的經濟負擔和健保財政，都是未來整個社會值得全力以赴追求的共同使命。

# 附錄

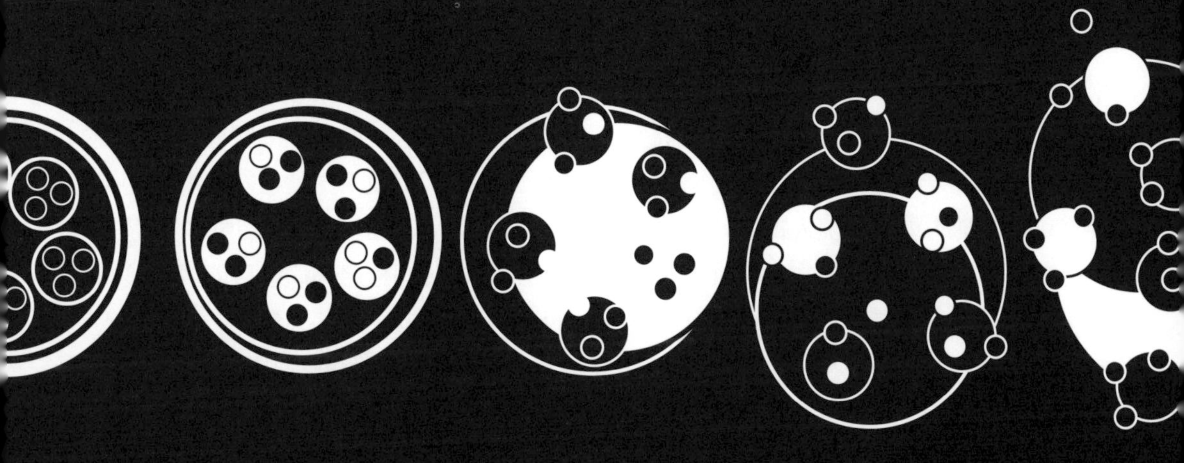

# 「社團法人高雄市抗癌服務協會」簡介

本協會的成立，有兩個重要推手，一位是創辦人——今年高齡88歲的蘇蔡彩秋女士，就是大家口中敬愛的「蘇媽媽」，於民國80年因罹患胃癌（七年後再罹患卵巢癌），深深體會癌症病人的痛苦與需求，遂以自身抗癌的經驗，自82年4月起，特地每月專程由臺北南下高雄舉辦「癌症病友座談會」，從最初只有七個人參加，到參與的病友逐漸增多，彼此關懷、 互相打氣，並交換最新抗癌訊息，對病患及家屬幫助甚大，至民國84年5月正式登記立案成立本會，希望藉由抗癌人的現身說法，幫助罹癌者走出死蔭幽谷，並結合更多人的力量共同抗癌。

另一位主要推手是本協會的執行長康高瑜（人稱康老師），緣於民國81年亦罹患胃癌，歷經手術切除五分之二的胃，並經五年化療，期間四處尋找支持性的團體，因而結識了蘇媽媽，從沒錯過一場有關癌病的演講座談會，到後來自己一頭栽進抗癌事業。二十五年的志工情，春去秋來，夙夜匪懈，從協會成立到現在，感謝協會給予她生命重建與心靈成長的力量，讓她重拾健康與信心，進而成為本協會多年來會務推動的重要靈魂人物。誠如康老師所言：「說真的，我對本會的付出，就當作是自己的事業在經營，心中只有一個無私的目的，願以同理心協助、關懷癌症病人，讓徬徨無助的癌友及其家屬們感受到，在風雨中仍有一絲絲的溫暖和希望；在生命的轉彎之處，一起攜手抗癌有成，重拾美好的人生。」

本協會於民國83年12月成立第一次會員大會並選出第一屆理監事，迄今已邁入第26個年頭，成立之初經費有限，無法負擔人事及租屋費用，會務工作舉凡接聽電話、編打會訊、寄通知……等，因當時會員人數不到百名，皆由幾位熱心會務的會員，互相結伴到理事長家工作，不僅服務績效差，會務亦不能掌握。至民國85年，協會有感於設立辦公室及成立志工團的必要，二十餘年來至今都是無償借用會員與諮詢理事長楊東琳的房子做為辦公場地，以及每週十名志工以輪班接力的方式，完成本會各項繁雜的工作。

有鑑於癌症多年來一直是威脅國人健康的第一號大敵，根據衛福部最新統計（2020年6月3日公布），2017年臺灣癌症時鐘快轉16秒，每4分42秒就有1人罹癌，且新發癌症人數達11萬1600多人，較2016年增加近6000人，雙雙創下紀錄。實在令人感到愕然與沉重！由此可知，臺灣的抗癌大業確實任重道遠。本協會成立之宗旨，為一群曾經罹患癌症但目前康復良好者及其家屬親友，以悲天憫人之情懷，竭誠以本身抗癌之心路歷程及經驗分享，協助病患增強對自己生命的信心，並且輔導病友及家屬建立協同治療、保健、預防之觀念，增進會員正確的抗癌觀念與心靈上的慰藉支持，最終幫助他（她）們的家庭恢復信心，重拾工作鬥志，獲得正常快樂的生活。

然而，根據本會長期個案接觸與親身實際服務的經驗中，有些人（包括本會會員）一旦不幸罹患癌症，由於認識不清，所知有限，感到相當恐懼、徬徨無助，甚至心理崩潰，從此無法面對現實，因而把自己封閉起來……。引導病友勇敢的走出來，平常心面對周遭的人與事，讓自己的心境得到轉念，進而忘掉病痛的存在，以求達到更好的治療效果，這是本會一直念茲在茲的服務範疇。

此外，罹患癌症之後身體已是極大痛苦，心靈不該再受到極大折磨，尤其擔負家計重責的病友，更是生命中不可承受之重；因此病友參加本會，不外希望獲得協會有力的支持與關懷，讓他（她）們得以一起勇敢面對抗癌的煎熬與甘苦，這正是本會成立之服務宗旨所關注的另一焦點。

值得一提的是，探訪、關懷癌症病友，深具愛心、助人之心固然極重要，但如何更具技巧、更具專業性的經驗傳承與彙整，藉以更貼近病友暨家屬的心聲，也是實際服務病友時另一個關注的焦點。

本協會癌症病友（依本會會員服務分類，含括乳癌、肝／膽／胰癌、胃／腸癌、肺癌、子宮頸／卵巢癌、其他如鼻咽癌、淋巴癌、甲狀腺、膀胱、攝護腺癌……等），**病友年紀最輕者27歲，最長者91歲，平均年齡約47歲**，服務區域以大高雄市為主，擴及臺南市、屏東縣的會員服務。

本會在理監事及志工團的努力下，業務量大增（目前會員約有400～500人，癌症病友多達三分之一以上，其餘是病友家屬及認同本會宗旨之愛心人士），秉持「服務走出去」的精神，願點一盞心燈，一成十，十成百，百成千，讓抗癌人為生命的重建再造奇蹟而努力。

## 本會服務宗旨與目標

- ▶短期目標：**心靈重建**。協助病友抗癌復健的信心與技巧，鼓勵病友勇敢走出來，積極參加活動、聯誼，並與會員交換抗癌經驗，吸取正確觀念與資訊，有助抗癌人減輕罹癌壓力。總之，做好心理建設是抗癌第一道突破關卡。
- ▶中期目標：**生命重建**。抗癌有如一個人在蒼茫大海中與暴風雨做生命搏鬥，是一段長期的身心靈全方位艱苦作戰。當治療與復建漸入佳境，讓生命一度失去希望的癌友重拾信心，成為真正的抗癌鬥士，進而挽救他（她）的家庭，恢復工作鬥志，恢復正常快樂的生活。
- ▶長期目標：**自度度人**。當病友抗癌成功康復之後，見證自己一樣可以服務社會、一樣可以貢獻人群時，秉承自助助人的胸懷，讓「抗癌鬥士」的精神傳承、鼓舞更多的邊緣癌症病友，共同為抗癌大業盡一份心力。

雖然當前治療癌症的各種療法固然突飛猛進，然而，罹患癌症的人數卻每年不斷遞增，而罹癌年齡亦不斷下降，由此可見，「癌症」依然嚴重威脅國人的生命和健康。

是故，本會每年定期舉辦的醫學健康講座、編製的《會訊》、《年度特刊》，以及針對癌友的急難慰助之申請和探訪……，對於不論現在已罹癌的病友或是對癌症防治不甚了解的朋友，都起到涓涓滴滴的自度度人（本會）服務宗旨。以下簡介本會三大日常主要工作：

## 一、年度「每月會務活動」

本會定期舉辦每個月的會務活動：包括醫學健康講座、戶外健行、年度會員大會、春季旅遊、年度抗癌-防癌研習、電影欣賞、秋季旅遊、年度抗癌鬥士表揚暨歲末聯歡會……。

以下就「年度抗癌鬥士表揚暨歲末聯歡會」之價值、意義作說明：

①**舉辦目的：**一旦不幸罹患癌症，都會感到恐懼、徬徨無助、意志消沉，有鑑於此，本會特舉辦抗癌鬥士表揚，且以曾罹患癌症，而目前康復良好者為表率，鼓勵後來患者，勇敢成功抗癌，重拾美好人生。

②**預期效益：**結合政府、企業與社團界的力量，讓防治癌症的動能擴大邊際效益，讓抗癌鬥士的精神傳承、影響更多的邊緣癌症病友，鼓勵病友走出來，積極參加活動聯誼，並與會員交換經驗心得，進而有能力關心周遭的家人、朋友，讓生命得以重建，心靈得以寄託。最終激勵鼓舞更多的癌症病友、家屬、愛心人士加入本協會，共持抗癌大業。

③**檢討與建議：**

▶**優點：**抗癌鬥士表揚大會節目感人、振奮人心，對「抗癌鬥士」那種真情流露，不向命運低頭的堅強靈魂，所有參與來賓皆感到最深的悸動，收穫至多。此外，出版《年度特刊》乙本深受會員讚許和肯定。

▶**改進意見：**本會成立至今二十六年，溫暖了許多抗癌人及家屬，但仍有很多罹癌者徬徨無助，應結合產官學及民間的資源，讓更多社會大眾了解，俾使更多癌症病友及家屬共蒙其利。（本書的出版問世正彌補此缺憾）

## 二、病友探訪——急難慰助金及癌症子女獎學金發放

①病友探訪——急難慰助金發放：本會針對癌症病患提供急難慰助金申請（每名癌友慰問金發放10,000元，平均一年發放20～30位低收癌友），施行多年以來已獲得高雄長庚醫院、高雄榮總、義大醫院、高雄市立民生醫院、大同醫院、小港醫院、高雄國軍總醫院……等癌症資源中心以及南部各大學院校學生輔導中心的肯定及合作，對癌友的幫助略盡棉薄之力。上述「癌症病友暨家屬探訪服務計畫」主要目的：

▶了解病友的心聲與需求，提供癌友適切的情緒心理支持及實質協助。

▶協助癌症病友及其家屬深耕正確的抗癌觀念與處置。

▶鼓勵癌友勇敢走出來，積極參與活動並交換抗癌心得以減輕罹癌壓力。

秉「服務走出去」的精神，從實地探訪病友的親身服務中，主動挖掘問題，有效彙整病友真正的需求和心聲，裨益抗癌之路充分感受本會在精神上和物質上的實質協助。

②**癌症子女獎學金發放：**本會為鼓勵癌症會員子弟努力向學，特別設立「癌症會員子弟獎學金贊助計畫」，一年分上下兩學期共頒發兩次獎學金，包括高中組—獎學金4,000元；大專組—獎學金5,000元；研究所組—獎學金6,000元。舉辦多年以來嘉惠不少本會癌症會員子弟，深受眾多會員的肯定及支持。

**三、編製《會訊》、《年度特刊》**

結合年度內舉辦多次的醫學健康講座，將抗癌、防癌演講之訊息報導於每兩個月發行之《會訊》及年底出版之《年度特刊》中，以上兩份刊物不僅是服務會員、爭取向心力的重要聯繫平臺，也是樹立協會形象、對外推廣極重要的觸媒，因此，有必要持續不斷強化《會訊》與《年度特刊》之內容品質，並從「心靈重建、生命重建、自度度人」短、中、長期實踐目標中（本刊服務宗旨），傳承更多「抗癌鬥士」的奮鬥歷程與寶貴經驗，不斷將這些抗癌成功的感人故事——報導出來，甚至匯集成專書，嘉惠廣大的癌症病友及其家屬，也才能夠獲得大多數會員與非會員的共鳴和回饋。（本會發行之《會訊》及《年度特刊》，皆定期贈閱急難慰助之病友。）

最後，要藉此機會感謝歷屆理監事的奉獻、富有愛心的志工伙伴、常年熱心支持的數百會員、以及多年來長期支持本會的會務顧問、愛心顧問（癌症防治的共同推手），因為有他（她）們每年定期的贊助捐款，才使得本會有更多的資源服務更多病友，並為癌症防治事業盡最大心力。

相信浴火重生的奇蹟

Joyful Life

# 11

Joyful Life

11